全国中医药行业中等职业教育"十三五"规划教材

解剖学基础

（第二版）

（供护理、中医、农村医学等专业用）

主 编◎孙广学

中国中医药出版社
·北 京·

图书在版编目（CIP）数据

解剖学基础/孙广学主编 . —2 版 . —北京：中国中医药出版社，2019. 1（2023. 2 重印）

全国中医药行业中等职业教育"十三五"规划教材

ISBN 978 – 7 – 5132 – 4978 – 2

Ⅰ . ①解…　Ⅱ . ①孙…　Ⅲ . ①人体解剖学 – 中等专业学校 – 教材　Ⅳ . ①R322

中国版本图书馆 CIP 数据核字（2018）第 099120 号

中国中医药出版社出版

北京经济技术开发区科创十三街 31 号院二区 8 号楼

邮政编码　100176

传真　010-64405721

山东华立印务有限公司印刷

各地新华书店经销

开本 787×1092　1/16　印张 23. 5　字数 481 千字

2019 年 1 月第 2 版　2023 年 2 月第 4 次印刷

书号　ISBN 978 – 7 – 5132 – 4978 – 2

定价　79. 00 元

网址　www. cptcm. com

服 务 热 线　010-64405510

购 书 热 线　010 – 89535836

维 权 打 假　010 – 64405753

微信服务号　zgzyycbs

微商城网址　https：//kdt. im/LIdUGr

官 方 微 博　http：//e. weibo. com/cptcm

天猫旗舰店网址　https：//zgzyycbs. tmall. com

如有印装质量问题请与本社出版部联系（010 – 64405510）

李伏君（千金药业有限公司技术副总经理）

李灿东（福建中医药大学校长）

李建民（黑龙江中医药大学佳木斯学院教授）

李景儒（黑龙江省计划生育科学研究院院长）

杨佳琦（杭州市拱墅区米市巷街道社区卫生服务中心主任）

吾布力·吐尔地（新疆维吾尔医学专科学校药学系主任）

吴　彬（广西中医药大学护理学院院长）

宋利华（连云港中医药高等职业技术学院教授）

迟江波（烟台渤海制药集团有限公司总裁）

张美林（成都中医药大学附属针灸学校党委书记）

张登山（邢台医学高等专科学校教授）

张震云（山西药科职业学院党委副书记、院长）

陈　燕（湖南中医药大学附属中西医结合医院院长）

陈玉奇（沈阳市中医药学校校长）

陈令轩（国家中医药管理局人事教育司综合协调处副主任科员）

周忠民（渭南职业技术学院教授）

胡志方（江西中医药高等专科学校校长）

徐家正（海口市中医药学校校长）

凌　娅（江苏康缘药业股份有限公司副董事长）

郭争鸣（湖南中医药高等专科学校校长）

郭桂明（北京中医医院药学部主任）

唐家奇（广东湛江中医学校教授）

曹世奎（长春中医药大学招生与就业处处长）

龚晋文（山西卫生健康职业学院/山西省中医学校党委副书记）

董维春（北京卫生职业学院党委书记）

谭　工（重庆三峡医药高等专科学校副校长）

潘年松（遵义医药高等专科学校副校长）

赵　剑（芜湖绿叶制药有限公司总经理）

梁小明（江西博雅生物制药股份有限公司常务副总经理）

龙　岩（德生堂医药集团董事长）

中医药职业教育是我国现代职业教育体系的重要组成部分，肩负着培养新时代中医药行业多样化人才、传承中医药技术技能、促进中医药服务健康中国建设的重要职责。为贯彻落实《国务院关于加快发展现代职业教育的决定》（国发〔2014〕19号）、《中医药健康服务发展规划（2015—2020年）》（国办发〔2015〕32号）和《中医药发展战略规划纲要（2016—2030年）》（国发〔2016〕15号）（简称《纲要》）等文件精神，尤其是实现《纲要》中"到2030年，基本形成一支由百名国医大师、万名中医名师、百万中医师、千万职业技能人员组成的中医药人才队伍"的发展目标，提升中医药职业教育对全民健康和地方经济的贡献度，提高职业技术院校学生的实际操作能力，实现职业教育与产业需求、岗位胜任能力严密对接，突出新时代中医药职业教育的特色，国家中医药管理局教材建设工作委员会办公室（以下简称"教材办"）、中国中医药出版社在国家中医药管理局领导下，在全国中医药职业教育教学指导委员会指导下，总结"全国中医药行业中等职业教育'十二五'规划教材"建设的经验，组织完成了"全国中医药行业中等职业教育'十三五'规划教材"建设工作。

中国中医药出版社是全国中医药行业规划教材唯一出版基地，为国家中医中西医结合执业（助理）医师资格考试大纲和细则、实践技能指导用书、全国中医药专业技术资格考试大纲和细则唯一授权出版单位，与国家中医药管理局中医师资格认证中心建立了良好的战略伙伴关系。

本套教材规划过程中，教材办认真听取了全国中医药职业教育教学指导委员会相关专家的意见，结合职业教育教学一线教师的反馈意见，加强顶层设计和组织管理，是全国唯一的中医药行业中等职业教育规划教材，于2016年启动了教材建设工作。通过广泛调研、全国范围遴选主编，又先后经过主编会议、编写会议、定稿会议等环节的质量管理和控制，在千余位编者的共同努力下，历时1年多时间，完成了50种规划教材的编写工作。

本套教材由50余所开展中医药中等职业教育院校的专家及相关医院、医药企业等单位联合编写，中国中医药出版社出版，供中等职业教育院校中医（针灸推拿）、中药、护理、农村医学、康复技术、中医康复保健6个专业使用。

本套教材具有以下特点：

1. 以教学指导意见为纲领，贴近新时代实际

注重体现新时代中医药中等职业教育的特点，以教育部新的教学指导意

见为纲领，注重针对性、适用性以及实用性，贴近学生、贴近岗位、贴近社会，符合中医药中等职业教育教学实际。

2.突出质量意识、精品意识，满足中医药人才培养的需求

注重强化质量意识、精品意识，从教材内容结构设计、知识点、规范化、标准化、编写技巧、语言文字等方面加以改革，具备"精品教材"特质，满足中医药事业发展对于技术技能型、应用型中医药人才的需求。

3.以学生为中心，以促进就业为导向

坚持以学生为中心，强调以就业为导向、以能力为本位、以岗位需求为标准的原则，按照技术技能型、应用型中医药人才的培养目标进行编写，教材内容涵盖资格考试全部内容及所有考试要求的知识点，满足学生获得"双证书"及相关工作岗位需求，有利于促进学生就业。

4.注重数字化融合创新，力求呈现形式多样化

努力按照融合教材编写的思路和要求，创新教材呈现形式，版式设计突出结构模块化、新颖、活泼，图文并茂，并注重配套多种数字化素材，以期在全国中医药行业院校教育平台"医开讲－医教在线"数字化平台上获取多种数字化教学资源，符合职业院校学生认知规律及特点，以利于增强学生的学习兴趣。

本套教材的建设，得到国家中医药管理局领导的指导与大力支持，凝聚了全国中医药行业职业教育工作者的集体智慧，体现了全国中医药行业齐心协力、求真务实的工作作风，代表了全国中医药行业为"十三五"期间中医药事业发展和人才培养所做的共同努力，谨此向有关单位和个人致以衷心的感谢！希望本套教材的出版，能够对全国中医药行业职业教育教学的发展和中医药人才的培养产生积极的推动作用。需要说明的是，尽管所有组织者与编写者竭尽心智，精益求精，本套教材仍有一定的提升空间，敬请各教学单位、教学人员及广大学生多提宝贵意见和建议，以便今后修订和提高。

国家中医药管理局教材建设工作委员会办公室

全国中医药职业教育教学指导委员会

2018 年 1 月

解剖学基础

编委会

主　编

孙广学（黑龙江省中医药学校）

副主编

陈跃祥（大理护理职业学院）

蒋孝东（郑州卫生健康职业学院）

王海鑫（南阳医学高等专科学校）

舒婷婷（山东曲阜中医药学校）

编　委（以姓氏笔划为序）

王灿彪（大理护理职业学院）

尹金鹏（南阳医学高等专科学校）

姜薇微（四川省针灸学校）

接琳琳（山东中医药高等专科学校）

崔秀芬（黑龙江省中医药学校）

梁文运（广东省湛江卫生学校）

韩　雪（保山中医药高等专科学校）

濮艺卓（黑龙江省兰西县兰西镇卫生院）

《解剖学基础》是"全国中医药行业中等职业教育'十三五'规划教材"之一。本教材是在《中医药健康服务业发展规划（2015—2020 年)》和《中医药发展战略规划纲要（2016—2030 年)》的指引下，根据全国中医药职业教育教学指导委员会《关于加快发展中医药现代职业教育的意见》和《中医药现代职业教育体系建设规划（2015—2020 年)》的文件精神，在国家中医药管理局教材建设工作委员会的指导下，由全国中医药职业教育院校联合编写，以提升中医药职业教育对全民健康和地方经济的贡献度，提高中高等职业院校学生的实际操作能力，实现中高等职业教育与产业需求、岗位胜任能力严密对接。

解剖学基础是一门研究正常人体形态结构、器官位置关系及其发生发育规律的科学。属于生物学中的形态学范畴。通过本课程的教学，要求学生理解和掌握人体形态结构及其发生发育规律的基本知识，为今后学习奠定坚实的基础。本教材根据中医药中等职业教育教学实际情况，编入部分组织胚胎学内容，以满足院校教学需求。教材编写以学生为中心，以巩固专业思想为导向，突出职业技术教育技能培养目标，注重实用，力求与执业考试大纲一致，以培养高素质服务型和技能型人才为目标。在编写思路上，本教材保持了本学科知识的系统性与完整性，体现了基础教材的科学性和先进性。在编写过程中，注意体现中医学特色，为学生知识、能力、素质协调发展创造条件。

本教材以模块化编写形式呈现教材内容，以案例导入的方式引入正文，以知识链接拓展学科间的联系，体现了教材编写的创新和特色。书中的重要知识用粗体显示，以便学生掌握和记忆，书中采用了大量的套色插图及彩色图片，做到图文并茂，全彩印制使插图更加精美。另外，配套习题等素材可为教学提供便利。本教材可供护理、中医、农村医学等专业使用。

本教材绪论由孙广学编写，模块一细胞由王灿彪编写，模块二基本组织由接琳琳、孙广学编写，模块三运动系统由尹金鹏编写，模块四消化系统由孙广学、韩雪编写，模块五呼吸系统由王灿彪、孙广学编写，模块六泌尿系统由蒋孝东、濮艺卓编写，模块七生殖系统由姜薇薇编写，模块八脉管系统由王海鑫编写，模块九感觉器官由陈跃祥编写，模块十神经系统由舒婷婷编写，模块十一内分泌系统由蒋孝东、崔秀芬编写，模块十二人体胚胎学概要由孙广学、梁文运编写，实验部分由全体编者共同编写。

编写过程得到了各参编院校的高度重视与大力支持，在此表示诚挚的感谢！各位编者辛勤工作，历经数月，沟通切磋，反复修改，数易其稿，确保了本教材的顺利出版。书中若有疏漏之处，恳请使用本教材的广大师生提出宝贵意见，以便再版时修订提高，使本教材更臻完善。

《解剖学基础》编委会

2019 年 1 月

目
录

绪 论

【学习目标】

掌握：解剖学基础的定义及分类、解剖学的方位术语。

熟悉：人体的组成和分部。

了解：学习解剖学的基本观点与方法。

一、 解剖学基础的定义及其在医学教育中的地位

解剖学基础是研究正常人体形态结构、器官位置关系及其发生发育规律的科学，包括人体解剖学、组织学及胚胎学三部分，属于生物学科中的形态学范畴，是医学教育中重要的基础课程之一。医学名词中有 1/3 以上来源于人体解剖学、组织学及胚胎学。主要任务是探究人体各器官、组织的形态特征、功能特征、位置毗邻、发生发育规律。如果对人体各器官、组织的形态结构无正确的认识，就无法辨别正常与异常，也不能充分理解人体各器官和系统的生理功能、病理的发展过程，临床诊断、治疗则无法进行。因此，解剖学基础是医学院校中的基础课程。

（一）解剖学

广义的解剖学包括细胞学、解剖学、组织学和胚胎学。其中解剖学包括系统解剖学、局部解剖学、断层解剖学、运动解剖学、影像解剖学、临床病理解剖学等。按照人体各功能系统描述人体器官形态结构及功能的学科，称系统解剖学；在系统解剖学的基础上，为适应临床应用的需要，以某一局部为中心，描述各器官的分布、位置关系的学科，称局部解剖学；研究人体不同层面上各器官形态结构、毗邻关系的学科，称断层解剖学；结合临床需要，以临床各科应用为目的进行人体结构研究的学科，称临床解剖学；利用 X 线研究人体形态结构及各器官位置关系的学科，称影像解剖学；研究人体在生理状态下各器官形态结构的变化规律，或在特定条件下观察外界环境对人体器官形态结构变化影响的解剖学，称机能解剖学。

（二）组织学

组织学是解剖学基础的一个组成部分。包括细胞学、基本组织及器官组织学，是借助光学显微镜或电子显微镜研究人体的微细结构及相关功能关系的一门学科。其发展以解剖学的发展为前提，以细胞学的发展为基础，又与胚胎学的发展密不可分。组织学与免疫学、病理学、生殖医学等相关学科相互渗透，因此，西医学领域的重大研究课题，如细胞凋亡、细胞突变、细胞增殖、分化与衰老的调控、细胞与免疫等，都与组织学有密切关系。作为一名医学院校学生，只有在系统理解和掌握人体微细结构的基本知识基础上，才能更好地学习、分析与理解机体生命活动过程中出现的生命现象，才能进一步学好其他医学基础课程和临床专业课程。

（三）胚胎学

人体胚胎学是研究人胚演变过程的科学，包括生殖细胞发生、受精、胚胎发育、胚胎与母体的关系及先天畸形等。只有在学好胚胎学的基础上才能了解人是如何发生的，体内各系统、器官和细胞是如何发生演化的，才能更准确地理解人体解剖学、组织学、病理学、人体生理学等学科的相关内容。

二、 解剖学基础的发展简史

（一）人体解剖学的发展史

人体解剖学的发展经历了漫长的历史，历经了唯物论与唯心论的激烈斗争过程。有关解剖学发展方面的记载可以追溯到古代中国、古希腊和埃及的许多著作中。

我国历史悠久，早在汉代，我国第一部医学经典著作《黄帝内经》中就有关于人体形态结构的记载："若夫八尺之士，皮肉在此，外可度量切循而得之，其死可解剖而视之。"其已明确提出"解剖"一词。书中的心、肝、脾、肺、大肠、小肠等脏器的名称一直沿用至今；汉代的华佗使用麻沸散作麻醉剂为患者施行外科手术；宋代王惟一铸造的铜人是人类历史上最早创造的人体模型；宋代宋慈所著《洗冤录》，对全身骨骼、内脏等记录更为详细，并附有检骨图；清代王清任著《医林改错》并亲自解剖、观察30余具尸体，纠正了对人体的错误描述，对解剖学的发展做出了巨大的贡献。

西方医学对解剖学的记载是古希腊时期（公元前500—公元前300年）由希波克拉底（公元前460—公元前377年，被称为西欧的医学之祖）开创的；盖伦（130—201年）是古罗马的名医和解剖学家，他编写的解剖学巨著《医经》是西方最早的、较完整的解剖学论著。

从16世纪起，人体解剖学有了长足的发展。文艺复兴时期的解剖学巨匠，现代解剖学的奠基人维萨里（1514—1564年），是当时最伟大的人体解剖学家，编写了世界上第一部人体解剖学专著《人体的构造》，共7册，内容系统、详细，描述真实细致，并绘制了精美准确的插图 300 余幅。《人体的构造》一书的出版标志着人体解剖学的发展进入了一个全新的阶段，为医学的发展开辟了新的道路。

进入 20 世纪，科学技术的腾飞促进了人体解剖学研究的不断深入，人体解剖学的研究手段和方法不断更新，原来的传统解剖学逐步发展成为一门多学科性的解剖科学。

21 世纪，人类进入了智能化、信息化和数字化时代，科学发展的趋势，一方面是高度综合，另一方面又高度分化，在解剖科学这个领域也不例外。解剖学的研究也进入了分子和基因水平，并有了"数字化虚拟人体"的出现。数字解剖学的出现和发展已成为当今解剖学发展的亮点。总之，解剖学的研究内容和发展前景是广阔的，人类对自身形态的认识，必将不断地丰富和发展。

（二）组织学的发展历史

组织学的研究源自于 1665 年，英国学者虎克（1634—1703 年）采用简易的光学显微镜观察薄片软木标本，将观察到的蜂房状小区称为"cell（细胞）"。1819 年，德国学者迈耶提出人体由 8 种组织组成，并首次提出"histology（组织学）"一词。1838 年和 1839 年，德国学者施莱登和施旺通过对动物和植物的研究，提出细胞是一切动植物体结构与功能的基本单位，并创立了"细胞学说"，认为新的细胞是由原有细胞产生的，迎来了组织学和细胞学发展的辉煌时代。

1932 年，德国学者卢斯卡和科诺尔研制的透射电子显微镜问世，使组织学观察工具的分辨率极限从普通光学显微镜的 0.2μm 提高到 0.2nm。随着超薄切片术、扫描电镜等新技术、新方法、新工具的不断涌现，组织学的研究水平从细胞（显微结构）飞跃到亚细胞（亚显微结构）水平。尤其是 20 世纪 60 年代后，随着电子、激光、图像等技术的快速发展，一批新兴的分子生物学技术被广泛运用到组织学研究领域，极大地丰富了组织学领域的研究内涵。现今的扫描探针显微镜的应用已使研究达到分子乃至原子水平。我国老一辈组织学家马文昭、鲍鉴清教授等均在该研究领域做出了历史性贡献。

（三）胚胎学的发展史

1. 中医胚胎学的发展史　中医学在胚胎发育方面的研究记载很多而且描述生动。马王堆三号汉墓出土的《胎产书》成书于 2000 多年前的先秦时期，较详细地记录了胎儿在母体中的发育情况；北齐时代医家徐之才记载了胚胎逐月生长发育的情况；唐代大医家孙思邈在《千金要方》中云"一月始胚，二月始膏，三月始胞，四月形体成，五月能动，六月诸骨具，七月毛发生，八月脏腑具，九月谷气入胃，十月百神备则生矣"，且有"妊娠三月为定形"之论。

进入 20 世纪 20 年代，朱洗在受精方面，童第周在卵质与核的关系、胚胎轴性、胚层间的相互作用方面，张汇泉在畸形学领域，均做出了贡献。20 世纪 80 年代，我国出版了第一部描述中国人胚胎生长、发育及形态变化的专著《中国人胚胎发育时序与畸形预防》。

2. 西医胚胎学的发展史 人类对胚胎发生发育过程的认识是从迷信逐渐转向对实物的观察和研究的。显微镜的问世扩大了人们的视野，使肉眼看不到的结构呈现在人们眼前。1651 年，英国学者哈维在《论动物的生殖》中描述了多种鸟类及哺乳类动物胚胎的生长发育过程，并提出假设：一切生命皆来自卵。

18 世纪中期，德国学者沃尔夫提出了"渐成论"，认为精子与卵子中没有预先形成的胚胎结构，胚胎的四肢及其他各器官结构均经历了从无到有、从简单到复杂的渐变过程。"渐成论"是胚胎学发展史上的一个里程碑。

1855 年，德国学者雷马克在沃尔夫和贝尔的研究基础上结合自己的观察提出了胚胎发育的"三胚层学说"，标志着描述胚胎学的开端。1859 年英国学者达尔文在《物种起源》中指出，不同动物的胚胎早期发育相似，表明物种起源的共同性，后期发育相异，并首次将胚胎学与进化论联系在一起。

20 世纪 50 年代，现代胚胎学逐渐发展起来，分子胚胎学和生殖工程学为其理论和技术方法进步的两大标志。DNA 结构的阐明及中心法则的确立诞生了分子生物学。用其观点和方法研究胚胎发育过程，便产生了分子胚胎学。

随着胚胎学研究领域的不断发展，人们开始利用其理论和技术去改善和调控人类的生殖过程，形成了各种形式的辅助生育技术，形成了生殖工程学。1978 年，诞生了第一例试管婴儿；1997 年，克隆羊多莉的诞生震惊了世界，成为该领域引以为荣的轰动性研究成果。

三、 学习解剖学基础的基本观点和方法

（一）学习解剖学基础的基本观点

1. 进化发展的观点 古生物学资料证明，人类是由动物长期进化发展而来的。作为社会性的人，拥有劳动、语言、思维等，这是人类区别于其他动物的最根本特征。但是，作为自然界的人，人体的形态结构依然保留了许多与脊椎动物极其相似的特征。这说明人类经历了由低级到高级、由简单到复杂的进化过程。因此，学习时应该运用进化发展的观点研究人体的形态结构，既可增进对人体的由来、发展规律及器官异常和畸形的理解，又可使分散的、孤立的器官形态描述成为有规律的、更加接近事物内在本质的科学知识，可以更深入、全面地认识人体。

2. 形态与功能相联系的观点 人体是一个统一的整体，由许多系统和器官组成，人体的形态结构和功能是密切相关的。形态结构是器官系统功能活动的基础，相反，功能的变化也会影响器官系统形态结构的发展，形态结构与功能既相互联系又相互制约，学习中要以形态结构联系功能，以功能来联想结构。所以在学习组织、器官形态结构时，适当联

系功能，既可提高学习兴趣，也能为后续课程的学习打下坚实的基础。

3. 局部与整体相统一的观点　人体是由许多器官、系统组成的一个有机的统一整体。任何一个器官或局部都是整体不可分割的一部分。器官或局部与整体之间、局部与局部之间或器官与器官之间，在结构和功能上是既相互联系又互相影响的。学习时虽然是从个别器官系统或局部入手，但必须注意局部与整体的联系，应注意各器官系统或局部在整体中的地位，注意它们与其他部位的联系和相互影响。学习时，要善于归纳、综合，建立从组织到器官、从器官到系统、从局部到整体的理念。

4. 理论与实际相结合的观点　理论联系实际是进行科学实验的一项重要原则。学习的目的是为了应用，学习解剖学就是为了更好地认识人体，为医学理论的学习与实践奠定基础。因此，在学习中应根据培养目标，重视人体形态结构的基本特征，必须注意与生命活动密切相关的形态结构特点，必须掌握与诊治疾病有关的器官形态结构特征及功能活动特点。将理论与实际结合起来，把课堂讲授的知识和书本知识与尸体标本或活体观察及必要的临床应用联系起来的同时，必须重视实验课，充分利用标本、模型、组织切片、多媒体及活体观察等方法，用实践验证理论，以加深理解，反复学习，增强记忆，达到学以致用的目的。

（二）解剖学基础的学习方法

学习解剖学基础的目的在于掌握正常人体的形态结构，为学习和研究其他基础医学、临床医学打下良好的基础。医学科学遵循循序渐进的阶梯原则，先述形态，后述功能，先谈正常，后谈病态；然后再逐渐涉及一些临床问题。各个环节过程不可逾越。人体解剖学是一门形态科学，直观性很强，名词多、描述多是其特点。学生容易感到枯燥乏味，不易记忆，故必须正确选择学习人体解剖学的方法，摸索出适合自己的学习方法。在学习过程中，首先要充分利用各种标本、模型、图片等直观教具，多看、多摸、多想，以期加深印象。其次，课前预习可发现问题，带着问题进课堂，可提高听课效果。在学习过程中要注意前后联系，归纳总结，找出共性，牢记个性，改变"死啃书本、硬记名词"的方法，在理解的基础上进行记忆是学习解剖学基础的重要方法之一。第三，要重视实验课，在学习中，学会将教材、标本、图谱、挂图和教学多媒体软件有机结合起来，以达到正确全面地认识和记忆人体形态结构，达到学好解剖学的目的。第四，运用勤动脑、勤动口和勤动手的"三勤"学习方法，努力做到外形结合内部结构、形态结合功能作用、平面结合立体形象、后面结合前面内容、静态结合动态活体、正常结合临床应用、系统结合局部关系、典型结合变异畸形。使所学知识融会贯通，全面理解，牢固记忆，并触类旁通，举一反三，从而收到事半功倍的学习效果。总之，解剖学基础课程是学习、研究医学的入门课，亦是整个医学科学的基础，必须引起高度重视，努力学好这门课程。

四、 人体的组成和分部

（一）人体的组成

人体的基本结构和功能单位是细胞。许多形态相似、功能相近的细胞及细胞间质相互结合构成组织。不同组织按一定规律组合，构成具有一定形态并执行特定功能的器官。许多功能相关的器官联合在一起共同完成某一特定的生理功能被称为系统。各系统在神经、体液的调节下，彼此联系，相互协调，共同构成一个完整统一的有机整体。

消化系统、呼吸系统、泌尿系统及生殖系统的大部分器官都位于胸腔、腹腔和盆腔内，并通过一定的孔道与外界相通，总称为内脏。

（二）人体的分部

按照人体的形态和部位，可将人体分为头、颈、躯干和四肢。头又分为颅部和面部。颈的后面称项部。躯干的前面又分为胸、腹、盆部和会阴；躯干的后面又分为背和腰。四肢分为上肢和下肢，上肢分为肩、臂、前臂和手；下肢分为臀、大腿、小腿和足。

五、 解剖学方位和术语

为了正确描述人体各器官、结构的位置及其相互关系，国际上规定了统一的解剖学姿势、方位、轴和面等术语。

（一）解剖学姿势

人体直立，两眼平视前方，双上肢自然下垂于躯干两侧，五指并拢掌心向前，下肢并拢，足尖向前。在观察和说明人体各部的位置及其相互关系时，都应以此姿势为准。

在描述理解人体各部结构与相互位置关系时，即使被观察的客体、标本或模型是俯卧位、仰卧位、横位或倒置，或只是身体的一个局部，都应以解剖学姿势为依据进行描述理解。

（二）方位

以解剖学姿势为标准，规定了以下常用的方位术语，用以准确描述人体各结构之间的位置关系（图绪-1）。

1. **上和下** 是描述器官或结构距颅顶或足底的相对远近关系的术语。近头者为上，近足者为下。

2. **前和后** 是描述器官或结构之间与身体前、后面距离远近的位置关系术语。近腹侧面者为前，近背侧面者为后。

3. **内侧和外侧** 用于描述器官、结构之间与正中矢状面距离远近的位置关系术语。近正中矢状面者为内侧，反之为外侧。

4. **内和外** 是描述空腔器官或结构相互位置关系的术语。近腔者为内，远腔者为外。

如心壁由内向外可分为内膜、肌层、外膜。

5. **浅和深**　用于描述与皮肤表面相对距离的位置关系。距皮肤近者为浅，远者为深。

6. **近侧和远侧**　用于描述四肢各部之间相互位置关系的术语。离躯干较近者称为近侧（近端或上端），离躯干较远者称为远侧（远端或下端）。

此外，由于前臂内侧有尺骨、外侧有桡骨，故前臂的内侧、外侧又分别称为尺侧、桡侧；小腿内侧有胫骨、外侧有腓骨，故小腿的内侧、外侧又分别称为胫侧、腓侧。

图绪-1　常用的方位术语

（三）轴

轴和面是叙述关节运动时常用的术语。以解剖学姿势为准，为了准确叙述关节的运动形式，假设经过人体有三种相互垂直的线，称为轴。每个关节的运动都可假设围绕着一定的轴进行（图绪-2）。

1. **垂直轴**　为上下方向经过人体，与身体长轴平行、与地平面垂直的线。

2. **矢状轴**　为前后方向经过人体，与身体长轴垂直、与地平面平行的线。

3. **冠状轴**　为左右方向经过人体，与身体长轴垂直、与地平面平行的线。

（四）面

以解剖学姿势为准，常用的切面有三种（图绪-2）。

7

1. **矢状面** 沿矢状轴方向，将人体或器官纵切为左、右两部分的切面。将人体分为左、右完全对称两部分的切面，称为正中矢状面。

2. **冠状面** 沿冠状轴方向，将人体或器官纵切为前、后两部分的切面，称为冠状面，又称额状面。

3. **水平面** 将人体分为上、下两部分的切面，称为水平面，又称为横切面。

如以器官本身为标准，沿其长轴所做的切面为纵切面；与短轴垂直的切面则为横切面。

图绪-2　人体的面

复习思考

一、选择题

1. 人体结构和功能的最基本单位是（　　　　）

　　A. 组织　　　　　　　　B. 细胞　　　　　　　　C. 系统

　　D. 器官　　　　　　　　E. 内脏

2. 更靠近人体正中矢状面的方位称为（　　　）

    A. 后　　　　　　　　B. 内　　　　　　　　C. 内侧

    D. 远侧　　　　　　　E. 上

3. 描述空腔器官的方位术语常用（　　　）

    A. 内　　　　　　　　B. 内侧　　　　　　　C. 外侧

    D. 近侧　　　　　　　E. 腹侧

4. 将人体分为左右对称两部分的面为（　　　）

    A. 正中矢状面　　　　B. 矢状面　　　　　　C. 横切面

    D. 水平面　　　　　　E. 额状面

5. 关于解剖学姿势，下列描述正确的是（　　　）

    A. 身体倾斜　　　　　B. 两眼正前方仰视　　C. 手背和足尖向前

    D. 手掌和足尖朝前　　E. 上肢侧平于躯干两侧

二、填空题

1. 人体在外形上可分为_____、_____、_____和_____四大部分。

2. 根据上述三种轴，人体可设下列三个面，即_____、_____和_____。

三、简答题

1. 何谓解剖学姿势？为什么要确定解剖学姿势？

2. 试比较内和外与内侧和外侧的区别是什么？

3. 解剖学常用的切面有几种？分别是什么？

模 块 一

细 胞

【学习目标】

掌握：细胞的结构及功能，血液的组成及血细胞的功能，软骨组织及软骨、骨组织及骨，神经元的结构，神经胶质细胞种类及功能。

熟悉：细胞增殖过程及特点，被覆上皮特点及分布，疏松结缔组织组成及各种细胞功能，神经纤维和神经末梢的结构、种类及功能。

了解：细胞的形态与细胞的衰亡、上皮组织的特殊结构、腺上皮及腺、心肌和骨骼肌微细结构。

细胞是构成生物体结构和功能的最基本单位，是最基本的生命系统。除病毒外，生物体都由细胞构成。

项目一 细胞的形态与结构

细胞的形态和大小与遗传因素、生理功能及分化程度有关。

一、细胞的形态

（一）细胞大小

大多数细胞体积都比较小。但表面积较大，有利于细胞和外界进行物质交换。

（二）细胞的形态

细胞形态与功能和所处的位置有关，与机能相适应。游离的细胞多为圆形或椭圆形，如白细胞和卵细胞；具收缩功能的肌细胞多为纺锤形或纤维状；具传导机能的神经细胞为星形，有长的突起。

二、 细胞的基本结构

细胞分为原核细胞和真核细胞两种。构成人体的细胞为真核细胞，由细胞膜、细胞质和细胞核三部分构成（图 1 - 1）。

图 1-1 细胞结构模式图

（一）细胞膜

细胞膜是位于细胞表面的一层薄膜，将细胞与外界分开。细胞膜与细胞内的所有膜结构统称为生物膜，是一种半透性膜，对进出细胞的物质有很强的选择透过性，其化学组成和基本结构相似。

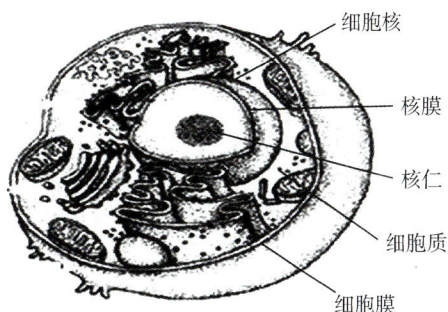

1. **细胞膜的组成** 主要是脂质和蛋白质，还含有少量的多糖。

2. **细胞膜的结构** 在电镜下呈现暗 - 明 - 暗三条平行的带，即内外两层暗带（由大的蛋白质分子组成），两层暗带之间有一层明亮的带（由脂质分子组成），这样的膜称**单位膜**。

3. **细胞膜的流动镶嵌假说** 指脂质双分子层形成膜的基本骨架，各种不同生理功能的蛋白质分子与脂质层内外表面结合。蛋白质分布方式有三种，即覆盖蛋白、镶嵌蛋白和贯穿蛋白。膜及其组成物质是动态的、易变的。其脂质和蛋白质都有一定的流动性，使膜的结构处于不断流动的状态（图 1 - 2）。

图 1-2 细胞膜分子结构

4. **细胞膜的功能** 具有保护、受体、识别和物质转运等功能。

（二）细胞质

细胞质为存在于细胞膜以内、细胞核以外的物质，可分为基质、细胞器和后含物。

细胞器是细胞内具有特定结构和功能的并具有遮光性的小体，主要包括有膜结构的细胞器和无膜结构的细胞器两种。基质是呈无色透明的胶状物质，内含水、无机盐、脂质、糖类、氨基酸、酶等多种物质。后含物是细胞代谢的产物，如淀粉粒、脂肪滴等，可暂时储存于细胞内。

1. **线粒体**　线粒体是进行有氧呼吸作用的主要场所，是细胞能量代谢的中心，呈粒状、杆状。具有双层膜结构，外膜光滑，内膜内凸形成嵴，嵴上具有基粒，内含多种氧化酶。细胞内的糖、脂肪和氨基酸的最终氧化是在由线粒体内进行的，最后释放能量，合成ATP供细胞生理活动需要，故称为"细胞内的动力工厂"（图1-3）。

2. **核糖体（核蛋白体）**　是合成蛋白质的主要场所，其主要化学成分是RNA和蛋白质。存在于基质中的游离核糖体合成细胞本身代谢、生长和增殖使用的"内销性"结构蛋白；存在于核膜上、内质网外表面的附着核糖体合成细胞外所需的蛋白质，故称"外销性"分泌蛋白。

3. **内质网**　是由膜围成的管状、泡状或扁平囊结构互连成的网状系统，在腔内充满了基质。表面有核糖体附着，称为粗面内质网，合成分泌蛋白及多种膜蛋白；表面无核糖体附着，称为滑面内质网，合成脂类等。内质网膜可和核膜的外层相连，也可与细胞膜相连（图1-4）。

图1-3　线粒体模式图

图1-4　内质网模式图

内质网的功能：将合成的蛋白质和脂类运输到高尔基复合体中，浓缩加工并分泌到细胞外；形成多种细胞器，如液泡、微体等。

4. **高尔基复合体**　是一叠由单位膜围成的扁平囊组织。高尔基复合体是由小泡、扁平囊和大泡构成的复合体。大泡可形成细胞内的分泌颗粒或初级溶酶体。高尔基复合体的主要功能是将内质网合成的蛋白质进行加工、浓缩和包装，然后分类运输到细胞特定部位或分泌到细胞外（图1-5）。

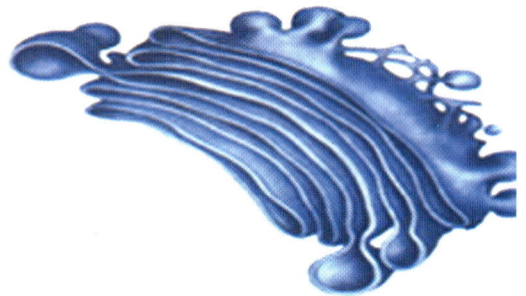

图1-5　高尔基复合体模式图

5. **中心体**　位于细胞核附近。光镜下的中心体通常是两个球形细粒，称中心粒。电镜下，呈圆柱状，两个中心粒互相垂直排列。整个圆柱由九组微管有秩序排列而成，每组有三根微管。在细胞分裂及中心体遭到破坏时，细胞即失去分裂能力。所以，中心体与细胞的有丝分裂有关。

6. **溶酶体**　由单层膜构成的球形结构，内含多种水解酶，是分解蛋白质、核酸和多糖等生物大分子的细胞器，故称为细胞内的"清洁工"。

功能：分解从外界进入细胞内的物质；当细胞衰老时，其溶酶体膜破裂，释放出水解酶，溶解整个细胞而使细胞死亡。

7. **微体**　是由一层单位膜围成的小体，内含 20 多种酶，主要有氧化酶和过氧化氢酶，可防止过氧化氢积累过多对细胞的毒害作用，具有解毒的功能。

8. **细胞骨架**　是由三种蛋白纤维组成的支架。三种蛋白纤维是微管、微丝和中间丝。

（1）微管　是中空长管状纤维。除成熟的红细胞外，真核细胞都有微管，如纺锤体、鞭毛和纤毛都由微管构成。微管与细胞分裂和运动等功能有关。

（2）微丝　是实心纤维。微丝具有运动的功能，与细胞质流动有关。

（3）中间丝　介于微管与微丝之间的纤维，常见神经细胞内的神经丝、肌细胞 Z 线处的连接蛋白丝。

（三）细胞核

人体除成熟的红细胞无核外，其余细胞均有核。细胞核是遗传物质贮存中心和新陈代谢的控制中心，其形状和位置因细胞种类而异。

（1）核膜　是由内外两层单位膜组成的，具有核孔，是大分子物质进出的通道，如运输 DNA、核糖体、mRNA 等。

（2）核仁　一个或几个，由 RNA 和蛋白质组成，呈海绵状，是细胞核内形成核糖体的部位。

（3）核基质　用碱性染料染色后，可分为着色物质（染色质）和不着色物质（核液）。

染色质是由核酸和蛋白质组成的复杂结构，含有大量的 DNA 和组蛋白。间期核内染色质常呈细丝状，染色质有丝分裂时高度螺旋化成为**染色体**。染色体和染色质是同一物质在不同状态下存在的两种形式，是遗传物质的载体。

项目二　细胞的分裂

细胞不断增殖分化产生新细胞以代替衰老、死亡和创伤所损失的细胞，这是机体新陈代谢的表现，也是机体不断生长发育、生存和延续种族的基础。

一、周期的概念

细胞以分裂的方式进行增殖。细胞分裂分无丝分裂和有丝分裂两种，有丝分裂中的减数分裂产生生殖细胞。细胞增殖必须经过的从生长到分裂的过程称为细胞周期。细胞周期是指连续分裂的细胞从上一次分裂结束开始到下一次分裂结束为止所需的时间。以有丝分裂为例，细胞增殖周期可分为两个时期，即间期和分裂期。

二、 分裂间期的特点

细胞分裂结束后进入间期。间期是指从上次细胞分裂结束时开始到下一次细胞分裂开始时为止。在此期间细胞发生复杂的变化。间期又分为以下三个分期：

1. DNA 合成前期（G_1 期） 合成各种核糖核酸（RNA）核糖体及结构蛋白和酶蛋白的形成。此期持续时间一般较长，有的细胞历时数小时至数日，有的甚至数月。进入 G_1 期的细胞，可有三种情况：①不增殖细胞：永远停留在 G_1 期直至死亡。如表皮角质化细胞、红细胞等。②暂时不增殖细胞：如肝、肾细胞，如肝、肾受到损伤，细胞大量死亡需要补充时，再进入增殖周期的过程。③增殖细胞：例如骨髓造血干细胞、胃肠道黏膜细胞等。

2. DNA 合成期（S 期） 细胞内迅速形成 DNA 聚合酶及四种脱氧核苷酸。S 期主要特点是利用 G_1 期准备的物质条件完成 DNA 复制并合成一定数量的组蛋白供 DNA 形成染色体初级结构。在 S 期末，细胞核 DNA 含量增加一倍，为细胞进行分裂做准备。

3. DNA 合成后期（G_2 期） 主要特点是为细胞分裂准备物质条件。DNA 合成终止，但 RNA 和蛋白质合成旺盛，主要是组蛋白、微管蛋白和膜蛋白等的合成，为纺锤体和新细胞膜等结构的形成准备原料。若阻断这些合成，细胞便不能进入有丝分裂。G_2 期历时较短而恒定。

三、 分裂期的特点

分裂期又称有丝分裂期，简称 M 期。这一时期细胞核内染色体平均分配给两个子细胞核，使分裂后的细胞保持遗传上的一致性。细胞的分裂期是从间期结束时开始到细胞分裂结束阶段为止，它是一个连续的变化过程。根据其主要变化特征，可将其分为前期、中期、后期和末期四个分期（图 1-6）。

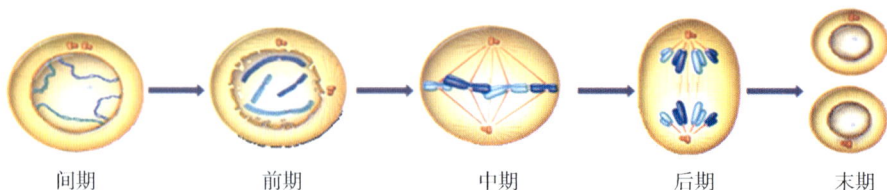

| 间期 | 前期 | 中期 | 后期 | 末期 |

图 1-6 细胞有丝分裂示意图

1. 前期 染色质螺旋化并逐渐形成一定数目的染色体，每条染色体包含两条染色单体，二者由一个着丝点相连；核膜及核仁逐渐解体消失；在间期复制的中心体分开并向两极移动；每个中心体的周围出现很多细丝，两个中心体之间的细丝连接形成纺锤体。

2. 中期 染色体高度螺旋化，并集中排列在细胞中部平面上（赤道板）。两个中心体已移到细胞的两极，纺锤体更明显，纺锤丝与每个染色体的着丝点相连。

3. **后期**　染色体在着丝点处完全分离，两个染色单体各自成为染色体，两组染色单体受纺锤丝牵引分别向细胞两极移动。细胞伸长、中部缩窄及细胞膜内陷。

4. **末期**　染色体逐渐解旋恢复为染色质；核仁和核膜重新出现，形成新的细胞核；细胞中部继续缩窄变细，最后缢裂成两个子细胞，完成有丝分裂，子细胞进入下一周期的间期。从上述细胞周期可知，整个细胞周期是一个动态过程，不可分割。如细胞周期的某个阶段受到环境因素的干扰时，可导致细胞的增殖发生障碍。例如，用放射线治疗某些肿瘤，就是利用放射线破坏癌细胞 DNA 的结构与合成，从而抑制癌细胞的增殖过程，达到治疗效果；药物秋水仙碱等则可阻止纺锤体的形成，从而抑制癌细胞的分裂。因此，有关细胞增殖的理论和知识，对医学与药学临床实践具有指导意义。

知 识 链 接

细胞融合技术

细胞融合是细胞遗传学名词，是在自发或人工诱导下，两个不同基因型的细胞或原生质体融合形成的一个杂种细胞。细胞融合可作为一种实验方法被广泛应用于单克隆抗体的制备，以及膜蛋白的研究。为远缘物种间的遗传物质交换提供了有效途径。使淋巴细胞杂交瘤和单克隆抗体的制备技术得到可广泛的应用。

项目三　细胞的衰亡

构成人体的细胞多种多样，细胞形态结构和生理功能各不相同，但他们都是由受精卵分裂分化而成的，都要经过细胞的衰老与死亡的过程。

一、细胞衰老

细胞衰老也称老化，是指细胞在正常环境条件下发生的细胞生理机能和分裂能力减弱，以及形态发生改变，并趋向死亡的现象。

一般来说，细胞的衰老特征包括细胞内的水分减少，酶活性降低，色素、钙及各种惰性物质在细胞内积累，细胞呼吸速率减慢，以及细胞核固缩、染色加深等。

对人类而言，机体的衰老并不等于所有细胞的衰老；反之，个别细胞及局部许多细胞的衰老死亡并不影响机体的寿命。而细胞衰老与机体衰老有着极其紧密的联系，细胞衰老是机体衰老和老年病等疾病发生的基础。

二、 细胞死亡

细胞死亡是衰老的最终结果，是细胞生命现象不可逆的停止。细胞死亡有细胞坏死和细胞凋亡两种类型：

1. 细胞坏死 是由外部的化学、物理或生物等因素造成的细胞损伤而导致的死亡，又称细胞被动性死亡。细胞坏死时，细胞膜破裂，导致细胞解体，引起周围组织产生炎症反应并对其他细胞产生一定程度的破坏作用。

2. 细胞凋亡 是由细胞代谢紊乱而引起的细胞自我毁灭，又称程序性细胞死亡，是在生理或病理条件下由基因控制的自主有序的死亡过程。细胞凋亡时，染色质凝集染色深，核凝固缩小，细胞膜内陷，形成凋亡小体，继而被周围细胞消化、吸收。

细胞凋亡与细胞分裂、细胞分化是最基本的生理现象，是机体生存、发生和发育的基础。通过细胞凋亡可以消除多余的、不正常的细胞，清除已丧失功能并逐渐退化的和对机体有害的细胞，从而保证机体正常的生命活动，完成正常的新陈代谢。如健康成人的骨髓和肠组织中，每小时约有 10 亿个细胞凋亡，如果细胞凋亡过程受到破坏，可导致人体产生感染性疾病、自身免疫性疾病，甚至肿瘤。所以，细胞凋亡是个体发育、组织更新、衰老死亡不可缺少的重要过程。

复习思考

一、选择题

1. 下列关于细胞的结构在光镜下不能辨认的是 （　　　）

    A. 细胞外的薄膜　　　　B. 高尔基复合体的外形　　　C. 线粒体的外形

    D. 细胞核的外形　　　　E. 细胞膜上的蛋白质

2. 为细胞提供能量的细胞器是 （　　　）

    A. 核糖体　　　　　　　B. 高尔基复合体　　　　　C. 线粒体

    D. 溶酶体　　　　　　　E. 中心体

3. 细胞内具有消化分解的细胞器是 （　　　）

    A. 线粒体　　　　　　　B. 溶酶体　　　　　　　　C. 中心体

    D. 高尔基复合体　　　　E. 核糖体

4. 细胞内合成蛋白质并运输蛋白质的场所是 （　　　）

    A. 粗面内质网　　　　　B. 滑面内质网　　　　　　C. 线粒体

    D. 高尔基复合体　　　　E. 中心体　　A. 粗面内质网

5. 与细胞分裂有关的细胞器是 （　　　）

A. 核糖体   B. 微体   C. 高尔基复合体

D. 线粒体   E. 中心体

6. 下列关于细胞核的说法，错误的是（   ）

A. 可看成是细胞内最大的细胞器

B. 是细胞遗传和代谢的控制中心

C. 包括核膜、核仁、染色质、核基质

D. 核膜是由双层单位膜构成

E. 核膜上无孔

7. 下列关于核仁的说法，错误的是（   ）

A. 主要是加工和装配核糖体亚单位的场所

B. 其主要化学成分是 RNA 和蛋白质

C. 呈球形，有完整的包膜

D. 光镜下核仁界限明显

E. 是合成核糖体的场所

8. 下列关于细胞增殖的说法，正确的是（   ）

A. 细胞间期中 G_2 期又称为 DNA 合成前期

B. 细胞周期包括细胞间期和细胞分裂期

C. 细胞分裂期持续时间最长

D. 细胞间期持续时间最短

E. 细胞周期就是细胞间期

9. 关于细胞膜的分子结构目前较公认的是（   ）

A. 生物膜主要由类脂、蛋白质和糖类组成

B. 生物膜的分子结构是液态镶嵌模型

C. 嵌入蛋白具有转运物质、酶、能量转换器等功能

D. 细胞膜上的蛋白质包括镶嵌蛋白和附着蛋白

E. 膜糖具有保护细胞膜、细胞识别和物质交换功能

10. 整个细胞的膜相结构称为（   ）

A. 细胞膜   B. 内质网膜   C. 核膜

D. 生物膜   E. 核膜

二、填空题

1. 生物膜主要由_____、_____和_____组成。

2. 镶嵌蛋白的功能是_____、_____、_____、_____和_____。

3. 细胞核的结构包括_____、_____、_____、_____。

4. 细胞间期包括_____、_____和_____；细胞分裂期包括_____、_____、_____和_____。

三、简答题

1. 简述细胞膜的结构及功能？

2. 何为细胞器？并回答各种细胞器的功能？

3. 简述细胞分裂间期的特点。在临床上有何意义？

4. 简述细胞衰老的过程，衰老细胞有何特征？

模 块 二

基本组织

【学习目标】

掌握：被覆上皮种类、结构特点及分布，固有结缔组织种类及分布，软骨的种类及分布，血浆蛋白的种类及功能，血细胞种类及功能，肌的种类及分布，神经元的结构及神经胶质细胞种类及功能。

熟悉：疏松结缔组织的组成及各种细胞的功能，神经纤维的种类，腺上皮和腺，骨松质和骨密质结构特点。

了解：上皮组织的特殊结构，心肌和骨骼肌的超微结构。

组织是由形态与功能相近似的细胞和细胞间质构成的，是构成人体器官的主要成分。人体组织共分为四种，即上皮组织、结缔组织、肌组织和神经组织，称为基本组织。

项目一 上皮组织

案例导入

男性患者，40 岁，60kg，因"全身多处烧伤 1 小时"入院。患者夜间睡眠时室内着火致头、面、颈、背部及臀部烧伤。查体：脉搏 115 次/分，呼吸 28 次/分，血压 85/60mmHg。患者神志恍惚，头、面、颈、背部有大量水泡，臀部呈皮革样。

思考：①皮肤内有几层结构？②复层扁平上皮主要分布在哪些器官？

上皮组织由密集排列的细胞和少量的细胞间质组成。分布于人体外表及体内管、腔、囊的腔面，构成了器官的边界。上皮细胞有明显的极性。一面朝向体表或腔面，称游离面；另一面朝向深部，称基底面。基底面附着于基膜上，借此与深部结缔组织相连。上皮组织内无血管、淋巴管，其营养由深部结缔组织内的血管透过基膜供给。上皮组织具有丰富的神经末梢。

上皮组织主要分为被覆上皮、腺上皮和感觉上皮，具有保护、吸收、分泌、排泄和特殊感觉功能。

一、被覆上皮

（一）被覆上皮的分类及结构特点

1. 被覆上皮种类 被覆上皮覆盖在人体管、腔、囊的内表面和体表，以保护功能为主。根据细胞排列的层数及浅层细胞的形状，分为下列类型（表2-1）：

表2-1 被覆上皮的类型、分布及功能

细胞层数	上皮类型	分布	功能
单层	扁平上皮	内衬于心、血管及淋巴管的腔面，称为内皮；被覆体腔浆膜表面等处称间皮	润滑
	立方上皮	肾小管、甲状腺滤泡等	分泌、吸收
	柱状上皮	内衬于胃、肠管黏膜、胆囊	保护、吸收
	假复层纤毛柱状上皮	呼吸道	保护、分泌、净化
复层单层扁平上皮（图2-1）	扁平（角化）上皮	皮肤表皮	保护、耐摩擦
	扁平（未角化）上皮	口腔、食管及阴道等处黏膜上皮	保护
	变移上皮	内衬于肾盂、膀胱黏膜	适应器官舒缩
	柱状上皮	输卵管	保护、运输

2. 被覆上皮的结构

（1）单层扁平上皮（单层鳞状上皮） 由一层扁平细胞组成。表面观细胞为多边形，边缘呈锯齿状或波浪状，互相嵌合；胞核呈椭圆形，位于细胞中央。侧面观胞核扁形，胞质很薄，含核部分略厚（图2-1）。衬贴在心血管和淋巴管腔面的单层扁平上皮，称内皮（图2-2）；分布在胸膜、心包膜和腹膜表面的单层扁平上皮，称间皮，其功能主要是保持器官表面光滑，有利于物质的透过和血液、淋巴液的流动，或减少器官间的摩擦。

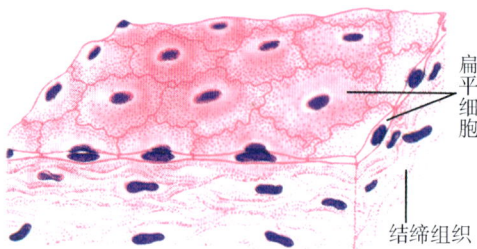

图2-1 单层扁平上皮图

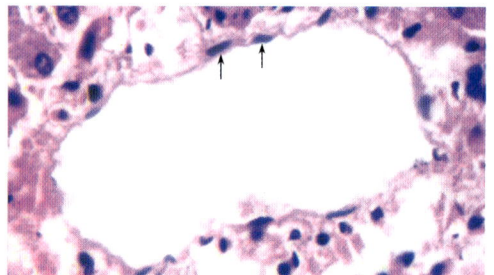

图2-2 内皮细胞图

（2）**单层立方上皮** 由一层立方形细胞组成。表面观细胞呈多边形；侧面观细胞大致呈正方形；核呈圆形，位于中央（图2-3、图2-4），分布于甲状腺滤泡、肾小管等处，有分泌和吸收功能。

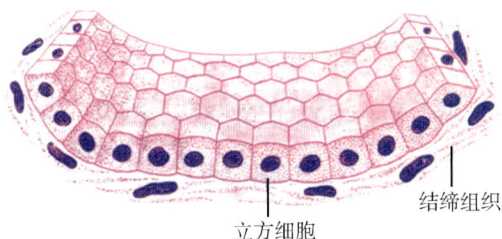

图2-3 单层立方上皮模式图

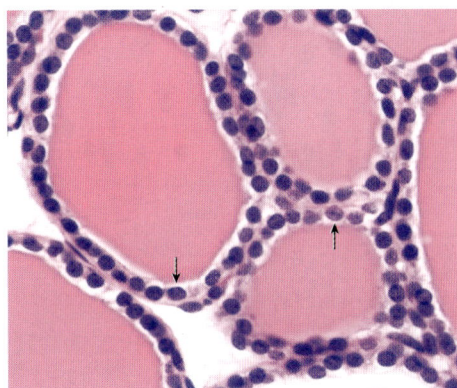

图2-4 单层立方上皮图（高倍镜观察）

（3）**单层柱状上皮** 由一层棱柱状细胞组成。表面观细胞呈多角形；侧面观细胞呈长方形，核长，呈椭圆形，多位于细胞近基底部（图2-5）。此类上皮分布在胃肠、胆囊和子宫等器官，大多有吸收或分泌功能。在小肠黏膜的柱状上皮中，除柱状细胞外，还散在分布着杯状细胞（图2-6）。杯状细胞形似高脚杯状，能分泌黏液，可润滑和保护上皮。

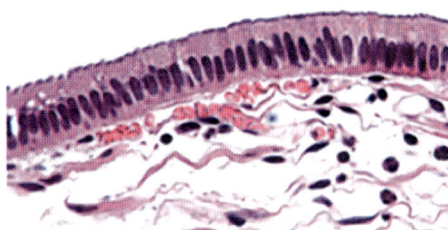

图2-5 单层柱状上皮图

图2-6 单层柱状上皮杯状细胞

（4）**假复层纤毛柱状上皮** 由梭形、锥形、柱状和杯状细胞组成。柱状细胞最多，表面有大量纤毛。上皮细胞形态不同、高低不一，胞核的位置不在同一平面上，但基部均附于同一基膜上，侧面观似复层，实为单层（图2-7、图2-8）。此类上皮主要分布于呼吸道黏膜，有保护和分泌功能。

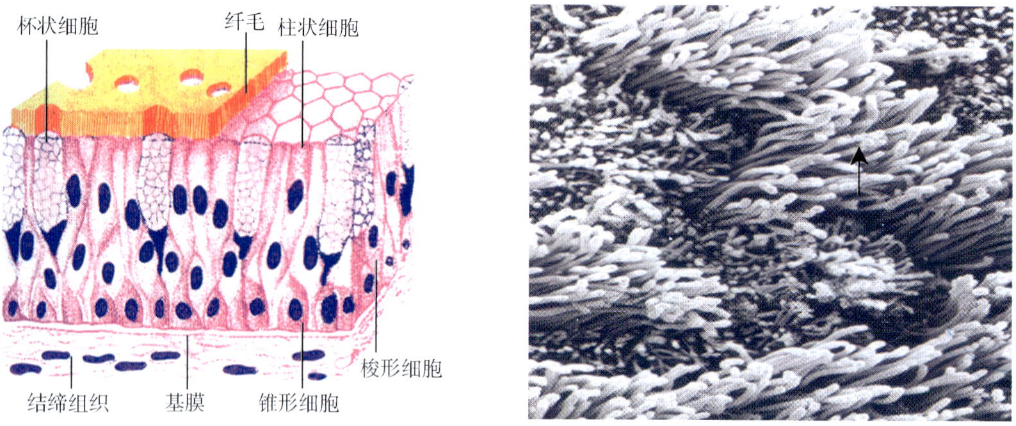

杯状细胞　　　纤毛　柱状细胞

梭形细胞

结缔组织　基膜　锥形细胞

（1）假复层纤毛柱状上皮模式图

（2）纤毛电镜图

图2-7　假复层纤毛柱状上皮结构图

知 识 链 接

呼吸道纤毛运动的作用

呼吸道纤毛的作用包括两方面：一是卡住进入呼吸道内的微颗粒物质；二是，通过其定向摆动运动，将进入呼吸道内的异物和呼吸道及肺泡内的分泌物以痰液的形式排出来，以达到清除分泌物的作用。

纤毛不动症即由于呼吸道纤毛停止运动而导致呼吸道反复感染。

（5）**复层扁平上皮**　由多层细胞组成。表层为数层扁平状细胞，又称复层鳞状上皮；中间层为数层多边形和梭形细胞；基底层为低柱状或立方形细胞，具有旺盛的分裂增殖能力（图2-8）。角化的复层扁平上皮分布于皮肤；未角化的复层扁平上皮，主要分布在口腔、食管和阴道黏膜。复层扁平上皮具有很强的保护作用，受损后有很强的再生修复能力。

（6）**复层柱状上皮**　由数层细胞组成。深层为一层矮柱状细胞，中间为数层多边形细胞，浅层是一层排列较整齐的柱状细胞。这种上皮见于眼睑结膜、男性尿道和输卵管等处。

（7）**变移上皮**　由多层细胞组成，主要分布在肾盂、输尿管、膀胱等处。细胞形状和层数可随所在器官容积的大小变化而改变。如膀胱空虚缩小时，上皮变厚，细胞层数变多，细胞体积变大；膀胱充盈扩张时，上皮变薄，细胞层数减少，细胞形状变扁（图2-9）。变移上皮具有防止尿液侵蚀的作用。

表层细胞

中间层细胞

基底层细胞

（1）

扁平细胞

毛细血管

多边形细胞

基底层细胞

基膜

（2）

图2-8　复层扁平上皮结构模式图

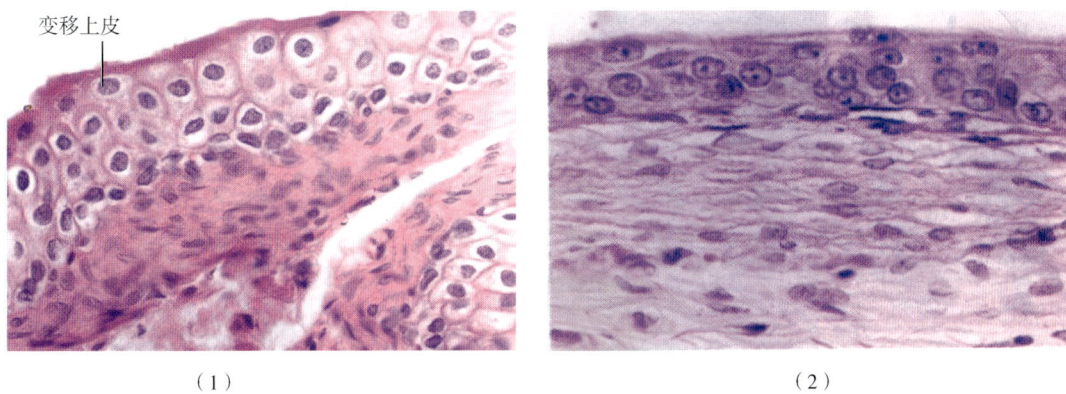

变移上皮

（1）

（2）

图2-9　变移上皮结构模式图

二、腺上皮及腺体

以分泌功能为主的上皮称腺上皮；以腺上皮为主构成的器官称腺。

（一）腺上皮的发生与分类

腺上皮起源于胚胎时期的原始上皮。如果形成的腺有导管，腺的分泌物经导管排泌到体表或器官的腔面，称外分泌腺（图2-10），如汗腺、唾液腺等；如果形成腺无导管，分泌物需经体液输送，称内分泌腺，又称无导管腺。腺细胞的分泌物，称激素，直接进入腺细胞周围的毛细血管和淋巴管，由血液运送到其作用部位，如甲状腺、肾上腺、垂体等。

（二）腺细胞的分类

根据腺细胞分泌物的种类不同，腺细胞可分为蛋白质分泌细胞、糖蛋白分泌细胞、类固醇分泌细胞和肽分泌细胞。①蛋白质分泌细胞：分泌物为蛋白质。②糖蛋白分泌细胞：分泌糖蛋白。③类固醇分泌细胞：分泌类固醇激素。④肽分泌细胞：能产生胺，合成肽。

（三）外分泌腺的结构与分类

1. 外分泌腺结构 外分泌腺分为单细胞腺和多细胞腺。典型的单细胞腺是杯状细胞，它能分泌黏液。人体的绝大多数外分泌腺是多细胞腺。外分泌腺分为分泌部和导管两部分。①分泌部：分泌部又称腺泡。腺泡一般由单层腺细胞围成，中央为腺腔。②导管：是与分泌部直接通连的上皮性管道，由单层或复层上皮围成。按导管有无分支，将导管无分支的称单腺，导管呈多级分支的称复腺。

2. 外分泌腺分类 根据腺泡的形态分为单管腺（单管状腺、单泡状腺和单管泡状腺）、复管腺（复管状腺、复泡状腺和复管泡状腺），根据分泌物性质又分为浆液腺、黏液腺和混合腺（图2-10）。

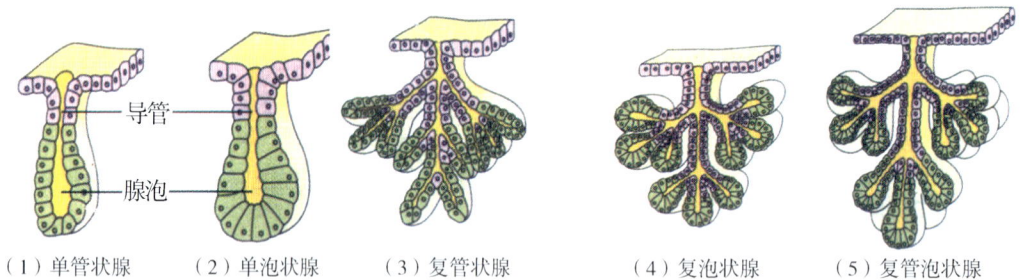

（1）单管状腺　　（2）单泡状腺　　（3）复管状腺　　　（4）复泡状腺　　　（5）复管泡状腺

图2-10　外分泌腺的形态

三、 上皮组织的特殊结构

由于功能的需要，在上皮细胞的各个面常形成一些特殊的结构（图2-11）。

（一）游离面

1. 细胞衣 为一薄层的复合糖，包括糖蛋白、糖脂及蛋白多糖，具有黏着、支持、保护、物质交换及识别等功能。

2. 微绒毛 为上皮细胞游离面质膜与胞质向外伸出的细小的指状突起（图2-11）。小肠、肾近端小管上皮细胞游离面有密集排列的微绒毛，在光镜下呈纵纹状。微绒毛的作用是扩大细胞表面积，有利于细胞的吸收。

3. 纤毛 是上皮细胞游离面伸出的粗而长的突起，呈中空管状。纤毛能朝一定方向进行节律性摆动。分布在呼吸道黏膜的纤毛，可将上皮表面黏附的灰尘、细菌及分泌的黏液运送到喉部，以痰的形式排出。

（二）侧面

上皮细胞的侧面细胞排列紧密，间隙很窄，没有明显的细胞外基质。常见的细胞连接有以下4种：

1. 紧密连接 通常位于上皮细胞靠近游离面处。相邻上皮细胞膜外层间断性融合，细胞间隙消失（图2-11）。紧密连接除有机械性的连接作用外，还有封闭作用，可阻挡物质穿过细胞间隙。

2. 中间连接 位于紧密连接下方；相邻细胞的细胞间隙内充满丝状物质；细胞膜的胞质面附有致密物和细丝（图2-11）。此种连接具有黏着、保持细胞形状和传递细胞收缩力的作用。

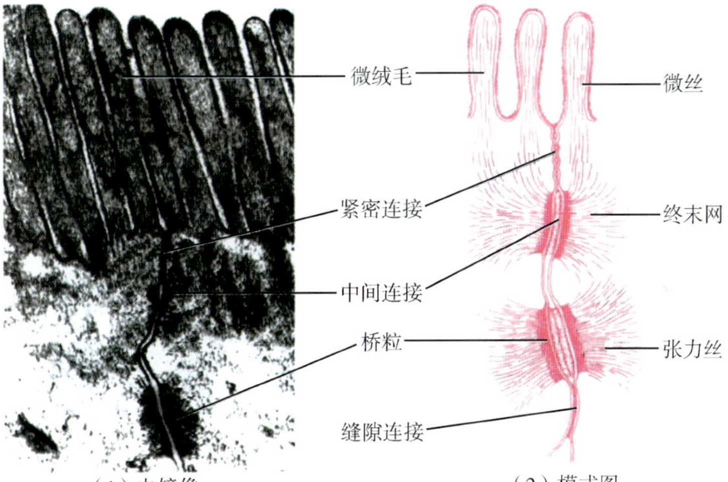

（1）电镜像　　　　　（2）模式图

图2-11 微绒毛和上皮细胞间的连接

3. 桥粒 又称黏着斑，常呈圆盘状，位于中间连接的深部。桥粒是细胞间机械性连接的主要结构，复层扁平上皮中多见。

4. 缝管连接 又称通讯连接，相邻细胞可通过连接进行离子和小分子物质交换，传递化学信息和电冲动。

（三）基底面

1. 基膜 又称基底膜，位于上皮组织基底面与结缔组织之间，主要成分为糖蛋白。基膜具有连接和支持作用，并具有半透膜性质，便于上皮细胞与结缔组织之间进行物质交换。

2. 质膜内褶 由上皮细胞基底面的质膜向细胞内凹陷形成，在其周围常见许多纵向排列的线粒体。这种结构可以扩大细胞基底面的面积，有利于水和电解质的转运，转运过程中所消耗的能量由线粒体提供。

3. **半桥粒** 在上皮细胞一侧形成的桥粒，为其结构的一半。半桥粒可加强上皮细胞与基膜的连接。

项目二　结缔组织

案例导入

邱某，男，52岁，因"发热、面色苍白、皮肤出血2周"入院。现病史：患者于2周前无明显诱因出现发热，体温最高达39.5℃，伴咳嗽、咳痰、全身酸痛，当地医院按"上呼吸道感染"予输液治疗（具体不详），病情无明显好转，并出现进行性面色苍白，全身皮肤散在出血点、紫癜及瘀斑，间有牙龈出血。查体：患者呈重度贫血貌，四肢及躯干部见多处散在瘀点、紫癜及瘀斑。

实验室检查：WBC 24.2×10^9/L，幼稚细胞占30%，HGB 56g/L，PLT 24×10^9/L，Ret 0.8%。

思考：①血细胞包括哪几种？②该患者为何出现皮下出血？

结缔组织由细胞和大量的细胞间质组成。它与上皮组织相比，具有细胞数量少、种类多、细胞无极性、细胞间质成分多、结构复杂等特点。间质由无定形的基质和纤维组成，其中还有不断更新的组织液。结缔组织是四大基本组织中结构和功能最多样、分布最广泛、形式最多的一种组织。结缔组织在人体内分布广泛，具有支持、连接、充填、营养、保护、修复和防御等功能。

一、固有结缔组织

固有结缔组织按其结构和功能不同，分为疏松结缔组织、致密结缔组织、脂肪组织和网状组织。

（一）疏松结缔组织

疏松结缔组织又称蜂窝组织，其特点是细胞种类较多，纤维数量少，排列稀疏，血管丰富。疏松结缔组织分布于器官、组织之间，具有支持、连接、充填、保护、修复和防御等功能。

1. **细胞** 疏松结缔组织的细胞包括成纤维细胞、巨噬细胞、浆细胞、肥大细胞、脂肪细胞、未分化的间充质细胞等（图2-12）。各类细胞的数量和分布随结缔组织存在的部位和功能状态而不同。

（1）成纤维细胞　是疏松结缔组织最常见的细胞，常附在胶原纤维上（图 2 – 13）。成纤维细胞形态不规则，体积较大，细胞扁平，多突起；胞核较大，扁椭圆形，着色浅，核仁明显；胞质内有丰富的粗面内质网、游离核糖体和发达的高尔基复合体（图 2 – 14）。成纤维细胞有合成和分泌胶原蛋白、弹性蛋白与基质的蛋白多糖和糖蛋白的功能，在间质的更新和创伤修复过程中有十分重要的作用。成纤维细胞在静止状态时称纤维细胞。在创伤等情况下，可逆转化为成纤维细胞。成纤维细胞在合成胶原纤维过程中需要维生素 C，故维生素 C 缺乏可影响胶原纤维的合成。

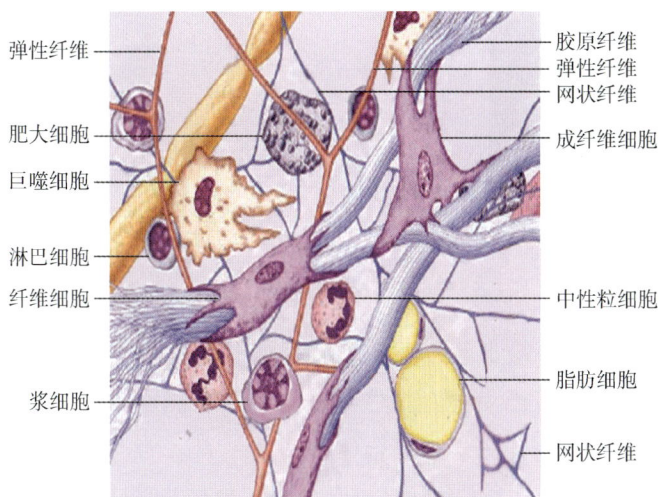

图 2 – 12　疏松结缔组织铺片

图 2 – 13　胶原纤维电镜图

图 2 – 14　成纤维细胞超微结构图

27

（2）巨噬细胞　是具有强大吞噬功能的免疫细胞，在机体防御中起重要作用。巨噬细胞来自血液中的单核细胞，细胞形态不规则，核卵圆形、肾形或不规则形，胞质丰富，多呈嗜酸性（图2-15），胞质内含大量初级溶酶体、次级溶酶体、吞噬体、吞饮小泡和残余体。巨噬细胞具有活跃的变形运动能力，常伸出伪足，集中到病灶部位；具有吞噬作用，可吞噬异物、细菌、衰老和死亡的细胞等。

图2-15　巨噬细胞电镜图

图2-16　浆细胞超微结构模式图

（3）浆细胞　浆细胞来源于B细胞，细胞呈圆形或卵圆形。核圆形，多偏于细胞一侧，染色质呈块状附于核膜上，呈放射状排列。浆细胞细胞质内含有大量平行排列的粗面内质网和游离核糖体、发达的高尔基复合体（图2-16）。浆细胞合成分泌免疫球蛋白，即抗体，抗体能与抗原结合，参与机体体液免疫；一种浆细胞只能产生一种特异性抗体。

（4）肥大细胞　在机体与外界接触的部位，如皮肤、消化道和呼吸道的结缔组织中多见。肥大细胞体积大，形态呈圆形或卵圆形，核小而圆，多居中。胞质内充满粗大的嗜碱性颗粒（图2-17）。颗粒内含有肝素、组胺、嗜酸性粒细胞趋化因子等。受刺激后，肥大细胞释放颗粒，产生皮肤的微静脉和毛细血管扩张、支气管平滑肌痉挛及全身小动脉扩

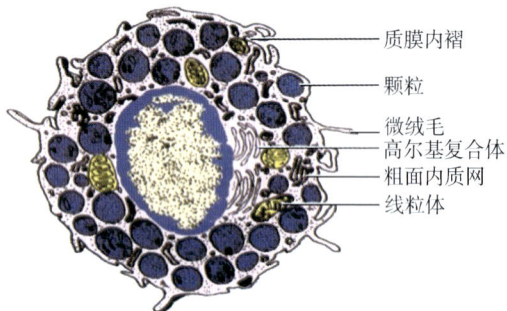

图2-17　肥大细胞电镜图

张等现象，形成过敏反应，因此肥大细胞的主要功能是参与过敏反应。

（5）脂肪细胞　单个或成群存在，细胞体积大，呈球形或相互挤压成多边形。胞质内充满脂滴，胞核呈扁圆形，连同部分胞质位于细胞的一侧（图2-18）。脂肪细胞能合成、贮存脂肪，并参与脂类代谢。

（6）未分化的间充质细胞　是存在于结缔组织中的一些分化程度较低、保持着分化潜能的干细胞，其形态与成纤维细胞相似（图2-19），在炎症及创伤修复时可增殖分化为血管壁的平滑肌、内皮细胞和结缔组织细胞（如成纤维细胞、脂肪细胞）。

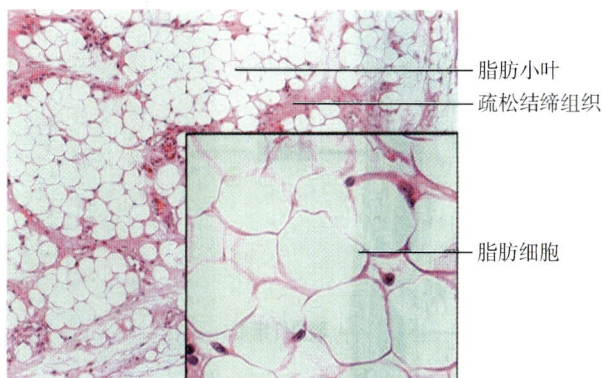

图 2-18 脂肪细胞光镜图

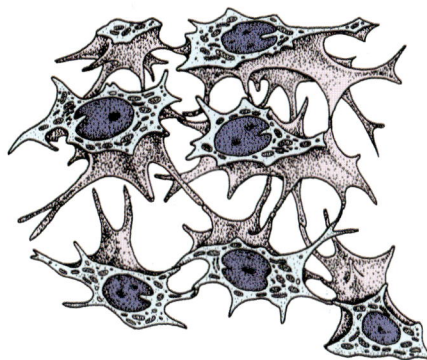

图 2-19 间充质细胞模式图

2. 细胞间质 疏松结缔组织的细胞间质较丰富，由纤维和基质构成。细胞间质对细胞的生长、分化、粘附、扩散及移行等都有影响。

（1）纤维 可分为胶原纤维、弹性纤维和网状纤维 3 种。

1）胶原纤维 是疏松结缔组织中数量最多的纤维成分，新鲜时呈乳白色，故又称白纤维。胶原纤维粗细不等，常被集合成粗细不等的纤维束，呈波浪状走行，偶有分支并交织成网（图 2-12、图 2-13）。胶原纤维的韧性和抗拉力强，而弹性较差。

2）弹性纤维 数量比胶原纤维少，但分布很广，新鲜时呈黄色，故又称黄纤维。弹性纤维较细，有分支并互相交织成网，断端常卷曲（图 2-12）。弹性纤维富有弹性，但韧性差。随着年龄的增长，弹性可逐渐减弱乃至消失。强日光照射可使皮肤内弹性纤维断裂，皮肤因此失去弹性产生皱纹。

3）网状纤维 纤维纤细，分支多，交织成网（图 2-12）。由于纤维表面包有较多的蛋白多糖和糖蛋白，并具嗜银性，可被银盐染为黑褐色，故又称嗜银纤维。网状纤维主要分布在网状组织，也分布在结缔组织与其他组织的交界处等。

（2）基质 无定形的胶状物质，有一定黏性，纤维和细胞成分均埋于基质中。基质具有一定的黏稠度，可阻止侵入人体内病原微生物的扩散。

（二）致密结缔组织

致密结缔组织以纤维为主要成分，纤维粗大，排列致密，具有支持和连接功能，细胞和基质成分很少。根据纤维的性质和排列方式，可将致密结缔组织分为 2 种。

1. 不规则致密结缔组织 不规则致密结缔组织由方向不一的粗大胶原纤维彼此交织成致密的板状结构，纤维的走向与承受力方向相适应。主要见于真皮、硬脑膜、巩膜及许多器官的被膜等处。纤维之间含少量基质和成纤维细胞、纤维细胞、小血管和神经束等（图 2-20）。

2. 规则致密结缔组织 基质和细胞成分少，主要由大量密集的胶原纤维平行排列成束，束间有沿其长轴成行排列的腱细胞。腱细胞是一种形态特殊的成纤维细胞，胞体可伸出多个薄翼状突起。规则致密结缔组织主要构成肌腱和腱膜（图2-21）。

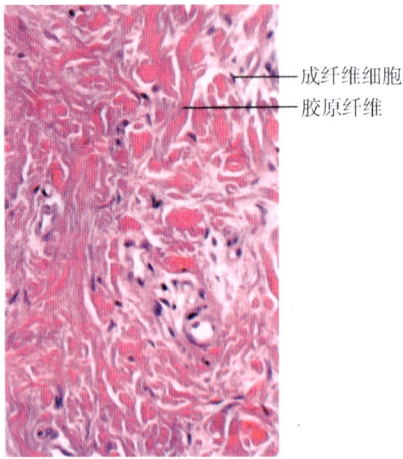

图2-20　不规则致密结缔组织

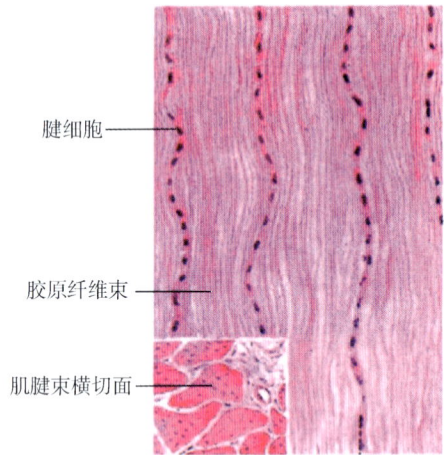

图2-21　规则的致密结缔组织

（三）脂肪组织

脂肪组织是一种以脂肪细胞为主要成分的结缔组织，并由疏松结缔组织分隔成许多脂肪小叶（图2-22）。脂肪组织主要分布于皮下、系膜、网膜和骨髓腔等处。正常成年男性的脂肪含量占体重的10%～20%，女性占体重的15%～25%。主要功能具有储存脂肪、维持体温、支持和缓冲保护等。根据脂肪细胞结构和功能的不同，分为黄色脂肪组织和棕色脂肪组织两种。

（四）网状组织

网状组织由网状细胞、网状纤维和基质构成（图2-23），是构成淋巴组织、淋巴器官和造血器官的基本组成成分。

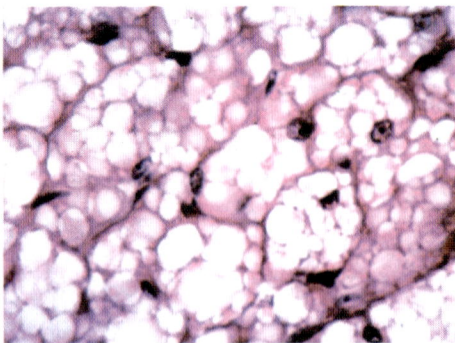

图2-22　脂肪组织

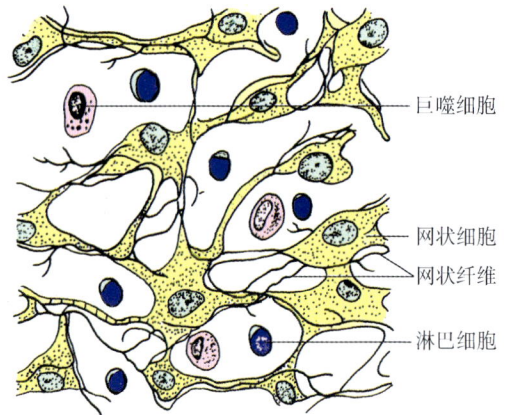

图2-23　网状组织

二、软骨组织和软骨

（一）软骨组织

软骨是一种器官，由软骨组织及软骨膜构成。软骨较硬并略有弹性，是胚胎早期的主要支架成分，能承受压力且耐摩擦，有一定的支持和保护作用。软骨组织由软骨细胞、基质及纤维构成；软骨膜为致密结缔组织，具有保护、营养和促进生长发育的功能。

1. 软骨细胞　靠近软骨表面的是幼稚软骨细胞，体积小，呈扁圆形，单个存在。越靠近软骨中央，软骨细胞越成熟，体积越大，呈圆形或椭圆形，胞质丰富，弱嗜碱性。软骨细胞有形成纤维和基质的功能。软骨细胞包埋在软骨基质中，所在的腔隙称软骨陷窝（图2-24）。软骨细胞周围的基质染色深，称软骨囊。

2. 细胞间质　由纤维和基质组成。基质为固态，化学成分主要为软骨黏蛋白，并结合了大量的水。基质内无血管、淋巴管，营养通过基质扩散获得。纤维成分埋于基质中，使软骨具有一定的韧性和弹性，纤维成分的种类及多少因软骨类型而异。

（二）软骨的类型

根据软骨基质中所含纤维成分的不同，软骨可分为透明软骨、弹性软骨和纤维软骨。

1. 透明软骨　新鲜时呈半透明状，分布于鼻、喉、气管、支气管的软骨及关节软骨和肋软骨，均为透明软骨（图2-24）。透明软骨具有较强的抗压性、一定的弹性和韧性。由于纤维很细，且折光率与基质相同，基质中含大量水分，使透明软骨呈半透明状。

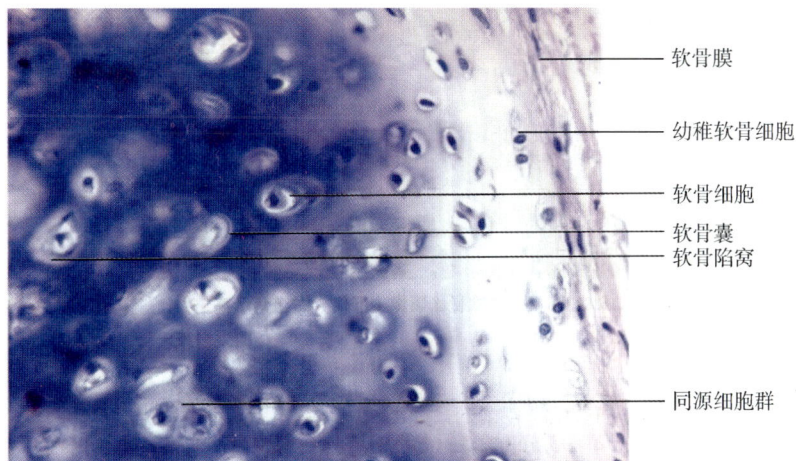

图2-24　透明软骨

2. 弹性软骨　新鲜时呈黄色，分布于耳郭、会厌等处，弹性软骨在基质中含有大量交织成网的弹性纤维（图2-25），其特点为弹性较大。

3. 纤维软骨　分布于椎间盘、关节盘及耻骨联合等处。其结构特点为基质内含大量成束的胶原纤维，平行或交错排列；软骨细胞较小而少，成行排列于胶原纤维束之间（图2－26）。纤维软骨韧性好，具有连接等作用。

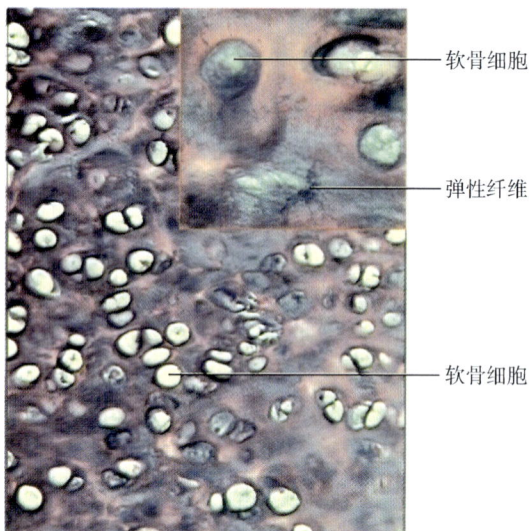

图2－25　弹性软骨

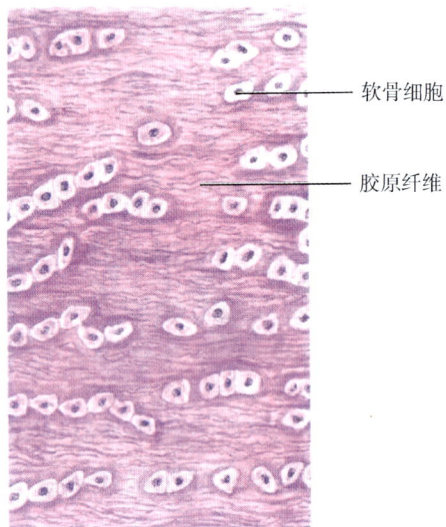

图2－26　纤维软骨

（三）软骨的生长

软骨的生长方式有2种：①附加性生长：即软骨膜下生长，由软骨膜内的骨祖细胞不断增殖为成软骨细胞、软骨细胞，后者形成纤维和基质，添加在原有软骨的表面，使软骨增厚。②间质性生长：又称软骨内生长，软骨细胞不断分裂增殖，产生新的软骨基质，使软骨从内部向周围扩大。

三、骨组织和骨

骨主要由骨组织、骨膜及骨髓等构成。骨组织是坚硬的结缔组织，是人体的钙、磷储存库。

（一）骨组织的结构

骨组织由细胞及大量钙化的细胞间质构成。细胞有骨祖细胞、成骨细胞、骨细胞及破骨细胞4种。

1. 间质　由有机成分和无机成分组成。有机成分约占骨组织重量的35％，含有大量胶原纤维及少量无定形基质。无定形基质主要成分是糖蛋白及其复合物。间质内的无机成分，称骨盐，约占骨组织重量的65％，主要为羟基磷灰石结晶，呈针状，沿胶原纤维长轴排列。骨盐沉积于胶原纤维上，形成坚硬的板状结构，称骨板。骨板是骨组织的特征性结构。以骨板为基本结构的骨，称板层骨。成人骨绝大多数为板层骨。

2. 骨组织的细胞

（1）骨祖细胞 骨祖细胞是一种干细胞，当骨组织生长或改建时，可增殖分化为成骨细胞。

（2）成骨细胞 胞体较大，分布在骨组织表面。成骨细胞产生胶原纤维和基质，形成类骨质，类骨质钙化为骨基质。成骨细胞被埋于骨基质中，转变为骨细胞。

（3）骨细胞 细胞胞体小，呈扁椭圆形，具有许多细长的突起，单个分散排列于骨板内或骨板间。骨细胞的胞体占据的空间，称骨陷窝，骨细胞突起所占据的空间，称骨小管。骨小管彼此通连，骨陷窝和骨小管内含有组织液，骨细胞从中得到营养并排出代谢产物。骨细胞具有一定的溶骨和成骨作用，参与钙、磷的调节。

（4）破骨细胞 位于破损骨或改建的骨组织表面，数量较少，由多个单核细胞融合而成。破骨细胞可释放溶酶体酶和乳酸等，有溶解和吸收骨基质的作用。破骨细胞属于单核吞噬细胞系统的成员。在骨组织内，破骨细胞和成骨细胞相辅相成，共同参与骨的生长和改建（图2-27）。

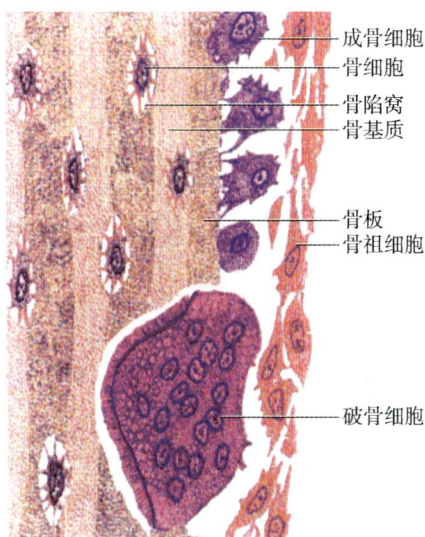

图2-27 骨组织的结构

（二）长骨的结构

长骨由骨质、骨膜、骨髓等构成，长骨包括中间的骨干和两端的骨骺。骨质包括骨松质和骨密质；骨髓包括红骨髓和黄骨髓，红骨髓在骨松质内具有造血功能，黄骨髓在骨髓腔内无造血功能。

1. 骨松质 多分布于长骨的骨骺，是由大量针状或片状的骨小梁相互连接而成的，呈蜂窝状，网眼中充满红骨髓。

2. 骨密质 多分布于长骨骨干处，根据骨板排列方式的不同，分为4种骨板（图2-28）。

（1）外环骨板 环行排列于骨干的外面，厚而整齐。

（2）内环骨板 沿骨干的骨髓腔面排列，薄而不整齐。内、外环骨板均有横向穿行的管道，称穿通管，其内含血管、神经等。

（3）骨单位 又称哈弗系统，呈长筒状，位于内、外环骨板之间，是骨密质的主要结构单位，其方向与骨干长轴一致。骨单位中轴有一条纵行的管道，称中央管，又称哈弗管；哈弗管周围是10~20层同心圆排列的哈弗骨板，又称骨单位骨板。哈弗管与穿通管相通，是血管和神经的通路。

（4）间骨板　是充填在骨单位间或骨单位与环骨板之间的一些不规则形的骨板，是旧的骨单位或内、外环骨板被破坏吸收后残留的部分。

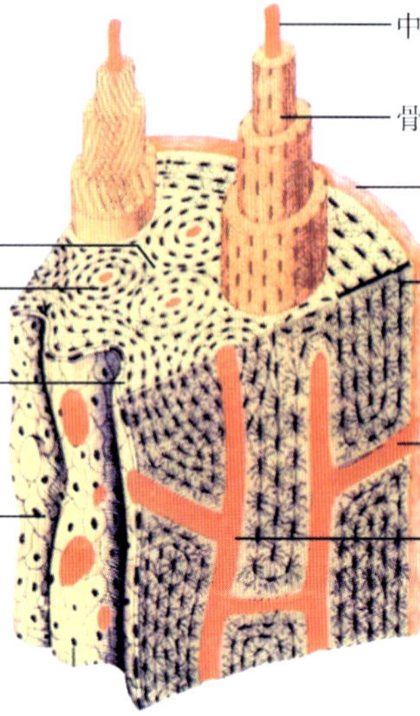

（1） 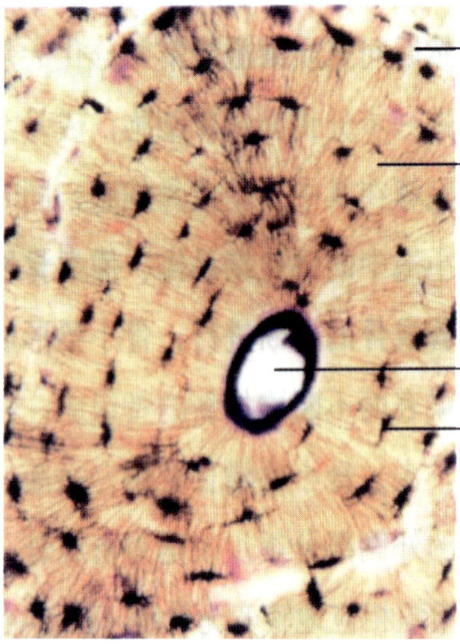　　　　　　　　　　　　　　　　　　（2）

图2-28　骨密质的立体结构模式图

3. **骨膜**　除关节面以外，骨的表面均被覆一层骨膜。其结构和功能与软骨膜相似，内有血管、神经及成骨细胞等，具有保护、营养、修复和再造的功能。

（三）骨的发生

骨的发生有两种方式，即膜内成骨和软骨内成骨。

1. **膜内成骨**　常见于顶骨、额骨及锁骨等。

2. **软骨内成骨**　软骨内成骨见于大多数骨，如四肢的长骨、躯干骨和颅底骨等，其过程较为复杂。

知 识 链 接

骨膜的作用

　　骨膜在软组织和骨组织之间建立了一个机械性的生物屏障，阻止迁移速度较快的结缔组织和上皮组织进入骨缺损区，允许有潜在生长能力但迁移速度较慢的成骨细胞优先进入骨缺损区，同时保护血凝块，减缓覆盖组织的压力，在屏蔽膜下和种植体表面形成骨组织生长的空间，实现缺损区的骨组织修复性再生。所以，植骨后应覆盖骨膜，这样可以起到生物屏障的作用，有利于植骨的成功。

四、 血液和血细胞的发生

血液是流动于心血管内的一种特殊的结缔组织，由血浆和血细胞组成，占体重7%～8%。从血管抽取少量血液加入适量抗凝剂（如肝素或枸橼酸钠），有形成分经自然或离心沉淀后，可分出3层：其中上层为淡黄色的液体，称血浆；下层为红细胞；中间的薄层为白细胞和血小板（图2－29）。

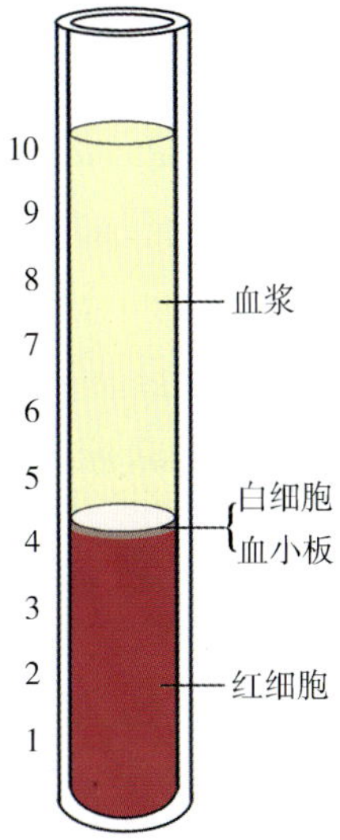

（一）血浆

相当于结缔组织的细胞间质，pH值7.35～7.45，约占血液容积的55%，其中90%是水，其余为血浆蛋白（白蛋白、球蛋白和纤维蛋白原）、无机盐、酶、激素和各种代谢产物等。血液凝固时析出的淡黄色透明的液体，称血清。

图2－29 血液成分示意图

（二）血细胞

约占血液容积的45%，包括红细胞、白细胞和血小板。在正常生理情况下，血细胞有一定的形态结构，并有相对稳定的数量。血细胞形态、数量、比例和血红蛋白含量的测定，称血象（表2－2）。患病血象常有显著变化，故检查血象对了解机体状况和诊断疾病十分重要。

˙表2－2 血细胞分类和计数的正常值

血细胞	正常值	血细胞正常值
红细胞	男：$(4.0～5.5) \times 10^{12}/L$ 女：$(3.5～5.0) \times 10^{12}/L$	中性粒细胞50%～70% 嗜酸性粒细胞0.5%～3%
白细胞	$(4.0～10) \times 10^9/L$	嗜碱性粒细胞0～1%
血小板	$(100～300) \times 10^9/L$	单核细胞3%～8%
		淋巴细胞25%～30%

1. 红细胞 红细胞呈双面凹的圆盘状，中央较薄，周缘较厚（图2－30）。红细胞的形态使它具有较大的表面积，以最大限度地适应其携带 O_2 和 CO_2 的功能。

成熟的红细胞无核和细胞器，胞质内充满血红蛋白（HGB），使红细胞呈红色。正常成人血液中血红蛋白的含量男性为120～160g/L，女性为110～150g/L。血红蛋白具有结合并运输 O_2 和 CO_2 的功能。

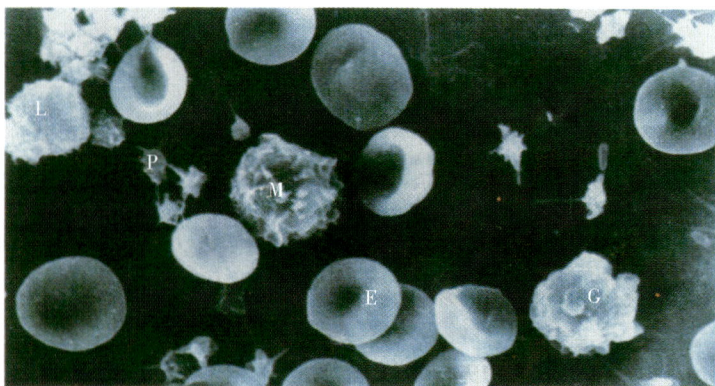

图 2 – 30　红细胞电镜图

注：L：淋巴细胞；E：红细胞；G：有粒白细胞；M：单核细胞；P：血小板。

红细胞的质膜上有一种糖蛋白，即 A 凝集原和 B 凝集原，构成人类的 ABO 血型系统，在临床输血中具有重要意义。

2. **白细胞**　白细胞为无色有核的球形细胞，体积比红细胞大，可做变形运动，对机体具有防御和免疫功能。成人白细胞正常值为 $(4 \sim 10) \times 10^9/L$。婴幼儿高于成人。根据白细胞胞质内有无特殊颗粒，可将其分为有颗粒白细胞和无颗粒白细胞 2 类。有颗粒白细胞又根据颗粒的嗜色性，分为中性粒细胞、嗜酸性粒细胞和嗜碱性粒细胞。无颗粒白细胞有单核细胞和淋巴细胞 2 种（图 2 – 31）。

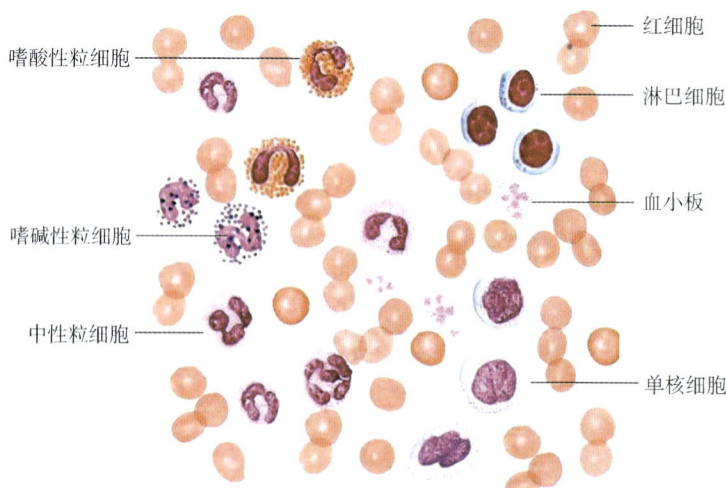

图 2 – 31　血涂片示意图

（1）中性粒细胞　中性粒细胞占白细胞总数的 50% ～70%。细胞呈球形，细胞核一般为 2～5 叶，正常人以 2～3 叶者居多。当机体受细菌严重感染时，大量中性粒细胞从骨髓进入血液，若 4~5 叶核的细胞增多，表明骨髓的造血功能有障碍。

中性粒细胞具有趋化性和吞噬功能，吞噬对象以细菌为主。中性粒细胞吞噬细菌后自身也死亡，成为脓细胞，被巨噬细胞清除。

（2）嗜酸性粒细胞 嗜酸性粒细胞占白细胞总数的 0.5%~3%。细胞呈球形，核常为 2 叶，胞质内充满粗大的嗜酸性颗粒，被染成橘红色。

嗜酸性粒细胞具有趋化性。它能吞噬抗原抗体复合物，释放组胺酶灭活组胺，从而减弱过敏反应。在过敏性疾病或寄生虫感染时，血液中嗜酸性粒细胞增多。

（3）嗜碱性粒细胞 嗜碱性粒细胞数量最少，占白细胞总数的 0~1%。细胞呈球形，胞核呈 S 形或不规则形，着色较浅。胞质内含有嗜碱性颗粒，大小不等，分布不均，被染成蓝紫色，常覆盖在核上。颗粒内含有肝素和组胺，参与过敏反应。

（4）单核细胞 单核细胞占白细胞总数的 3%~8%，它是白细胞中体积最大的细胞，呈圆形或椭圆形。胞核呈卵圆形、肾形、马蹄形或不规则形等。单核细胞和巨噬细胞都能消灭侵入机体的细菌，吞噬异物，消除体内衰老损伤的细胞，并参与免疫应答。

（5）淋巴细胞 淋巴细胞占白细胞总数的 25%~30%，圆形或椭圆形，大小不等。根据淋巴细胞的发生来源、形态特点和免疫功能等方面不同，分为胸腺依赖淋巴细胞、骨髓依赖淋巴细胞和自然杀伤细胞三类。淋巴细胞是主要的免疫细胞，在疾病防御过程中发挥着重要作用。

3. 血小板 血小板正常数值为（100~300）×10⁹/L。血小板是骨髓巨核细胞胞质脱落下来的胞质碎片，呈双凸扁盘状。血小板寿命为 7~14 天。血小板在凝血和止血过程中起重要作用。

（三）血细胞发生

血细胞发生是造血干细胞经增殖、分化成为各种成熟血细胞的过程。造血干细胞是生成各种血细胞的原始细胞，又称多能干细胞。造血干细胞在一定的微环境和某些细胞因子的调节下增殖分化为各类血细胞的祖细胞，称造血祖细胞。由于其只能向一个或几个血细胞系定向增殖分化，故也称定向干细胞（表 2-3、图 2-32）。

表 2-3　血细胞的发育阶段与命名

名称	红骨髓	外周血成熟阶段
红细胞系	原红细胞→早幼红细胞→中幼红细胞→晚幼红细胞	网织红细胞→红细胞
粒细胞系	原粒细胞→早幼粒细胞→中幼粒细胞→晚幼粒细胞	杆状粒细胞→分叶核细胞
单核细胞系	原单核细胞→幼单核细胞	单核细胞
巨核细胞系	原巨核细胞→幼巨核细胞→巨核细胞	血小板

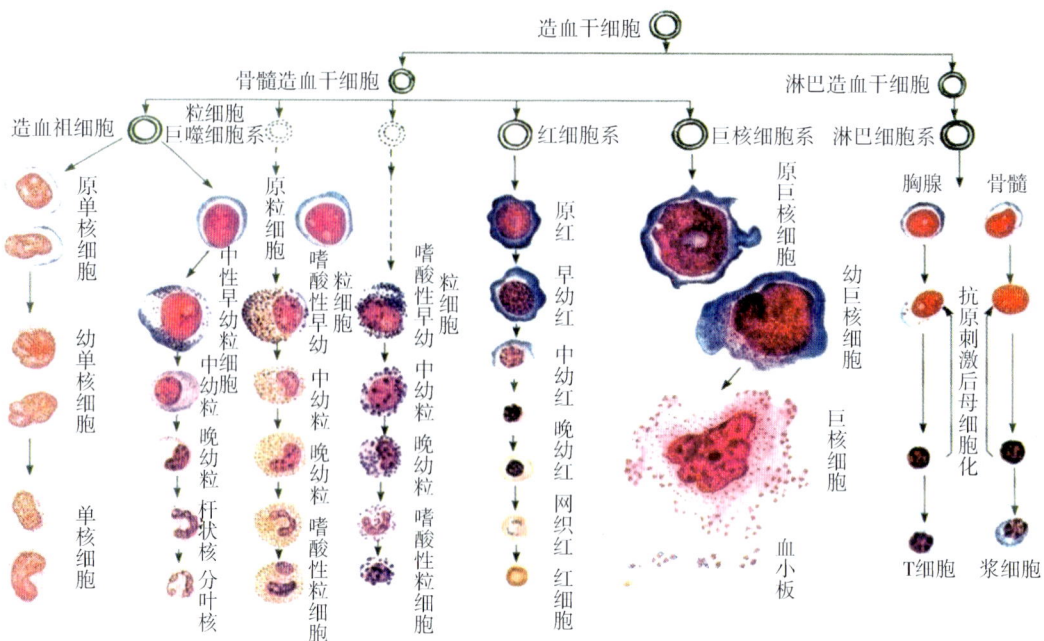

图 2-32 血细胞发生示意图

项目三 肌组织

案例导入

男性患者，59 岁，因"构音困难，全身疼痛 1 周"入院。患者突发构音困难，全身疼痛，以四肢为重，双上肢及肩胛部周身都痛，下肢肌无力，无发热、头痛、呕吐、吞咽困难。四肢肌力正常，无病理征，共济运动正常，无感觉障碍，腱反射较弱，但均对称。

临床诊断：多发性肌炎。

思考：①肌组织分哪几种？②骨骼肌纤维收缩和舒张的结构基础是什么？

肌组织主要由具有收缩功能的肌细胞构成。肌细胞呈纤维状，又称肌纤维。肌细胞的细胞膜称肌膜，细胞质称肌浆，细胞内的滑面内质网称肌质网。肌细胞的细胞质中含有大量的肌丝，这是其能进行舒缩运动的物质基础。在肌细胞之间，散在分布结缔组织、血管、淋巴管和神经。

肌组织分为骨骼肌、心肌和平滑肌三类。骨骼肌纤维和心肌纤维均有明暗相间的横纹，称横纹肌；平滑肌纤维无横纹。骨骼肌的运动受意识支配，称随意肌；心肌和平滑肌的运动不受意识支配，称不随意肌。

一、 骨骼肌

骨骼肌主要由平行排列且细长的肌束构成。收缩快，持续时间短，易疲劳。

（一）骨骼肌纤维的光镜结构

骨骼肌纤维呈细长圆柱状，直径为 $10 \sim 100 \mu m$，长为 $1 \sim 40mm$。内含有十几个甚至数百个扁椭圆形的细胞核，位于肌膜下方。肌质中含有与肌纤维长轴平行的肌原纤维，其间有大量的线粒体、糖原及少量脂滴（图 2 - 33、图 2 - 34）。

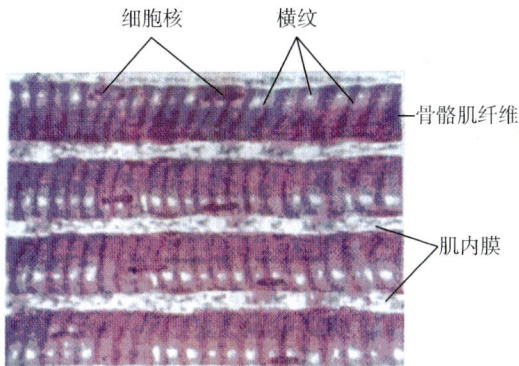

图 2 - 33　骨骼肌纵切

图 2 - 34　骨骼肌横切

（二）骨骼肌纤维的超微结构与肌丝滑动原理

1. 肌原纤维　肌原纤维的直径为 $1 \sim 2 \mu m$，每条肌原纤维上都有明暗相间的带。明带：又称 I 带，其中央有一条较深染的细线，称 z 线。暗带：又称 A 带，其中央有一淡染的窄带，称 H 带。H 带的中央还有一条稍深染的线，称 M 线。相邻的两条 z 线之间的一段肌原纤维，称肌节。一个完整的肌节由 1/2 明带 +1 个暗带 +1/2 明带组成。肌节长为 $2 \sim 2.5 \mu m$，它是肌原纤维的基本结构和功能单位。在一条肌纤维内，由于各条肌原纤维的明、暗带都排在同一平面上，故在光镜下可见明暗交替的横纹（图 2 - 35）。

肌原纤维由粗肌丝和细肌丝组成。两种肌丝有规律地相间平行排列。粗肌丝位于肌节中段的 A 带内，固定于 M 线，两端游离；细肌丝一端固定在 z 线，另一端插于粗肌丝之间，止于 H 带外侧。粗肌丝由肌球蛋白组成。肌球蛋白形如豆芽，头部形似豆瓣，有突出的横桥，杆部细长如豆茎，两者之间的连接部分可以屈动。肌球蛋白的杆部均朝向粗肌丝的中央排列，头部朝向两端排列。横桥上有 ATP 酶，能结合与分解 ATP，产生能量，并向 M 线方向扭动。细肌丝长约 $1 \mu m$，直径 5nm，由肌动蛋白、原肌球蛋白和肌钙蛋白组成。肌动蛋白单体呈球形，并有与肌球蛋白分子头部结合的位点。许多肌动蛋白单体相互连接，形成两条互相缠绕的螺旋链。原肌球蛋白呈条索状，镶嵌于肌动蛋白分子螺旋链沟的侧壁上，并覆盖于肌球蛋白分子头部结合的位点。肌钙蛋白由 3 个亚单位组成，其中一个亚单位可与钙离子结合（图 2 – 35）。

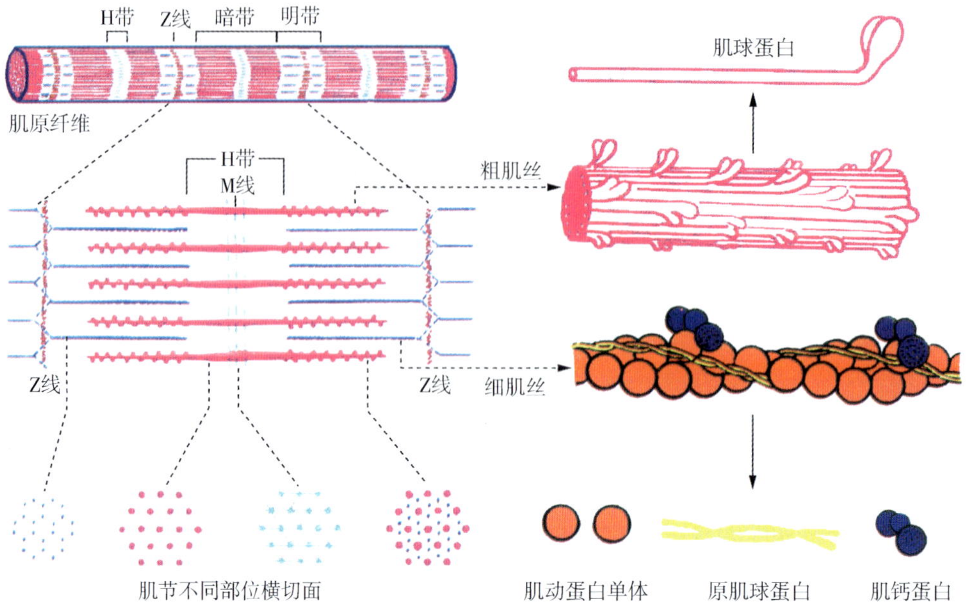

图 2 – 35　骨骼肌肌原纤维超微结构图

2. **横小管**　骨骼肌纤维的质膜向细胞内凹陷，形成许多与肌原纤维相垂直的膜性管道，位于明带和暗带交界处，横行在细胞内，称横小管，简称 T 小管。T 小管的功能是将质膜的兴奋迅速传到细胞内。

3. **肌浆网**　位于肌原纤维之间。在相邻的两条横小管之间，肌质网呈纵行排列，又称纵小管，简称 L 小管。在靠近横小管处，L 小管末端膨大并互相连接，称终池（图 2 – 36）。终池内含有大量的钙离子。T 小管和其两侧的终池共同构成三联体。肌浆网的膜上有钙泵和钙通道，具有调节肌质中钙离子浓度的作用。

（三）骨骼肌收缩原理

目前认为，骨骼肌的收缩机制为肌丝滑动理论。

骨骼肌的收缩过程：①运动神经将神经冲动传给肌膜，沿横小管迅速传至肌质网膜，钙通道开放，Ca^{2+} 涌入肌质内。②Ca^{2+} 与细肌丝的肌钙蛋白结合，引起肌钙蛋白和原肌球蛋白的构型变化，暴露肌动蛋白与肌球蛋白结合的位点，该位点迅速与粗肌丝的横桥结合。③横桥的 ATP 酶被激活，ATP 分解，产生能量。④横桥牵拉细肌丝向 M 线滑动，肌节缩短，肌收缩。收缩结束后，肌质内的 Ca^{2+} 被泵入肌质网内，肌钙蛋白等恢复原状，肌节恢复到原来舒张时的长度，肌舒张。

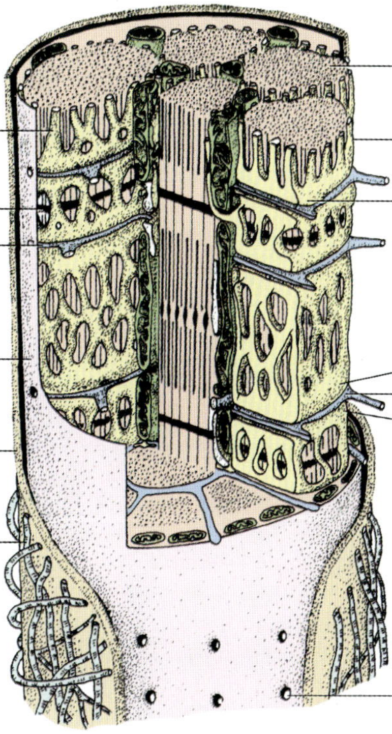

图 2 –36　骨骼肌原超微结构模式图

二、　心肌

心肌分布在心脏和大血管的壁上。心肌互连成心肌网，在结构和功能上形成一个统一的整体。心肌的收缩力弱，但耐疲劳性强。心肌具有自动节律性收缩的特性，其速度和强度受激素和自主神经调节。

（一）心肌纤维的光镜结构

心肌纤维呈短柱状，有分支。相邻肌纤维的分支相互吻合成网。心肌纤维一般只有 1 个细胞核，偶尔有 2 个核；细胞核呈椭圆形，位于细胞中央。心肌纤维也有横纹。相邻两心肌纤维分支的连接处，细胞膜特化形成闰盘，电阻小，有利于兴奋传递（图 2 – 37、图 2 – 38）。

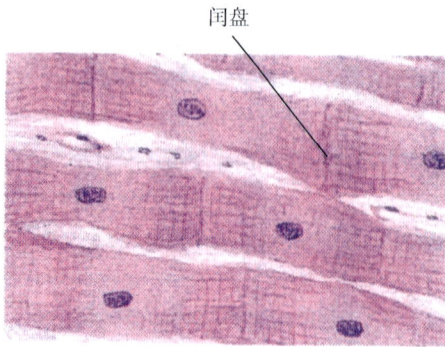

图2-37　心肌纵切

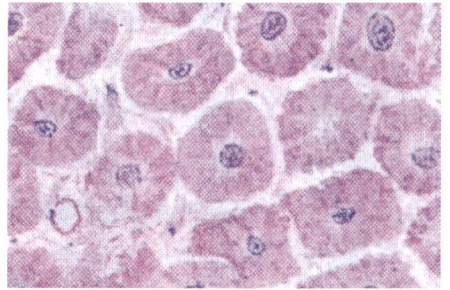

图2-38　心肌横切

（二）心肌纤维的超微结构

心肌纤维也有粗、细两种肌丝，它们在肌节内的排列与骨骼肌纤维相同，亦有肌质网和横小管等结构，但心肌纤维仍具有一些与骨骼肌纤维不同的特点（图2-39）。

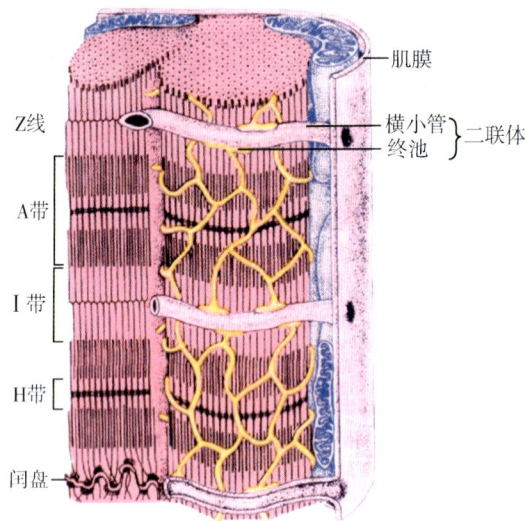

图2-39　心肌纤维的超微结构

1. 肌原纤维被少量肌质和许多纵行排列的线粒体分隔成许多粗细不等的束。

2. 心肌纤维的横小管较粗，每一肌节只有1条横小管。

3. 心肌纤维的肌质网也形成纵小管，但较稀疏，其末端只在横小管的一侧略微膨大，与横小管紧贴形成二联体。

4. 两心肌纤维分支的末端相连处，细胞膜特化形成闰盘。闰盘电阻小，有利于兴奋传导，以保证许多心肌纤维收缩的同步性和协调性，使整个心脏成为一个功能整体。

（三）心肌的神经支配

心虽有自身的传导系统，但其收缩速率和收缩力仍受神经调节。①交感神经：使心室收缩力增加。②副交感神经和迷走神经：主要是通过影响窦房结而使心率减慢。心肌的功能特点是具有自动节律性。

知 识 链 接

横纹肌溶解综合征概念

横纹肌溶解综合征是指一系列影响横纹肌细胞膜、膜通道及其能量供应的多种遗传性或获得性疾病导致的横纹肌损伤，细胞膜完整性改变，细胞内容物（如肌红蛋白、肌酸激酶、小分子物质等）漏出，多伴有急性肾衰竭及代谢紊乱。临床上可见肌肉疼痛、压痛、肿胀及无力等肌肉受累的情况，亦可有发热、全身乏力、白细胞和（或）中性粒细胞比例升高等炎症反应的表现，尿外观呈茶色或红葡萄酒色尿。本病约30%患者可出现急性肾衰竭，当急性肾衰竭病情较重时，可见少尿、无尿及其他氮质血症的表现。

三、平滑肌

平滑肌广泛分布于内脏器官、腺体、血管、淋巴管等器官的管壁内。平滑肌纤维主要通过自主神经纤维传导兴奋而收缩。

平滑肌纤维呈细长的梭形，大小不一，长者可达 $500\mu m$，短者仅 $20\mu m$。只有 1 个细胞核，位于细胞中央。平滑肌的功能特点是收缩持久、不易疲劳和不受意识支配（图 2 – 40、图 2 – 41），因此平滑肌属于不随意肌。

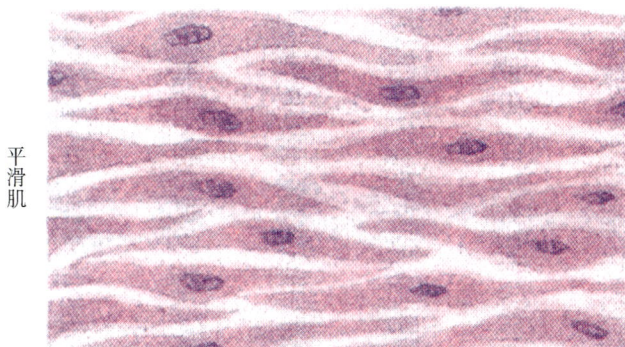

图 2 – 40　平滑肌纵切

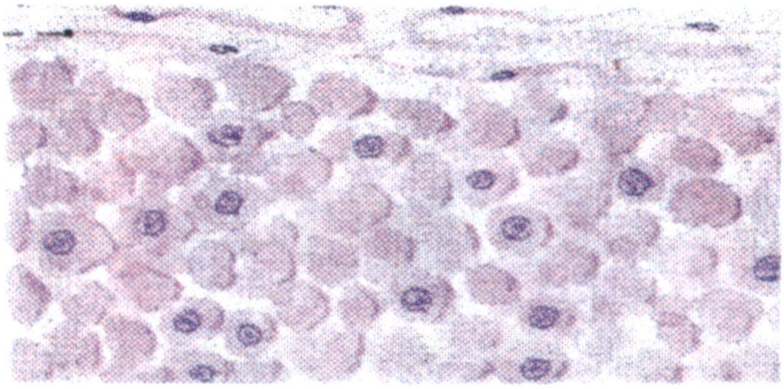

图 2-41 平滑肌横切

项目四 神经组织

案例导入

患者女性，58 岁。高血压 8 年，近日因气温下降，患者在晨练途中出现恶心、呕吐，随即到医院就诊，血压 200/100mmHg，随后出现右侧肢体无力，意识模糊。急诊 CT 检查显示左侧基底节区高密度阴影。

临床诊断：脑出血。

思考：①神经组织包括什么？②神经元的结构及作用？

神经组织主要由神经细胞和神经胶质细胞组成，神经细胞又称神经元。神经元是神经组织的重要组成部分。神经胶质细胞对神经元有支持、营养、保护和绝缘等作用。这两种细胞在形态、结构和功能上虽有不同，但其联系非常密切。

一、 神经元

神经元是神经系统结构和功能的基本单位。神经元形态、结构，以及神经元与神经元之间的联系及其功能的复杂性是神经系统功能特征的结构基础。神经元主要的功能是接受刺激，整合信息产生兴奋，并传导神经冲动。

（一）神经元的形态结构

神经元由胞体和突起两部分组成（图 2-42）。

1. 胞体 形态多样，一般呈锥形、梨形、梭形、星形等；大小不等，直径 4~150μm。神经元的胞体主要集中在中枢神经系统的神经核及周围神经系统的神经节内。胞体的结构与一般细胞相似，由细胞膜、细胞核和细胞质三部分组成。

（1）细胞膜 是可兴奋膜，具有接受刺激、处理信息、产生与传导神经冲动的功能。膜上有2种离子通道，即电位依赖性通道和化学依赖性通道。离子通道对神经元接受刺激和传导冲动起重要作用。

（2）细胞核 大而圆，核膜清晰，核仁大而明显，常染色质多，故着色浅。

（3）细胞质 神经元胞体的细胞质，与轴突和树突内的细胞质相通连，光镜下细胞质中可见尼氏体和神经元纤维。

1）尼氏体 光镜下，集中在轴丘内并均匀延续到树突内。由密集排列的粗面内质网和游离的核糖体构成。尼氏体的主要功能是合成神经递质和神经调质。

2）神经元纤维 神经元纤维为交错排列的细丝，并分布到轴突与树突内。神经元纤维构成神经元的细胞骨架，并参与神经元内的物质运输。

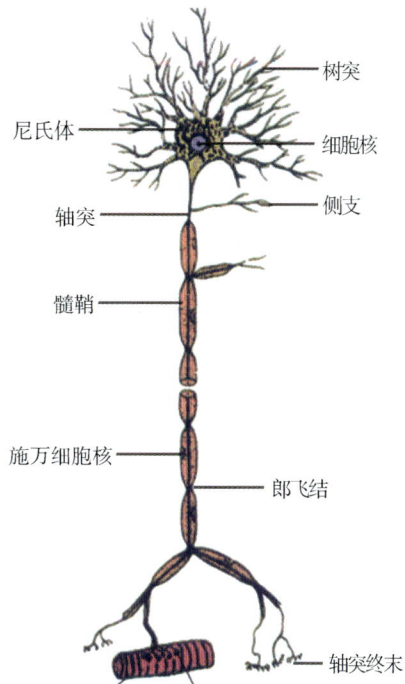

图 2-42 神经元模式图

此外，胞体内还有发达的高尔基复合体、丰富的线粒体及滑面内质网和溶酶体，还含有随年龄而增加的脂褐素。

2. 神经元的突起 分为树突和轴突两种。

（1）树突 一个神经元有1个或多个树突，呈树枝状。树突表面有许多棘状小突，称树突棘，是神经元接受信息的主要部位，树突分支和树突棘越多，接受的信息越多。树突的功能主要是接受刺激，并将兴奋传向胞体。

（2）轴突 一个神经元只有1个轴突。短者几微米，长者可达1m以上；光镜下胞体发出轴突的部位呈圆锥形，称轴丘。轴突的主要功能是传导神经冲动。

（二）神经元的分类

1. 根据神经元突起数量分类 ①假单极神经元：从细胞体发出一个突起，离细胞体不远处该突起再分出两个分支，一支分布到其他组织或器官中，称周围突；另一支进入中枢神经系统，称中枢突。②双极神经元：含有1个树突和1个轴突。③多极神经元：含有1个轴突和多个树突（图 2-43）。

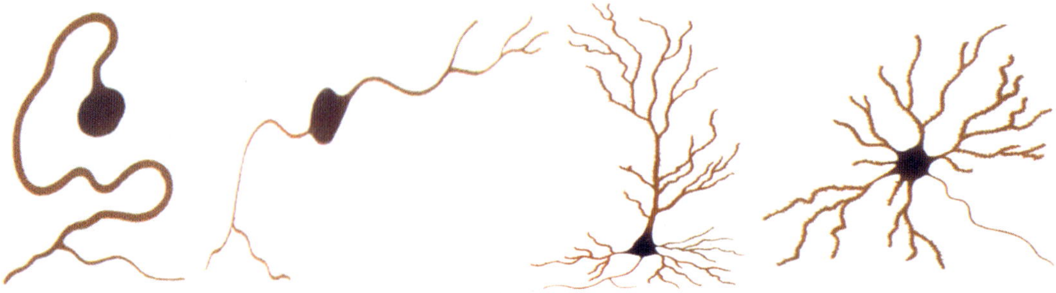

（1）假单级神经元　　　　（2）双极神经元　　　　（3）脊髓前角多级神经元　　　　（4）脑椎体细胞

图 2 - 43　神经元的分类

2. 根据神经元功能和传导方向分类　①感觉神经元（传入神经元）：多为假单极神经元，周围突接受刺激，并将刺激经中枢突传向中枢。②运动神经元（传出神经元）：属多极神经元。树突接受中枢的指令，轴突支配肌纤维或腺细胞，使其产生收缩或分泌效应。③中间神经元（联合神经元）：多数属多极神经元，约占神经元总数的99%，分布在感觉神经元和运动神经元之间，起联络作用。

3. 根据神经元释放的神经递质分类　分为胆碱能神经元、胺能神经元、氨基酸能神经元、肽能神经元。一般神经元只释放一种神经递质。

二、神经元之间的联系——突触

神经元与神经元之间，或神经元与非神经组织之间所发生的功能性联系的结构称突触，是一种细胞连接方式。常见的种类有轴－树突触、轴－体突触、轴－轴突触。

（一）突触的类型

根据突触传递信息的方式可分为电突触和化学性突触两类。电突触为缝隙连接，以电流为信息载体。化学性突触以神经递质作为传递信息的媒介，是最常见的一种信息传递方式。

（二）化学性突触的结构

光镜下观察，在银染法的切片中轴突末梢呈现棕黑色球状或纽扣状。电镜下观察，突触由突触前膜、突触间隙和突触后膜三部分构成（图 2 - 44）。

1. 突触前膜　指轴突终末的膨大部分，与另一个神经元接触处细胞膜特化增厚的部分，内含突触小泡（内含神经递质）线粒体、微丝和微管等。

2. 突触间隙　是位于突触前膜与突触后膜之间的狭隙，大小为 20～30nm。

3. 突触后膜　是与突触前膜相对应的胞膜特化增厚的区域。膜上有特异性受体和离子通道。一种受体只能与一种神经递质结合，不同递质对突触后膜的作用不同。

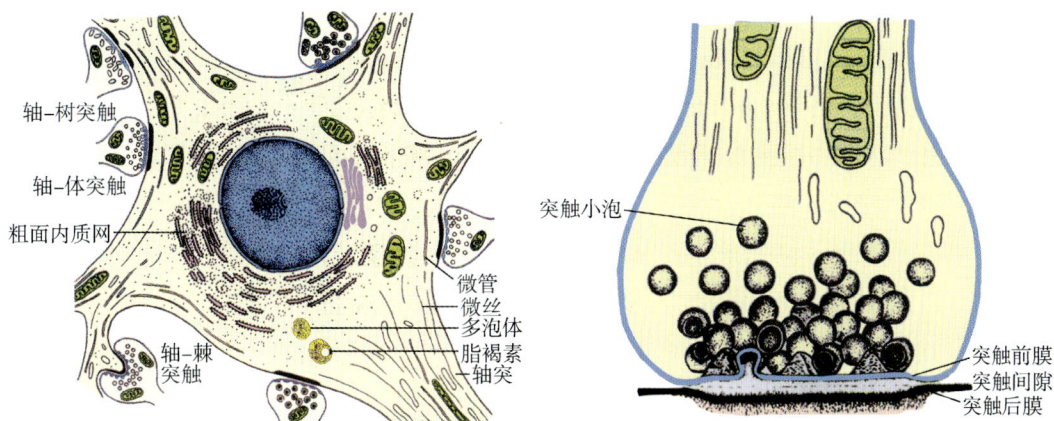

图 2 - 44　突触结构模式图

三、 神经胶质细胞

神经胶质细胞是神经组织中另一类细胞，细胞数量较多。其形态多样，有突起，但无传导神经冲动的功能。神经胶质细胞对神经元具有支持、营养、保护和绝缘等作用。根据其存在的部位，分为中枢神经系统的神经胶质细胞和周围神经系统的神经胶质细胞2种。

（一）中枢神经系统的神经胶质细胞

脑和脊髓内的神经胶质细胞有4种，具有不同的功能。

1. **星形胶质细胞**　是体积最大、数量最多的细胞。胞体为星状，胞核大，染色较浅，呈圆形或卵圆形，突起呈放射状并反复分支（图2 - 45）。突起的末端膨大，附着在毛细血管壁上，参与血 - 脑屏障的构成，对神经元功能的维持，以及对损伤后神经元的修复与神经元的再生等都有重要作用。另外，其还具有转运物质功能。

原浆性星形胶质细胞　　纤维性星形胶质细胞

图 2 - 45　星形胶质细胞

2. **少突胶质细胞** 细胞体积小，卵圆形或梨形，胞核卵圆形、染色质致密。突起短且分支少。是中枢神经系统的髓鞘形成细胞，形成中枢神经系统有髓神经纤维的髓鞘（图2-46）。

3. **小胶质细胞** 体积最小，主要分布于灰质内。胞体小，呈短棒状，分支少，具有吞噬功能（图2-46）。当中枢神经系统损伤时，小胶质细胞可转变为巨噬细胞，吞噬细菌及死亡的细胞，具有防御功能。

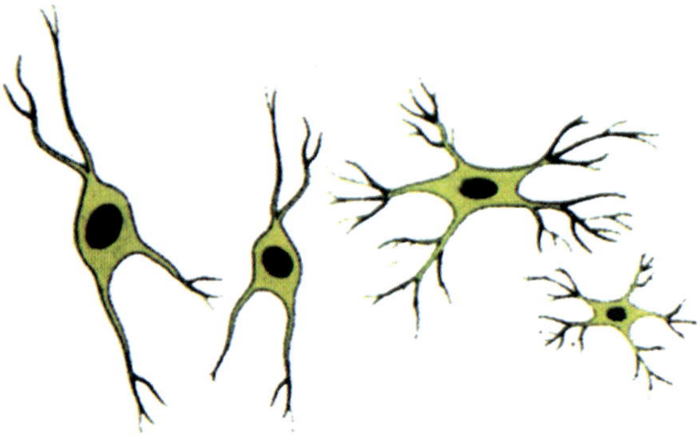

少突胶质细胞　　　　　小胶质细胞

图2-46　少突胶质和小胶质细胞

4. **室管膜细胞** 室管膜细胞呈单层，被覆于脑室和脊髓中央管腔面。该细胞多为立方或柱状，细胞游离面具有微绒毛，少数细胞有纤毛。室管膜细胞可分泌脑脊液，并参与脑脊液脑屏障的构成。

（二）周围神经系统的胶质细胞

1. **施万细胞** 细胞呈薄片状，胞质较少。施万细胞能分泌神经营养因子。质膜呈同心圆状包绕轴突，形成周围有髓神经纤维的髓鞘。

2. **卫星细胞** 又称被囊细胞，是包裹在神经节细胞胞体周围的一层扁平或立方形细胞。对神经节细胞具有保护和支持作用。

知 识 链 接

神经干细胞移植

神经干细胞移植是将神经干细胞移植到宿主体内，使神经干细胞向神经系统病变部位趋行、聚集，并存活、增殖、分化为神经元和/或胶质细胞，从而促进宿主缺失功能的部分恢复的一种技术。近年来，神经干细胞研究成为治疗神经退行性疾病和中枢神经系统损伤的热点。神经干细胞移植在临床应用中有广阔的前景，对它的研究近年来一致为学者所关注。

四、 神经纤维和神经

（一）神经纤维

由神经元的长突起和包绕其外的神经胶质细胞共同构成。根据神经胶质细胞是否形成完整的髓鞘，神经纤维分为有髓神经纤维和无髓神经纤维2种。

1. 有髓神经纤维 有髓神经纤维由轴索、髓鞘和神经膜组成。神经元的轴突和感觉神经元的长树突，称轴索。周围神经系统的有髓神经纤维髓鞘由施万细胞的质膜包绕轴索形成的鞘状结构，称髓鞘。髓鞘为呈同心圆排列的板层结构，电阻大，在组织液与轴膜间起绝缘作用。一个施万细胞包卷一段轴索，呈结节状。节间的狭窄处，称郎飞结。该处电阻低，利于神经冲动传导。

中枢神经系统的有髓神经纤维的髓鞘由少突胶质细胞形成。其多个突起末端的扁平薄膜可同时分别包卷多个轴突，形成多个结间体，郎飞结处间隙较宽（图2-47、图2-48）。有髓神经纤维的神经冲动传导呈跳跃式传导，传导速度快。

图2-47 周围神经纤维髓鞘形成模式图

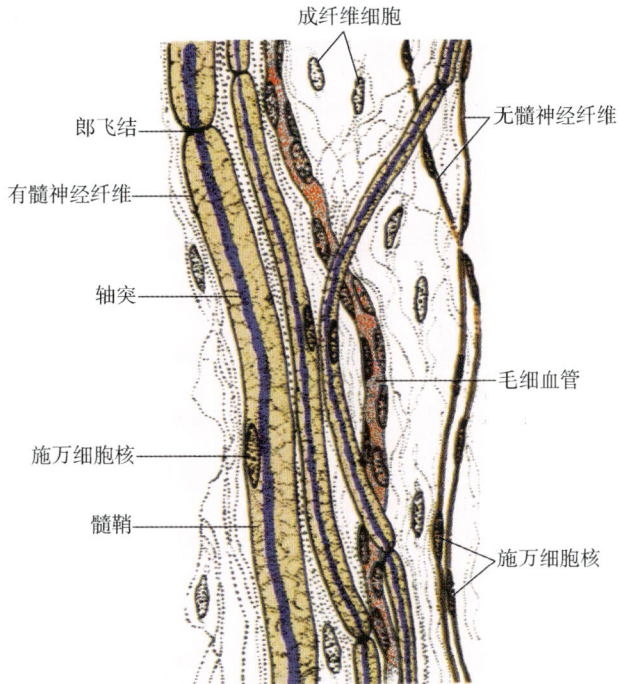

图2-48 周围神经纤维模式图

2. 无髓神经纤维 无髓神经纤维无完整的髓鞘。中枢神经系统的无髓神经纤维是裸露的轴突。无髓神经纤维的传导速度较慢。

（二）神经

周围神经系统的神经纤维集合在一起，外包结缔组织膜构成神经。在一条神经内，多条神经纤维集合成束，称神经束。

五、 神经末梢

神经末梢是周围神经纤维的终末部分，分别称感受器和效应器，分布全身。按功能分为感觉神经末梢和运动神经末梢。

（一）感觉神经末梢与感受器

感觉神经末梢是感觉神经纤维的终末端，与周围组织共同组成的结构，称感受器。其功能是接受刺激，传导冲动至中枢神经系统。依据其形态和结构分为 2 种类型。

1. 游离神经末梢 是感觉神经元周围突反复分支，终末部分失去髓鞘，裸露的部分成细支，分布在皮肤、角膜、黏膜上皮等处，或者分布在各结缔组织内，如真皮、肌腱、韧带等处。感受冷热、疼痛和轻触等刺激（图 2 - 49）。

2. 被囊神经末梢 神经末梢均有结缔组织被囊包裹。按功能与结构可分 3 种类型。

（1）**触觉小体** 分布在手指、足趾掌面的真皮乳头层内，以手指掌侧皮肤内最多，数量随年龄递减。触觉小体产生触觉（图 2 - 50）。

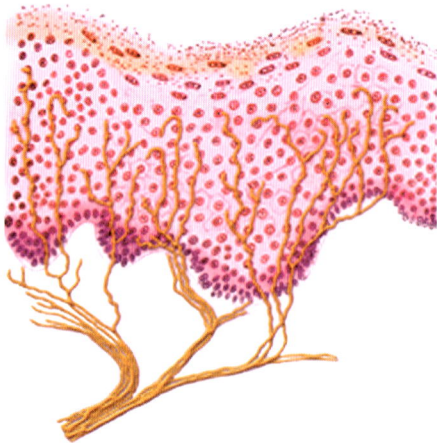

图 2 - 49 游离神经末梢模式图　　图 2 - 50 触觉小体光镜图

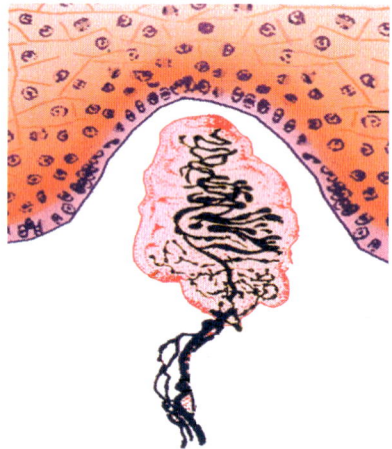

（2）**环层小体** 广泛分布于皮下组织、腹膜及外生殖器等处。环层小体体积较大，呈圆形或卵圆形。环层小体产生震动、张力和压觉（图 2 - 51）。

（3）**肌梭** 呈梭形，属本体觉感受器。表面有结缔组织被囊，被囊内有数条梭内肌纤维。在梭内肌纤维的两端尚有运动神经末梢。肌梭感受骨骼肌的伸缩、牵拉变化，进而调节骨骼肌纤维的张力（图2－52）。

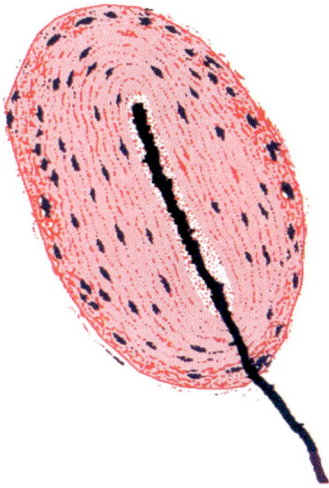

图2－51　环层小体光镜图

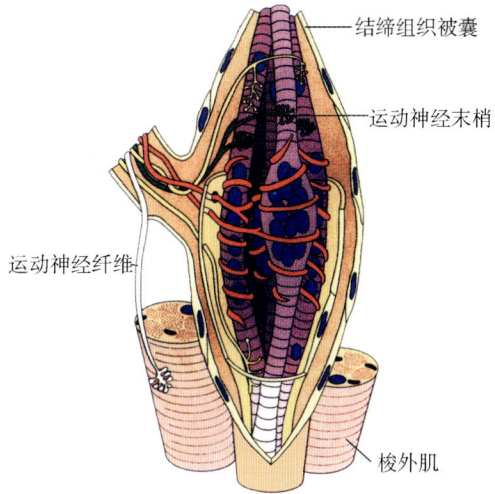

图2－52　肌梭模式图

（二）运动神经末梢与效应器

运动神经末梢是指运动神经元的轴突终末端。它分布于骨骼肌、腺细胞或器官平滑肌上，并与其他组织共同构成效应器。运动神经末梢支配肌的运动或腺细胞的分泌，可分为2种类型：

1. 躯体运动神经末梢　分布在骨骼肌。支配骨骼肌的运动神经纤维，到达骨骼肌时失去髓鞘，其轴突反复分支，每一分支与一条骨骼肌纤维连接，在连接处形成卵圆形的板状隆起，称运动终板或神经肌连接。运动终板是一种化学性突触（图2－53、图2－54）。

图2－53　运动终板超微结构模式图

51

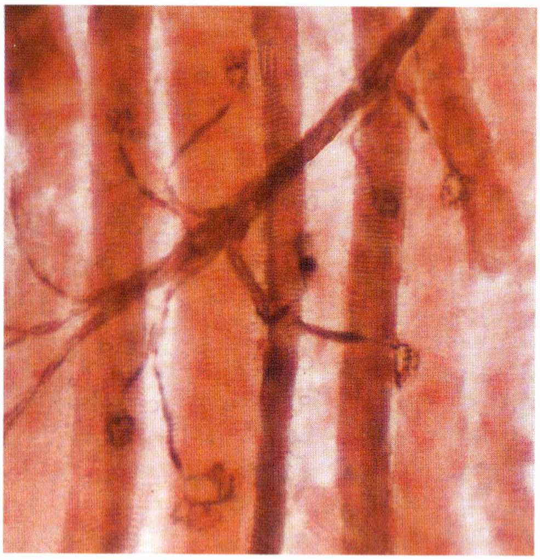

图 2-54　运动终板光镜图

2. 内脏运动神经末梢　内脏神经节发出的无髓神经纤维末梢，反复分支，终末呈串珠状或膨大的小结，称膨体。膨体附于内脏、血管平滑肌、心肌或腺体细胞等处，并构成突触支配平滑肌、心肌的收缩、舒张或腺细胞的分泌等活动。

复习思考

一、选择题

1. 单层柱状上皮分布于（　　　）

　　A. 气管　　　　　　　　　B. 心　　　　　　　　　　C. 膀胱

　　D. 胃　　　　　　　　　　E. 皮肤

2. 复层扁平上皮分布于（　　　）

　　A. 口腔　　　　　　　　　B. 小肠　　　　　　　　　C. 子宫

　　D. 输尿管　　　　　　　　E. 血管

3. 变移上皮分布于（　　　）

　　A. 阴道　　　　　　　　　B. 食管　　　　　　　　　C. 甲状腺

　　D. 膀胱　　　　　　　　　E. 腹膜

4. 假复层纤毛柱状上皮分布于（　　　）

　　A. 气管　　　　　　　　　B. 小肠　　　　　　　　　C. 食管

　　D. 输尿管　　　　　　　　E. 血管

5. 分布于食管的上皮是（　　　）

　　A. 复层扁平上皮　　　　　B. 单层扁平上皮　　　　　C. 单层立方上皮

D. 单层柱状上皮　　　　　　　E. 变移上皮

6. 分布于血管内表面的上皮是（　　　）

    A. 单层立方上皮　　　　　　B. 单层柱状上皮　　　　　　C. 单层扁平上皮

    D. 复层扁平上皮　　　　　　E. 假复层纤毛柱状上皮

7. 下列不属于单层上皮的是（　　　）

    A. 假复层纤毛柱状上皮　　　B. 内皮　　　　　　　　　　C. 变移上皮

    D. 单层柱状上皮　　　　　　E. 间皮

8. 结缔组织的特点是（　　　）

    A. 间质中只有基质　　　　　B. 间质中只有纤维　　　　　C. 细胞有极性

    D. 细胞少、细胞间质多　　　E. 无血管

9. 能合成免疫球蛋白（抗体）的细胞是（　　　）

    A. 巨噬细胞　　　　　　　　B. 肥大细胞　　　　　　　　C. 成纤维细胞

    D. 浆细胞　　　　　　　　　E. 淋巴细胞

10. 构成疏松结缔组织的主要细胞是（　　　）

    A. 浆细胞　　　　　　　　　B. 成纤维细胞　　　　　　　C. 脂肪细胞

    D. 巨噬细胞　　　　　　　　E. 未分化的间充质细胞

11. 含有组胺的细胞是（　　　）

    A. 浆细胞　　　　　　　　　B. 肥大细胞　　　　　　　　C. 成纤维细胞

    D. 脂肪细胞　　　　　　　　E. 巨噬细胞

12. 合成纤维和基质的细胞是（　　　）

    A. 肥大细胞　　　　　　　　B. 巨噬细胞　　　　　　　　C. 浆细胞

    D. 成纤维细胞　　　　　　　E. 脂肪细胞

13. 光镜下观察无细胞核的血细胞是（　　　）

    A. 淋巴细胞　　　　　　　　B. 中性粒细胞　　　　　　　C. 红细胞

    D. 单核细胞　　　　　　　　E. 脂肪细胞

14. 具有极性的细胞是（　　　）

    A. 血细胞　　　　　　　　　B. 骨细胞　　　　　　　　　C. 成纤维细胞

    D. 上皮细胞　　　　　　　　E. 肥大细胞

15. 血细胞中数量最多的白细胞是（　　　）

    A. 嗜酸性粒细胞　　　　　　B. 中性粒细胞　　　　　　　C. 嗜碱性粒细胞

    D. 单核细胞　　　　　　　　E. 淋巴细胞

16. 弹性软骨分布于（　　　）

    A. 气管　　　　　　　　　　B. 关节盘　　　　　　　　　C. 关节软骨

    D. 会厌　　　　　　　　　　E. 椎间盘

17. 不属于固有结缔组织的是 （   ）

    A. 脂肪组织   B. 疏松结缔组织   C. 网状组织

    D. 致密结缔组织   E. 淋巴组织

18. 分布于内脏和血管壁的肌组织是 （   ）

    A. 平滑肌   B. 横纹肌   C. 心肌

    D. 骨骼肌   E. 随意肌

19. 骨骼肌纤维的结构和功能的基本单位是 （   ）

    A. 粗肌丝   B. 肌节   C. 细肌丝

    D. 三联体   E. 横小管

20. 骨骼肌纤维内 Ca^{2+} 贮存在 （   ）

    A. 肌动蛋白内   B. 肌浆网内   C. 横小管内

    D. 肌浆内   E. 肌球蛋白内

21. 肌节位于 （   ）

    A. 相邻两条 Z 线之间   B. Z 线与 M 线之间   C. H 带与 M 线之间

    D. 相邻两条 M 线之间   E. 相邻两条 H 带之间

22. 构成三联体的是 （   ）

    A. 一个终池和终池两侧的横小管

    B. 两个终池和一侧的肌浆网

    C. 一个横小管和横小管两侧的终池

    D. 一个横小管和两侧肌浆网

    E. 一个横小管、一个肌浆网和一个终池

23. 构成神经组织的是 （   ）

    A. 神经元和神经胶质细胞   B. 神经元和突起   C. 神经元和神经末梢

    D. 神经元和突触   E. 神经元和神经纤维

24. 形成中枢神经系统神经纤维髓鞘的细胞是 （   ）

    A. 星形胶质细胞   B. 室管膜细胞   C. 小胶质细胞

    D. 少突胶质细胞   E. 施万细胞

25. 哪种纤维本身就是细胞 （   ）

    A. 网状纤维   B. 弹性纤维   C. 胶原纤维

    D. 神经元纤维   E. 肌纤维

26. 没有血管的组织是 （   ）

    A. 肌组织   B. 被覆上皮   C. 神经组织

    D. 腺体   E. 结缔组织

二、填空题

1. 人体的基本组织由_____、_____、_____和_____组成。

2. 上皮组织按其分布和功能不同，主要分为_____和_____。

3. 被覆上皮按照上皮细胞层数和形态可分为_____和_____。

4. 单层上皮分为_____、_____、_____和_____。

5. 复层上皮分为_____、_____和_____。

6. 上皮细胞的侧面连接有_____、_____、_____和_____。

7. 上皮细胞游离面的特殊结构有_____和_____。

8. 根据有无导管，腺可分为_____和_____。

9. 结缔组织包括_____、_____、_____和_____。

10. 固有结缔组织按结构和功能的不同分为_____、_____、_____和_____。

11. 疏松结缔组织内的纤维有_____、_____和_____。

12. 根据基质中所含纤维成分和数量不同，软骨组织可分为_____、_____和_____。

13. 骨按骨板排列的形式不同，分为_____骨和_____骨。

14. 肌组织根据结构和功能特点的不同分为_____、_____和_____。

15. 神经元的基本形态包括_____和_____。

16. 根据突起数目的不同，将神经元分为_____、_____和_____。

17. 根据功能的不同，神经元分为_____、_____和_____。

18. 突触可分为_____和_____。

19. 化学突触由_____、_____和_____构成。

20. 神经纤维根据有无髓鞘分为_____和_____。

21. 中枢神经胶质细胞有_____、_____、_____和_____。

22. 神经末梢按功能分为_____和_____。

三、简答题

1. 简述上皮组织的种类、结构特点及分布。

2. 简述疏松结缔组织的组成。

3. 血液中血细胞有几种？简述每种血细胞的功能。

4. 简述神经元的结构及各组分的功能。

5. 简述软骨的种类及分布。

6. 简述骨松质与骨密质的结构特征。

7. 神经胶质细胞有几种？各有何功能？

模 块 三

运动系统

【学习目标】

掌握：躯干骨、颅骨、上肢骨和下肢骨的组成及各骨的位置、主要结构，关节的基本结构及运动方式，椎间盘、脊柱的弯曲，肩关节、肘关节、髋关节、膝关节的组成、特点及运动方式。

熟悉：骨的形态和分类，骨的构造，骨的理化特性，骨连结的分类，上肢、下肢、躯干的主要肌肉。

了解：运动系统的组成和功能及各组成部分在运动中的作用，肌的结构及辅助装置。

运动系统由骨、骨连结和骨骼肌组成，具有支持、运动和保护功能。

全身各骨借骨连结构成骨骼，骨骼肌附着于骨表面。骨骼与骨骼肌组成人体基本形态并构成体腔，支持和保护体内重要器官。同时骨骼肌受神经系统支配，通过其收缩牵引全身骨和关节完成各种运动。在运动过程中，骨起杠杆作用，关节是运动的枢纽，骨骼肌是运动的动力。

项目一　骨与骨连结

案例导入

案例1：张某，女，18岁，近来出现驼背现象，问诊得知其自进入青春期以来，身体生长发育迅速，低头含胸成为习惯。

案例2：某70岁老人，因路滑摔倒来院就诊。X线检查：（右侧）股骨颈骨折。

思考：①为什么未成年人要体态端正？②为什么老年人易发生骨折？

一、概述

（一）骨

成人全身有骨 206 块（图 3-1），按所在部位分为颅骨、躯干骨、上肢骨和下肢骨。

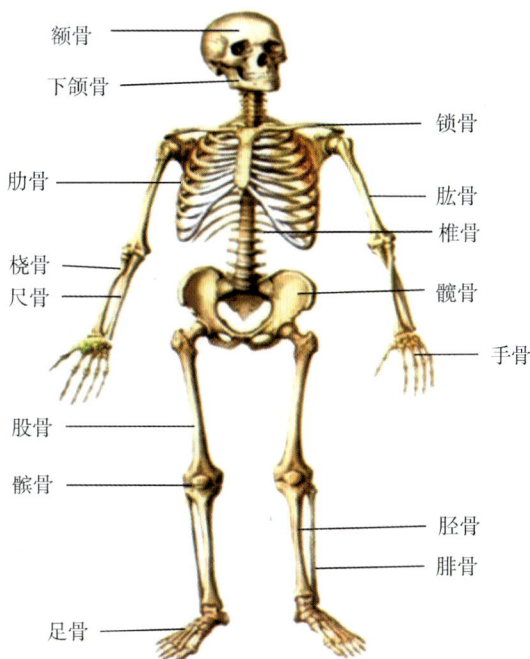

图 3-1　人体全身骨骼

每块骨均具有一定的形态和结构，受相应的血管和神经支配，是一个器官。骨坚硬而有弹性，能不断进行新陈代谢和生长发育。

1. 骨的形态　骨根据形态可分为长骨、短骨、扁骨和不规则骨（图 3-2）。长骨呈长管状，分一体两端，多分布于四肢；短骨形似立方形，多成群分布，位于连接牢固且运动灵活的部位，如腕骨和跗骨；扁骨呈板状，主要组成颅腔、胸腔和盆腔的壁，起保护作用，如顶骨；不规则骨，形状不规则，如椎骨。有些不规则骨内有含气的腔，称含气骨，如位于鼻腔周围的额骨，除发音时共鸣外还能减轻颅骨的重量。

骺

骨干

短骨

不规则骨

骺

扁骨

含气骨

长骨

图 3-2　骨的形态

2. **骨的构造**　骨由骨膜、骨质和骨髓构成（图 3-3）。

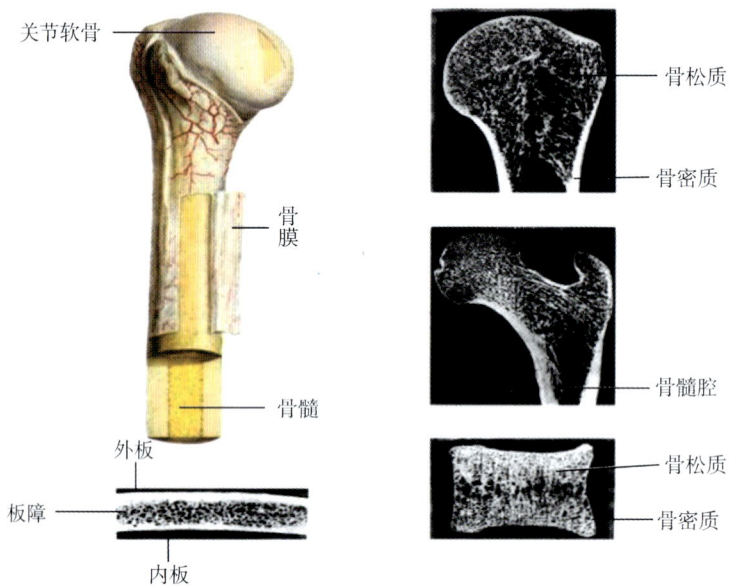

关节软骨

骨松质

骨密质

骨膜

骨髓腔

骨髓

外板

板障

骨松质

骨密质

内板

图 3-3　骨的构造

（1）**骨膜**　由致密结缔组织构成，覆盖除关节面以外的骨表面，含有丰富的血管、神经、淋巴管和成骨细胞，对骨的营养、生长、创伤修复等有重要作用。

（2）**骨质**　为骨的主要成分，分骨密质和骨松质两种。骨密质致密坚硬，耐压性强，分布于骨的表面；骨松质结构疏松，蜂窝状，分布于骨的内部。在颅盖骨，骨密质构成外板和内板；骨松质在内板、外板之间，称板障。

（3）**骨髓**　充填于骨髓腔和骨松质间隙内，有红骨髓和黄骨髓两种。红骨髓有造血功能。6 岁以后，长骨骨干内的红骨髓逐渐被脂肪组织代替形成黄骨髓，失去造血功能。当机体大量失血时黄骨髓又能转化成红骨髓，恢复造血功能。一般在扁骨、不规则骨和长骨两端终生保持红骨髓。临床上常选髂骨、胸骨等处做骨髓穿刺。

知 识 链 接

再生障碍性贫血的概念

再生障碍性贫血简称再障，是由多种病因所致的骨髓造血功能障碍性疾病，以骨髓造血细胞增生降低和外周血细胞减少为特征，临床以贫血、出血和感染为主要表现。确切病因尚未明确，再障发病可能与化学药物、病毒感染、放射线及遗传等因素有关。再障发病高峰期有 2 个，即 15~25 岁和 60 岁以上年龄段，男性发病率略高于女性。为了便于诊断，常于髂前上棘或髂后上棘等处进行骨髓穿刺。

3. 骨的理化特性　骨的化学成分包括有机质和无机质。有机质主要为胶原纤维，决定骨的韧性和弹性；无机质主要为钙盐，决定骨的硬度和脆性。小儿骨有机质较多，因此弹性大而硬度小，较易发生变形；老年人的骨则相反，弹性小而脆性大，因此，易发生骨折。

（二）骨连结

骨与骨之间的连结装置叫骨连结，按连结方式不同，分直接连结和间接连结两种。

1. 直接连结　骨与骨之间借结缔组织或软骨直接相连，其间无间隙，连结较牢固。直接连结活动范围小或完全不活动，如颅骨、椎骨之间的连结等。

2. 间接连结　又称关节，骨与骨之间借结缔组织囊相连，囊内有腔隙，活动度大，多分布于四肢。

（1）**关节的基本结构**　包括关节面、关节囊和关节腔（图 3-4）。①关节面常为一凹一凸，关节面上被覆关节软骨，表面光滑，有弹性，能承受压力，缓冲震荡，减少摩擦。②关节囊是膜性结缔组织囊，附于关节面的周缘及附近的骨面上。关节囊分内外两层，外层为纤维膜，内层为滑膜，滑膜产生滑液，能润滑关节面以减少摩擦。③关节腔是关节软骨和关节囊的滑膜共同围成的密闭腔隙，内含少量滑液，呈负压。

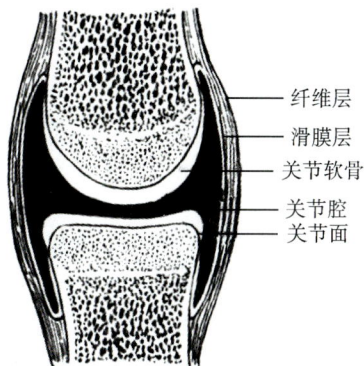

图 3-4　关节的基本结构

（2）**关节的辅助结构**　主要有韧带和软骨，可增加关节的稳定性。韧带是连于相邻两骨之间的致密结缔组织，有增强关节稳固性和限制关节过度运动的作用。软骨包括关节盘和关节唇。关节盘是位于两关节面之间的纤维软骨板，可使两关节面更适配，同时也可减少外力的冲击和震荡，增加关节活动范围。关节唇是附于关节窝周缘的纤维软骨环，它具有加深关节窝、增大关节面的作用。

（3）**关节的运动** 关节的运动基本是围绕一定的轴而运动的。关节的运动形式主要有屈和伸、内收和外展、旋内和旋外、环转。

屈和伸是骨围绕冠状轴进行的运动，运动时两骨靠拢，角度变小的称为屈，反之为伸。

内收和外展是骨围绕矢状轴进行的运动，运动时骨向躯干或正中矢状面靠拢的称为内收，反之称为外展。

旋内和旋外是骨围绕垂直轴进行的运动，运动时骨从前面转向内侧的动作称为旋内；骨从前面转向外侧的动作称为旋外。

环转是骨围绕两个轴或三个轴进行的复合运动。运动时，骨的近侧端即关节头原位转动，远侧端做圆周运动。

二、 躯干骨及其连结

案例导入

张某，女，48岁。患者自述昨日在家下蹲时不慎扭伤腰部，当时感腰部疼痛、下肢麻木，自行贴敷"膏药"但不见好转，遂于今日到医院检查。X线检查：第4、第5腰椎间盘脱出。

临床诊断：腰椎间盘脱出。

思考：①为什么椎间盘脱出易发生在第4腰椎和第5腰椎之间？②在何情况下易发生椎间盘脱出？

（一）躯干骨

成人躯干骨包括26块椎骨、1块胸骨和12对肋，躯干骨借骨连结构成脊柱和胸廓。

1. **椎骨** 根据所在位置，自上至下分为颈椎7块、胸椎12块、腰椎5块、骶骨1块和尾骨1块。

（1）**椎骨的一般结构** 每块椎骨都由前面的椎体和后面的椎弓组成（图3-5）。椎体位于椎骨的前方，呈短圆柱形，大多由骨松质构成，是椎骨负重的主要部位。椎弓位于椎体后方，呈半环形，分为椎弓根和椎弓板。椎弓根的上下两缘各有一切迹，分别称椎上切迹和椎下切迹。相邻两椎骨的椎上切迹、椎下切迹共同围成椎间孔，孔内有脊神经通过。椎体和椎弓围成椎孔，所有的椎孔连成椎管，椎管内容纳脊髓。椎弓的后部呈板状，称椎弓板，在椎弓板上发出 7 个突起，分别是伸向后方的单个棘突、伸向两侧的一对横突、向上的一对上关节突和向下的一对下关节突。

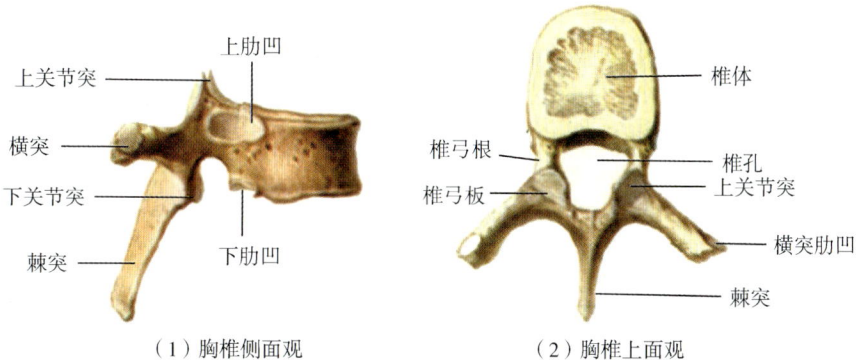

（1）胸椎侧面观　　　　　　　　（2）胸椎上面观

图 3-5　椎骨的结构

（2）各部椎骨的主要特征

1）颈椎　椎体小，横突上有横突孔，此孔内有椎动脉和椎静脉通过（图 3-6），第 2～第 6 颈椎棘突末端分叉。第 1 颈椎又称寰椎（图 3-7），无椎体、棘突和关节突；第 2 颈椎又称枢椎（图 3-8），椎体向上伸出突起称齿突，寰椎与枢椎形成寰枢关节；第 7 颈椎又称隆椎，棘突较长，低头易触及，常作为计数椎骨数目的重要标志（图 3-6）。

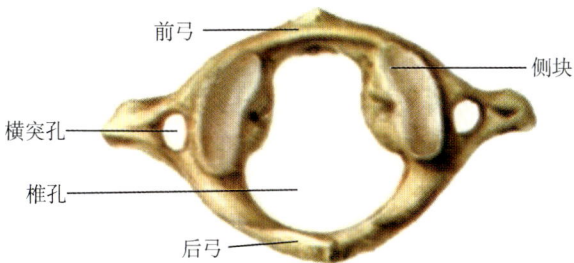

（1）颈椎上面观　　　　　　　　（2）第7颈椎侧面观

图 3-6　颈椎

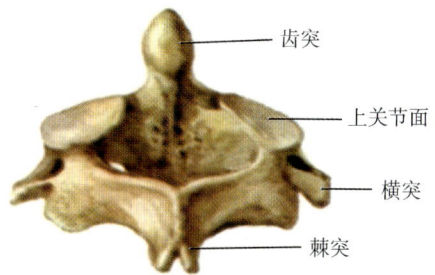

图 3-7　寰椎　　　　　　　　　图 3-8　枢椎

2）胸椎　椎体从上至下逐渐变大，椎体两侧和横突末端有肋凹，棘突细长，斜向后下方，呈叠瓦状排列（图3-5）。

3）腰椎　椎体较大，棘突宽而短，呈板状水平后伸，棘突间隙较宽（图3-9）。

4）骶骨　呈倒置三角形，底的前缘向前突出称岬，骶骨前面微凹，有4对骶前孔；后面正中线上有骶正中嵴，嵴两侧有4对骶后孔。骶骨内的纵管称骶管，与骶前孔、骶后孔相通，骶管上连椎管，下端呈三角形裂隙称骶管裂孔。骶管裂孔的两侧向下的突起称骶角，骶角是骶管麻醉时确定进针位置的标志（图3-10、图3-11）。

5）尾骨　上接骶骨，下端游离称尾骨尖（图3-10、图3-11）。

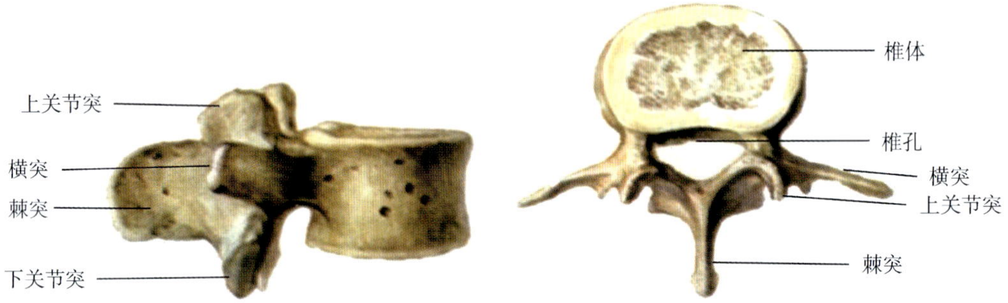

（1）腰椎侧面观　　　　　　　　　　　（2）腰椎上面观

图3-9　腰椎

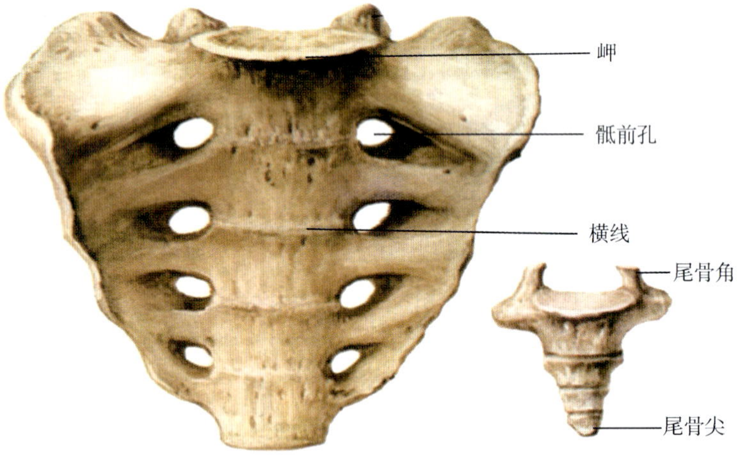

图3-10　骶骨和尾骨前面观

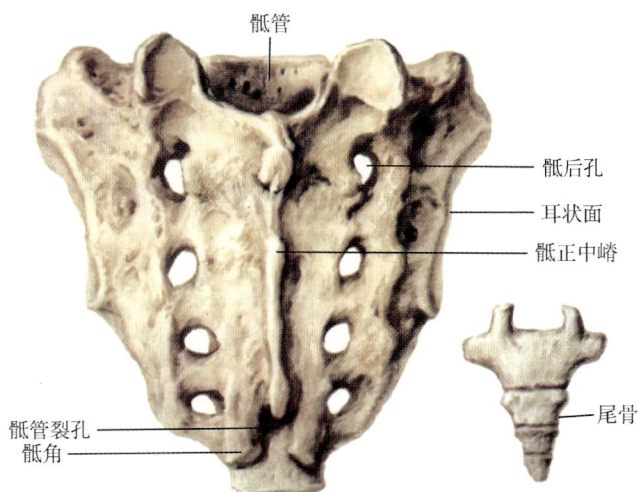

骶管

骶后孔
耳状面
骶正中嵴

骶管裂孔
骶角

尾骨

图 3 – 11　骶骨和尾骨后面观

2. **胸骨**　位于胸前壁正中，自上而下依次为胸骨柄、胸骨体和剑突（图 3 – 12）。胸骨柄上缘中部微凹称颈静脉切迹。胸骨柄和胸骨体的连结处向前微突称胸骨角，可在体表触及。胸骨角两侧平对第 2 肋软骨，是计数肋骨数目的重要标志。

3. **肋**　由肋骨和肋软骨组成，共 12 对（图 3 – 13）。肋骨是弓形扁骨，第 1 ~ 第 7 肋前缘连于胸骨，称真肋；第 8 ~ 第 10 肋借助肋软骨与上位肋软骨依次相连形成肋弓，并不直接连结胸骨，故称假肋；第 11 ~ 第 12 肋前端游离，称浮肋。

颈静脉切迹
锁切迹

胸骨柄
胸骨角

肋切迹

胸骨体

剑突

（1）胸骨正面观　（2）胸骨侧面观

图 3 – 12　胸骨

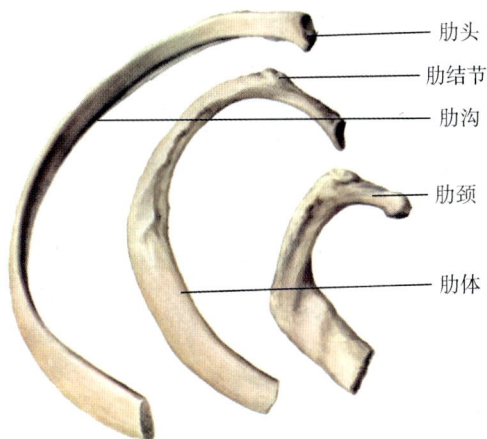

肋头
肋结节
肋沟

肋颈

肋体

图 3 – 13　肋骨

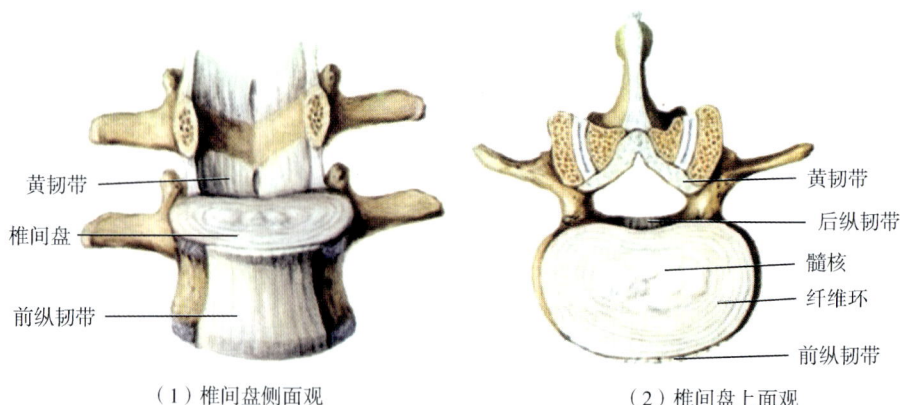

（1）椎间盘侧面观   （2）椎间盘上面观

图 3 - 14 椎间盘

（二）躯干骨的连结

1. 椎骨的连结 各椎骨之间借椎间盘、韧带和关节相连，形成脊柱（图 3 - 16）。

（1）**椎间盘** 位于相邻两椎体之间，共有 23 个，成人第 1 和第 2 颈椎之间、骶骨与尾骨之间没有椎间盘。椎间盘由外周的纤维环和中央的髓核构成（图 3 - 14），纤维环后外侧部较薄弱，强力作用下可致纤维环破裂，髓核易突向椎间孔或椎管，会压迫脊神经或脊髓，临床称椎间盘脱出症。

（2）**韧带** 连结椎骨的韧带包括长韧带和短韧带（图 3 - 15）。长韧带有前纵韧带、后纵韧带、棘上韧带三条。前纵韧带是全身最长的韧带，位于椎体和椎间盘的前面，可限制脊柱过度后伸和椎间盘向前突出；后纵韧带位于椎体和椎间盘的后面，主要限制脊柱过度前屈和椎间盘向正后突出。棘上韧带为连结各棘突末端的纵行韧带，有限制脊柱过度前屈的作用。短韧带有黄韧带、棘间韧带两条。黄韧带为相邻两椎弓板间的连结，由黄色的弹

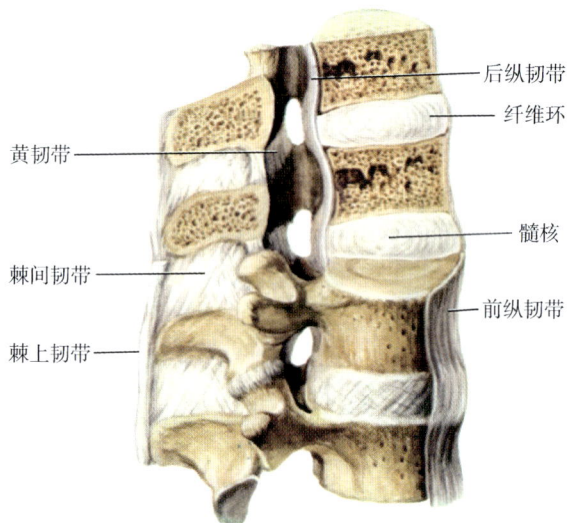

图 3 - 15 脊柱的韧带

性纤维构成，协助围成椎管后壁，有限制脊柱过度前屈的作用。棘间韧带位于相邻两棘突之间，前接黄韧带，后方移行为棘上韧带。

知 识 链 接

腰椎穿刺术

腰椎穿刺术是临床常用的检查方法之一，对神经系统疾病的诊断和治疗有重要价值。患者需侧卧于硬板床上，背部与床面垂直，头向前胸部屈曲，两手抱膝紧贴腹部，使躯干呈弓形，脊柱尽量后凸以增宽棘突间隙，便于进针。成人通常取第3~第4腰椎棘突间隙，或第4~第5腰椎棘突间隙进行。穿刺依次经过的层次为皮肤、浅筋膜、深筋膜、棘上韧带、棘间韧带、黄韧带、硬膜外隙、硬脊膜、蛛网膜、蛛网膜下隙。

（3）**关节** 主要有寰枕关节、寰枢关节和关节突关节。寰枕关节由寰椎和枕骨构成，可使头做前俯、后仰和侧屈运动。寰枢关节由寰椎和枢椎构成，以齿突为轴，可连同头部做旋转运动。关节突关节成对，由相邻椎骨的上下关节突构成，只能做轻微滑动。

2. **脊柱的整体观** 成年男性脊柱长约70cm，成年女性的脊柱略短，约60cm。脊柱可起到支持、保护、运动和缓冲震荡等作用（图3-16）。

（1）**前面观** 可见椎体和椎间盘，椎体自上而下依次增大，但骶骨以下又逐渐缩小。这与椎体承载负重密切相关。

（2）**后面观** 可见棘突纵行排列成一条线。颈椎棘突短，有分叉；

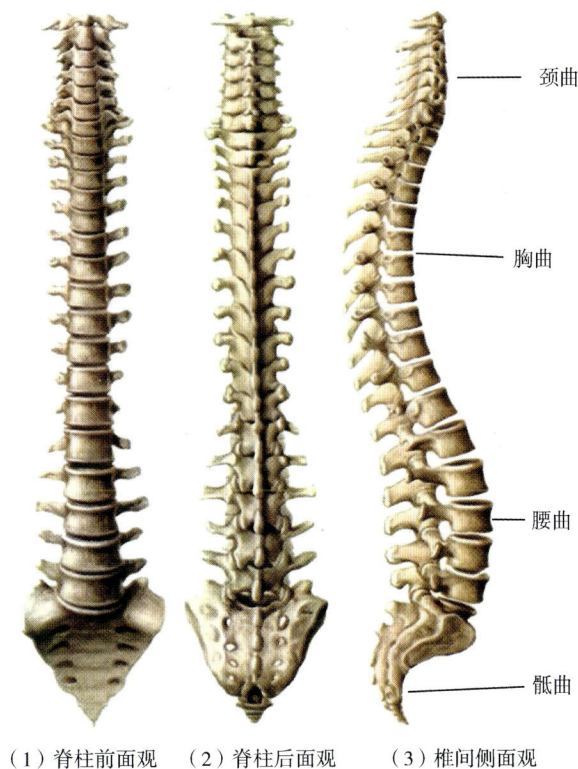

颈曲

胸曲

腰曲

骶曲

（1）脊柱前面观 （2）脊柱后面观 （3）椎间侧面观

图3-16 脊柱整体观

胸椎棘突细长，呈叠瓦状排列，斜向后下方；腰椎棘突呈板状，水平伸向后方，棘突间隙较宽。

（3）**侧面观** 可见脊柱有颈、胸、腰、骶4个生理弯曲。其中颈曲、腰曲凸向前，胸曲、骶曲凸向后。这些弯曲增强了脊柱的弹性，可减轻运动时对脑和脏器的冲击和震荡，并维持人体重心稳定。

3. 胸廓　由 12 块胸椎、12 对肋、1 块胸骨借关节、韧带和软骨等连结构成（图 3－17）。构成胸廓的主要关节有肋椎关节和胸肋关节。

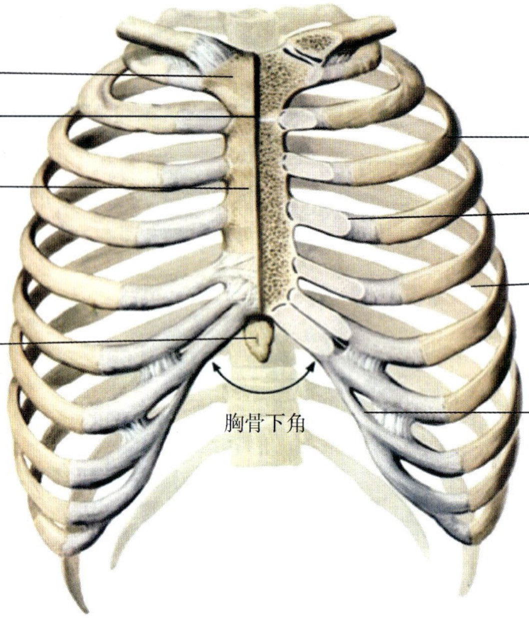

图 3－17　胸廓整体观

成人胸廓整体呈圆锥形，上窄下宽、前后略扁。胸廓上口较小，由胸骨柄上缘、第 1 肋和第 1 胸椎围成，有食管、气管等通过；胸廓下口较宽，由第 12 胸椎、第 12 肋和第 11 肋前端、肋弓和剑突围成。两侧肋弓在中线构成胸骨下角。相邻两肋之间的间隙称肋间隙。胸廓有保护、支持功能，还参与呼吸运动。

三、颅骨及其连结

案例导入

李某，男，15 岁。其与同学因琐事发生摩擦，同学一拳打在李某头上，李某当时感到头部疼痛，神志欠清，立即被送往医院。X 线片检查为"翼点骨折"、硬膜外血肿、轻微脑震荡。

临床诊断：翼点骨折，轻微脑震荡。

请思考：①翼点位于何处？②为什么翼点处易发生骨折？

（一）颅的分部与组成

颅位于脊柱上方，分脑颅和面颅两部分。

1. **脑颅骨** 位于颅后上部，由8块骨组成。不成对的包括额骨、筛骨、蝶骨和枕骨；成对的包括颞骨和顶骨。它们共同围成颅腔。

2. **面颅骨** 位于颅前下部，共15块，成对的有鼻骨、泪骨、颧骨、腭骨、下鼻甲及上颌骨，不成对的有犁骨、下颌骨和舌骨。它们形成面部的骨性基础。

下颌骨分一体两支：下颌体呈蹄铁形，位于前部，上缘构成牙槽弓，有容纳下牙根的牙槽，下颌体前外侧面有一对颏孔；下颌支后缘与下颌体相交处，称下颌角，于体表可以触及。下颌支内有下颌孔，借下颌管与颏孔相通。

（二）颅的整体观

1. **颅顶面观** 颅盖各骨借缝紧密连结。额骨与两顶骨间形成冠状缝；两侧顶骨间形成矢状缝；两侧顶骨与枕骨间形成人字缝。在新生儿颅盖骨之间尚存留未完全骨化的结缔组织膜，称为囟。位于额骨与两顶骨之间的为前囟，于1.5岁左右闭合；位于两顶骨与枕骨之间的为后囟，出生后不久即闭合（图3-18）。

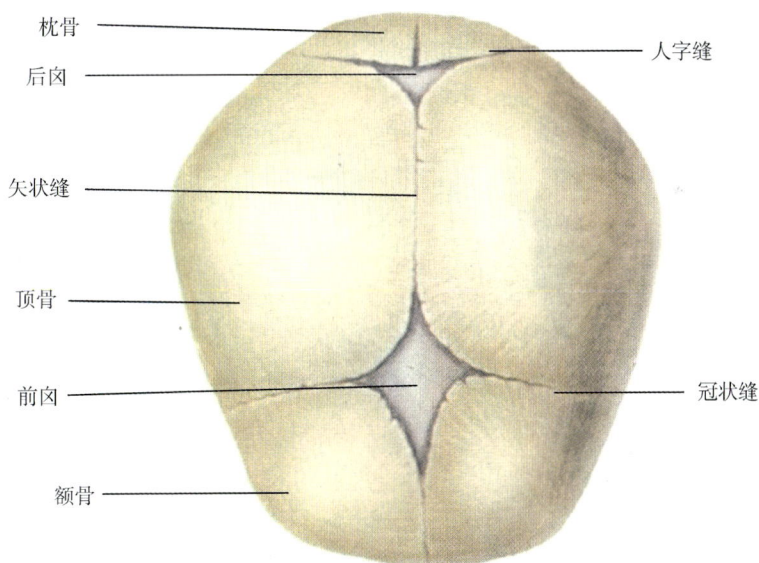

图3-18 新生儿颅顶面观

2. **颅底内面观** 颅底内面高低不平，呈阶梯状分布，自前向后分别称颅前窝、颅中窝和颅后窝。这些窝中有很多孔和裂，大多与颅底外面相通，为血管、神经穿过的通道，如视神经管、眶上裂、破裂孔、圆孔、卵圆孔、棘孔、枕骨大孔，颈静脉孔等（图3-19）。

3. **颅底外面观** 颅底外面高低不平，分前、后两部分：前面为分隔口腔和鼻腔的水平骨板，称腭骨；后部可见枕骨大孔（图3-20）。

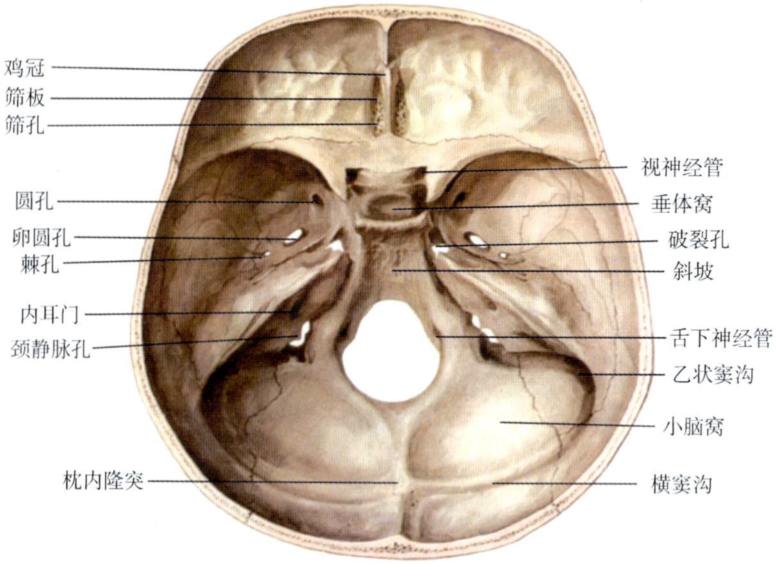
鸡冠
筛板
筛孔
圆孔
卵圆孔
棘孔
内耳门
颈静脉孔
枕内隆突
视神经管
垂体窝
破裂孔
斜坡
舌下神经管
乙状窦沟
小脑窝
横窦沟

图3-19 颅底内面观

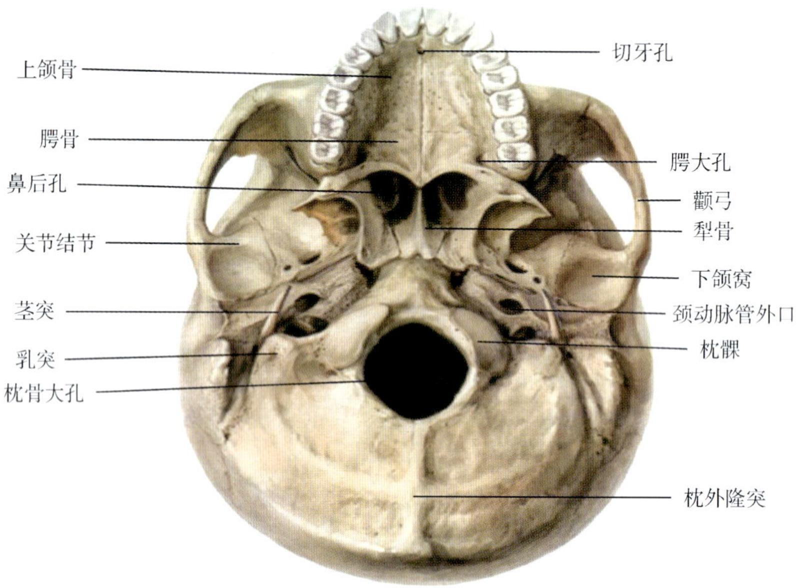
上颌骨
腭骨
鼻后孔
关节结节
茎突
乳突
枕骨大孔
切牙孔
腭大孔
颧弓
犁骨
下颌窝
颈动脉管外口
枕髁
枕外隆突

图3-20 颅底外面观

4. 颅侧面观 中部有外耳门，外耳门后方为乳突，前方是颧弓，二者在体表可以触及。颧弓的内上方有一浅窝，称颞窝。颞窝前下部在额、顶、颞和蝶骨会合处构成“H”形的缝，横沟处称翼点。此处骨质薄弱，其内面有脑膜中动脉前支通过，故外伤骨折时，易伤及该血管，引起颅内出血（图3-21）。

图 3-21　颅侧面观

5. **颅前面观**　主要有眶和骨性鼻腔。眶容纳眼球及附属结构。骨性鼻腔位于面颅中央，骨性鼻中隔把骨性鼻腔分为左右两半。鼻腔外侧壁由上而下有三个突起的骨片，称上、中、下鼻甲；每个鼻甲下方为相应的鼻道，分别称上、中、下鼻道。骨性鼻窦为相应颅骨内含气的空腔，有额窦、筛窦、蝶窦和上颌窦，位于鼻腔周围并开口于鼻道（图 3-22）。

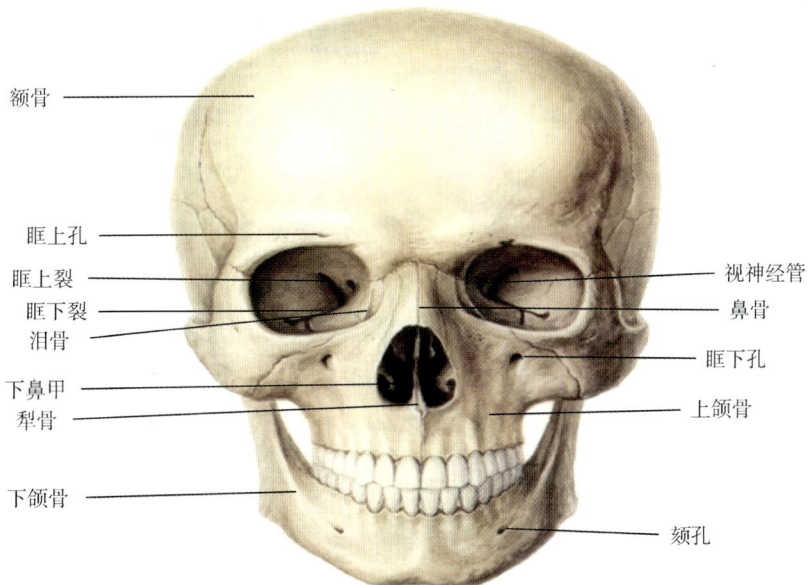

图 3-22　颅前面观

（三）颅骨的连结

颅骨之间多以直接连结相连，只有下颌骨与颞骨借关节相连。

颞下颌关节由下颌骨的下颌头与颞骨的下颌窝及关节结节组成（图3-23），关节囊松弛，前部较轻薄，易向前下方脱位，关节腔内有关节盘。两侧颞下颌关节同时运动可使下颌骨上、下、左、右及前、后移动。

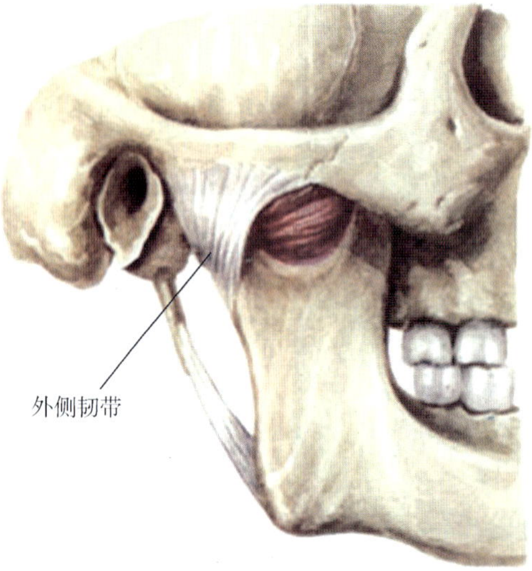

外侧韧带

图3-23 颞下颌关节

知 识 链 接

为什么会"掉下巴"？

"掉下巴"即颞下颌关节脱位，是指下颌头脱出下颌窝之外，而不能自行复位的情况，患者呈开口状，不能闭合。习惯性脱位患者在大笑、打哈欠、进食等大开口时均可发生下颌关节脱位。

治疗原则是尽早手法复位，并限制下颌活动2周左右。

四、 四肢骨及其连结

案例导入

杨某，男，55岁。其驾驶一辆三轮摩托车与一辆小型货车迎面相撞，倒地后颈肩部疼痛，不能起身，遂送往医院治疗。X线检查：锁骨骨折。

临床诊断：锁骨骨折。

思考：①锁骨位于何处？②为什么锁骨易发生骨折？③锁骨常见骨折的部位在哪里？

（一）上肢骨及其连结

1. 上肢骨　分为上肢带骨（锁骨和肩胛骨）和自由上肢骨（肱骨、桡骨、尺骨、腕骨和手骨），共计 64 块。

（1）**锁骨**　横架于颈胸交界处，全长均可触及。锁骨呈"⌒"型，分一体、两端，即中间部分的锁骨体，以及内侧粗大的胸骨端、外侧扁平的肩峰端。内侧 2/3 凸向前，外侧 1/3 凸向后（图 3 - 24）。因锁骨位置表浅，故容易发生骨折。锁骨骨折多发生于中、外 1/3 交界处。

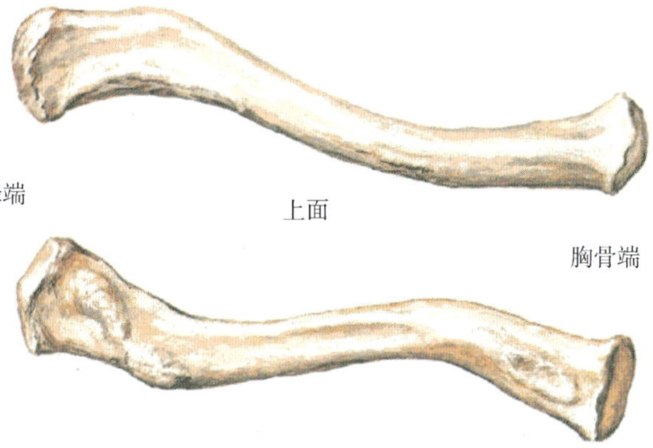

肩峰端　　　　上面　　　　　　　　　　胸骨端

下面

图 3 - 24　锁骨

（2）**肩胛骨**　位于胸廓后面外上方，为三角形扁骨，可分两面、三角和三缘（图 3 - 25）。腹侧面微凹称肩胛下窝，背侧面中上部有一横向骨嵴称肩胛冈，肩胛冈上方和下方的浅窝分别称冈上窝和冈下窝。肩胛冈向外侧伸出的突起称肩峰，是肩部的最高点。肩胛骨外侧角膨大，称关节盂。肩胛骨上缘的外侧有一弯曲的指状突起，称喙突；内侧缘朝向脊柱，又称脊柱缘；外侧缘因近腋窝，又称腋缘。肩胛骨上角和下角分别平对第 2 肋和第 7 肋，在体表易触及，为背部计数肋骨数目的重要标志。

（3）**肱骨**　位于臂部，为典型的长骨。上端是半球形的肱骨头，朝向内后上方，与关节盂相关节。肱骨上端与体交界处稍细称外科颈，此处较易发生骨折。肱骨体中部外侧有三角肌粗隆，是三角肌的附着部位。肱骨后面中部有一从内上斜向外下的浅沟，称桡神经沟。肱骨下端扁平，外侧部前面有半球状的肱骨小头，内侧部有滑车状的肱骨滑车。肱骨下端内、外侧各有一突起，分别称内上髁和外上髁。内上髁后下方有一浅沟，称尺神经沟（图 3 – 26）。

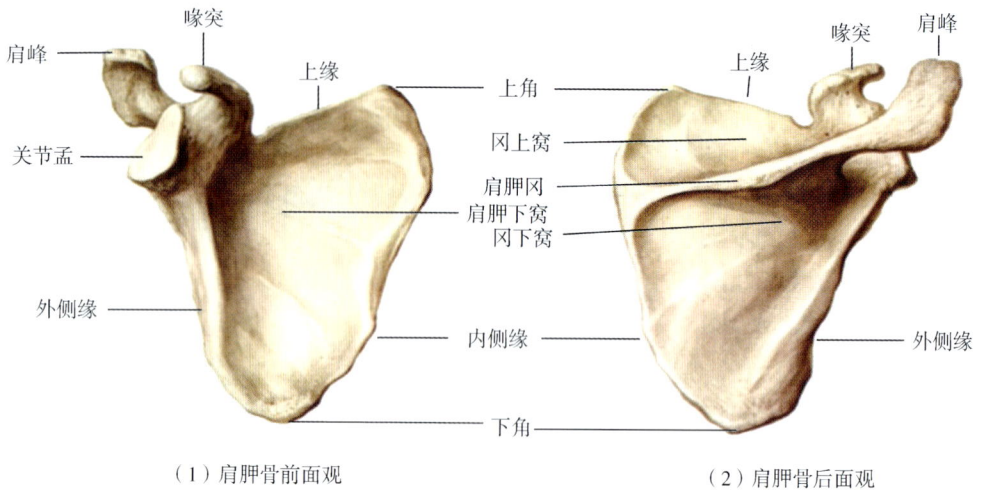

肩峰　喙突　上缘　上角　喙突　肩峰

关节盂　上缘

冈上窝

肩胛冈
肩胛下窝
冈下窝

外侧缘　内侧缘　外侧缘

下角

（1）肩胛骨前面观　　　　　（2）肩胛骨后面观

图 3 – 25　肩胛骨

大结节　肱骨头　大结节
小结节　外科颈
结节间沟

三角肌粗隆　桡神经沟

内上髁　鹰嘴窝
尺神经沟　外上髁
肱骨小头　肱骨滑车

（1）肱骨前面观　　　　　（2）肱骨后面观

图 3 – 26　肱骨

（4）桡骨　位于前臂外侧。上端圆柱状，称桡骨头，与肱骨小头相关节；下端粗大，外侧向下突出，称桡骨茎突（图 3 – 27）。

（5）尺骨　位于前臂内侧。上端粗大，前面有一半月形深凹，称滑车切迹，与肱骨滑车相关节；切迹后上方的突起称鹰嘴。下端为尺骨头，尺骨头后内侧的突起称尺骨茎突（图3-27）。

（1）尺骨和桡骨前面观　　　　　　　（2）尺骨和桡骨后面观

图3-27　尺骨和桡骨

（6）**手骨**　包括8块腕骨、5块掌骨和14块指骨。8块腕骨排成近侧、远侧两列。从桡侧向尺侧依次是近侧列的手舟骨、月骨、三角骨、豌豆骨；远侧列是大多角骨、小多角骨、头状骨和钩骨（图3-28）。

2. 上肢骨的连结

（1）**胸锁关节**　是上肢与躯干连结的唯一关节，由锁骨内侧端、胸骨的锁切迹及第1肋软骨连结构成，关节内有关节盘将关节腔分成两部分。该关节能使锁骨做多向小幅度运动。

（2）**肩关节**　由肱骨的肱骨头和肩胛骨的关节盂构成。肱骨头大，关节盂小而浅，是人体最灵活的关节

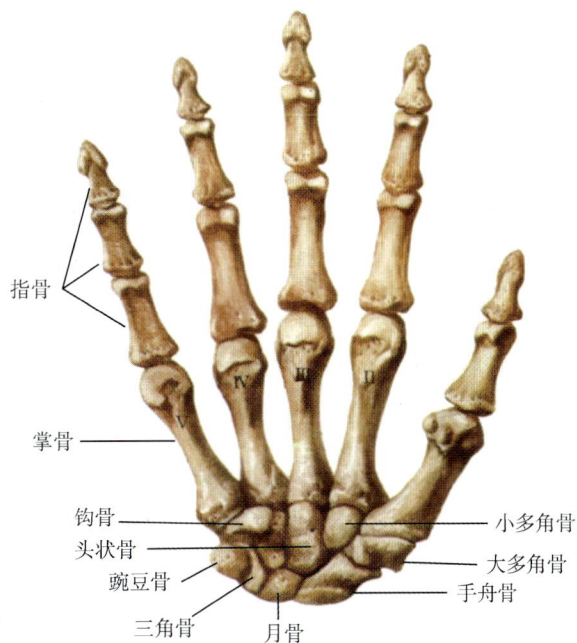

图3-28　手骨前面观

73

（图3－29）。关节囊薄而松弛，囊内有肱二头肌长头腱通过。关节囊前方、后方和上方有肌腱和韧带加强，下方最薄弱，易发生前下方脱位。肩关节可做屈伸动作，如跑步时背后摆臂或扩胸运动；内收外展动作，如双臂平举哑铃；旋内旋外动作，如掷铁饼前的预摆；环转动作，如跳绳时抡臂。

图3－29 肩关节

（3）肘关节 由肱骨下端和桡骨、尺骨上端构成，包括3个关节：肱尺关节、肱桡关节、桡尺近侧关节。关节囊的前、后壁薄弱，两侧有桡侧副韧带和尺侧副韧带加强。尺骨鹰嘴和肱骨内、外上髁在肘关节伸直时连成一条直线，屈肘90°时三点连成一等腰三角形，称肘后三角。当肘关节发生脱位或前臂骨折时，三点位置关系亦发生改变（图3－30）。

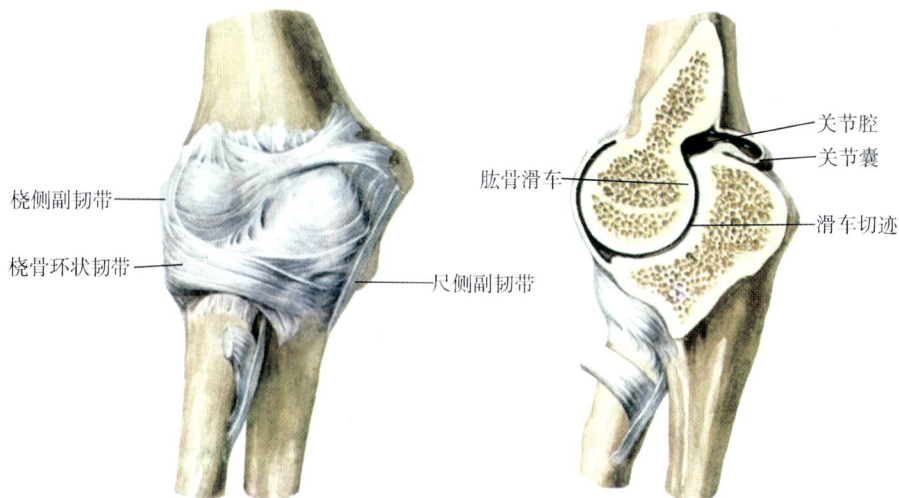

图3－30 肘关节

（4）**桡腕关节** 亦称腕关节，由桡骨下端和尺骨头下方的关节盘与掌骨近侧面组成的关节头共同构成，周围有韧带加强。桡腕关节可做屈、伸、内收、外展和环转运动。

（二）下肢骨及其连结

1. **下肢骨** 包括下肢带骨（髋骨）和自由下肢骨（股骨、髌骨、胫骨、腓骨和足骨），共62块。

（1）**髋骨** 位于躯干两侧，左右各一，由髂骨、耻骨、坐骨融合而成。髋骨外侧三骨会合形成的深窝，称髋臼；下部有一大孔，称闭孔。髂骨的上缘称髂嵴。两侧髂嵴最高点的连线平对第4腰椎棘突。髂嵴前端有髂前上棘、髂前下棘；髂嵴后端为髂后上棘、髂后下棘。髂骨内面的浅窝，称髂窝；髂窝下界有圆钝骨嵴称弓状线；弓状线向前下延续为耻骨梳，终于耻骨结节。坐骨后方有锐利突起称坐骨棘；坐骨棘的上方和下方分别有坐骨大切迹和坐骨小切迹；坐骨后下部的粗糙隆起为坐骨结节，为坐位时最低点（图3-31、图3-32）。

（2）**股骨** 位于下肢，是人体最长的骨，长度约为身高的1/4。股骨上端有朝向内上方的股骨头，头上有股骨头凹，头下有股骨颈、大转子和小转子。股骨体上端后面有粗糙的臀肌粗隆。下端膨大，有两个向后的突起为内侧髁和外侧髁，两髁之间的深窝称髁间窝，两髁的前方有髌面（图3-33）。

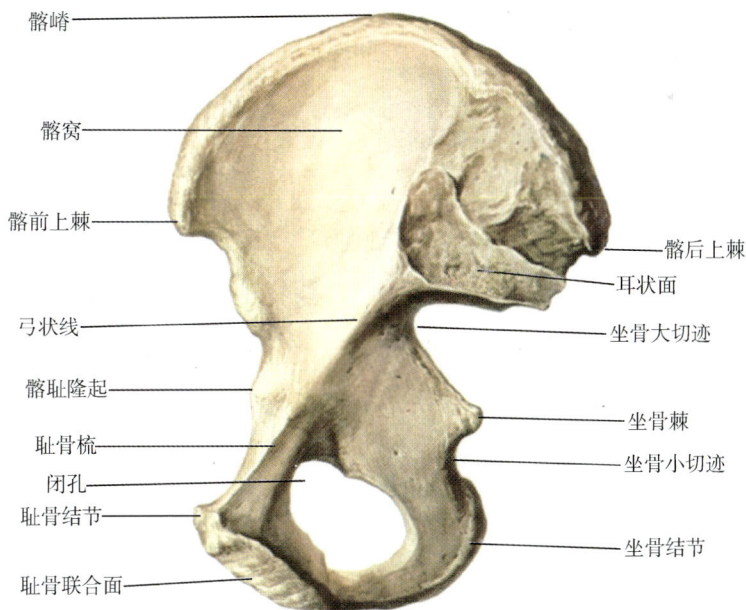

图3-31 髋骨内面观

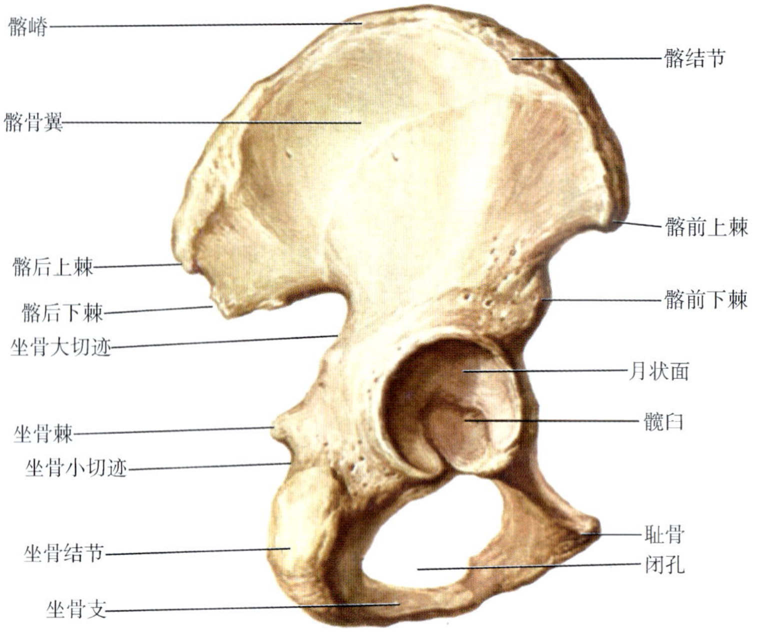

髂嵴

髂骨翼

髂后上棘

髂后下棘

坐骨大切迹

坐骨棘

坐骨小切迹

坐骨结节

坐骨支

髂结节

髂前上棘

髂前下棘

月状面

髋臼

耻骨

闭孔

图 3 - 32　髋骨外面观

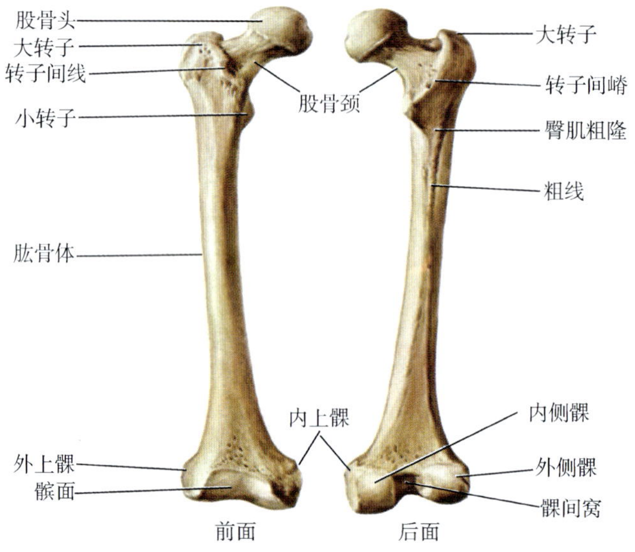

股骨头

大转子

转子间线

小转子

肱骨体

股骨颈

大转子

转子间嵴

臀肌粗隆

粗线

外上髁

髌面

内上髁

前面

内侧髁

外侧髁

髁间窝

后面

图 3 - 33　股骨

（3）**髌骨**　是人体最大的籽骨，呈三角形，位于膝关节的前面，包在股四头肌腱内，可在体表触及（图 3 - 34）。

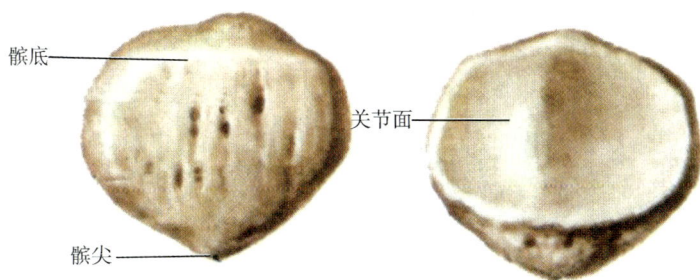

髌底

关节面

髌尖

图 3 - 34 髌骨

（4）**胫骨** 位于小腿内侧，是小腿的主要负重骨。胫骨上端膨大，向两侧突出形成内侧髁和外侧髁；两髁之间称髁间隆起。上端稍下方的前面有一隆起称胫骨粗隆。胫骨体呈三棱柱状，较锐的前缘可在皮下触及。下端内下方的突起称内踝（图 3 - 35）。

（5）**腓骨** 位于小腿外侧，上端稍膨大称腓骨头，头下方稍细为腓骨颈，下端的外侧有一膨大突起称外踝（图 3 - 35）。

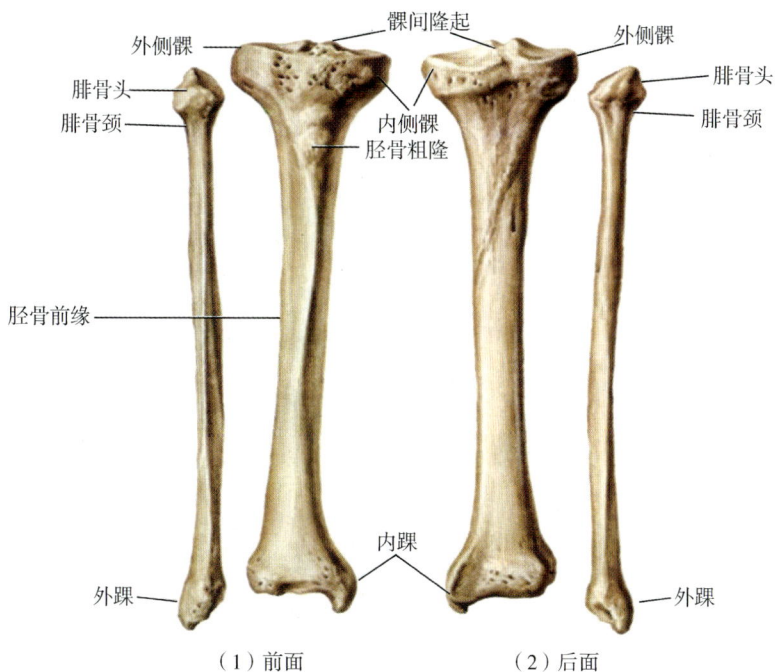

外侧髁 髁间隆起 外侧髁
腓骨头 腓骨头
腓骨颈 内侧髁 腓骨颈
胫骨粗隆
胫骨前缘
内踝
外踝 外踝
（1）前面 （2）后面

图 3 - 35 胫骨和腓骨

（6）**足骨** 包括 7 块跗骨、5 块跖骨、14 块趾骨。跗骨属于短骨，从内向外依次为距骨、跟骨、骰骨、足舟骨；其远端为 3 块楔骨（图 3 - 36）。

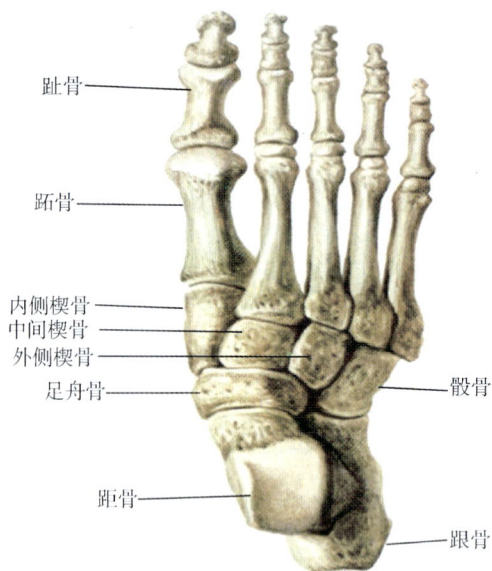

趾骨

跖骨

内侧楔骨
中间楔骨
外侧楔骨
足舟骨

距骨

骰骨

跟骨

图 3-36　足骨

2. 下肢骨的连结

（1）**骨盆**　由两侧髋骨与骶骨和尾骨连结而成，分为居前上方的大骨盆和后下方的小骨盆。两者以由骶骨岬向两侧经弓状线、耻骨梳、耻骨结节至耻骨联合上缘连结而成的环形线为界限。

小骨盆有上、下两口。上口即上述界线，下口由尾骨尖、骶结节韧带、坐骨结节、耻骨弓和耻骨联合的下缘围成。小骨盆上、下口之间为骨盆腔。两侧坐骨支与耻骨下支连成耻骨弓，它们之间的夹角称为耻骨下角。骨盆有性别差异，男性骨盆长而窄，上口小，近似桃形。女性骨盆短而宽，上口近似圆形（图 3-37）。女性骨盆的特点有利于妊娠及胎儿娩出。骨盆具有支持体重和保护盆腔脏器的作用。

70~75°

（1）男性骨盆

90~100°

（2）女性骨盆

图 3-37　男女性骨盆

（2）**髋关节** 由髋臼和股骨头构成（图3-38）。髋臼窝深，股骨头几乎全部纳入髋臼内。关节囊紧张而坚韧，周围有韧带加强。前方强韧的髂股韧带限制髋关节过度后伸并维持站立姿势。关节囊后下部薄弱，股骨头易向此脱位。关节腔内有股骨头韧带，连于股骨头凹与髋臼横韧带之间，内有滋养股骨头的血管。髋关节可做屈、伸、内收、外展、旋转和环转运动。厚而紧的关节囊和强劲的韧带等结构使髋关节稳固性强，适应承重和行走功能。

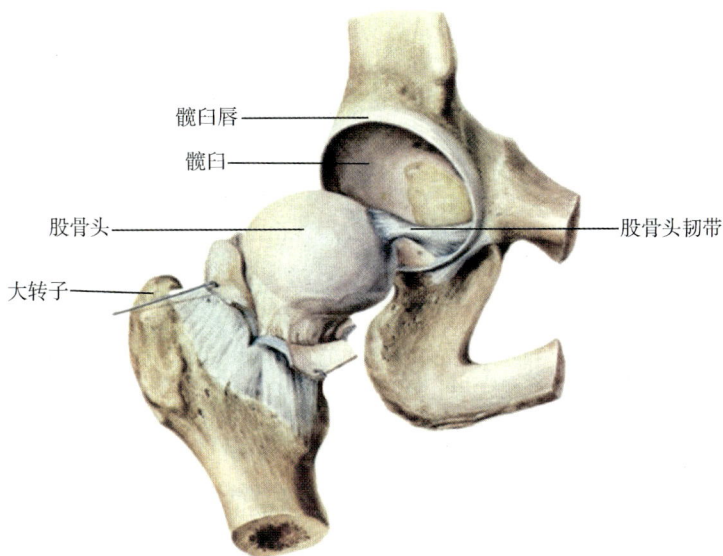

图3-38 髋关节

（3）**膝关节** 由股骨内、外侧髁，胫骨内、外侧髁和髌骨构成，是人体最复杂的关节。关节囊薄而松弛，前面有髌韧带，两侧有腓侧副韧带、胫侧副韧带加强（图3-39）。关节囊内有前、后交叉韧带，可防止胫骨向前、后移位和过度的屈伸。关节囊内还有内、外侧两个纤维软骨构成的半月板，内侧较大，呈"C"形，外侧较小，近似"O"形（图3-40）。半月板有缓冲压力，增强关节稳定性的作用。膝关节主要做屈伸运动，在半屈位时，还可轻度旋转运动。

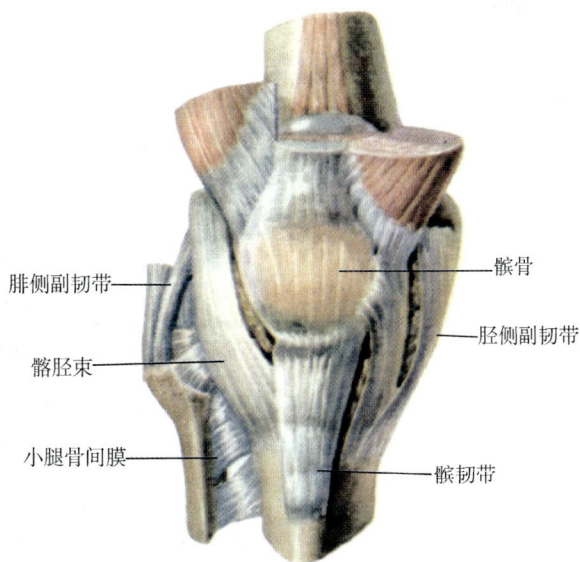

图3-39 膝关节前面观

79

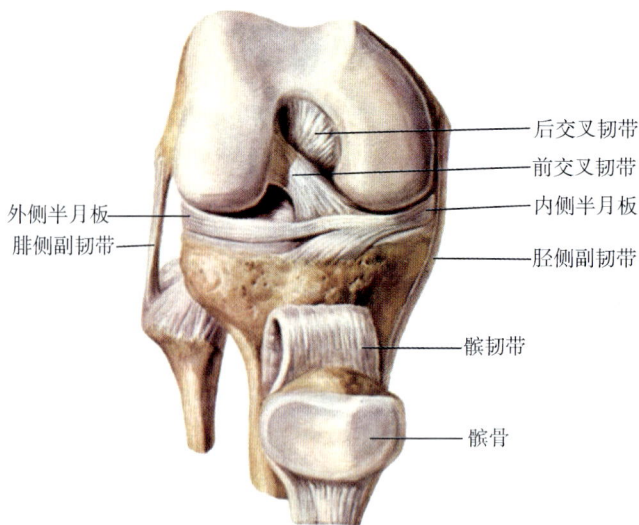

图3-40　膝关节内部结构

外侧半月板
腓侧副韧带

后交叉韧带
前交叉韧带
内侧半月板
胫侧副韧带
髌韧带
髌骨

知 识 链 接

膝关节滑膜炎的概念

膝关节是人体最大和结构最复杂的关节，由于膝关节滑膜分布广泛并位于肢体较表浅的部位，故遭受损伤机会较多。老年人膝关节骨关节炎多见，这主要是因为软骨退变与骨质增生产生的机械性或生物化学性刺激引起膝关节滑膜水肿、渗出和积液所致。青壮年人多因急性创伤或慢性损伤所致。

急性外伤包括膝关节扭伤、半月板损伤、侧副韧带或交叉韧带损伤、关节内积液或积血，表现为急性膝关节外伤性滑膜炎，有时也可因单纯膝关节滑膜损伤所致，或者表现为长期慢性膝关节劳损。

（4）**距小腿关节**　又称踝关节，由胫骨下端、腓骨下端与距骨构成。其关节囊附着于各关节面的周围，前、后壁薄而松弛，两侧有韧带加强。由于外侧韧带远比内侧韧带分散而薄弱，故过度内翻时易损伤外侧韧带。

踝关节能做伸（背屈）和屈（跖屈）运动；轻度的外展、内收运动，与跗骨间关节协同作用时，还可使足内翻和外翻（脚心向内或外）。

（5）**足弓**　足弓是足骨借关节和韧带连结而成的凸向上的弓。足弓具有弹性，与椎间盘、脊柱的生理弯曲等构成缓冲系统，在行走和跳跃时可缓冲震荡保护脑。同时足弓还可保护足底的血管和神经免受压迫。当足弓结构发育不良或损伤时，足弓不明显或没有，称扁平足。

项目二　骨骼肌

案例导入

案例1：某婴儿，6月龄，来院注射防疫针。

案例2：某女学生，18岁，高热，口服解热镇痛药效果不好，医生建议改用肌肉注射。

思考：二者分别选取哪块肌肉进行注射？为什么？

一、概述

运动系统的肌均为骨骼肌，全身有600余块，约占体重的40%（图3-41）。每块肌具有一定的形态和结构，并有丰富的血液供应和神经支配，所以均可视为一个器官。

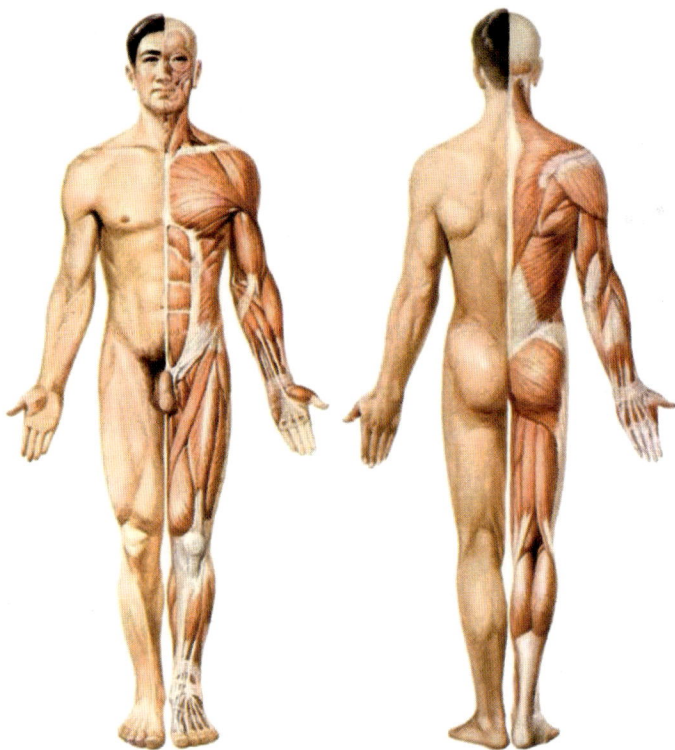

图3-41　全身肌的分布

（一）肌的结构

每块骨骼肌都由肌腹和肌腱构成。肌腹由骨骼肌纤维聚集而成，具有收缩功能，是运动系统的动力部分。肌腱主要由致密结缔组织构成，白色，坚韧，无收缩功能，只起力的传递作用。肌多借肌腱附着于骨骼。长肌的肌腱呈条索状；扁肌的肌腱呈膜状，称腱膜（图 3 - 42）。

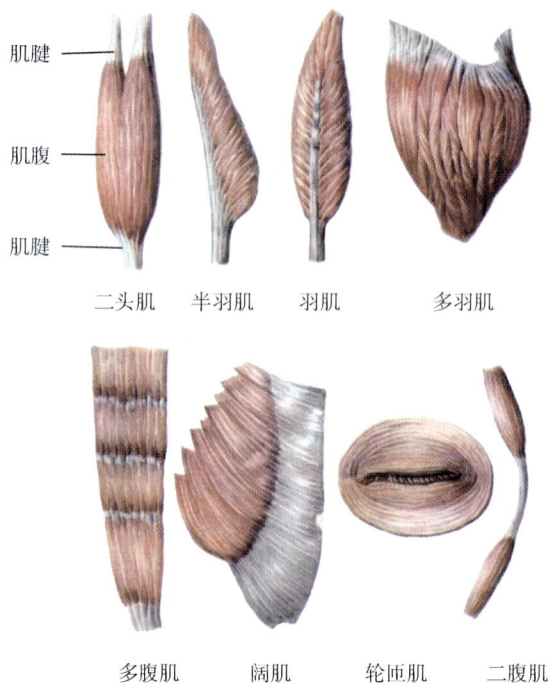

二头肌　半羽肌　羽肌　多羽肌

多腹肌　阔肌　轮匝肌　二腹肌

图 3 - 42　肌的形态及构造

（二）肌的分类和命名

肌按外形可分为长肌、短肌、扁肌和轮匝肌；按位置可分为头肌、颈肌、躯干肌和四肢肌；按作用可分为屈肌、伸肌、内收肌、外展肌等。肌通常按形态结构、位置或起止等命名。如三角肌、菱形肌是按形状命名；胸大肌、胸小肌则是按位置和大小综合命名；胸锁乳突肌则是按起止命名。

（三）肌的起止和配布

肌通常借两端的肌腱附着于两块或两块以上的骨面，中间跨过一个至几个关节（图 3 - 43）。收缩时使两块骨相互靠近或分离而产生运动。肌在固定骨上的附着点称起点，通常位于靠近身体正中矢状面或四肢近侧端，或在相对固定骨上；反之为止点。肌收缩时一般是止点向起点靠拢。

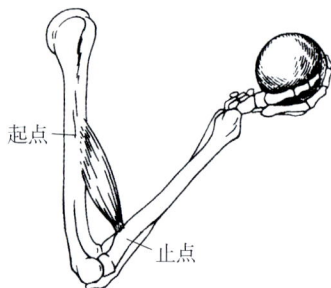

图 3 - 43　肌的起止点

肌在关节周围的配布与关节的运动密切相关。在每个关节运动轴的两侧，至少配布两群作用相反的肌，称为拮抗肌。共同完成一个动作的多块肌称为协同肌。拮抗肌和协同肌在神经系统的统一调节下互相协调、互相配合，共同完成关节的各种运动。

（四）辅助结构

肌的周围有一些辅助结构，具有保持肌的位置、保护和协调肌活动的作用。

1. **筋膜** 分浅、深两种（图3-44）。浅筋膜（皮下筋膜、皮下脂肪）位于皮下，由疏松结缔组织构成，对肌起保护作用；深筋膜位于浅筋膜深面，由致密结缔组织构成，覆盖在全身肌表面，呈鞘状包裹一块或一群肌，形成筋膜鞘。

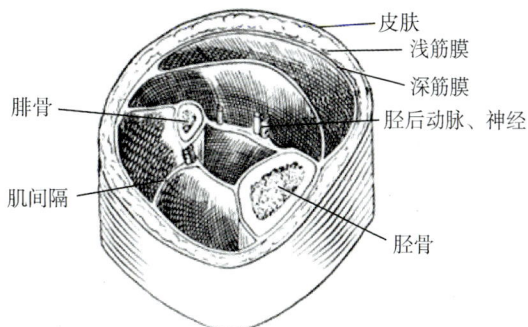

图3-44 筋膜

2. **滑膜囊** 是封闭的结缔组织囊，多位于肌腱与骨面相接触处，内有滑液。有的滑膜囊与关节腔相通，以减小两者之间的摩擦，增加运动的灵活性。

3. **腱鞘** 包绕肌腱，分为2层：外层纤维层，有约束肌腱的作用；内层滑膜层，呈双层套管状。外层贴在纤维层的内面和骨面，内层包在肌腱的外面，两层之间含有少量滑液，有利于肌腱在鞘内滑动。腱鞘存在于腕、踝、手指和足趾等活动度较大的部位。

二、头肌

头肌分为面肌和咀嚼肌两部分（图3-45）。

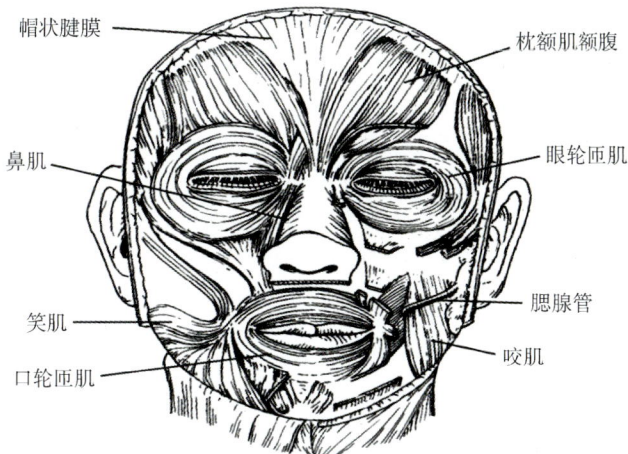

图3-45 头肌前面观

面肌位置表浅，大多起于颅骨，止于面部皮肤，故又称皮肌。面肌收缩时面部皮肤显示出各种表情，故也称表情肌，主要分布于眼、鼻、口等孔、裂周围，如眼轮匝肌和口轮匝肌。

咀嚼肌均位于颞下颌关节周围，主要有咬肌和颞肌，运动颞下颌关节，参与咀嚼运动。

三、颈肌

颈肌分颈浅、颈中、颈深三群，主要包括胸锁乳突肌和舌骨上、下肌群等（图3-46）。

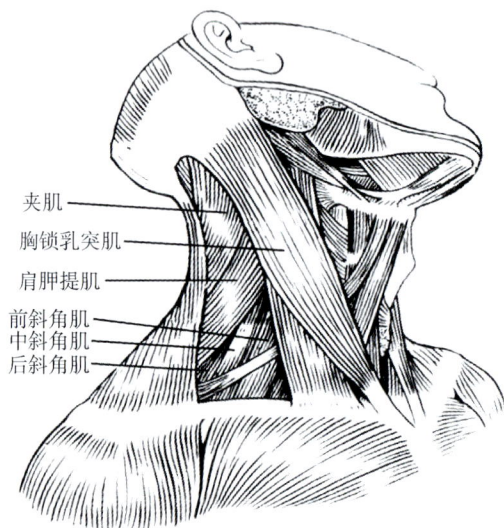

图3-46 颈肌（右侧）

胸锁乳突肌位于颈部两侧，起自锁骨内侧和胸骨斜向后上止于颞骨乳突，一侧收缩时头向同侧倾斜，面部转向对侧；双侧同时收缩使头后仰。

四、躯干肌

躯干肌包括背肌、胸肌、膈、腹肌和盆底肌。

（一）背肌

背肌位于躯干后面，可分为深、浅两群。浅群主要有斜方肌、背阔肌等；深群主要有竖脊肌（图3-47）。

图 3-47 背肌

1. **斜方肌** 位于项部和背上部。斜方肌两侧同时收缩，使肩胛骨向脊柱靠拢；上部肌束可上提肩胛骨，下部肌束使肩胛骨下降。如肩胛骨固定，两侧同时收缩时可使头颈后仰。

2. **背阔肌** 位于背的下半部及胸部后外侧。收缩时使肩关节内收、后伸和旋内，呈背手姿势；上肢固定时，可引体向上。

3. **竖脊肌** 位于躯干的背面、脊柱两侧。一侧肌束收缩使脊柱侧屈，两侧肌肉同时收缩可伸脊柱和仰头（抬头挺胸），维持人体直立姿势。

（二）胸肌

胸肌可分为胸上肢肌和胸固有肌两群。胸上肢肌包括胸大肌、胸小肌和前锯肌。胸固有肌主要有肋间肌，构成胸壁（图 3-48）。

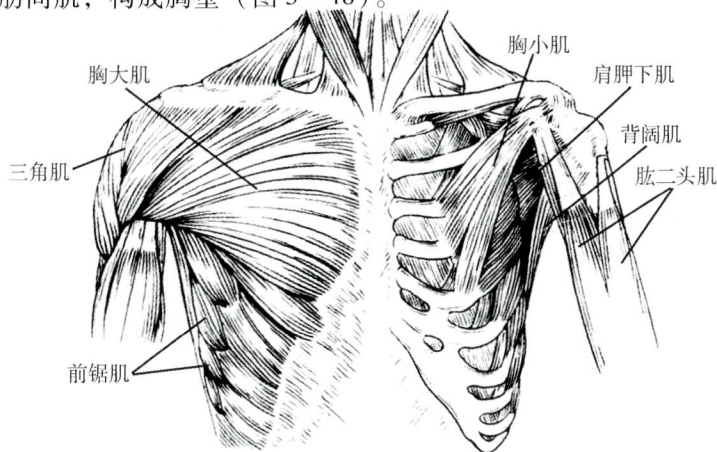

图 3-48 胸肌

85

1. **胸大肌** 位置表浅,覆盖胸廓前壁的大部。收缩时可使肩关节前屈、内收、旋内;当上肢固定时可上提躯干,提肋助吸气。

2. **胸小肌** 位于胸大肌深面,呈三角形。收缩时可拉肩胛骨向前下方旋转;当肩胛骨固定可提肋助吸气。

3. **前锯肌** 紧贴胸外侧面。收缩时拉肩胛骨向前,协助上肢上举;如肩胛骨固定可提肋助深吸气。

4. **肋间肌** 位于肋间隙内,分为浅深 2 层:浅层为肋间外肌,收缩时提肋助吸气;深层为肋间内肌,收缩时降肋助呼气(图 3 – 49)。

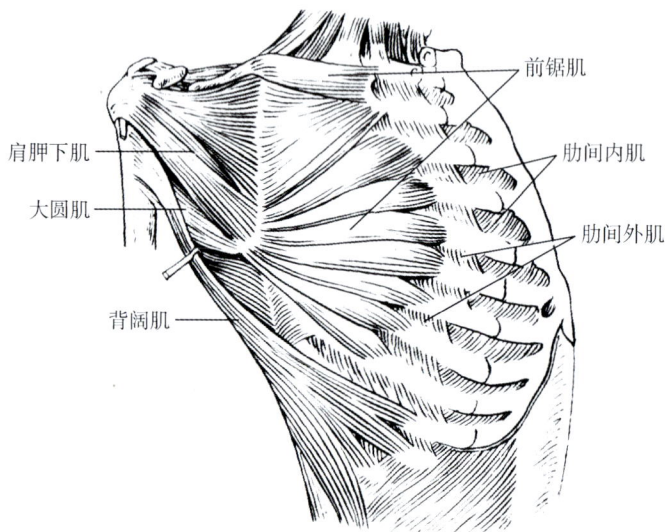

图 3 – 49 肋间肌

(三)膈

膈位于胸腹腔之间,是胸腔的底和腹腔的顶。肌部附着于胸廓下口周边和腰椎前部,向上膨隆,肌束向中央部集中形成中心腱(图 3 – 50)。膈上有三个裂孔:

1. **主动脉裂孔** 位于第 12 胸椎水平,有主动脉和胸导管通过。

2. **食管裂孔** 位于第 10 胸椎水平,有食管和迷走神经通过。

3. **腔静脉孔** 位于第 8 胸椎水平,有下腔静脉通过。

膈是最主要的呼吸肌,收缩时膈穹隆下降,胸腔容积增大,有助吸气;舒张时膈穹隆上升回至原位,胸腔容积缩小,有助呼气。

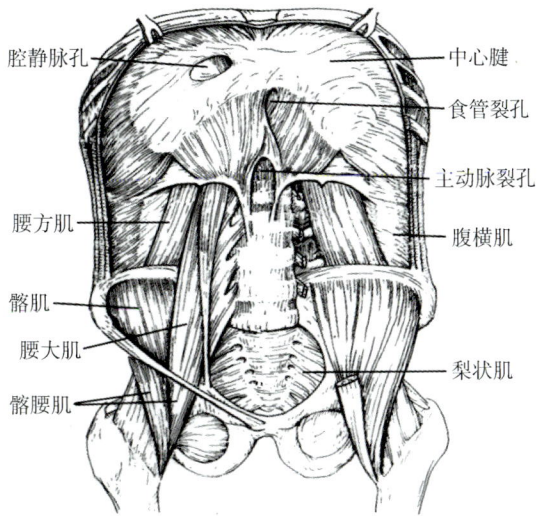

腔静脉孔
中心腱
食管裂孔
主动脉裂孔
腰方肌
腹横肌
髂肌
腰大肌
髂腰肌
梨状肌

图 3-50　膈

（四）腹肌

腹肌位于胸廓和骨盆之间，参与组成腹壁（图 3-51）。主要包括：

腹直肌鞘前层
肋间内肌
腹直肌
肋间外肌
腹外斜肌
腹横肌
腹外斜肌腱膜
腹直肌鞘后层
腹股沟韧带
腹内斜肌
精索

图 3-51　腹前壁肌

1. **腹外斜肌**　位于腹前外侧壁的浅层，腱膜的下缘卷曲增厚，连于髂前上棘与耻骨结节之间形成腹股沟韧带，是重要的肌性标志。

2. **腹内斜肌**　位于腹外斜肌深面。

3. **腹横肌**　位于腹内斜肌深面，较薄弱。

上述三层肌肉的腱膜在靠近腹前壁正中线时，分前、后 2 层包裹腹直肌，构成腹直肌鞘。

4. 腹直肌　呈带状，纵行分布于腹前壁正中线两旁的腹直肌鞘内，全长被 3～4 条横行的腱划分成多个肌腹。

以上 4 块肌肉可以共同保护腹腔脏器及维持腹内压，可协助咳嗽、分娩、呕吐及排便等功能；可使脊柱前屈、侧屈及旋转；可降肋助呼气。

5. 腹肌形成的特殊结构　除上述腹股沟韧带和腹直肌鞘外，还包括白线和腹股沟管。

（1）**白线**　位于腹前壁正中线，由两侧的腹直肌鞘纤维彼此交织形成，自剑突直达耻骨联合。

（2）**腹股沟管**　是腹前外侧壁三层扁肌间肌腱裂隙（图 3 - 52）。腹股沟管内口称腹股沟管深环（腹环），外口称腹股沟管浅环（皮下环），男性内有精索通过，女性内有子宫圆韧带通过。

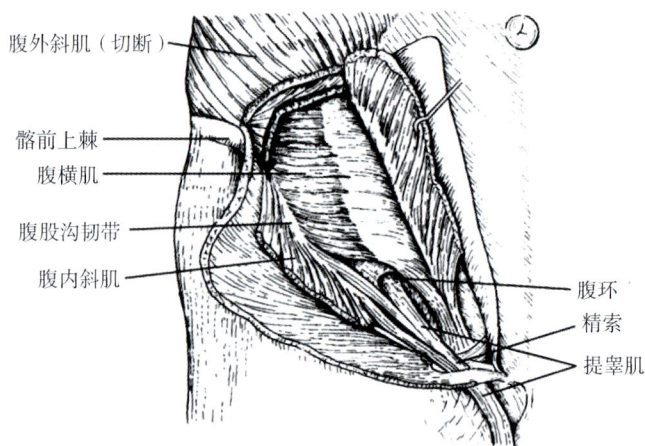

图 3 - 52　腹前壁下方

五、上肢肌

上肢肌可分为上肢带肌、臂肌、前臂肌和手肌（图 3 - 53、图 3 - 54）。

1. 上肢带肌　肌肉数目多且相对小，以适应上肢的灵活运动，主要有三角肌、冈上肌、冈下肌、小圆肌、大圆肌和肩胛下肌，均起于上肢带骨，止于肱骨上端，有稳定和运动肩关节的作用。

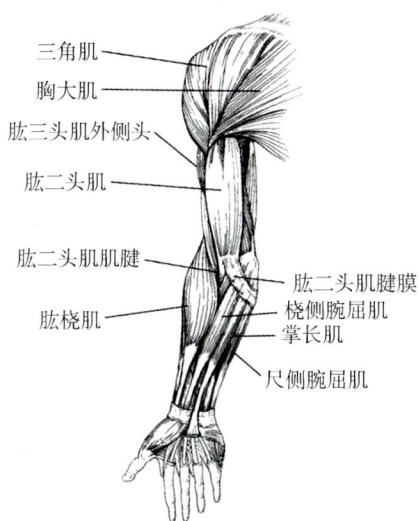

图 3-53　上肢浅层肌（前面）

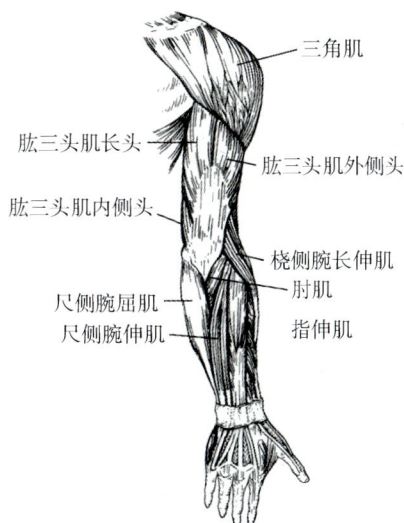

图 3-54　上肢浅层肌（后面）

知 识 链 接

三角肌的形态与功能

三角肌位于肩部，呈倒置的三角形，起于锁骨的外侧部、肩峰和肩胛冈，止于肱骨中段的三角肌粗隆。肱骨上段由于三角肌的覆盖，使肩关节呈圆隆状。

三角肌主要可使肩关节外展，是肌肉注射的部位之一。

2. **臂肌**　分前群屈肌和后群伸肌，主要有肱二头肌和肱三头肌。肱二头肌位于肱骨前方，有长、短两个头，收缩时可屈肘关节，使前臂旋后，协助屈肩关节。肱三头肌位于肱骨后部，收缩时可伸肘关节。

3. **前臂肌**　大多数为长肌，近端为肌腹，远端则为细长的腱。分为前、后两群，可运动腕关节和手掌、手指。前群主要是屈肌和旋前肌；后群主要是伸肌和旋后肌。

4. **手肌**　位于手掌面，是一些短小的肌，主要作用是运动手指。主要有拇指侧的鱼际和小指侧的小鱼际等。鱼际为手掌外侧群肌，包括拇短展肌、拇短屈肌、拇对掌肌、拇收肌，各肌的作用与其名称一致。小鱼际为手掌内侧群肌，收缩时可使小指做外展运动。

六、下肢肌

下肢肌包括髋肌、大腿肌、小腿肌和足肌（图 3-55～图 3-57）。

1. **髋肌**　位于髋关节周围，跨过髋关节，止于股骨，分为前、后两群。

（1）**前群**　主要有髂腰肌，由腰大肌和髂肌组成，作用是使髋关节前屈和旋外。

（2）**后群** 主要包括臀大肌、臀中肌、臀小肌和梨状肌等。臀大肌大而肥厚，形成臀部隆起，作用为伸髋关节并旋外。

图 3-55 髋肌和大腿肌前群（浅层）

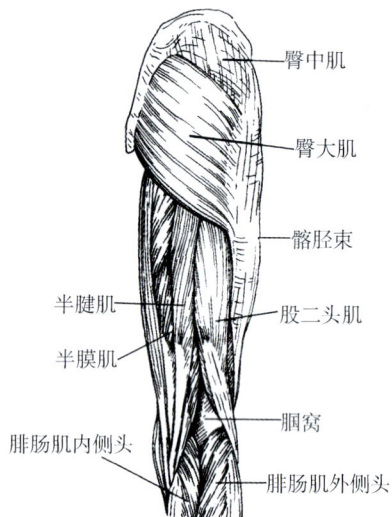

图 3-56 髋肌和大腿肌后群（浅层）

图 3-57 小腿肌后群

知 识 链 接

臀大肌的形态与功能

臀大肌位于臀部皮下，受人类直立姿势的影响，臀大肌大而肥厚，形成了特有的臀部膨隆。臀大肌起自髂骨外面和骶骨、尾骨的后面，肌束斜向外下，止于股骨臀肌粗隆。

臀大肌肌束肥厚，其外上四分之一部位无重要血管和神经通过，故可作为肌肉注射的部位之一。

2. **大腿肌** 位于股骨周围，分为前群、内侧群和后群。

（1）前群 主要有缝匠肌和股四头肌。缝匠肌是全身最长的肌，可屈髋关节和膝关节。股四头肌是全身体积最大的肌，四个头向下合并形成肌腱，包绕髌骨，延续为髌韧带止于胫骨粗隆，可屈髋关节和伸膝关节。

（2）内侧群 主要作用是内收髋关节。

（3）后群 主要有股二头肌，作用是伸髋关节和屈膝关节。

3. **小腿肌** 分为前群、外侧群和后群。

（1）前群 作用是使足背屈，足内翻和伸趾。

（2）外侧群 作用是使足外翻和足跖屈。

（3）后群 浅层有小腿三头肌，由两块腓肠肌和一块比目鱼肌组成，向下形成粗大的跟腱止于跟骨。小腿三头肌收缩可屈踝关节和膝关节。后群深层肌作用是使足跖屈、足内翻和屈趾。

4. **足肌** 分为2部分，足背肌作用是伸趾；足底肌作用是屈趾和维持足弓。

项目三　常用的骨性与肌性标志

在活体体表可以观察或触及的骨性突起和凹陷、肌的轮廓等，均称体表标志。应用这些体表标志可以确定体内血管和神经的走行，内部器官的位置、形状和大小，也可作为临床检查、治疗和针灸取穴的标志，故有实用意义。

一、 常用的骨性标志

枕外隆凸：为头后正中线处的骨性隆起。

乳突：为耳郭后方的骨性突起，属于颞骨。

颧弓：位于耳前方的骨性弓。

眶上缘、眶下缘：为眼眶上、下的骨性边界。

眉弓：为眶上缘上方的横行隆起。

下颌角：为下颌体与下颌支交界处下缘的后端。

背纵沟：为背部正中纵行的浅沟，在沟底可触及各椎骨的棘突。低头时，颈部可触及显著突起的第 7 颈椎棘突。脊柱下端可触及尾骨尖和骶角。

肩胛骨：位于皮下，可以触及肩胛冈、肩峰和上角、下角。上角平第 2 肋，下角平第 7 肋或第 7 肋间隙。

髂嵴：位于皮下，其最高点约平第 4 腰椎棘突。

髂后上棘：为髂嵴的后端，瘦人为一骨性突起，皮下脂肪较多者则为一皮肤凹陷，此棘平对第 2 骶椎棘突。

锁骨：全长均可触及，锁骨的内侧端膨大，突出于胸骨颈静脉切迹的两侧，其内侧 2/3 凸向前，外侧 1/3 凸向后。

颈静脉切迹：胸骨柄上缘正中，平齐第 2 胸椎体下缘。

胸骨角：胸骨柄与胸骨体相接处形成凸向前的横行隆起，两侧平第 2 肋软骨。胸骨角相当于第 4 胸椎体下缘水平。

剑突：在胸骨体的下方两肋弓的夹角处，有三角形凹陷，此处可触及剑突。

肋弓：由剑突向外下方可触及。

肱骨内、外上髁：在肘关节两侧的稍上方，内上髁突出较明显。

尺骨鹰嘴：在肘后方易触及。

桡骨头：在肱骨外上髁下方，伸肘时在肘后方容易触及。

桡骨茎突：位于腕桡侧，为桡骨下端外侧份的骨性隆起。

尺骨茎突：位于腕尺侧，在尺骨头后内侧，前臂旋前时可在尺骨头下方触及。正常情况下，尺骨茎突比桡骨茎突高。

坐骨结节：为坐骨最低点，取坐位时与凳子相接触，在皮下易触及。

股骨内、外侧髁和胫骨内、外侧髁：都在膝关节两侧皮下。

髌骨：在膝关节前面的皮下。

胫骨粗隆：为髌骨下方的骨性隆起，向下续于胫骨前缘。

腓骨头：位于胫骨外侧髁的后外方，位置稍高于胫骨粗隆。

外踝：为腓骨下端一窄长的隆起，比内踝低。

内踝：为胫骨下端内侧面的隆凸。

二、 常用的肌性标志

竖脊肌：在背纵沟的两侧，呈纵行隆起。

胸大肌：为胸前壁上部的肌性隆起。

腹直肌：位于腹前壁正中线两侧，被 3 ~ 4 条横沟分成多个肌腹，这些横沟即腱划，肌收缩时在脐以上可见到。

咬肌：咬紧牙关时，在下颌角前上方的肌性隆起。

颞肌：在颧弓上方的颞窝内。

胸锁乳突肌：头转向对侧时，在颈部可明显看到自后上斜向前下的长条状肌性隆起。

三角肌：从前、外、后三方包绕肱骨的上端，形成肩部圆隆的外形。

肱二头肌：在臂前面，其内、外侧各有一纵行的浅沟，内侧沟较明显；肱二头肌下部肌腱可在肘窝处触及。

臀大肌：形成臀部圆隆的外形。

股四头肌：形成大腿前面的肌性隆起，肌腱经膝关节前面包绕髌骨的前面和两侧缘，向下延伸为髌韧带，止于胫骨粗隆，为临床上膝跳反射叩击部位。

半腱肌腱、半膜肌腱：附于胫骨上端的内侧，构成腘窝的上内界。

股二头肌肌腱：为一粗索，附着于腓骨头，构成腘窝的上外界。

腓肠肌两个头：腓肠肌肌腹形成小腿后面的肌性隆起，俗称"小腿肚"。其内、外两个头构成腘窝的下内、下外界。

跟腱：在踝关节后方，呈粗索状，向下止于跟骨结节。

复习思考

一、选择题

1. 运动系统包括（　　　）

    A. 骨、关节与肌　　　　　　B. 软骨与肌　　　　　　C. 骨连结与肌

    D. 骨、骨连结、骨骼肌　　　E. 骨骼、关节、韧带

2. 不属于长骨的是（　　　）

    A. 指骨　　　　　　　　　　B. 肱骨　　　　　　　　C. 尺骨

    D. 股骨　　　　　　　　　　E. 胸骨

3. 下列各骨中，属于扁骨的是（　　　）

    A. 蝶骨　　　　　　　　　　B. 骶骨　　　　　　　　C. 上颌骨

    D. 顶骨　　　　　　　　　　E. 颞骨

4. 不属于不规则骨的是（　　　）

    A. 胸椎　　　　　　　　　　B. 蝶骨　　　　　　　　C. 腰椎

    D. 颞骨　　　　　　　　　　E. 趾骨

5. 关于骨的构造，描述完整的是（　　　）

    A. 由骨密质、骨松质、骨膜构成

    B. 由骨密质、骨松质、红骨髓构成

    C. 由骨膜、骨质、骨髓构成

D. 骨的表面全部被覆有骨膜

E. 由骨密质、骨松质、黄骨髓构成

6. 具有造血功能的是（　　　）

  A. 骨密质   B. 骨膜   C. 黄骨髓

  D. 关节软骨   E. 红骨髓

7. 关节的基本结构包括（　　　）

  A. 关节腔、关节囊、关节面、韧带

  B. 关节囊、关节腔、关节软骨

  C. 关节面、关节囊、关节腔

  D. 关节面、关节囊、韧带

  E. 关节囊、关节腔、关节面、关节盘

8. 有横突孔的椎骨是（　　　）

  A. 颈椎   B. 胸椎   C. 腰椎

  D. 骶骨   E. 尾骨

9. 围成椎间孔的是（　　　）

  A. 上下相邻的椎弓根   B. 上下相邻的椎弓板   C. 椎弓根与椎弓板

  D. 上下相邻的横突   E. 椎体与椎弓

10. 胸椎的主要特征是（　　　）

  A. 有棘突   B. 棘突分叉

  C. 没有明显的上下关节突   D. 椎体大，棘突呈矢状位水平后伸

  E. 椎体两侧有与肋相邻的关节面

11. 黄韧带连于两个相邻的（　　　）

  A. 棘突之间   B. 椎体之间   C. 椎弓根之间

  D. 椎弓板之间   E. 椎弓之间

12. 关于脊柱的生理弯曲，正确的描述是（　　　）

  A. 颈曲凸向后，胸曲凸向前   B. 颈曲凸向前，胸曲凸向前

  C. 胸曲凸向前，腰曲凸向后   D. 骶曲凸向前，腰曲凸向前

  E. 颈曲凸向前，胸曲凸向后

13. 关于胸廓的描述，正确的是（　　　）

  A. 胸廓由胸骨、肋、胸椎和肩胛骨连接而成

  B. 成人胸廓呈前后略扁的圆锥体形

  C. 下口较小，上口大而不整齐

  D. 胸廓外形上宽下窄

E. 胸廓横径小于前后径

14. 属于脑颅骨的是（   ）

    A. 颧骨　　　　　　　　B. 上颌骨　　　　　　　C. 泪骨

    D. 筛骨　　　　　　　　E. 腭骨

15. 属于面颅骨的是（   ）

    A. 筛骨　　　　　　　　B. 犁骨　　　　　　　　C. 颞骨

    D. 枕骨　　　　　　　　E. 额骨

16. 不属于颅中窝的结构是（   ）

    A. 枕骨大孔　　　　　　B. 卵圆孔　　　　　　　C. 棘孔

    D. 垂体窝　　　　　　　E. 圆孔

17. 冠状缝位于（   ）

    A. 额骨和颞骨之间　　　　　　B. 两顶骨之间　　　　　　　C. 额骨和两顶骨之间

    D. 顶骨、枕骨和蝶骨之间　　　E. 额骨、顶骨和颞骨之间

18. 具有鼻旁窦的骨是（   ）

    A. 上颌骨、蝶骨、额骨、筛骨

    B. 颞骨、上颌骨、颧骨、下颌骨

    C. 筛骨、蝶骨、额骨、枕骨

    D. 额骨、蝶骨、颧骨、上颌骨

    E. 筛骨、上颌骨、下颌骨、蝶骨

19. 具有乳突的骨是（   ）

    A. 枕骨　　　　　　　　B. 额骨　　　　　　　　C. 颞骨

    D. 顶骨　　　　　　　　E. 下颌骨

20. 桡神经沟是（   ）

    A. 肱骨滑车后方的浅沟　　　　B. 肱骨外上髁后下方的浅沟

    C. 肱骨小头后下方的浅沟　　　D. 肱骨滑车下后方的浅沟

    E. 肱骨三角肌粗隆的后方自内上斜向外下的浅沟

21. 关于肩关节的描述，正确的是（   ）

    A. 关节囊各壁均有肌腱加强

    B. 关节囊内有肱三头肌长头腱通过

    C. 关节囊前壁薄弱

    D. 关节囊内有肱二头肌长头腱通过

    E. 关节盂大而深

22. 不属于肘关节的结构是（   ）

A. 前臂骨间膜　　　　　　　B. 肱尺关节　　　　　　C. 肱桡关节

D. 桡尺近侧关节　　　　　　E. 肱骨下端与桡、尺骨的上端

23. 关于膝关节的描述，正确的是（　　　）

A. 内、外侧半月板位于股骨和髌骨之间

B. 前、后交叉韧带为囊外的独立韧带

C. 由股骨下端、胫骨上端和髌骨构成

D. 由股骨下端和胫骨、腓骨上端构成

E. 只能做屈伸运动

24. 肌的辅助结构不包括（　　　）

A. 浅筋膜腱划　　　　　　　B. 滑膜囊　　　　　　　C. 滑膜鞘

D. 腱划　　　　　　　　　　E. 深筋膜

25. 属于表情肌的是（　　　）

A. 颞肌　　　　　　　　　　B. 枕额肌　　　　　　　C. 咬肌

D. 斜方肌　　　　　　　　　E. 胸锁乳突肌

26. 属于咀嚼肌的是（　　　）

A. 眼轮匝肌　　　　　　　　B. 颊肌　　　　　　　　C. 颞肌

D. 口轮匝肌　　　　　　　　E. 枕额肌

27. 胸大肌可使臂（　　　）

A. 后伸　　　　　　　　　　B. 前屈　　　　　　　　C. 旋外

D. 内收　　　　　　　　　　E. 环转

28. 属于臂肌后群的肌是（　　　）

A. 旋后肌　　　　　　　　　B. 胸大肌　　　　　　　C. 肱三头肌

D. 三角肌　　　　　　　　　E. 肱二头肌

29. 属于股前群肌的是（　　　）

A. 股四头肌　　　　　　　　B. 股二头肌　　　　　　C. 半腱肌

D. 半膜肌　　　　　　　　　E. 长收肌

30. 不属于小腿后群肌的是（　　　）

A. 腓肠肌　　　　　　　　　B. 趾长屈肌　　　　　　C. 腓骨长肌

D. 胫骨后肌　　　　　　　　E. 比目鱼肌

二、填空题

1. 运动系统由_____、_____和_____构成。

2. 骨主要由_____、_____和_____等构成。

3. 根据骨的外形，可分为_____、_____、_____和_____。

4. 关节的基本结构由＿＿＿＿＿、＿＿＿＿＿和＿＿＿＿＿构成。

5. 椎骨由前方的＿＿＿＿＿和后方的＿＿＿＿＿构成。

6. 第 1 颈椎又称＿＿＿＿＿，呈环形。

7. 第 2 颈椎又称＿＿＿＿＿，椎体有一个突向上方的＿＿＿＿＿。

8. 第 7 颈椎又称＿＿＿＿＿，棘突较长，是计数椎骨数目和针灸取穴的标志。

9. 脊柱的 4 个生理性弯曲，即＿＿＿＿＿、＿＿＿＿＿、＿＿＿＿＿和＿＿＿＿＿。

10. 在颅中窝，眶上裂内侧端的下方，自前内向后外依次有 3 个孔，分别是＿＿＿＿＿、＿＿＿＿＿和＿＿＿＿＿。

11. 位于冠状缝与矢状缝之间的颅囟称＿＿＿＿＿；位于矢状缝与人字缝之间的颅囟称＿＿＿＿＿。

12. 肩关节由＿＿＿＿＿和＿＿＿＿＿构成。

13. 肘关节包括 3 组关节，即＿＿＿＿＿、＿＿＿＿＿和＿＿＿＿＿。

14. 膝关节由＿＿＿＿＿和＿＿＿＿＿及＿＿＿＿＿组成。

15. 肌的形态可分为＿＿＿＿＿、＿＿＿＿＿、＿＿＿＿＿和＿＿＿＿＿。

16. 肌的辅助结构包括＿＿＿＿＿、＿＿＿＿＿和＿＿＿＿＿。

17. 颞下颌关节由下颌骨的＿＿＿＿＿与颞骨构成，关节腔内有＿＿＿＿＿。

18. 膈上有＿＿＿＿＿、＿＿＿＿＿和＿＿＿＿＿3 个裂孔。

19. 腹前外侧壁三层扁肌由浅入深为＿＿＿＿＿、＿＿＿＿＿和＿＿＿＿＿。

20. 咀嚼肌包括＿＿＿＿＿、＿＿＿＿＿、＿＿＿＿＿和＿＿＿＿＿。

21. 臂后群肌主要有＿＿＿＿＿，主要可＿＿＿＿＿肘关节。

22. 股四头肌位于＿＿＿＿＿，有＿＿＿＿＿和＿＿＿＿＿的作用。

24. 可使足内翻的肌是＿＿＿＿＿和＿＿＿＿＿。

25. 腹股沟管中男性有＿＿＿＿＿通过；女性有＿＿＿＿＿通过。

26. 头颈部常用的骨性标志有＿＿＿＿＿、＿＿＿＿＿和＿＿＿＿＿。

27. 临床可作肌肉注射的部位主要有＿＿＿＿＿和＿＿＿＿＿。

三、简答题

1. 试述运动系统的组成及其功能。

2. 骨按形态分为哪几类？并举例说明。

3. 简述膝关节、肩关节的组成及特点。

4. 简述椎间盘的位置、结构特点及临床意义。

5. 计数椎骨和肋骨数目的体表标志有哪些？

6. 何为胸骨角、椎间盘、翼点？

模块四
消化系统

【学习目标】

掌握：口腔、咽的结构，食管的三个狭窄，胃和肝的形态、位置和分部，大肠的分部，阑尾和肝的体表投影，输胆管道的组成。

熟悉：消化管壁的微细结构，胃壁的结构特点，肝和小肠黏膜的微细结构，小肠和胰的形态、位置，腹膜和腹膜腔的概念、腹膜与器官的关系。

了解：胸部标志线和腹部分区，胰的微细结构，腹膜形成的结构，牙的形态与结构，三大唾液腺的位置和腺管开口部位。

消化系统是保证机体新陈代谢活动正常进行的重要功能系统，主要功能是摄取食物、进行消化和吸收营养成分，最后将食物残渣形成粪便排出体外，为机体提供物质和能量。

项目一　概　述

案例导入

张某，男，79岁。患者4小时前因关节痛服用止痛片数片而出现呕吐血性液体，色鲜红含有血凝块，量为 200~300mL，并排暗红色血便数次，伴有心慌、头晕、冷汗出，遂就诊。

体格检查：体温36.5℃，心率120次/分，呼吸24次/分，血压90/60mmHg。发育正常，营养中等，急性面容，神情淡漠。全身皮肤及黏膜苍白，无黄染。心肺未见异常。腹软，无压痛和反跳痛，触诊肝、脾肋下未触及，移动性浊音阴性，肠鸣音弱。经补液、止血治疗后症状缓解，出血停止。

临床诊断：上消化道出血。

思考：①消化系统包括哪些器官？②消化道包括哪些器官？上、下消化道怎样区分？区分的标志是什么？③上消化道出血常见的原因有哪些？

一、内脏的概述

内脏包括消化、呼吸、泌尿、生殖4个系统的器官。大部分内脏器官位于胸腔、腹腔和盆腔内，并通过管道直接或间接与外界相通。内脏器官按基本构造可分为中空性器官和实质性器官两大类。中空性器官一般呈管状或囊状，其管壁通常分为4层，由内向外依次为：黏膜、黏膜下层、肌层和外膜，如消化道、呼吸道、泌尿道、生殖道等；实质性器官多为腺组织，表面包有结缔组织被膜或浆膜，被膜伸入器官内将器官分隔成若干小叶，如肝脏、胰腺、肾脏等。每个器官的神经和导管出入之处常为一凹陷，称为门，如肾门、肺门、肝门等。

二、胸部的标志线和腹部分区

（一）胸部的标志线（图4-1）

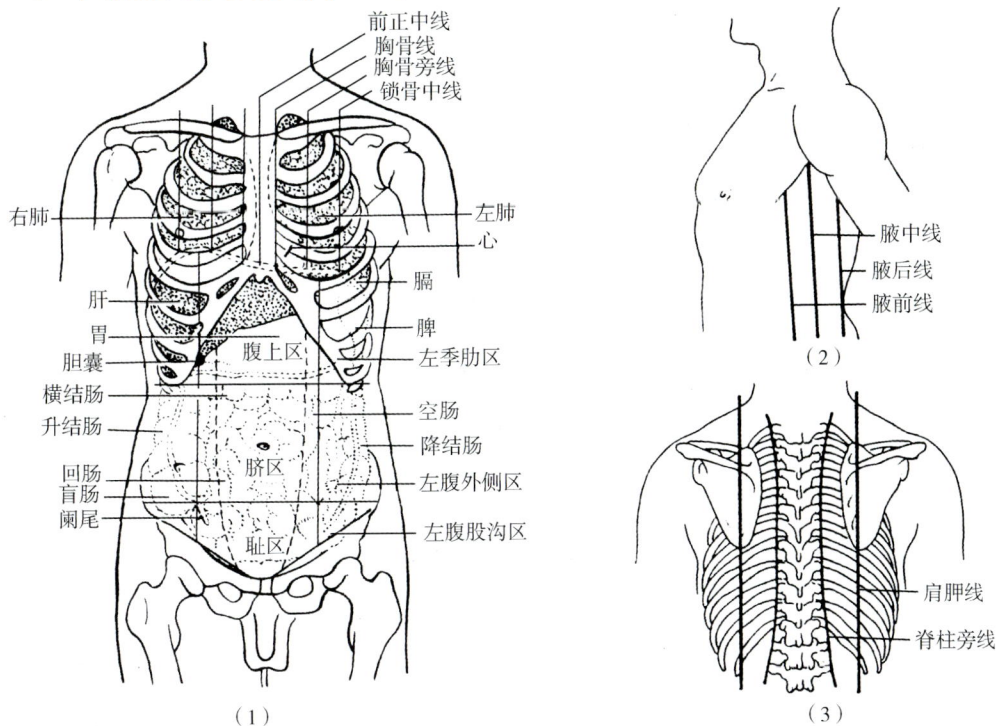

图4-1 胸部标志线和腹部分区

1. **前正中线** 沿身体前正中线所作的垂直线。

2. **胸骨线** 沿胸骨最宽处的外侧缘所作的垂直线。

3. **锁骨中线** 通过锁骨中线所作的垂直线。

4. **胸骨旁线** 通过胸骨线和锁骨中线之间连线中点所作的垂直线。

5. **腋前线** 通过腋前襞所作的垂直线。

6. **腋后线** 通过腋后襞所作的垂直线。

7. **腋中线** 通过腋前、后襞之间中点所作的垂直线。

8. **肩胛线** 通过肩胛下角所作的垂直线。

9. **后正中线** 沿身体后正中线所作的垂直线。

（二）腹部分区

为了便于描述内脏器官的位置及其体表投影，通常借助腹部体表标志和人为画线将腹部分为几个区域，常用的是九区分法（图4-2），即在腹部前面，用两条横线和两条纵线将腹部分成"井"字形的9个区。上横线为通过两侧肋弓最低点的连线；下横线为通过两侧髂结节的连线；左右两条纵线为通过两侧腹股沟中点与两条横线垂直相交的直线。划分后的9个区：腹上部的腹上区、左右季肋区；腹中部的脐区、左右外侧区；腹下部的腹下区、左右腹股沟区。

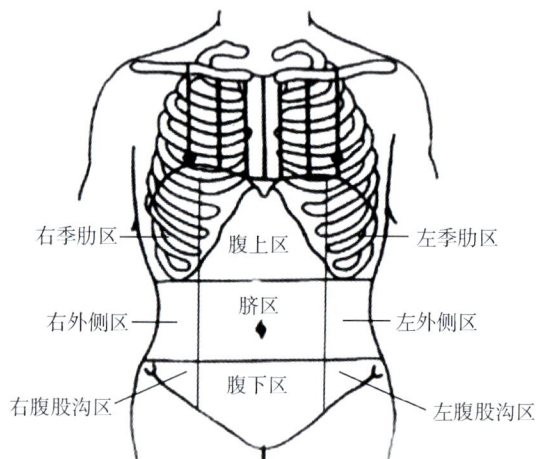

图4-2 腹部九分区示意图

三、 消化系统概述

消化系统由消化管和消化腺两大部分组成（图4-3）。消化管是从口腔到肛门之间的一条粗细不等的连续管道，包括口腔、咽、食管、胃、小肠和大肠。消化腺主要包括唾液腺（腮腺、下颌下腺、舌下腺）肝、胰，以及消化管壁内的许多小腺体，如胃腺和肠腺等。消化腺分泌的消化液排入消化管腔内，可对食物进行化学性消化。

消化系统的主要功能是消化食物，即摄取和消化、吸收食物中的营养，为机体提供能量、构筑细胞和组织，最后排出食物残渣（粪便）。此外，口腔、咽等还与呼吸、发音和语言活动有关。

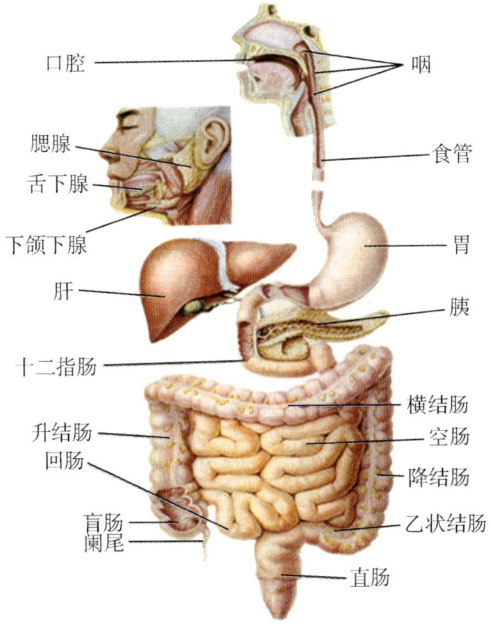

口腔
咽
腮腺
食管
舌下腺
下颌下腺
胃
肝
胰
十二指肠
升结肠
横结肠
回肠
空肠
降结肠
盲肠
乙状结肠
阑尾
直肠

图 4-3 消化系统的组成

项目二 消化管

消化管包括口腔、咽、食管、胃、小肠和大肠等器官，其主要功能是通过机械作用完成对食物的磨碎、与消化液的混合及推动食糜的下移等。

一、消化管的微细结构

消化管属内脏器官中的中空性器官，各部分的内径和机能各不相同，但除口腔外的消化管管壁结构一般可分为 4 层，以横切的小肠管壁为例，可见其由内向外依次为黏膜层、黏膜下层、肌层和外膜（图 4-4）。

1. **黏膜** 位于管壁的最内层，是结构最复杂、功能最集中的部分，黏膜可分为：

（1）**上皮** 覆盖于消化管腔的内表面。口腔、咽、食管及肛管的上皮为复层扁平上皮，能耐受食物和残渣的摩擦；胃、肠道的上皮为单层柱状上皮，以吸收、分泌功能为主。

（2）**固有层** 黏膜固有层由疏松结缔组织构成，内有小腺体、血管、神经、淋巴管和淋巴组织。

（3）**黏膜肌层** 黏膜肌层由薄层的平滑肌构成，收缩时可使黏膜微弱地运动，有助于血液运行、腺体分泌物的排出和营养物质的吸收。

101

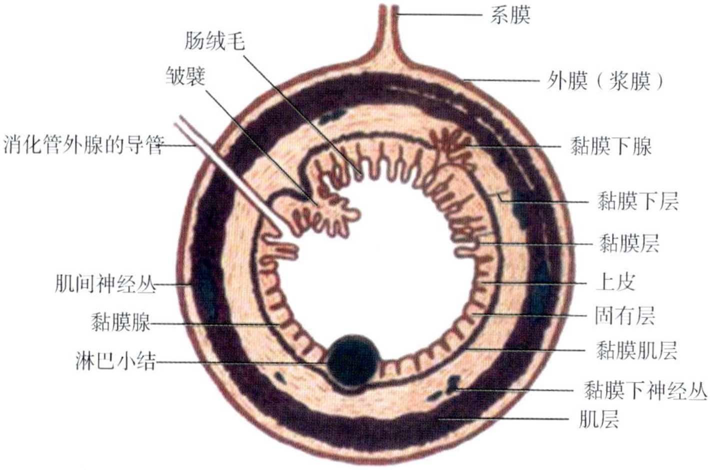

图 4-4　消化管微细结构模式图

2. 黏膜下层　黏膜下层由疏松结缔组织构成，含丰富的小血管、淋巴管和黏膜下神经丛，有利于黏膜和肌层的活动。

3. 肌层　口腔、咽、食管上段和肛门周围的肌层属于骨骼肌，其余各段均为平滑肌。肌层一般分为内环和外纵2层。肌层的收缩与舒张，使消化管产生多种形式的运动，将消化管中的内容物向下推进，并与消化液充分混合，促进消化和吸收。

4. 外膜　咽、食管、直肠下段的外膜由薄层结缔组织构成，称纤维膜。胃、小肠和部分大肠的外膜由薄层结缔组织和间皮共同构成，称为浆膜。浆膜表面光滑，可减少器官运动时相互之间的摩擦。

二、口腔

口腔是消化管的起始部，向前经口裂通外界，向后经咽峡与咽相通。口腔前壁为上、下唇，两侧壁为颊，上壁为腭，下壁为口腔底。口腔以上、下牙弓（包括牙槽突、牙龈和牙列）为界，分为口腔前庭和固有口腔2部分。当上、下牙列咬合时，口腔前庭可经第3磨牙后方的间隙与固有口腔相通，临床在患者牙关紧闭时可经此插管或注入营养物质。

（一）唇、颊、腭

1. 唇和颊　唇和颊由皮肤、皮下组织、肌和黏膜组成。上、下唇间的裂隙称口裂，其左右结合处称口角。上唇两侧以弧形的鼻唇沟与颊分界，上唇外面正中线处有一纵行浅沟称为人中，昏迷患者急救时常在此处进行指压或针刺。在上颌第2磨牙相对的颊黏膜处，有腮腺管的开口。

2. 腭　构成口腔的上壁，分隔鼻腔和口腔。腭分为前2/3的硬腭及后1/3的软腭。硬腭以骨腭为基础，表面覆以黏膜，黏膜与骨紧密结合。软腭是硬腭向后延伸的柔软部分。

软腭后部中央有一向下的突起，称腭垂，也称之为悬雍垂。自腭垂向两侧各有两条弓形皱襞，前方一对向下延续于舌根，称腭舌弓；后方一对向下延至咽侧壁，称腭咽弓。腭垂、左右腭舌弓及舌根共同围成咽峡，是口腔和咽的分界（图 4 - 5）。

（二）舌

舌位于口腔底，由骨骼肌构成，表面覆有黏膜，具有感受味觉、搅拌食物、协助吞咽和辅助发音的功能。

1. 舌的形态 舌分为舌尖、舌体和舌根三部分。舌有上、下两面，上面称舌背，其后部可见"∧"形的界沟将舌分为前 2/3 的舌体和后 1/3 的舌根，舌体的前端称舌尖。

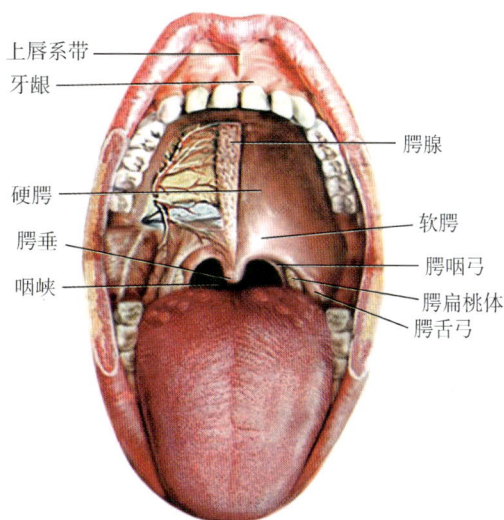

图 4 - 5 口腔与咽峡

2. 舌的黏膜 呈淡红色，覆于舌的表面。舌背黏膜上有许多小突起，称舌乳头。舌乳头内有一般感受器和味觉感受器，能感受一般感觉和味觉。舌根的黏膜内有淋巴组织构成的舌扁桃体。

舌下面的黏膜在舌的中线处有连于口腔底的黏膜皱襞，称舌系带。在舌系带根部的两侧有一对小圆形隆起，称舌下阜，是下颌下腺管和舌下腺大管的开口处。舌下阜向两侧延续称舌下襞，舌下腺位于舌下襞深面（图 4 - 6）。

3. 舌肌 为骨骼肌，分为舌内肌和舌外肌。舌内肌起止均在舌内，收缩时可改变舌的形状。舌外肌起自舌外而止于舌内，收缩时可改变舌的位置。其中，颏舌肌的功能在临床上

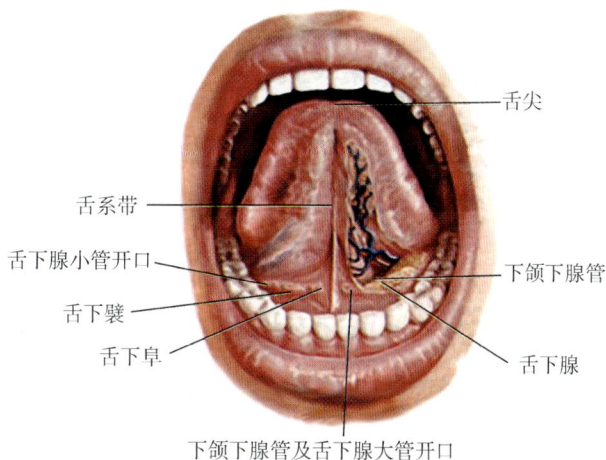

图 4 - 6 舌的形态、结构

较重要：两侧颏舌肌同时收缩可拉舌向前下方（伸舌）；一侧收缩时使舌尖伸向对侧。如一侧颏舌肌瘫痪，伸舌时健侧颏舌肌收缩使舌尖歪向瘫痪侧。

（三）牙

牙是人体最坚硬的器官，嵌于上、下颌骨的牙槽内，具有对食物进行机械加工和辅助

发音的作用。

1. 牙的形态 牙在外形上可分为牙冠、牙颈和牙根三部分。暴露在口腔内的称牙冠；嵌于牙槽内的称牙根；介于牙冠与牙根交界部分称牙颈。牙内的空腔，称为牙腔或髓腔，包括位于牙根内的牙根管和牙冠内的牙冠腔。

2. 牙的构造 由牙质、牙釉质、牙骨质和牙髓组成（图 4-7）。牙质构成牙的大部分。在牙冠部的表面有坚硬洁白的牙釉质。在牙颈和牙根部的牙质外面包有牙骨质。牙髓位于牙腔内，由神经、血管和结缔组织共同构成，当牙髓发炎时常可引起剧烈疼痛。

3. 牙的分类 牙是对食物进行机械加工的器官，并有协助发音等作用。根据牙的形态和功能，可分为切牙、尖牙、前磨牙和磨牙（图 4-8）。

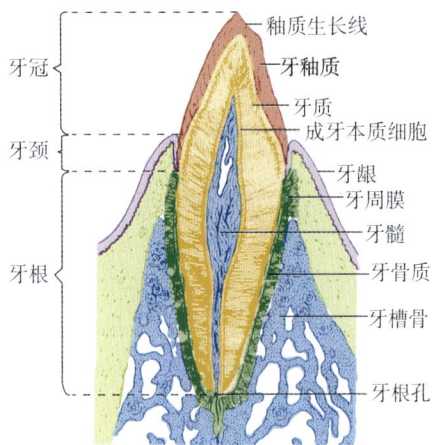

图 4-7 牙的形态和构造

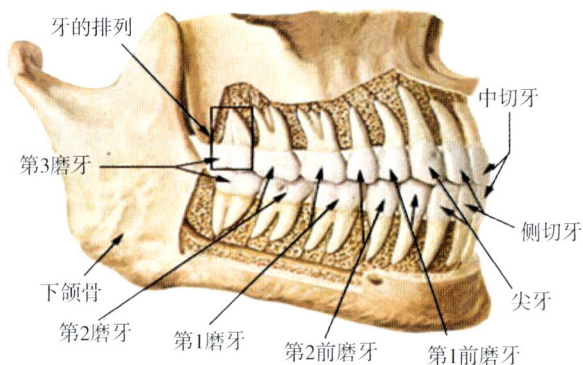

图 4-8 牙的分类与排列

人的一生中先后生长两套牙。第一套牙称为乳牙，一般在出生后 6 个月开始萌出，3 岁左右出全，共 20 个。第二套牙称为恒牙，6 岁左右乳牙开始脱落，恒牙开始萌出，12~14 岁逐步出全并替换全部乳牙；第三磨牙萌出最迟，故称迟牙，通常在 17~25 岁才萌出，有的甚至终生不出。因此，恒牙数为 28~32 个均属正常。

4. 牙的排列 乳牙上、下颌左右各 5 个，共 20 个。恒牙上、下颌左右各 8 个，共 32 个。临床上记录牙的位置时，常以人的方位为准，以"十"记号划分四区表示左、右侧及上、下颌的牙位，乳牙用罗马数字Ⅰ~Ⅴ表示，恒牙用阿拉伯数字 1~8 表示。

5. 牙的组织 包括牙周膜、牙槽骨和牙龈 3 部分。牙周膜是介于牙龈和牙槽骨之间的致密结缔组织，固定牙根，并可缓冲咀嚼时的压力。牙龈是口腔黏膜的一部分，血管丰富、包被牙颈，与牙槽骨的骨膜紧密相连。牙周组织对牙起保护、固定和支持作用。

三、咽

咽是一个前后略扁的漏斗形肌性管道，上宽下窄，位于颈椎的前方，上起颅底，下达第 6 颈椎下缘，移行于食管，全长约 12cm，是消化道和呼吸道的共同通道。咽的前壁不完整，自上而下分别与鼻腔、口腔和喉腔相通。以软腭和会厌上缘平面为界，可将咽腔分为鼻咽、口咽和喉咽（图 4 - 9）。

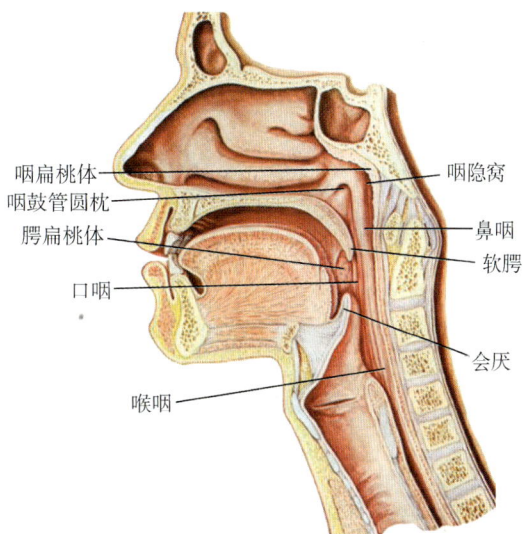

图 4 - 9　咽的分布

1. **鼻咽**　鼻咽位于鼻腔的后方，介于颅底与软腭之间，向前经鼻后孔与鼻腔相通。在鼻咽的两侧壁相当于下鼻甲后方 1.5cm 处各有一个咽鼓管咽口，借咽鼓管通中耳鼓室。咽部感染时，细菌可经咽鼓管传播至中耳，引发中耳炎。该口的前、上和后方有明显的半环形隆起，称咽鼓管圆枕。咽鼓管圆枕的后方有一纵行深窝，称咽隐窝，是鼻咽癌的好发部位。

2. **口咽**　口咽位于口腔的后方，介于软腭与会厌上缘之间，向上通鼻咽，向下通喉咽，向前经咽峡通口腔。口咽外侧壁在腭舌弓与腭咽弓之间的凹陷称扁桃体窝，窝内容纳腭扁桃体。

3. **喉咽**　喉咽位于喉的后方，上起会厌上缘，下至第 6 颈椎体下缘平面与食管相续，向前经喉口通喉腔。喉咽是咽腔中最狭窄的部分，在喉口两侧各有一个深凹，称梨状隐窝，是异物易滞留的部位。

四、食管

（一）食管的位置和形态

食管为一肌性管道，上端于第 6 颈椎体下缘平面与咽相续，经气管后面下行，穿过膈的食管裂孔进入腹腔，下端约在第 11 胸椎左侧与胃连接，全长约 25cm。按其行程可分为颈部、胸部和腹部 3 部（图 4 - 10）。颈部较短，自起始端至颈静脉切迹平面；胸部较长，自颈静脉切迹平面至食管裂孔；腹部最短，自食管裂孔至贲门。

（二）食管的生理性狭窄

食管有 3 处生理性狭窄：第一狭窄在食管的起始处，距中切牙约 15cm；第二狭窄在食管与左主支气管交叉处，距中切牙约25cm；第三狭窄在食管穿膈的食管裂孔处，距中切牙约40cm。这些狭窄，尤其是第二狭窄部常为异物滞留和食管癌的好发部位。临床上进行食管内插管时，要注意这三处狭窄，以免损伤食管（图4-10）。

图4-10 食管及其生理性狭窄

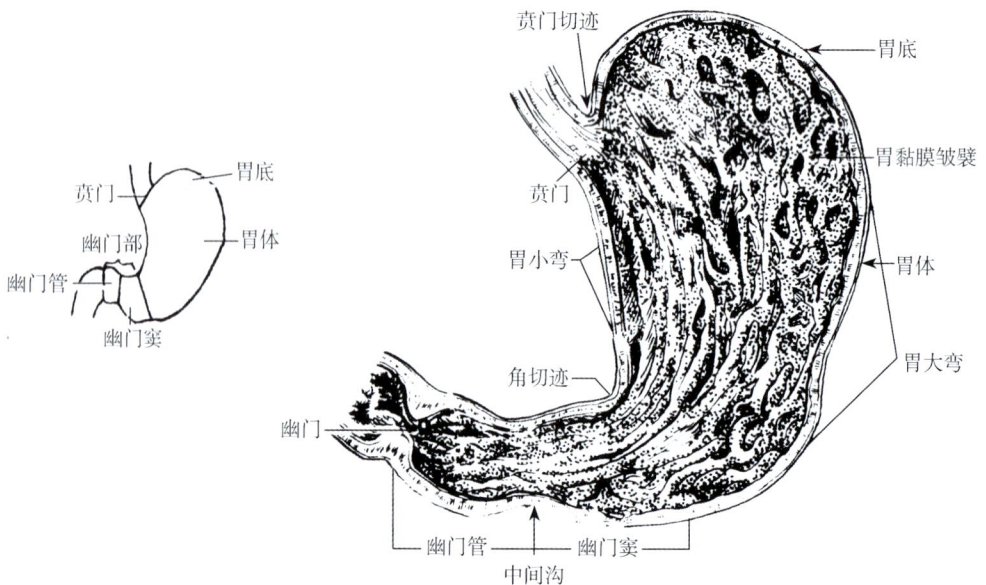

五、胃

胃是消化管中最膨大的部分，向上续于食管，向下与十二指肠相接。胃有容纳食物、分泌胃液、搅拌食物和消化食物的功能。成人胃容量约为1500mL，新生儿胃容量约为30mL。

（一）胃的形态和分部

胃有两壁、两口和两缘。两壁即前后壁。胃的上口称贲门；上接食管；下口称幽门，接十二指肠。在幽门的表面常有缩窄的环形沟，为幽门括约肌所在之处。胃的上缘较短，朝向右上，称胃小弯。在胃小弯的最低处可明显见到一切迹，称角切迹，它是胃体与幽门部在胃小弯的分界。下缘凸而长，朝向左下，称胃大弯（图4-11）。

图4-11 胃的形态、分布及黏膜

胃可分为 4 部分：位于贲门附近的部分称贲门部；位于贲门平面以上向左上方隆起的部分称胃底；胃的中间部分称胃体；位于角切迹与幽门之间的部分称为幽门部，也称之为胃窦部。在幽门部大弯侧有一不太明显的浅沟，称中间沟，此沟将幽门部分为右侧呈管状的幽门管和左侧较为扩大的幽门窦。胃溃疡和胃癌多发生于幽门窦附近胃小弯处。

（二）胃的位置和毗邻

胃的位置随体型、体位和胃的充盈程度不同而改变。胃在中等程度充盈时，大部分位于左季肋区，小部分位于腹上区。贲门和幽门的位置比较固定，贲门位于第 11 胸椎左侧，幽门则在第 1 腰椎右侧。

胃前壁右侧部分与肝左叶相邻，左侧与膈相邻，被左肋弓所掩盖，其余部分与腹前壁直接相贴，是临床上触诊胃的部位。胃后壁与胰、横结肠、左肾和左肾上腺相邻，胃底则与膈和脾相邻。

（三）胃壁的结构特点

胃壁的 4 层结构中，其微细结构特点主要表现在黏膜和肌层（图 4 - 12）。

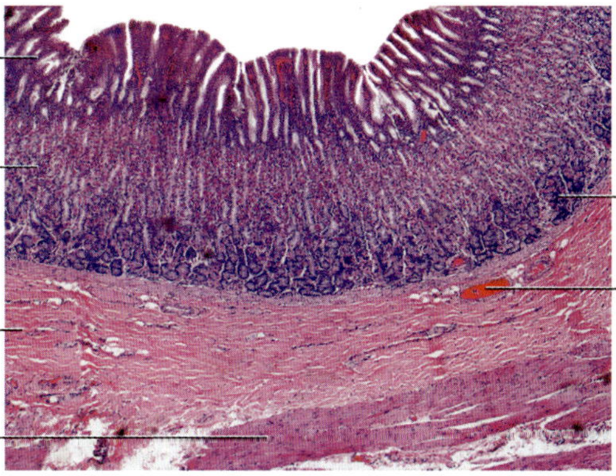

图 4 - 12　胃壁的微细结构

1. 黏膜　胃黏膜较厚，肉眼观察为淡红色，有光泽。黏膜表面有许多针孔样小窝，称胃小凹，凹的底部有胃腺开口。胃空虚时，黏膜与黏膜下层隆起成皱襞，胃充盈时，皱襞变低或展平，而胃小弯处有 4~5 条恒定的纵行皱襞。幽门的黏膜皱襞呈环形，称幽门瓣，此瓣可调节胃内容物进入十二指肠的速度。

（1）**上皮**　为单层柱状上皮，能分泌黏液，保护胃黏膜。

（2）**固有层**　由疏松结缔组织构成，内含大量紧密排列的管状腺，可分为胃底腺、贲门腺和幽门腺三种。胃底腺位于胃底和胃体部，主要由三种细胞组成：①主细胞：又称胃酶细胞，能分泌胃蛋白酶原。胃蛋白酶原经盐酸作用后成为有活性的胃蛋白酶，参与蛋白质的分解。②壁细胞：又称盐酸细胞，能合成、分泌盐酸和内因子。盐酸是胃液的重要组成部分，有杀菌作用，还能激活胃蛋白酶原成为胃蛋白酶。内因子能促进回肠对维生素

B_{12}的吸收。③颈黏液细胞：数量少，细胞呈柱状，细胞核扁圆形，位于基底部。颈黏液细胞能分泌黏液，对胃黏膜有保护作用。

（3）**黏膜肌层** 由内环行和外纵行两薄层平滑肌组成。

2. 黏膜下层 为疏松结缔组织，内含较粗的血管、淋巴管和神经。

3. 肌层 较厚，由内斜行、中环行和外纵行三层平滑肌构成。环行肌在幽门处增厚，称幽门括约肌，在幽门瓣的深面，有延缓胃内容物排空和可防止小肠内容物逆流入胃的作用。

4. 外膜 为浆膜。

六、 小肠

小肠上起幽门，下接盲肠，成人长5~7m，分为十二指肠、空肠和回肠三部分，是消化和吸收营养物质的主要场所（图4-13）。

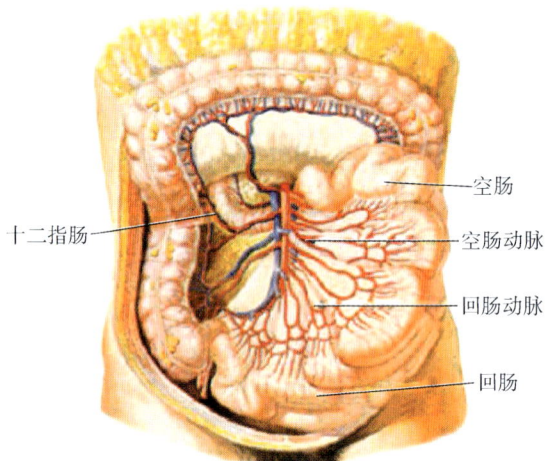

图 4-13　小肠的组成

（一）十二指肠

十二指肠介于胃和空肠之间，成人长约25cm，呈"C"字形包绕胰头，可分为上部、降部、水平部和升部四部分（图4-14）。

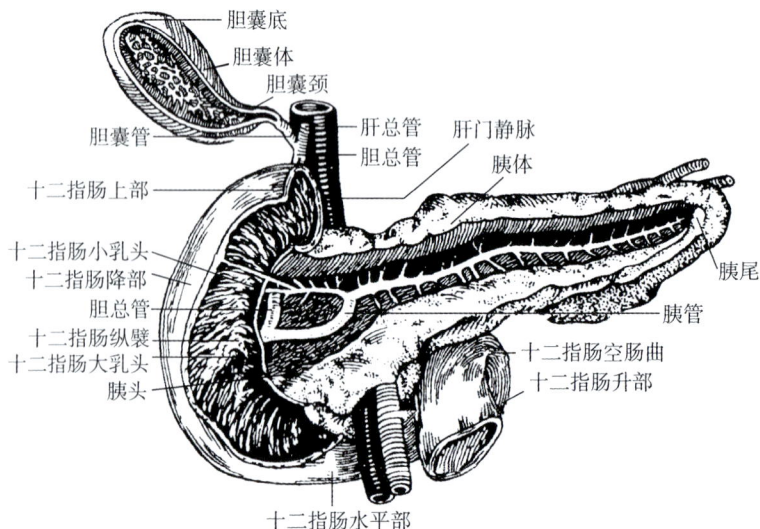

图 4-14　十二指肠与胰

1. **上部** 长约5cm，在第1腰椎体的右侧，起于幽门，行向右后，至胆囊颈附近急转向下，与降部相续。上部与幽门相连接的一段肠管，肠壁薄，黏膜比较光滑，无环行皱襞，称为十二指肠球，也称之为十二指肠壶腹，是临床上十二指肠溃疡和穿孔的好发部位。

2. **降部** 沿第1~第3腰椎体右侧下降，达第3腰椎下缘弯向左侧，移行为水平部。在降部下端有一突起称为十二指肠大乳头，是胆总管和胰管的共同开口。

3. **水平部** 在第3腰椎下缘平面横行向左越过脊柱和下腔静脉，至腹主动脉前方移行为升部。

4. **升部** 斜向左上方，达第2腰椎左侧弯向下续于空肠。十二指肠与空肠转折处形成的弯曲，称为十二指肠空肠曲。此曲被十二指肠悬肌固定于腹后壁。十二指肠悬肌是手术时识别空肠起始部的重要标志。

（二）空肠和回肠

空肠、回肠迂回盘曲于腹腔中、下部。空肠和回肠之间无明显的分界，近侧2/5为空肠，位于腹腔左上部，管径较粗，管壁较厚，黏膜环行皱襞高而密，血供丰富；远侧3/5为回肠，位于腹腔右下部，管径较细，管壁较薄，黏膜环行皱襞低而稀疏（图4-15）。

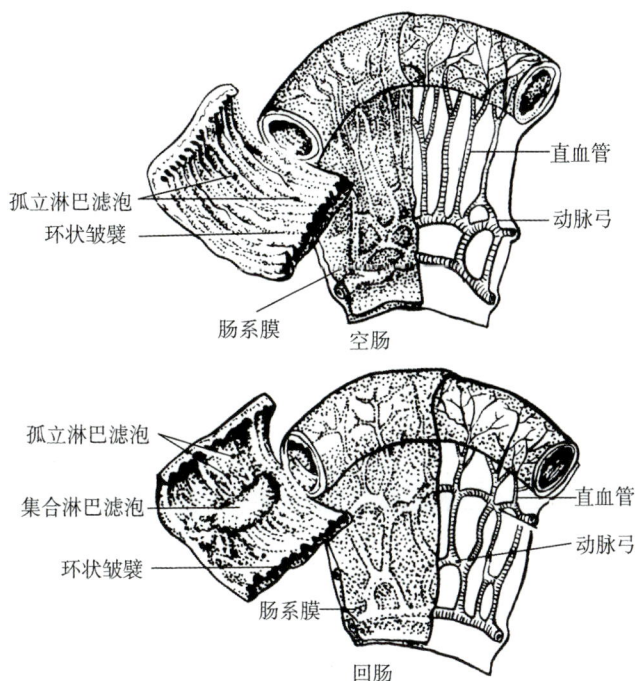

图4-15 空肠、回肠内观面

（三）小肠壁的微细结构特点

1. 黏膜 特点是腔面有环形皱襞、许多细小的绒毛和微绒毛。皱襞是由黏膜层和部分黏膜下层突入肠腔形成（图4-16），绒毛是由上皮和固有层向肠腔突起而成。

（1）**上皮** 为单层柱状上皮，由吸收细胞和杯状细胞构成。吸收细胞的游离面有许多微绒毛，有利于细胞的吸收功能。杯状细胞散在于吸收细胞之间，分泌黏液，有润滑和保护作用。

（2）**固有层** 结缔组织中有大量小肠腺。绒毛中央有1~2条纵行毛细淋巴管，称中央乳糜管。在中央乳糜管周围有丰富的毛细血管，绒毛内还有少量平滑肌，平滑肌的舒缩有利于物质吸收及淋巴和血液运行。

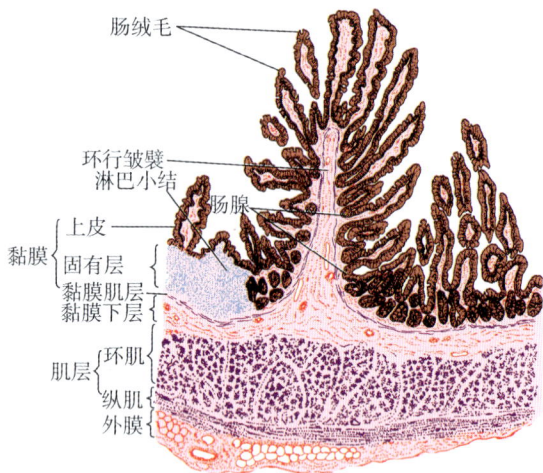

图4-16 小肠的微细结构

（3）**黏膜肌层** 由内环行和外纵行两薄层平滑肌组成。

2. 黏膜下层 有较多血管和淋巴管。

3. 肌层 由内环行和外纵行两层平滑肌组成。

4. 外膜 除部分十二指肠壁为纤维膜外，其余均为浆膜。

七、大肠

大肠在右髂窝与回肠相接，末端终于肛门，全长约1.5m，分为盲肠、阑尾、结肠、直肠和肛管5部分（图4-17）。

盲肠和结肠的外形具有三种特征性结构，即结肠带、结肠袋和肠脂垂（图4-18）。结肠带有3条，沿肠管的纵轴平行排列，汇集于阑尾根部。结肠袋是肠管形成的许多由横沟隔开的囊状突。肠脂垂是沿结肠带两侧分布的许多大小不等的脂肪突起。

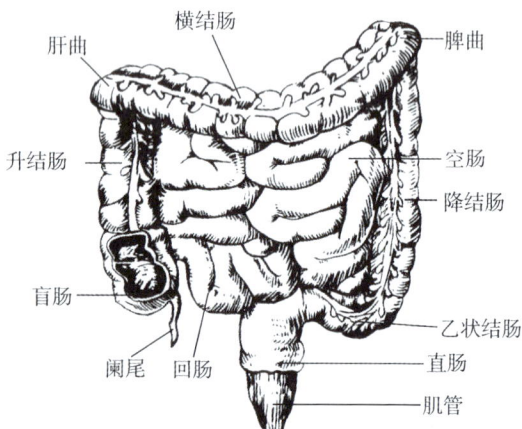

图4-17 大肠的构成

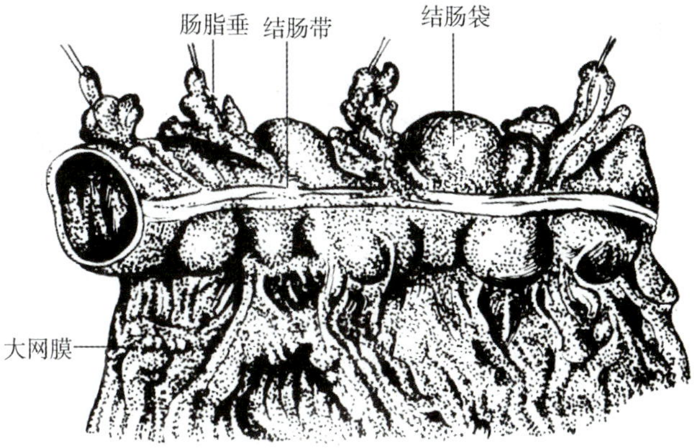

图 4 - 18　结肠的特征性结构（横结肠）

这三种特殊结构是肉眼区分结肠和小肠的重要标志。

（一）盲肠

盲肠是大肠的起始段，位于右髂窝内，长 6 ~ 8cm。盲肠与回肠相接处，回肠末端突入盲肠，此处有上下两个半月形的皱襞，称为回盲瓣。回盲瓣可以控制小肠内容物进入盲肠的速度，又可防止大肠内容物逆流入小肠（图 4 - 19）。

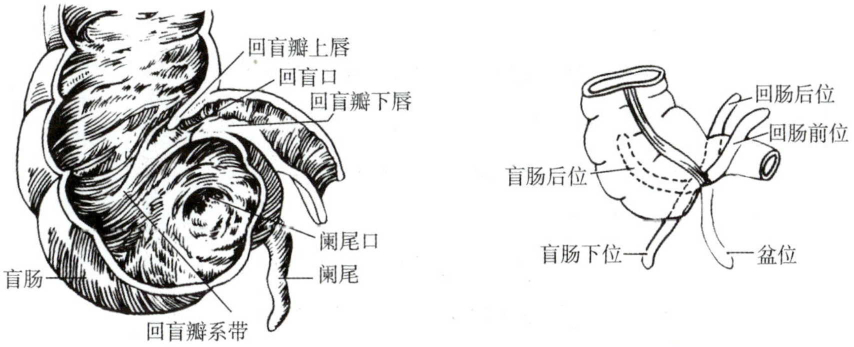

图 4 - 19　盲肠和阑尾

（二）阑尾

阑尾是连于盲肠后内侧壁的一条蚯蚓状盲管，位于右髂窝，长 6 ~ 8cm。阑尾的末端位置变化较大，但其根部的位置较恒定。阑尾根部的体表投影为脐与右髂前上棘连线的中、外 1/3 交点处，此点称为麦氏点。盲肠的三条结肠带汇合于阑尾根部，手术时可借此寻找阑尾。

（三）结肠

结肠呈方框状围绕在空肠、回肠周围，始于盲肠，终于直肠，分为升结肠、横结肠、降结肠和乙状结肠四部分。

1. **升结肠** 为盲肠的直接延续，在右腹外侧上升至肝下方，弯曲成结肠右曲。

2. **横结肠** 起自结肠右曲，向左横行形成一略向下垂的弓形弯曲，至左季肋区，在脾的下方折转成结肠左曲。横结肠通过横结肠系膜连于腹后壁，故活动度较大。

3. **降结肠** 起自结肠左曲，至左髂嵴处续于乙状结肠。

4. **乙状结肠** 呈"乙"字形弯曲下行入盆腔，至第3骶椎平面处续于直肠。

（四）直肠

直肠是消化管的末段，长13～18cm，沿骶骨和尾骨前面下行，穿过盆膈移行为肛管。人类的直肠在矢状面上有两个弯曲：上部弯曲沿着骶骨盆面凸向后，称骶曲；下部弯曲绕过尾骨尖凸向前，称会阴曲。在冠状面上有3个不恒定的弯曲，一般中间较大的一个凸向左侧，上、下两个凸向右侧。

直肠下段肠腔膨大，称为直肠壶腹。其内表面有2～3个由环行肌和黏膜形成的半月形皱襞，称为直肠横襞。其中，最大且位置最恒定的直肠横襞位于直肠壶腹稍上方的前右侧壁上，距肛门约7cm，可作为直肠镜检的定位标志。男性直肠的前方有膀胱、前列腺、精囊腺；女性直肠的前方有子宫和阴道。直肠指诊可触到这些器官。

（五）肛管

肛管上端在盆膈平面接续直肠，下端终于肛门，长约4cm。肛管内面有6～10条纵行的黏膜皱襞，称为肛柱。各肛柱下端之间的半月形黏膜皱襞称为肛瓣，肛瓣与相邻两个肛柱下端之间形成开口向上的小凹窝，称为肛窦。各肛柱的下端和肛瓣的边缘共同连成一条锯齿状的环行线，称为齿状线，它是黏膜和皮肤的分界线。在齿状线下方的肛管内面有一宽约1cm的环行带，称为肛梳，其下缘有一环行浅沟，称为白线。白线是肛门内括约肌与肛门外括约肌的分界线（图4-20）。

肛梳的皮下组织和肛柱黏膜的下层内

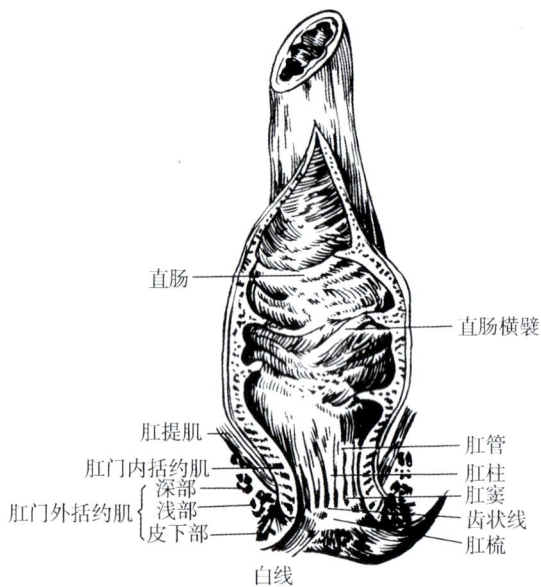

图4-20　肛管的结构

含有丰富的静脉丛，有时可因某种病理因素而形成静脉曲张，突入管腔内，称为痔。发生在齿状线上方的痔，称为内痔；位于齿状线以下者，称为外痔；上、下跨越齿状线，称为混合痔。

肛管及肛门周围有肛门内、外括约肌围绕。直肠的环形平滑肌在肛管处增厚，形成肛门内括约肌，有协助排便的作用。在肛门内括约肌的外下方骨骼肌形成肛门外括约肌，围绕整个肛管，受意识支配，有括约肛门、控制排便的作用。

项目三　消化腺

消化腺属内脏器官中的实质性器官，包括小消化腺和大消化腺，前者散在于消化管的管壁内（如：食管腺、胃腺、肠腺等），分泌物直接排入消化管内；后者是独立的器官（如唾液腺、胰腺和肝脏），分泌物借导管排入消化管内。

一、唾液腺

人有三对唾液腺，分泌的唾液排入口腔，起到湿润口腔、杀菌和帮助消化的作用（图4-21）。

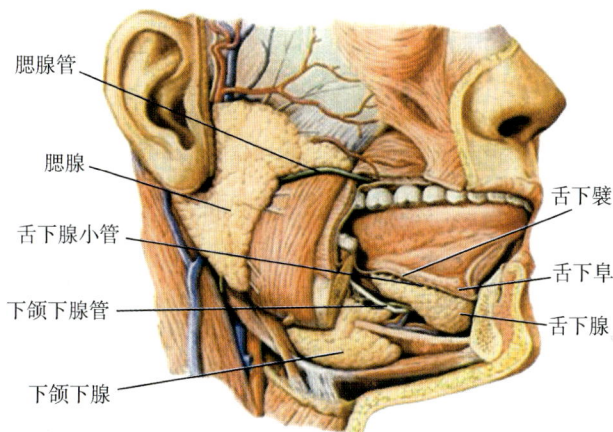

图4-21　腮腺、下颌下腺和舌下腺

（一）腮腺

是最大的唾液腺，重15～30g，略呈三角形，位于外耳道前下方，咬肌后部的表面。由腺的前端靠近上缘处发出腮腺管，在颧弓下方约一横指处在咬肌表面前行，至咬肌前缘转向内侧，斜穿颊肌，开口于上颌第2磨牙牙冠水平的颊黏膜。

（二）下颌下腺

略呈卵圆形，位于下颌下三角内。下颌下腺管由腺的内侧面发出，沿口底黏膜深面前行，开口于舌下阜。

（三）舌下腺

是最小的唾液腺，细长而略扁，位于口底黏膜深面。舌下腺导管有大小两种，小管5～15条，直接开口于口底黏膜；大管常与下颌下腺管汇合开口于舌下阜。

二、肝

肝是人体内最大的消化腺，成人肝重约 1500g。肝的血液供应丰富，质软而脆，受暴力打击时易发生破裂。肝的功能极其复杂，有分泌胆汁、参与物质代谢、储存糖原等，胚胎时期还具有造血功能。

（一）肝的形态、位置

肝呈不规则的楔形，活体呈棕红色，可分为前、后两缘，上、下两面。肝的前缘薄而锐利，后缘钝圆，朝向脊柱。肝的上面隆凸，紧贴膈的下面，又称为膈面。膈面被矢状位的镰状韧带分为大而厚的右叶和小而薄的左叶（图 4 - 22）。

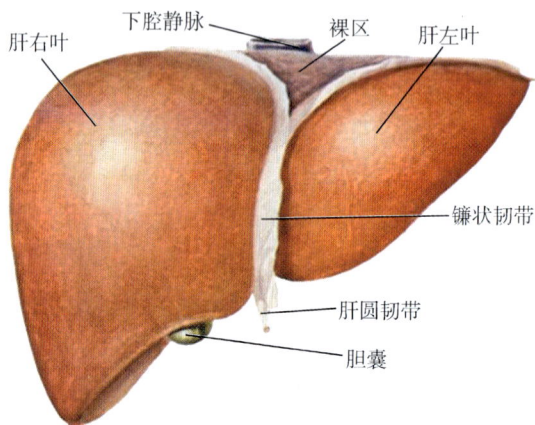

图 4 - 22　肝前面观

肝下面凹凸不平，与腹腔脏器相邻，故又称脏面。脏面有一近似"H"形的沟，即左右两条纵沟和一条横沟（图 4 - 23）。右侧纵沟的前部为一浅窝，称为胆囊窝，容纳胆囊；右侧纵沟的后部为腔静脉沟，有下腔静脉通过。左侧纵沟的前部有肝圆韧带，左侧纵沟的后部容纳静脉韧带。横沟称为肝门，是肝固有动脉、肝门静脉、肝左右管、神经和淋巴管等出入肝的部位。上述结构被结缔组织包绕，共同构成一条索状结构称为肝蒂。肝的脏面被上述诸沟分为四个叶：右纵沟右侧为右叶；左纵沟左侧为左叶；横沟前方为方叶；后方为尾状叶。

肝大部分位于右季肋区和腹上区，小部分位于左季肋区。肝的最高点，右侧相当于右锁骨中线与第 5 肋的交点水平，左侧相当于左锁骨中线与第 5 肋间隙的交点。肝的下界，右侧与右肋弓一致，故成人在右肋弓下一般不能触及肝，在腹上区则可达剑突下方约 3cm。

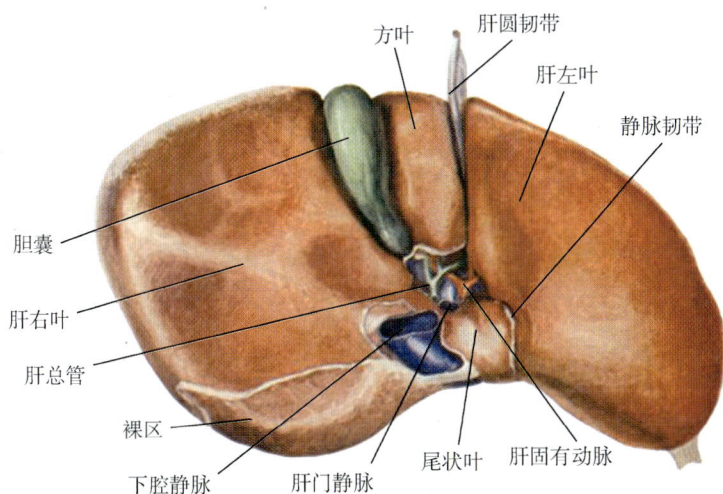

图 4-23 肝下面观

（二）肝的微细结构

肝表面被覆一层由致密结缔组织构成的被膜，被膜在肝门处伸入肝内，将肝实质分隔成许多棱柱状的肝小叶（图 4-24）。

图 4-24 肝小叶的结构

注：1. 双核肝细胞；2. 肝巨噬细胞；3. 肝索；4. 肝血窦；5. 中央静脉；6. 肝血窦内皮。

1. 肝小叶 是肝的结构单位，呈不规则多面棱柱体。肝小叶中央有一条沿其长轴走行的中央静脉，肝索、肝血窦和窦周隙以中央静脉为中心向周围呈放射状排列。肝细胞以中央静脉为中心形成放射状排列的板状结构，称为肝板，其断面呈索状，称为肝索。肝板之间有相互连通的肝血窦。

（1）**肝细胞** 肝细胞体积较大，呈多边形，核大而圆，位于细胞中央，有的可见双核，胞质呈嗜酸性。肝细胞高度分化，各种细胞器发达，细胞的功能复杂多样。线粒体遍布于细胞质内，为肝细胞代谢提供能量；粗面内质网能合成各种血浆蛋白；滑面内质网与胆汁的合成、糖原和固醇类物质的代谢及解毒等功能有关；高尔基复合体参与肝细胞的分泌活动；溶酶体参与细胞内消化、胆红素代谢和铁的储存。此外，肝细胞内还有糖原、脂滴和色素等包涵物，它们的含量因机体生理和病理状况的不同而异。

（2）**肝血窦**　位于相邻肝板之间，为形态不规则的腔隙，通过肝板上的孔互相连成网状管道。窦壁由一层扁平的有孔内皮细胞围成，细胞之间有间隙，窦壁不完整，故有较强的通透性，有利于肝细胞与血液之间进行物质交换。肝血窦内散在一种体积较大而形态不规则的细胞，称为肝巨噬细胞。肝巨噬细胞来自血液中的单核细胞，能吞噬清除从胃肠道进入肝门静脉的细菌、病毒、异物和衰老的红细胞等，还能监视、抑制和杀伤体内的肿瘤细胞，尤其是肝癌细胞。

（3）**窦周隙**　在电镜下，肝血窦内皮细胞与肝细胞之间的狭窄间隙，称为窦周隙。窦周隙内充满由肝血窦渗出的血浆，是肝细胞与血液进行物质交换的场所。

（4）**胆小管**　胆小管是相邻肝细胞之间、两侧细胞膜局部凹陷形成的微细管道，在肝板内穿行并吻合成网。胆小管以盲端起于中央静脉附近，向小叶周边延伸，出肝小叶后汇合成小叶间胆管。肝细胞分泌的胆汁经胆小管输入小叶间胆管。

2. 门管区　在几个相邻的肝小叶之间，由结缔组织围绕着小叶间胆管、小叶间动脉和小叶间静脉形成的区域称为门管区。每个肝小叶周围一般有3~5个肝门管区（图4-25）。

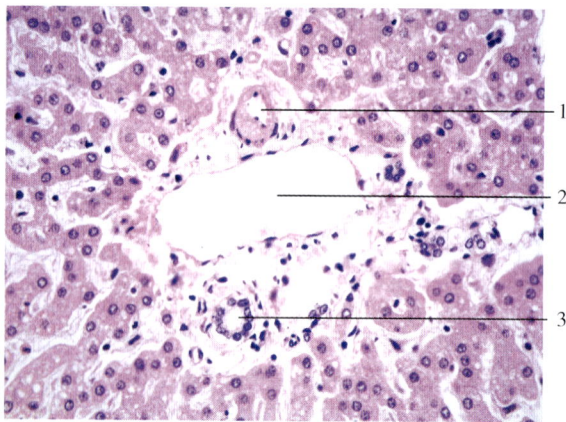

图4-25　肝门管区

注：1. 小叶间动脉；2. 小叶间静脉；3. 小叶间胆管。

（三）胆囊与输胆管道

1. 胆囊　位于肝脏面的胆囊窝内。胆囊呈长梨形，分为胆囊底、胆囊体、胆囊颈和胆囊管4部分。胆囊底钝圆，常露出肝前缘，与腹前壁相贴。胆囊底的体表投影在右锁骨中线与右肋弓下缘相交处。胆囊炎时，此处常有明显压痛。胆囊具有储存和浓缩胆汁的功能，其容量40~60mL（图4-26）。

2. **胆汁输出管道** 简称胆管，是将胆汁输送至十二指肠的管道。胆管分肝内和肝外两部分，肝内是指胆小管和小叶间胆管。胆小管合成小叶间胆管，后逐级汇合，分别形成肝左管和肝右管，出肝门后汇合成肝总管。肝总管和胆囊管汇合成胆总管（图4-27）。胆总管长4~8cm，与胰管汇合，形成略膨大的肝胰壶腹，开口于十二指肠大乳头。肝胰壶腹周围有平滑肌形成的肝胰壶腹括约肌（Oddi括约肌）。该括约肌具有控制胆总管排放胆汁和胰管排泄胰液进入十二指肠的作用。

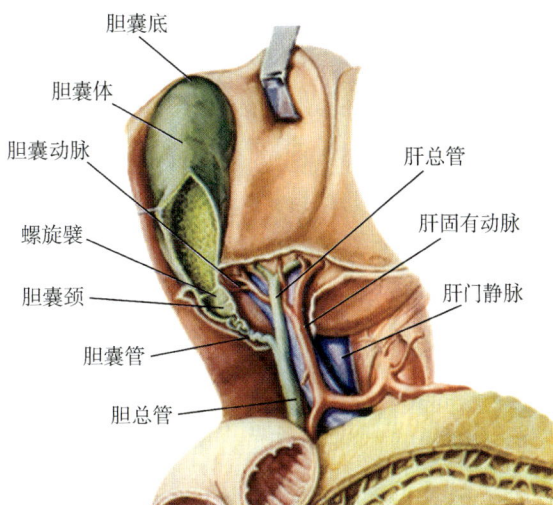

图 4-26 胆囊的结构

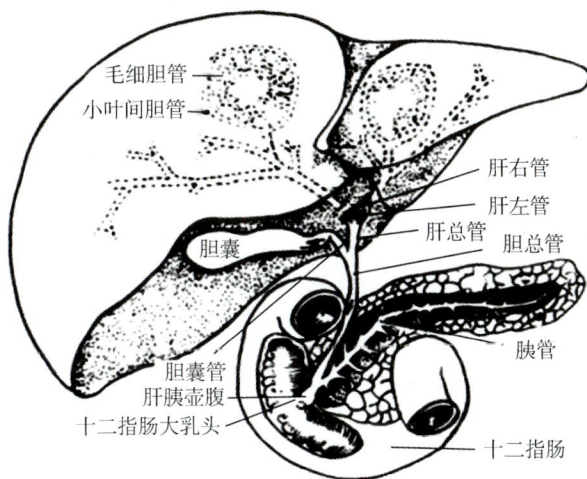

图 4-27 输胆管道

三、胰

胰是人体内的第二大消化腺，位于胃的后方。由外分泌部和内分泌部2部分组成。外分泌部分泌胰液，内含多种消化酶，有分解消化蛋白质、糖和脂肪的作用；内分泌部分泌胰岛素和胰高血糖素，调节血糖浓度。

（一）胰的位置和形态

胰紧贴腹后壁，横置于胃的后方，相当于第1、第2腰椎高度。质地柔软，颜色灰红，可分为胰头、胰体和胰尾三部分，各部之间无明显界限。胰头被十二指肠呈"C"字形包绕，胰体位于胰头和胰尾之间，占胰的大部分。胰尾较细，向左上方抵达脾门。在腺实质内有贯穿整个胰、走行与胰的长轴一致的排泄管，称为胰管，自胰尾经胰体至胰头沿途有许多小排泄管汇入，最后与胆总管汇合成肝胰壶腹，开口于十二指肠大乳头。

（二）胰的微细结构

胰的实质由外分泌部和内分泌部（胰岛）2 部分组成。

1. 外分泌部 由腺泡和导管组成。腺泡由浆液性细胞构成。导管起于腺泡腔，逐渐汇合成一条胰管。胰的外分泌部分泌胰液，内含多种消化酶，参与营养物质的代谢。

2. 内分泌部 是散在于外分泌部之间的大小不等的细胞团，称为胰岛（图 4-28），其分泌的激素直接进入血流。胰岛主要包括 A、B、D 三种细胞。A 细胞，约占 20%，分泌胰高血糖素，能使血糖升高；B 细胞，约占 70%，分泌胰岛素，使血糖降低；D 细胞，数量较少，约占 5%，分泌生长抑素，对 A、B 细胞的分泌活动起调节作用。

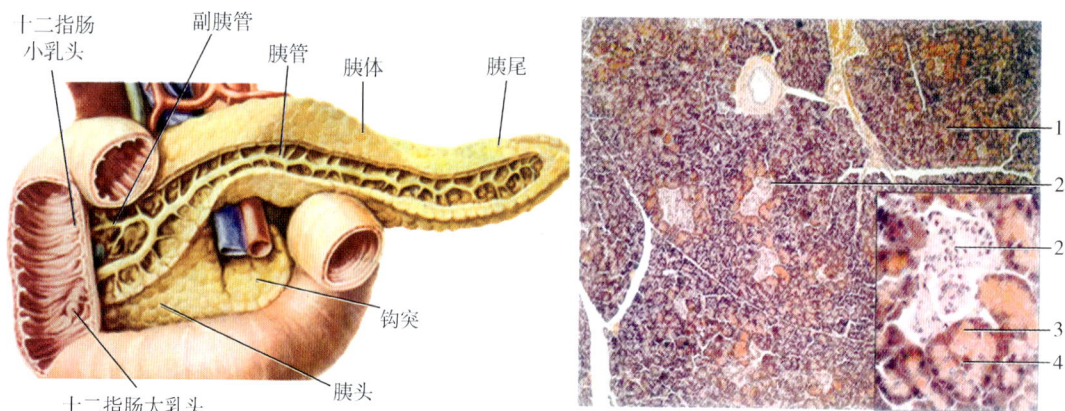

图 4-28 胰腺与胰岛

注：1. 外分泌部；2. 胰岛；3. 腺泡；4. 泡心细胞。

项目四 腹 膜

一、腹膜和腹膜腔

腹膜为覆盖在腹、盆壁内面及腹、盆腔脏器表面的一层浆膜，薄而光滑，呈半透明状。衬于腹壁和盆壁内表面的腹膜称壁腹膜，覆盖在腹腔和盆腔脏器外表面的称脏腹膜。脏、壁腹膜相互延续移行，共同围成不规则的潜在性腔隙，称腹膜腔。男性的腹膜腔是密闭的，女性的腹膜腔借输卵管腹腔口、子宫、阴道与外界相通（图 4-29）。

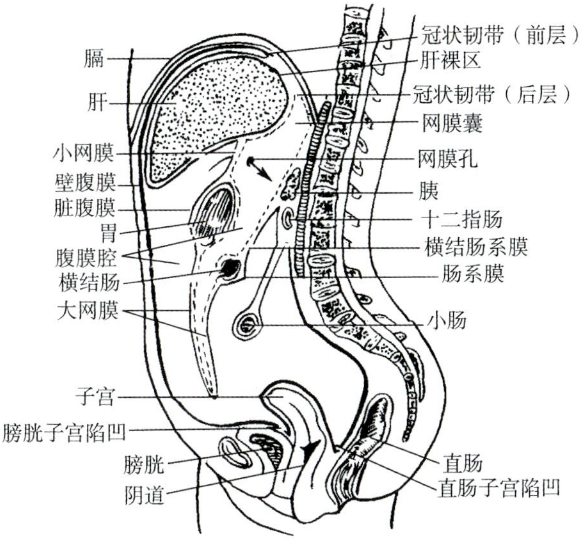

图 4 – 29　腹膜的配布（女性腹腔正中矢状面）

腹膜具有分泌、吸收、保护、支持、修复和防御等功能。腹膜腔内含少量浆液（100～200mL），可以润滑和保护脏器，减少摩擦。

二、　腹膜与脏器的关系

根据脏器被腹膜覆盖的范围大小，可将腹、盆腔脏器分为三类，即腹膜内位器官、腹膜间位器官和腹膜外位器官。

（一）腹膜内位器官

指脏器表面几乎全部被腹膜覆盖的器官，这类器官活动度较大，如胃、十二指肠上部、空肠、回肠、盲肠、阑尾、横结肠、乙状结肠、脾、输卵管和卵巢等。

（二）腹膜间位器官

指脏器表面大部分被腹膜覆盖的器官，这类器官活动度较小，如肝、胆囊、升结肠、降结肠、直肠上段、子宫和膀胱等。

（三）腹膜外位器官

指脏器表面仅一面被腹膜覆盖的器官，这类器官位置较固定，几乎不能活动，如十二指肠的降部、水平部和升部，以及直肠中下段、胰、肾、肾上腺和输尿管等。

三、　腹膜形成的结构

壁腹膜与脏腹膜之间，或脏腹膜与脏腹膜之间互相返折移行，形成系膜、网膜、韧带和腹膜陷凹等结构。

（一）系膜

系膜主要是指壁、脏两层腹膜互相移行而形成的双层腹膜结构，连于肠管与腹后壁之间，内含出入该器官的血管、神经、淋巴管和淋巴结等。主要的系膜有肠系膜、阑尾系膜、横结肠系膜和乙状结肠系膜等。凡有系膜的肠管活动范围都较大，由于肠系膜和乙状结肠系膜较长，故空肠、回肠和乙状结肠的活动性大，容易发生肠扭转等急腹症。

（二）网膜

网膜是与胃小弯和胃大弯相连的双层腹膜结构，包括小网膜和大网膜（图4-30）。

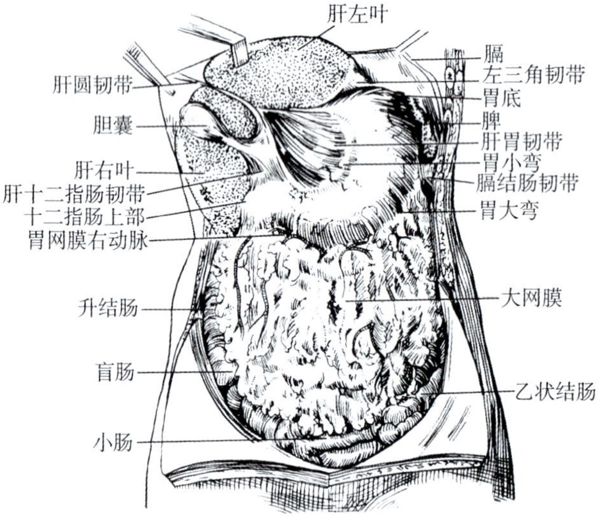

图4-30 网膜

1. 小网膜　是肝门与胃小弯和十二指肠上部之间的双层腹膜结构。连于肝门和胃小弯之间的部分，称肝胃韧带；连于肝门和十二指肠上部之间的部分，称肝十二指肠韧带，其内有肝门静脉、肝固有动脉和胆总管通过。肝十二指肠韧带右缘游离，后方为网膜孔，经此孔通网膜囊。网膜囊又称小腹膜腔，网膜囊以外的腹膜腔称大腹膜腔。网膜囊为小网膜和胃后面的腹膜间隙，借网膜孔通大腹膜腔。

2. 大网膜　是连于胃大弯和横结肠之间的四层腹膜结构，形似围裙，悬覆于小肠和横结肠的前面。前两层来自胃前、后壁的腹膜，自胃大弯和十二指肠起始部下垂而成；下降至脐平面又返折向后上，形成大网膜的后两层。连于胃大弯和横结肠之间的大网膜前两层愈合形成胃结肠韧带。随年龄的增长，大网膜的前两层和后两层逐渐愈合粘连，不存在间隙。大网膜内含血管、脂肪和巨噬细胞，具有重要的防御功能。当腹腔脏器发生炎症时，大网膜可向病灶部位移动，将病灶包裹，防止炎症的蔓延。小儿的大网膜较短，当下腹部器官病变如阑尾炎穿孔时，不易被大网膜包裹，常引起弥漫性腹膜炎。

（三）韧带

韧带是指连接于腹、盆壁与脏器之间或连接于相邻脏器之间的腹膜结构。多数韧带由双层腹膜形成，有固定脏器的作用。如肝的上方有肝镰状韧带，肝的下面有肝胃韧带和肝十二指肠韧带等。

（四）腹膜陷凹

主要的腹膜陷凹位于盆腔内，是盆腔器官表面的腹膜互相移行返折而形成的凹陷，肠与子宫之间有直肠子宫陷凹，也称 Douglas 腔。站立或半卧位时，男性直肠膀胱陷凹和女性直肠子宫陷凹都是腹膜腔的最低部位，临床上当腹膜腔内积液时，多聚积于此。

复习思考

一、选择题

1. 临床称作上消化道的是（　　）

    A. 盲肠   B. 空肠   C. 回肠

    D. 胃   E. 阑尾

2. 腮腺导管开口于（　　）

    A. 舌下阜   B. 平对上颌第 2 磨牙的颊黏膜

    C. 平对上颌第 1 磨牙的颊黏膜   D. 舌下襞

    E. 平对上颌第 3 磨牙的颊黏膜

3. 腭扁桃体的位置是在（　　）

    A. 腭垂部   B. 腭咽弓后方

    C. 腭舌弓与腭咽弓之间   D. 腭舌弓前方

    E. 硬腭与软腭之间

4. 关于咽的说法，错误的是（　　）

    A. 下端于第 1 胸椎体下缘续食管   B. 上端起于颅底

    C. 咽的侧壁和后壁完整   D. 可分为鼻咽、口咽和喉咽三部分

    E. 为一漏斗形的肌性管道

5. 关于舌的说法，正确的是（　　）

    A. 下面为舌背   B. 后 2/3 为舌根

    C. 感受味觉、辅助发音   D. 前 1/3 为舌体

    E. 舌肌为平滑肌和骨骼肌

6. 乳牙萌出的时间是（　　）

    A. 6 岁   B. 出生后 6 个月   C. 3 岁

D. 出生时   E. 17 岁

7. 食管的黏膜上皮属于（   ）

    A. 复层扁平上皮   B. 单层扁平上皮   C. 单层立方上皮

    D. 单层柱状上皮   E. 变移上皮

8. 关于食管的说法，正确的是（   ）

    A. 有 2 处狭窄   B. 上端与口腔相接

    C. 分颈、胸和腹三段   D. 全长 40cm

    E. 第一处狭窄距中切牙 25cm

9. 关于胃的分部哪项是错误的（   ）

    A. 胃大弯   B. 胃体   C. 贲门部

    D. 幽门部   E. 胃底

10. 临床上胃触诊的部位是（   ）

    A. 胃大弯   B. 角切迹   C. 胃小弯

    D. 胃底   E. 在剑突下方的胃前壁

11. 与胃后壁相邻的器官是（   ）

    A. 肝左叶   B. 右肾   C. 肝右叶

    D. 胰   E. 胆囊

12. 分泌胃蛋白酶原的细胞是（   ）

    A. 胃黏膜上皮细胞   B. 内分泌细胞   C. 颈黏液细胞

    D. 主细胞   E. 浆细胞

13. 胃酶细胞多分布于（   ）

    A. 小肠腺   B. 贲门腺   C. 胃底腺

    D. 幽门腺   E. 十二指肠腺

14. 胃黏膜上皮属于（   ）

    A. 单层立方上皮   B. 假复层纤毛柱状上皮   C. 单层柱状上

    D. 复层扁平上皮   E. 变移上皮

15. 分泌盐酸的细胞是（   ）

    A. 主细胞   B. 壁细胞   C. 颈黏液细胞

    D. 柱状细胞   E. 杯状细胞

16. 关于小肠的说法，错误的是（   ）

    A. 分为十二指肠、空肠和回肠三部分

    B. 成人小肠长 5 ~ 7m

    C. 上接幽门，下续直肠

D. 是消化管中最长的一段

E. 是消化和吸收的重要部位

17. 十二指肠球位于（　　　）

  A. 十二指肠空肠曲   B. 十二指肠降部   C. 十二指肠水平部

  D. 十二指肠升部   E. 十二指肠上部

18. 十二指肠大乳头位于（　　　）

  A. 十二指肠升部   B. 十二指肠降部后内侧襞

  C. 十二指肠水平部的后襞   D. 十二指肠上部的前襞

  E. 十二指肠空肠曲

19. 临床上手术识别空肠起始端的标志是（　　　）

  A. 肝十二指肠韧带   B. 十二指肠大乳头 C. 十二指肠球

  D. 十二指肠悬韧带   E. 空肠和回肠全长的近侧 2/5

20. 关于大肠的说法，正确的是（　　　）

  A. 长 3 ~ 5m   B. 是食物消化和吸收的主要场所

  C. 上接回肠，末端止于肛门 D. 黏膜皱襞为完整环形

  E. 大肠可分为盲肠、阑尾和结肠三部分

21. 阑尾手术时寻找阑尾的标志是（　　　）

  A. 麦氏点   B. 盲肠   C. 结肠袋

  D. 阑尾系膜   E. 阑尾动脉

22. 关于直肠的说法，正确的是（　　　）

  A. 穿过尿生殖膈   B. 全长约 1.5cm

  C. 有 2 ~ 3 个直肠纵襞   D. 肠腔膨大部称直肠壶腹

  E. 垂直无弯曲

23. 齿状线与白线之间是（　　　）

  A. 肛瓣   B. 肛窦   C. 肛梳

  D. 肛管   E. 肛皮腺

24. 人体最大的消化腺是（　　　）

  A. 腮腺   B. 胰   C. 肝

  D. 大肠腺   E. 胃腺

25. 肝大部分位于（　　　）

  A. 右季肋区   B. 腹上区   C. 脐区

  D. 左季肋区和腹上区   E. 右季肋区和腹上区

26. 不通过肝门的结构是（　　　）

A. 肝固有动脉　　　　　　　B. 肝门静脉　　　　　　C. 肝静脉

D. 肝左管、肝右管　　　　　E. 肝的神经和淋巴管

27. 关于肝细胞哪项说法错误（　　　）

A. 占肝内细胞总数的 80%　　　B. 肝细胞呈多面体形　　C. 直径 15～30 微米

D. 每个肝细胞有两种功能面　　E. 电镜下，每个肝细胞有一至数个核仁

28. 关于胰的说法错误的是（　　　）

A. 位于胃的后方　　　　　　　B. 右端膨大部为胰头

C. 胰管与胆总管汇合成肝胰壶腹　D. 胰管自胰头左行横贯胰的全长

E. 胰头被十二指肠包绕

29. 内痔与外痔的分界标志是（　　　）

A. 肛瓣　　　　　　　　　　　B. 肛窦　　　　　　　　C. 肛梳

D. 白线　　　　　　　　　　　E. 齿状线

二、填空题

1. 消化系统由 _____ 和 _____ 组成，临床常把十二指肠以上的消化管称为 _____ ，空肠以下的消化管称为 _____ 。

2. 消化管壁的一般结构由内向外分 4 层，依次为 _____ 、 _____ 、 _____ 和 _____ 。

3. 咽峡由 _____ 、 _____ 、 _____ 和 _____ 组成。

4. 咽淋巴环包括 _____ 、 _____ 和 _____ 。

5. 食管全长有三处狭窄，第一狭窄位于 _____ ，距中切牙 _____ cm；第二狭窄位于 _____ ，距中切牙 _____ cm；第三狭窄位于 _____ ，距中切牙 _____ cm。

6. 舌乳头按形态可分 _____ 、 _____ 、 _____ 和 _____ 4 种。

7. 胃分为 _____ 、 _____ 、 _____ 和 _____ 。

8. 胃大部分位于 _____ ，小部分位于 _____ 。

9. 胃底腺位于 _____ 和 _____ 。

10. 小肠可分为 _____ 、 _____ 和 _____ 3 部分，是食物进行 _____ 和 _____ 的重要部位。

11. 扩大小肠吸收表面的结构主要有 _____ 、 _____ 和 _____ 。

12. 盲肠和结肠具有 3 种特征结构，即 _____ 、 _____ 和 _____ 。

13. 大肠可分为 _____ 、 _____ 、 _____ 、 _____ 和 _____ 5 部分。

14. 人体最大的消化腺是 _____ ，它大部分位于 _____ 和 _____ ，小部分位于 _____ 。

15. 肝的基本结构和功能单位是 _____ 。肝细胞与血液之间进行物质交换的场所

在_____。

16. 胆囊底的体表投影在_____和_____交点处稍下方。

17. 胰横位于_____的后方，在第_____腰椎的水平，可分为_____、_____和_____3部分。

18. 胆囊可分为_____、_____、_____和_____4部分。

三、简答题

1. 食管三个狭窄各位于何处？各狭窄距中切牙的距离是多少？

2. 简述胃的位置及分部。

3. 说明肝的位置及形态。

4. 举例说明腹膜与腹腔器官的关系。

5. 简述胰的形态位置及功能。

模 块 五

呼吸系统

【学习目标】

掌握：气管与主支气管位置与形态特点；肺的位置与形态；肺的体表投影。

熟悉：鼻腔、喉腔的形态结构；肺段支气管及肺段概念；胸膜的分部和胸膜腔的体表投影。

了解：肺的微细结构；纵隔的概念及分部。

呼吸系统由呼吸道和肺两部分组成（图5-1）。呼吸道包括鼻、咽、喉、气管和主支气管及其各级支气管；临床上将鼻、咽、喉称为上呼吸道，将气管、主支气管及其在肺内的分支称为下呼吸道。肺由肺实质和肺间质组成。肺实质包括肺内各级支气管、肺泡；肺间质为实质间的结缔组织、血管、神经和淋巴管等。

呼吸系统的主要功能是气体交换，即从外界吸入氧，呼出二氧化碳。此外，鼻为嗅觉器官，喉有发音的功能，呼吸运动时胸膜腔还可协助静脉血回流入心等功能。

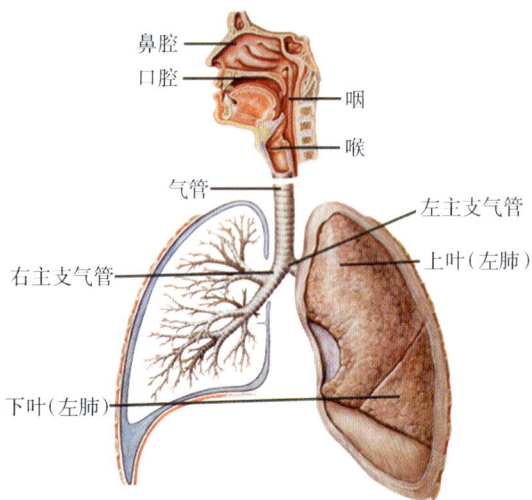

图5-1 呼吸系统模式图

项目一 呼吸道

一、鼻

鼻既是呼吸道的起始部，也是嗅觉器官，可分为外鼻、鼻腔和鼻旁窦三部。

（一）外鼻

外鼻（图5-2）位于面部中央，以鼻骨和鼻软骨为支架，外被覆皮肤、内覆黏膜而成。外鼻上端突起于两眼之间的狭窄部分称鼻根，向前下延伸为鼻背，末端称鼻尖，鼻尖两侧呈弧形膨隆的部分称鼻翼，呼吸困难者可见鼻翼扇动的症状。鼻尖和鼻翼处皮肤较厚，富含皮脂腺和汗腺，是疖肿好发的部位。从鼻翼向外下方到口角的浅沟称鼻唇沟，面肌瘫痪时同侧鼻唇沟变浅或消失。

图5-2 外鼻

（二）鼻腔

鼻腔位于颅前窝的下方，腭的上方，以骨和软骨为基础，内覆黏膜和皮肤构成。鼻腔被鼻中隔分为左右两腔，鼻中隔位置通常偏向一侧。每侧鼻腔向前下通外界处称鼻孔，向后通鼻咽处称鼻后孔。每侧鼻腔又以鼻阈为界分为鼻前庭和固有鼻腔，鼻阈为皮肤与黏膜的交界。

1. 鼻前庭 为鼻腔的前下部分，由鼻翼围成。鼻前庭内衬以皮肤，生有鼻毛，有滤过灰尘、净化空气功能，因其缺少皮下组织且富有皮脂腺和汗腺，所以易患疖肿且疼痛剧烈。

2. 固有鼻腔 为鼻腔的主要部分，由骨性鼻腔衬以黏膜而成。固有鼻腔外侧壁自上而下有上、中、下三个鼻甲突向鼻腔（图5-3），各鼻甲下方分别有上、中、下鼻道。上鼻甲的后上方与蝶骨体之间的凹陷，为蝶筛隐窝。上、中鼻道及蝶筛隐窝有各鼻旁窦的开口，下鼻道的前部有鼻泪管的开口。

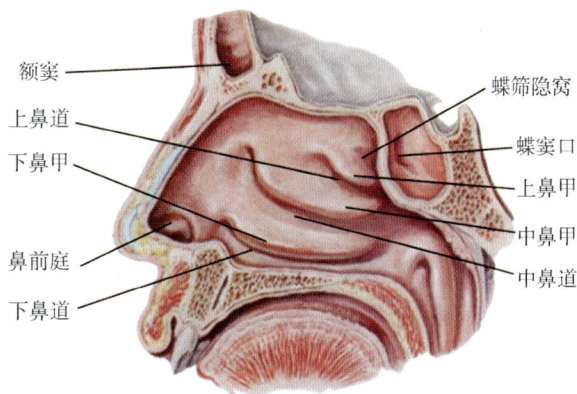

固有鼻腔的黏膜，根据结构和功能分为嗅区和呼吸区两部分。上鼻甲平面

图5-3 鼻腔外侧

127

以上的鼻腔黏膜区域为嗅区，呈淡黄色，富有嗅细胞，能感受嗅觉刺激。嗅区以外的鼻腔黏膜均属呼吸区，呈淡红色，有丰富的血管、黏液腺和纤毛，可对吸入的空气进行加温、加湿和净化。鼻中隔的前下部黏膜内毛细血管丰富，位置浅表，外伤或干燥刺激均易引起出血，90%左右的鼻出血发生于此区，故称为易出血区（Little区）。

（三）鼻旁窦

鼻旁窦又称副鼻窦、鼻窦，由骨性鼻旁窦衬以黏膜构成，具有减轻颅骨重量、协助调节空气的温度和湿度，并对发音起共鸣作用（图5-4）。

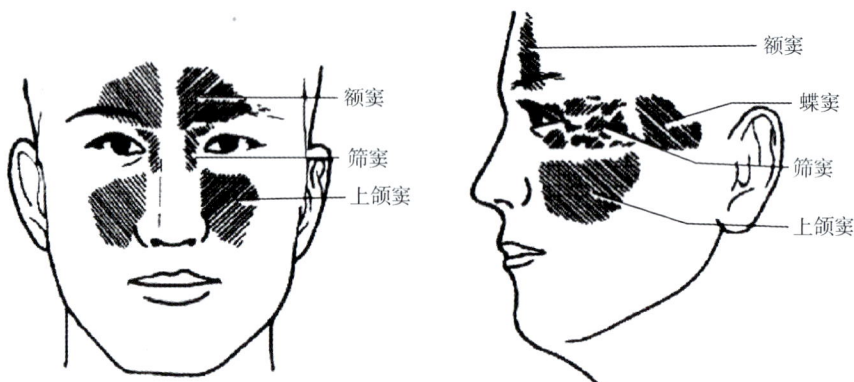

图5-4　鼻旁窦的体表投影

鼻旁窦有4对，即额窦、筛窦、蝶窦和上颌窦，分别位于同名骨内，均开口于鼻腔。上颌窦、额窦和筛窦前、中群开口于中鼻道；筛窦后群开口于上鼻道；蝶窦开口于蝶筛隐窝。由于鼻旁窦黏膜与鼻腔黏膜相延续，故鼻腔黏膜的炎症易蔓延引起鼻旁窦炎。上颌窦是鼻旁窦中容积最大的一对，因窦口位于其内侧壁最高处，开口位置高于窦底，引流不畅，故化脓性感染时容易积脓，同时窦底临近上颌第2磨牙牙根，此处骨质菲薄，易致牙源性上颌窦炎，故在临床上鼻窦炎以上颌窦炎多见。

二、咽

见模块四消化系统。

三、喉

喉既是呼吸的管道，又是发音的器官。

（一）喉的位置

喉位于颈前正中、喉咽的前方，平第3～第6颈椎。喉的上方借甲状舌骨膜与舌骨相连，并借喉口通喉咽，下方与气管相连，前方被皮肤、颈筋膜、舌骨下肌群覆盖，两侧有颈部大血管和神经及甲状腺侧叶。喉可随吞咽或发音而上下移动。

（二）喉的结构

喉是中空性器官，以喉软骨为支架，借关节、韧带和喉肌连结，内衬黏膜而成。

1. 喉软骨 包括不成对的甲状软骨、环状软骨、会厌软骨和成对的杓状软骨。

（1）甲状软骨 是喉软骨中最大的一块，构成喉的前壁和侧壁，由两块近似四边形的左、右软骨板构成。两板的前缘以直角（女性为钝角）相融合形成前角向前突，前角上端向前突出，称喉结，成年男子尤为明显。前角上缘两板之间的"V"形的切迹，称上切迹。两侧板的后缘游离并向上、下发出突起，称上角和下角。上角较长，借韧带与舌骨大角连接；下角较短，与环状软骨相关节（图5-5）。

（2）环状软骨 位于甲状软骨的下方，由前部低窄的环状软骨弓和后部高阔的环状软骨板构成。环状软骨是喉软骨中唯一完整的软骨环，对支撑呼吸道，保持其畅通有重要作用。环状软骨的后方平对第6颈椎，是颈部重要的体表标志（图5-5）。

（3）会厌软骨 位于舌骨体后方，上宽下窄呈树叶状，上端游离于喉口上方，下端借甲状会厌韧带连于甲状软骨前角内面上部。会厌软骨被覆黏膜构成会厌，是喉口的活瓣，吞咽时喉随咽上提并向前移，会厌封闭喉口，可阻止食物误入喉腔（图5-5）。

（4）杓状软骨 位于环状软骨板后部上方两侧的一对三棱锥体形软骨。尖向上、底朝下。底部有关节面与环状软骨形成关节，并向前伸出的突起称声带突，有声韧带附着；向外侧伸出的突起称肌突，大部分喉肌附着于此（图5-5）。

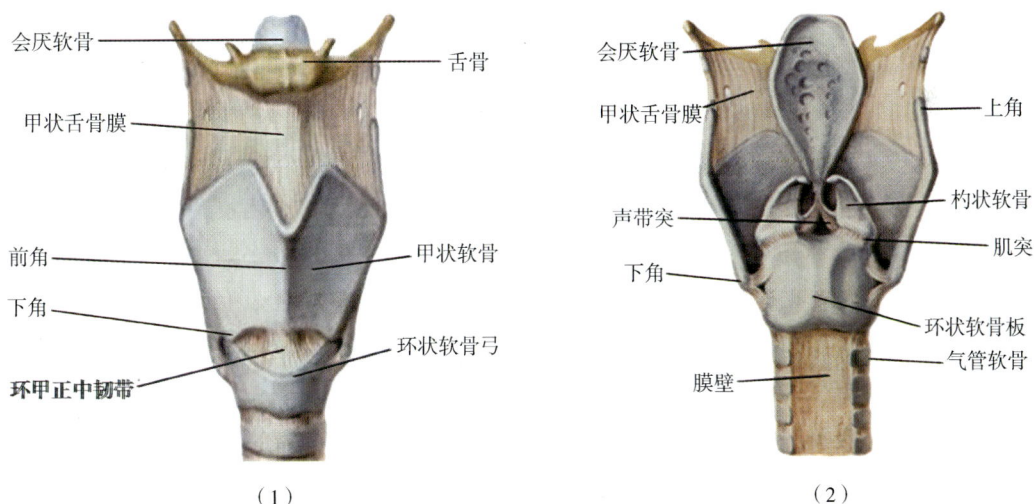

（1）

（2）

图5-5 喉的软骨及其连接

2. 喉的连结

（1）甲状舌骨膜 连于甲状软骨上缘与舌骨之间的结缔组织膜。

（2）环甲正中韧带 连于甲状软骨下缘与环状软骨弓上缘之间的韧带，主要由弹性纤维构成。急性喉阻塞时可在此进行穿刺，建立暂时的通气道。

（3）声韧带　由弹性纤维构成，连于甲状软骨前角后面与杓状软骨声带突之间。

（4）环甲关节　由甲状软骨下角与环状软骨两侧的关节面构成，该关节运动时，甲状软骨可做前倾和复位运动从而使声带紧张和松弛。

（5）环杓关节　由杓状软骨底与环状软骨板上缘的关节面构成，可沿垂直轴做旋转运动，使声带向内、外侧转动，从而使声门裂缩小或开大（图5-5、图5-6）。

3. 喉肌　为数块细小的骨骼肌，附着在喉软骨的内面和外面。按其作用可分两群：一群作用于环杓关节，使声门裂缩小或开大；另一群作用于环甲关节，使声带紧张或松弛。因此，喉肌的运动可控制发音的强弱和声调的高低（图5-6）。

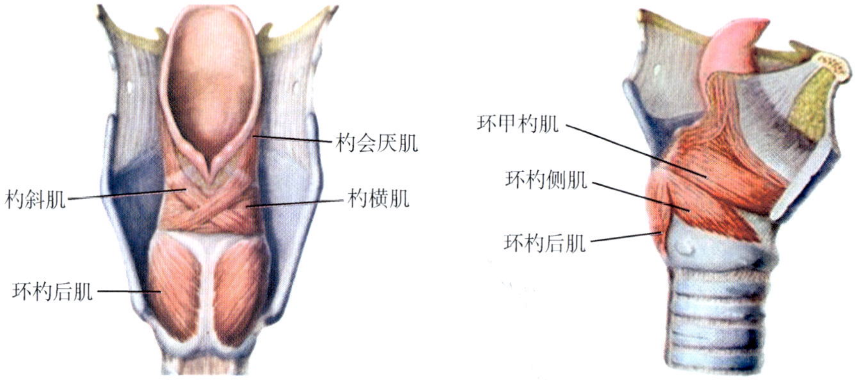

图5-6　喉肌

4. 喉腔及黏膜　喉腔即喉的内腔，由喉软骨支架和喉壁围成，向上借喉口通喉咽部，向下在气管软骨下缘直通气管。喉腔内表面覆以喉黏膜并与咽和气管黏膜相延续。

在喉腔中部的外侧壁上，有上、下两对呈矢状位且平行的黏膜皱襞突向喉腔（图5-6、图5-7），上方的一对称为前庭襞，两侧前庭襞之间的裂隙称为前庭裂，活体呈粉红色；下方的一对称为声襞（内含声韧带与声带肌），比声门襞更突入喉腔，活体呈白色，表面光滑，边缘薄而整齐。两侧声襞之间的裂隙称为声门裂，简称声门，是喉腔最狭窄的部位。

喉腔借前庭裂平面和声门裂平面分为喉前庭、喉中间腔和声门下腔3部分（图5-7、图5-8）。喉前庭是喉口至前庭裂平面之间的部分，略呈漏斗形；喉中间腔位于前庭裂平面至声门裂平面之间，体积较小，该腔两侧向外延伸，在前庭襞与声襞之间形成一对梭形隐窝，称为喉室；声门下腔是声门裂平面至环状软骨下缘平面之间的部分，呈上窄下宽的圆锥形，声门下腔处的黏膜下组织比较疏松，炎症时易发生水肿，尤其是婴幼儿因喉腔窄小、水肿时常导致喉腔堵塞，引起呼吸困难。

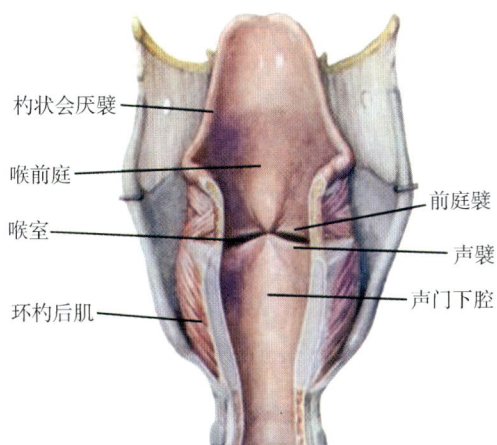

图 5-7 喉冠状切面

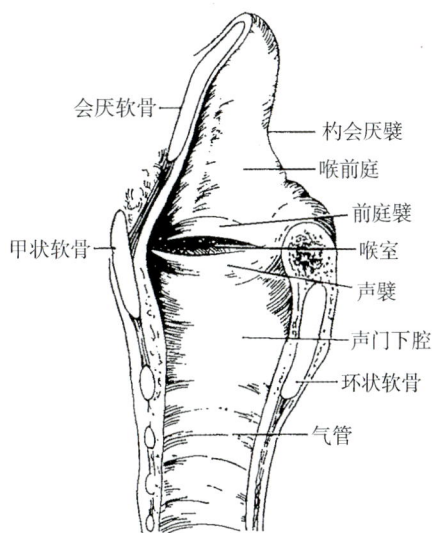

图 5-8 喉正中矢状切面

四、气管及主支气管

气管和主支气管是连于喉与肺之间的通气管道（图 5-9）。

（一）气管

气管为后壁略扁平的长管状器官，为支架构成。上端与环状软骨下缘相接，向下至胸骨角平面（平第 4 胸椎体下缘）分为左、右主支气管。其分叉处称为气管权，气管权内面有一矢状位、向上凸起的半月状嵴，通常略偏向左侧，称气管隆嵴，是临床支气管镜检查时的重要标志。

气管壁由软骨、平滑肌、黏膜和结缔组织构成。气管软骨呈开口向后的"C"形，一般有 14～16 个，各软骨间借环韧带相连接，其

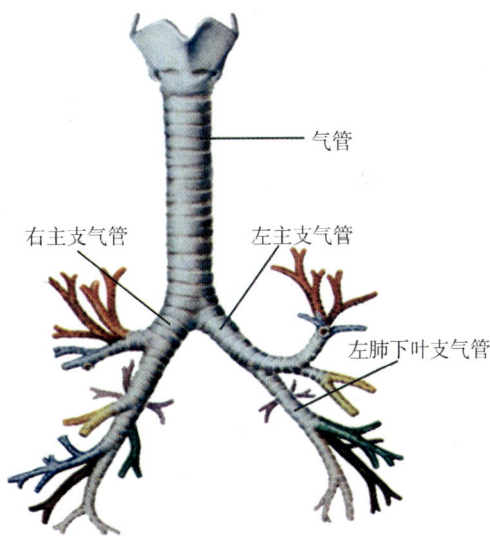

图 5-9 气管和主支气管

后方的缺口由平滑肌和结缔组织构成的平坦的膜壁所封闭，腔壁衬以黏膜。由于软骨的支架作用，使管腔能保持开放状态，而环韧带和膜壁具有一定的舒展性，以适应颈部的运动及后方食管的扩张。

气管由颈部经胸廓上口入胸腔，成年男性平均长度为 10.3cm，女性为 9.7cm，以

胸廓上口为界，分为颈部和胸部。气管颈部短而表浅，在颈前正中下行，于颈静脉切迹上方可触及，前面除有皮肤、浅筋膜、颈深筋膜和舌骨下肌群覆盖外，在第2~第4气管软骨环前方还有甲状腺峡横过，两侧临近颈部大血管和甲状腺叶，后方紧邻食管。急救时，可在第3~第5气管软骨环处施行气管切开术。气管胸部较长，位于胸腔上纵隔内。

（二）主支气管

气管发出的分支为各级支气管，第1级分为支主支气管，分左、右两支（图5-9），至左、右肺门处即分出肺叶支气管入肺。左、右主支气管的外形和结构与气管基本相同。

左主支气管细而长，走行倾斜（近于水平）。右主支气管粗而短，走行陡直，可视为气管的直接延续。根据右主支气管的走行和形态特点，以及气管隆嵴常偏向左侧，右肺通气量大等因素，经气管坠入的异物多进入右主支气管。

（三）气管与主支气管的微细结构

气管与主支气管的管壁由内向外依次分为黏膜、黏膜下层和外膜3层（图5-10），各层间无截然分界。管壁的特点是有软骨为支架，以保证管腔通畅；管径随分支越变越小，管壁相应越变越薄。

1. **黏膜** 由上皮和固有层构成。上皮为假复层纤毛柱状上皮，固有层的结缔组织中含有较多的弹性纤维。

2. **黏膜下层** 由疏松结缔组织构成，除含有血管、淋巴管、神经外，还有较多的混合腺，腺细胞的分泌物经导管排入管

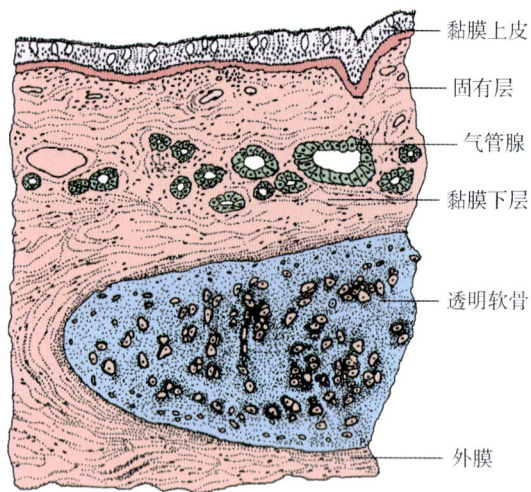

图5-10 气管管壁的微细结构

腔。腺细胞可分泌黏液和溶菌酶，并产生分泌片。浆细胞产生的IgA与分泌片结合形成分泌性免疫球蛋白（SIgA），排入管腔后附着于黏膜表面，有抑制外来病原菌的作用。

3. **外膜** 由"C"形的透明软骨环和疏松结缔组织构成，软骨环的缺口处由弹性纤维构成的韧带和平滑肌束封闭，构成管壁支架，保持气道通畅。

知 识 链 接

细颗粒物

细颗粒物指环境空气中空气动力学当量直径小于等于2.5μm（相当于人类头

发的 1/10) 的颗粒物。又称细粒、细颗粒、PM 2.5，也称为可入肺颗粒物。它能较长时间悬浮于空气中，其在空气中含量浓度越高，就代表空气污染越严重。虽然 PM 2.5 只是地球大气成分中含量很少的组分，但它对空气质量和能见度等有重要的影响。与较粗的大气颗粒物相比，PM 2.5 粒径小，面积大，活性强，易附带有毒、有害物质，且在大气中的停留时间长、输送距离远，不易被阻挡，被吸入人体后会直接进入支气管，干扰肺部的气体交换，引发包括哮喘、支气管炎和心血管病等疾病。PM 2.5 还可成为病毒和细菌的载体，为呼吸道传染病的传播推波助澜。

项目二　肺

肺左右各一，是呼吸系统进行气体交换的器官。由肺内各级支气管及其所连的肺泡、血管、淋巴管、神经和结缔组织构成（图 5 - 11、图 5 - 12）。

一、肺的位置和形态

肺位于胸腔内，纵隔的两侧，膈的上方。成年人的肺重男性平均为 1000～1300g，女性平均为 800～1000g。肺质柔软而轻，呈海绵状，富有弹性。幼儿新鲜肺呈浅红色，成人由于肺内不断有吸入空气中的尘粒沉积，颜色逐渐变为深灰，甚至呈蓝黑色，老年人肺颜色更深。因受肝的影响，右纵隔位置高，且心脏偏居左侧，故右肺宽而短，左肺狭而长。

肺形似纵切的半圆锥体形（图 5 - 11、图 5 - 12），可分一尖（肺尖）一底（肺底）两面（肋面、纵隔面）三缘（前缘、后缘和下缘）。肺尖钝圆，经胸廓上口伸入颈根部，可超出锁骨内侧 1/3 上方 2～3cm。肺底又名膈面，位于膈上，宽阔而向上凹陷。肋面与胸廓的外侧壁和前、后壁相邻，广阔而圆凸。纵隔面即内侧面，与纵隔相对，其中部有一长椭圆形凹陷区域，称为肺门，是支气管、血管、神经、淋巴管等出入的部位。这些出入肺门的结构，被结缔组织包裹成束状，称为肺根。肺的前缘由肋面与纵隔面在前方的移行而成，较锐利，左肺前缘下部有一明显的凹陷，称心切迹。后缘由肋面与纵隔面在后方移行而成，较钝圆。下缘由膈面与肋面、纵隔面移行而成，也较锐利，可随呼吸运动而上下移动。

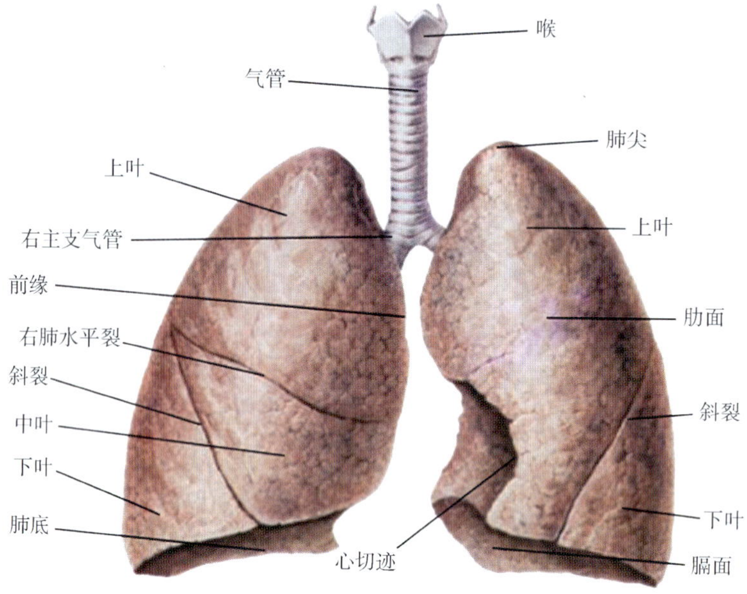

图 5-11 肺

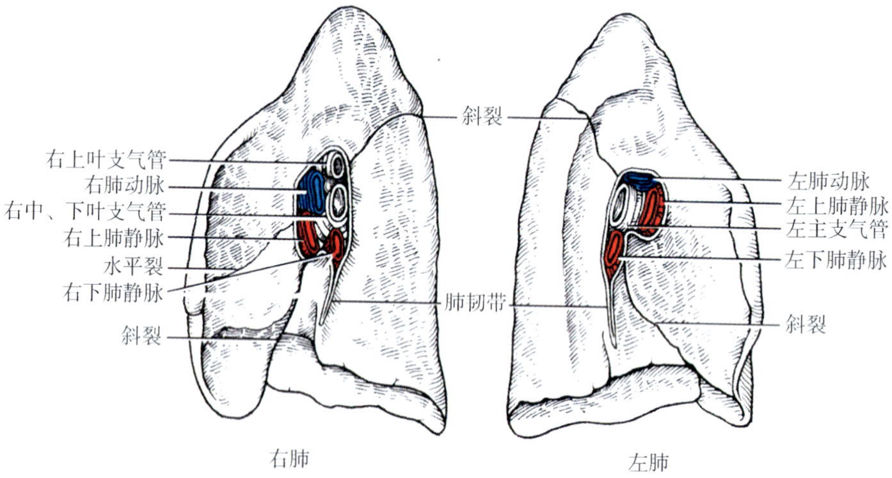

图 5-12 肺内侧面

肺的分叶（图 5-11、图 5-12）：肺裂将肺分成几个，左肺被自后上斜向前下的斜裂分为上、下两叶。右肺除斜裂外还有一条近似水平方向且与斜裂相交的水平裂，因而被分为上、中、下三叶。

二、 肺段支气管和肺段

左、右主支气管进入肺门后分为肺叶支气管，其中左肺有上、下 2 支，右肺有上、中、下 3 支。每一肺叶支气管进入相应的肺叶后再直接发出的 2~5 个分支称肺段支气管。

每一个肺段支气管的各级分支及其所属的肺组织构成一个支气管肺段，简称为肺段。左、右肺均可分为 10 个肺段。每个肺段均呈锥形，尖端朝向肺门，底在肺表。各肺段都占有一定的部位，相邻肺段之间以薄层的结缔组织相隔，肺动脉分支常与肺段支气管并行，肺静脉则常行于肺段之间。当肺段支气管发生阻塞时，此肺段内的空气供应完全断绝。因此，无论从形态、结构或功能上，都可以把肺段看作为具有一定独立性的功能单位，临床上常以肺段的解剖学知识进行诊断定位并指导肺段切除手术。

三、 肺的微细结构

肺的表面覆以浆膜，为胸膜脏层。

肺分为肺实质和肺间质两部分（图 5-13）。肺实质即肺内支气管的各级分支和肺泡；肺间质即肺实质之间的结缔组织、血管、神经和淋巴管等。

主支气管从肺门入肺后反复分支，越分越细，呈树枝状，故称支气管树。支气管分支可达 23~25 级，最后连于肺泡。肺段支气管以下的多次分支，统称为小支气管。其管径至 1mm 以下时称细支气管。细支气管继续分支至管径为 0.5mm 时，则为终末细支气管。终末细支气管仍继续分支，直至与肺泡相连。每个细支气管及其所属分支和肺泡，组成一个肺小叶（图 5-14）。肺小叶呈锥形，尖朝向肺门，底朝向肺的表面，透过胸膜可见其呈许多多角形的小区。每个肺叶内有 50~80 个肺小叶。肺小叶是肺的结构单位，临床上小儿常见的支气管肺炎就是以肺小叶为中心的病变，故又称小叶性肺炎。

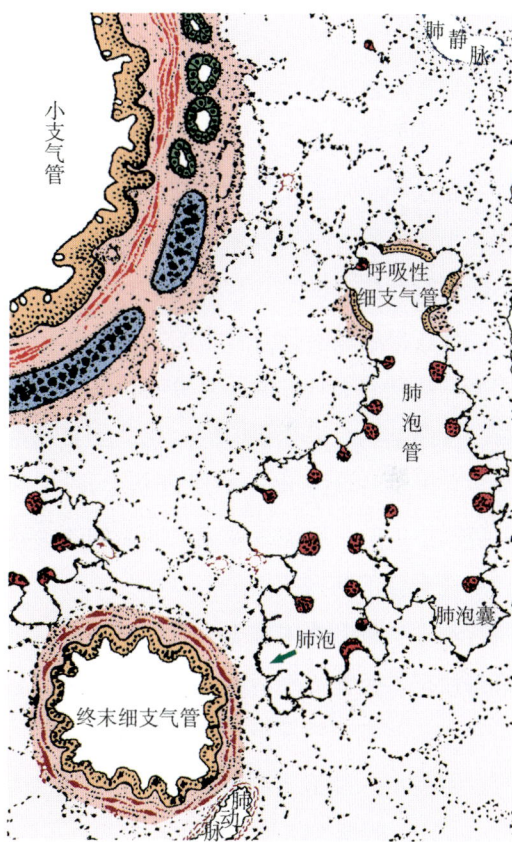

图 5-13　肺切面结构模式图

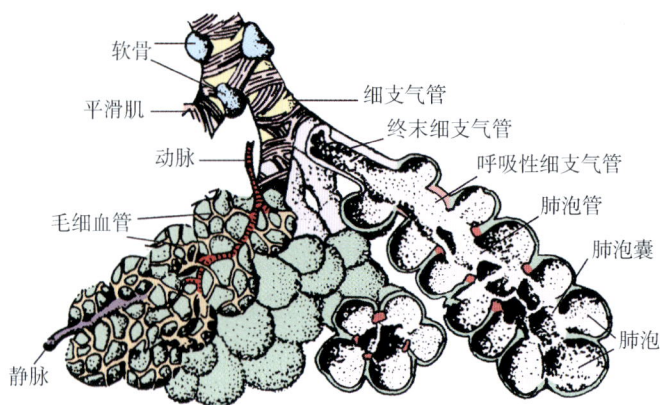

图 5-14　肺小叶模式图

肺实质根据其功能不同，可分为导气部和呼吸部。

（一）导气部

导气部是指主支气管入肺后至终末细支气管的各级分支，包括肺叶支气管、肺段支气管、小支气管、细支气管和终末细支气管（图 5-14）。导气部是肺内气体传送的通道，不能进行气体交换。

导气部各级支气管管壁的结构，除细支气管和终末细支气管外，基本和气管、支气管相似，但随着支气管的反复分支，其管径逐渐由大变小，管壁逐渐由厚变薄，结构渐趋简单，微细结构也发生相应的变化，主要表现为：①黏膜上皮由假复层纤毛柱状上皮逐渐变为单层纤毛柱状上皮或单层柱状上皮。②纤毛、杯状细胞和腺体逐渐减少，最后消失。③外膜中的软骨组织逐渐变成间断的软骨碎片直至完全消失。④平滑肌纤维逐渐增多，最后形成完整的环行肌层。

细支气管和终末细支气管管壁的杯状细胞、腺体和软骨均消失，平滑肌形成一完整的环形肌层。因此，平滑肌的收缩或舒张可直接改变管径大小，从而影响出入肺泡的空气流量。在某些病理情况下，如果终末细支气管的平滑肌发生痉挛性收缩，导致管腔持续狭窄，可使出入肺泡气流量减少，引起呼吸困难，临床上称支气管哮喘。

（二）呼吸部

呼吸部由呼吸性细支气管、肺泡管、肺泡囊和肺泡组成（图 5-15），有气体交换的功能。

1. 呼吸性细支气管　是终末细支气管的分支。管壁上皮为单层立方上皮，管壁上连有少量肺泡，故具有气体交换的功能。

2. 肺泡管　是呼吸性细支气管的分支。管壁上有大量肺泡和肺泡囊的开口，在相邻肺泡开口之间仅存不完整的管壁，有薄层的结缔组织和少量平滑肌，其表面覆有单层立方上皮或扁平上皮，故在肺泡管的断面上，在肺泡开口处的肺泡隔末端呈结节状膨大。

3. **肺泡囊** 与肺泡管相连续，为若干肺泡的共同开口形成的管腔。

4. **肺泡** 肺泡为大小不等的多面形囊泡（图 5 – 15、图 5 – 16），一侧开口于肺泡囊、肺泡管和呼吸性细支气管，是气体进行交换的场所。成人每侧肺内有肺泡 3 亿 ~ 4 亿个，总面积可达 70 ~ 80m^2。肺泡壁极薄，由肺泡上皮构成，相邻肺泡间有肺泡隔。肺泡上皮为单层上皮，由Ⅰ型和Ⅱ型两种类型的细胞构成。

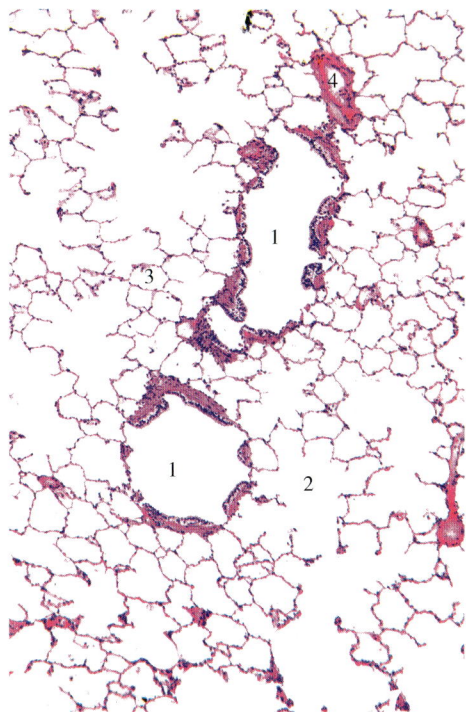

图 5 – 15 呼吸性细支气管肺泡囊的
光镜像（低倍）

注：1. 呼吸性细支气管；2. 肺泡囊；
3. 肺泡；4. 肺内血管。

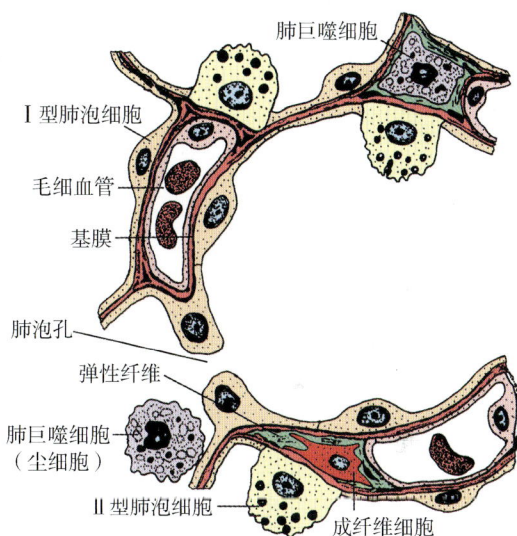

图 5 – 16 肺泡结构模式图

（1）**Ⅰ型肺泡细胞** 肺泡表面 97% 由Ⅰ型肺泡细胞覆盖。Ⅰ型肺泡细胞扁平，表面光滑，核呈扁圆形，含核部分略厚，其余部分很薄。Ⅰ型肺泡细胞为气体交换提供了一个广而薄的面，使气体易于通过。

（2）**Ⅱ型肺泡细胞** Ⅱ型肺泡细胞散在于Ⅰ型肺泡细胞之间，数量较少，覆盖肺泡 3% 的表面积。体积较大，细胞呈立方形或圆形，胞质中有嗜锇性板层小体，主要含有二棕榈酰卵磷脂，细胞以胞吐方式将其排至肺泡表面，形成一层薄膜，称肺泡表面活性物质。肺泡表面活性物质能降低肺泡表面张力，防止肺泡塌陷及过度扩张，起到稳定肺泡直径的作用。创伤、休克、中毒或感染时，肺泡表面活性物质的合成和分泌受到抑制或破坏，可引起肺泡塌陷，影响气体交换功能。Ⅱ型肺泡细胞还有分裂增生能力，可修复受损的Ⅰ型肺泡细胞。

5. **肺泡孔**　相邻肺泡之间相通的小孔，是肺泡间的气体通道。细支气管阻塞时，可借此形成侧支通气，有利于气体交换，但肺部感染时，病菌也可经此孔扩散而造成感染的蔓延。

6. **肺泡隔**　是肺泡与肺泡之间的薄层结缔组织，内含丰富的毛细血管网、弹性纤维、成纤维细胞、肺巨噬细胞及肥大细胞等。肺泡隔中的毛细血管网紧贴肺泡上皮，有利于肺泡内的 O_2 与血液中的 CO_2 进行交换。肺泡隔内的大量弹性纤维与吸气后肺泡的弹性回缩有关。当肺泡弹性纤维变性时，可使肺泡弹性减弱，肺泡扩大，不能回缩，导致肺气肿。肺泡隔内的肺巨噬细胞能吞噬吸入的灰尘、细菌、异物及渗出的红细胞。吞噬大量灰尘后的肺巨噬细胞又称尘细胞，可进入肺泡腔，随呼吸道分泌物排出。

气－血屏障：气－血屏障又称呼吸膜，是肺泡与血液间气体交换所通过的结构，由肺泡表面液体层（含表面活性物质）、Ⅰ型肺泡上皮细胞及其基膜、薄层结缔组织、毛细血管的基膜与内皮组成（图5－16、图5－17）。

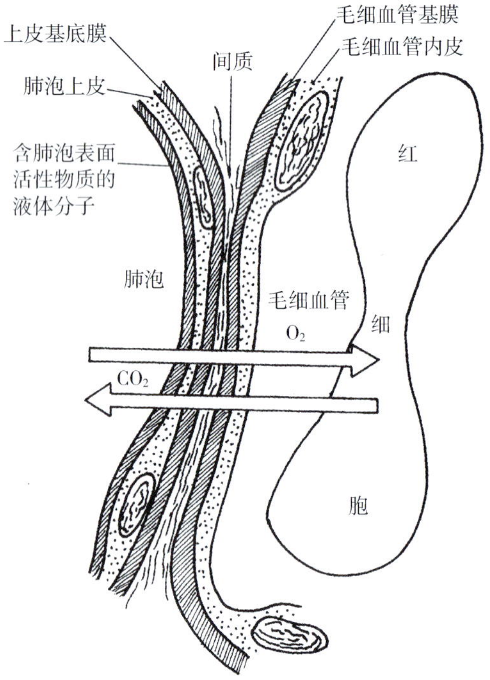

图5－17　气－血屏障

四、 肺的血管

肺有两套血管：肺动脉和肺静脉参与气体交换，是肺的功能性血管；支气管动脉和支气管静脉供给肺氧气和营养物质，为营养性血管。

五、 肺的体表投影

肺尖可高出锁骨内侧2～3cm。

两肺前缘自肺尖开始，向内下方斜行，经胸锁关节后方下降至第4胸肋关节处，两肺前缘分离。右肺前缘由此继续垂直下降，至第6胸肋关节处弯向外下，移行于肺下缘；左肺前缘因有心切迹，自第4胸肋关节处即稍向外下弯曲，至第6肋软骨中点处移行为左肺下缘（图5－18）。

两肺下缘投影大致相同，沿第 6 肋向外下行，于锁骨中线处与第 6 肋相交、在腋中线处与第 8 肋相交、在肩胛线处与第 10 肋相交，在后正中线处达第 10 胸椎棘突的外侧。当深呼吸时，肺下缘可上下移动 2～3cm，临床上称为肺下缘移动度。

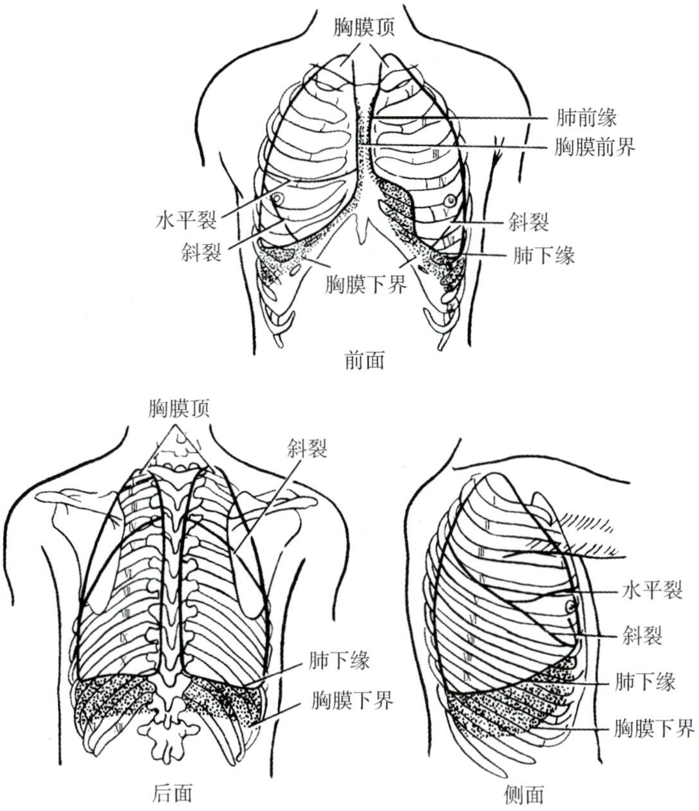

图 5－18　肺与胸膜的体表投影

六、　肺的其他功能

肺不仅是气体交换的器官，同时也参与体内物质的代谢。肺血管内皮细胞含多种酶，参与 5－羟色胺、前列腺素的生成与灭活，以及去甲肾上腺素和缓激肽等的灭活及血管紧张素的转化等，从而参与全身的生理动态平衡。

知 识 链 接

人工肺

人工肺是一项生命支持技术，又名氧合器或气体交换器，它是一种代替人体肺脏排出二氧化碳、摄取氧气，进行气体交换的人工器官，可以在自身肺功能出现衰竭不能维持人体器官充分的氧供时使用，或者从长远发展来看，植入人体永久性地部分或完全替代人体肺功能。如膜式人工肺就是使用数万根中空纤维集束组成，每根中空纤维表面上布满了微孔，这些微孔极小，使血液渗不出去，但可以排出二氧化碳、吸进氧气，进行气体交换。

项目三　胸膜与纵隔

一、胸膜

（一）胸腔、胸膜与胸膜腔的概念

1. **胸腔**　胸腔由胸廓和膈围成（图5-19）。上界为胸廓上口，与颈部相连；下界为膈，并借膈与腹腔分开。胸腔中部被纵隔所占据，两侧容纳左、右肺及胸膜腔。

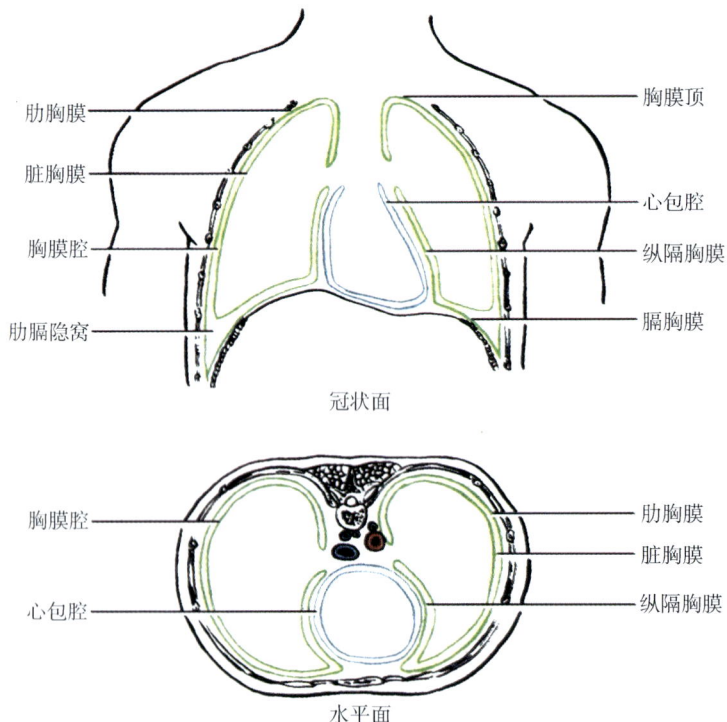

图5-19　胸膜与胸膜腔示意图

2. **胸膜和胸膜腔**　胸膜（图5-19）是衬覆于胸壁内表面、膈上面、纵隔两侧面和肺表面等处的一层浆膜，薄而光滑，由单层扁平上皮和结缔组织构成。胸膜可分为壁胸膜和脏胸膜，脏壁胸膜在肺根处相互移行，在两肺周围分别围成左右密闭的、潜在的腔隙称胸膜腔，腔内呈负压。胸膜腔内仅有少许浆液，可减少呼吸时的摩擦。

（二）胸膜的分部

胸膜分壁胸膜和脏胸膜两部（图 5 - 19）。

1. 脏胸膜　脏胸膜贴附于肺表面，并深入肺裂内包被各肺叶，与肺实质紧密结合。

2. 壁胸膜　按衬覆部位不同分为以下四部分：①肋胸膜：贴于胸壁内表面，与胸壁间较易剥离。②膈胸膜：紧密贴在膈的上面。③纵隔胸膜：衬贴在纵隔两侧面，其中部包裹肺根并移行为脏胸膜。纵隔胸膜向上移行为胸膜顶，下缘连接膈胸膜，前、后缘连接肋胸膜。④胸膜顶：是肋胸膜和纵隔胸膜向上的延续，突至胸廓上口平面以上，与肺尖表面的脏胸膜相对。在胸锁关节与锁骨中内 1/3 交界处之间，胸膜顶高出锁骨上方 2～3cm。经锁骨上臂丛麻醉或针刺时，为防止刺破肺尖，进针点应高于锁骨上 4cm。

平静呼吸时，由于胸膜腔的负压及浆液的吸附，壁胸膜和脏胸膜紧贴，而在壁胸膜各部移行转折处，胸膜腔仍留有一定的间隙，即使在深吸气时，肺缘也不能伸入其中，这些部位称为胸膜隐窝或胸膜窦。每侧的肋胸膜与膈胸膜返折形成的肋膈隐窝呈半环形，左、右各一，深吸气时肺下缘不伸入其内，是胸膜腔的最低位置，胸膜发炎渗出的积液常先积存于此，炎症后的粘连也常发生于此处。

（三）胸膜的体表投影

胸膜顶和胸膜前界的投影基本与肺尖和肺前缘一致（图 5 - 18），因此在胸膜前界的下段，有一个尖向上的三角形胸膜间区，下胸膜间区在胸骨体下部和左侧第 5～第 6 肋软骨的后方，此处心包因无胸膜掩盖，又称心包裸区。临床上常在第 4～第 5 肋间隙、胸骨左缘进行心内注射而不会损伤肺和胸膜。

两侧胸膜的下界是膈胸膜与肋胸膜的返折线。两侧基本一致，其投影比两肺下缘的投影约低 2 个肋骨。肺下缘与胸膜下界的体表投影对比见表 5 - 1。

表 5 - 1　肺与胸膜下界的体表投影

	锁骨中线	腋中线	肩胛线	脊柱两旁
肺	第 6 肋	第 8 肋	第 10 肋	第 10 胸椎棘突
胸膜	第 8 肋	第 10 肋	第 11 肋	第 12 胸椎棘突

知 识 链 接

胸膜腔穿刺术

胸膜腔穿刺术，简称胸穿，是指对有胸腔积液（或气胸）的患者，为了诊断和治疗疾病的需要，通过胸腔穿刺抽取积液或气体的一种技术。其主要作用是取胸腔积液进行检测，明确积液的性质，寻找引起积液的病因；抽出胸膜腔的积液和积气，减轻液体和气体对肺组织的压迫，使肺组织复张，缓解病人的呼吸困难等症状；抽吸胸膜腔的脓液进行胸腔冲洗可治疗脓胸；胸膜腔给药，可经胸腔注入抗生素或者抗癌药物。

二、纵隔

（一）纵隔的概念和境界

纵隔（图5-20）是位于两侧纵隔胸膜之间全部器官、结构和结缔组织的总称。纵隔上窄下宽、前短后长。其前界为胸骨，后界为脊柱胸段，两侧界为纵隔胸膜，上达胸廓上口，下至膈。因心脏偏左的缘故，纵隔不居于胸腔正中，而稍偏向左侧。

（二）纵隔的分部和内容

通常以胸骨角水平面为界，将纵隔分为上纵隔和下纵隔。下纵隔又以心包为界分为前、中、后纵隔。

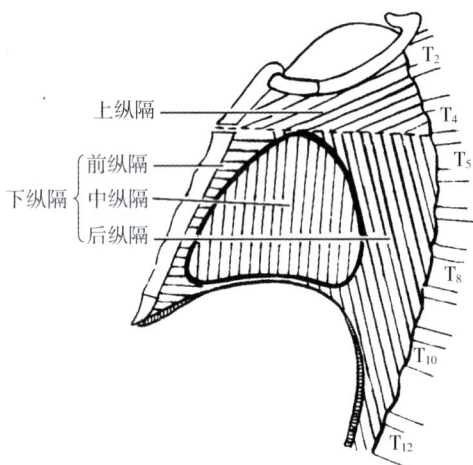

图5-20 纵隔的分部

1. **上纵隔** 上界为胸廓上口，下界为胸骨角至第4胸椎体下缘的平面，前方为胸骨柄，后方为第1～第4胸椎体。其内自前向后有胸腺、左和右头臂静脉、上腔静脉、膈神经、迷走神经、喉返神经、主动脉弓及其三大分支，以及后方的气管、食管、胸导管等。

2. **下纵隔** 上界为上纵隔的下界，下界是膈，两侧为纵隔胸膜。以心包为界又分三部：

（1）前纵隔 含有少量淋巴结和疏松结缔组织等。

（2）中纵隔 含有心包、心脏和出入心的大血管根部等。

（3）后纵隔 含有主支气管、食管、胸主动脉、奇静脉、胸导管、迷走神经、交感干胸段和淋巴结等。纵隔内各器官之间由疏松结缔组织填充。

复习思考

一、选择题

1. 对鼻的描述，正确的是（　　　）

A. 固有鼻腔内侧壁有上、中、下三个鼻甲

B. 分鼻前庭和固有鼻腔两部分

C. 分内鼻和外鼻两部分

D. 可分为外鼻、鼻腔和鼻旁窦

E. 两侧鼻腔相通

2. 下列对鼻腔的叙述，错误的是（　　）

A. 鼻前庭是疖肿的好发部位　　　　　B. 鼻腔向后经鼻后孔通咽

C. 固有鼻腔内衬的都是黏膜　　　　　D. 鼻黏膜可分为嗅区和呼吸区

E. 上鼻甲平面以上称易出血区

3. 对喉的描述，正确的是（　　）

A. 前庭裂是喉腔最狭窄的部位　　　　B. 环状软骨是最大的喉软骨

C. 喉室位于喉前庭　　　　　　　　　D. 两侧前庭襞之间的裂隙称前庭裂

E. 位于颈前部、食管前方

4. 炎症时易引起喉发生水肿的部位是（　　）

A. 声门下腔　　　　　　　B. 喉中间腔　　　　　　C. 喉前庭

D. 喉口　　　　　　　　　E. 喉室

5. 喉腔最狭窄的部位是（　　）

A. 声门下腔　　　　　　　B. 声门裂　　　　　　　C. 喉前庭

D. 喉中间腔　　　　　　　E. 前庭裂

6. 临床上行气管切开术时，常选择的部位是在（　　）

A. 第1～第3气管软骨处　　　　　　B. 第2～第3气管软骨处

C. 第3～第5气管软骨处　　　　　　D. 第6～第7气管软骨处

E. 第7～第8气管软骨处

7. 对气管微细结构特点的描述，错误的是（　　）

A. 外膜有"C"形软骨　　　　　　　B. 外膜只有内环外纵的平滑肌

C. 黏膜下层含有气管腺　　　　　　D. 固有层含有较多的弹性纤维

E. 黏膜上皮为假复层纤毛柱状上皮

8. 右主支气管（　　）

A. 气管异物不易坠入　　　　　B. 粗而短且走行垂直　　　C. 细而长

D. 入肺后分为上、下两支　　　E. 走行较平行

9. 对肺的描述，正确的是（　　）

A. 内侧面中央凹陷是肺门　　　　　B. 右肺前缘有心切迹

C. 右肺狭长，左肺粗短　　　　　　D. 前缘钝圆，下缘锐利

E. 右肺分两叶，左肺分三叶

10. 属于肺呼吸部的是 （　　　）

    A. 肺叶支气管　　　　　　　B. 呼吸性细支气管　　　C. 细支气管

    D. 肺段支气管　　　　　　　E. 终末细支气管

11. 不属于肺呼吸部的是 （　　　）

    A. 肺泡管　　　　　　　　　B. 肺泡　　　　　　　　C. 肺泡囊

    D. 呼吸性细支气管　　　　　E. 终末细支气管

12. 对肺的描述，正确的是 （　　　）

    A. 肺底微凸，与肋相邻

    B. 每侧肺可分为一尖、一底、两面和三缘

    C. 肺门内有气管、血管、淋巴管和神经等出入

    D. 肺尖一般不高出胸廓上口

    E. 位于胸膜腔内，纵隔两侧

13. 对肺尖的描述，正确的是 （　　　）

    A. 肺尖锐利　　　　　　　　B. 高出锁骨中部 2～3cm

    C. 高出锁骨中部 1/3 上方 2～3cm　　D. 高出锁骨内侧 1/3 上方 2～3cm

    E. 在锁骨下方 2～3cm

14. 对肺导气部的描述，错误的是 （　　　）

    A. 是肺内传送气体的通道　　　B. 终末细支气管有气体交换功能

    C. 随分支上皮逐渐变薄　　　　D. 随分支管径逐渐变细

    E. 随分支腺体逐渐变少

15. 随着肺的导气部逐级分支而逐渐增多的结构是 （　　　）

    A. 平滑肌　　　　　　　　　B. 杯状细胞　　　　　　C. 腺体

    D. 假复层纤毛柱状上皮　　　　E. 软骨片

16. 右肺 （　　　）

    A. 窄而长　　　　　　　　　B. 前缘有心切迹

    C. 分为上、中、下三叶　　　　D. 仅有斜裂

    E. 仅有水平裂

17. 对胸膜的描述，正确的是 （　　　）

    A. 是薄层浆膜，可分为脏、壁两层

    B. 脏胸膜衬覆于胸廓内面、膈上面和纵隔的两侧

    C. 壁胸膜包裹肺，并与肺实质紧密结合且伸入肺裂内

    D. 构成胸膜的上皮又称为内皮

E. 壁层胸膜只在肺根处返折

18. 呼吸道中完整的软骨环是（　　　）

    A. 甲状软骨　　　　　　　　B. 环状软骨　　　　　　　C. 杓状软骨

    D. 会厌软骨　　　　　　　　E. 气管软骨

二、填空题

1. 呼吸系统是由_____、_____两部分组成。

2. 鼻黏膜易出血区是_____，因为_____。鼻咽癌的好发部位是_____，异物容易滞留的部位是_____。

3. 喉的入口称_____，喉的内腔称_____，可分为_____、_____、_____三部分。

4. 上呼吸道包括_____、_____和_____三部分。

5. 相邻肺泡之间的薄层结缔组织称_____。其内含_____、_____和_____。

6. 胸膜可分为_____和_____。后者又可按其衬覆部位分为_____、_____、_____和_____四部分。

7. 胸膜腔内压为_____。如果胸膜受损，空气进入胸膜腔称_____。

三、简答题

1. 鼻旁窦有哪几对？各开口如何？临床上为什么上颌窦炎最常见且不易治愈？

2. 左右主支气管在解剖学上有何区别？气管异物易坠入哪一侧？

3. 外界空气经何途径可以到达肺泡内进行气体交换？

4. 简述终末细支气管的结构特点。

5. 壁胸膜分为哪几部分？何谓肋膈隐窝？有何意义？

模块六
泌尿系统

【学习目标】

掌握：泌尿系统的组成；肾的形态和位置；女性尿道的特点及其临床意义。

熟悉：肾的被膜与剖面结构；肾的微细结构；输尿管三处狭窄，膀胱的位置与毗邻，膀胱三角的概念及其临床意义。

了解：肾的血液循环。

泌尿系统由肾、输尿管、膀胱和尿道组成。其主要功能是排除人体新陈代谢过程中产生的废物、多余的水分和无机盐等，从而参与维持人体内环境的相对稳定，肾还有内分泌功能。肾生成尿液，输尿管输送尿液至膀胱暂时贮存。膀胱中的尿液贮存到一定程度可经尿道排出体外（图6-1）。

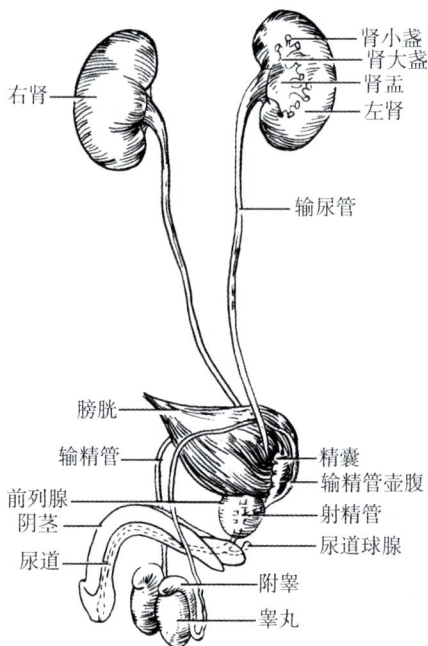

图6-1 男性泌尿系统、生殖系统

项目一　肾

📖 **案例导入**

王某，男，7岁，小学生。3周前患上呼吸道感染，治疗后痊愈。近几日家长发现男孩晨起双眼睑和下肢水肿，且逐渐加重，活动后可减轻，并伴有食欲减退、恶心、呕吐和尿量减少，尿液颜色呈洗肉水样。检查发现：血压140/100mmHg，尿蛋白（＋＋），肉眼血尿，血清抗"O"滴度升高。

临床诊断：急性肾小球肾炎。

请思考：①肾的剖面结构由哪几部分组成？②肾单位有何结构特征？有何功能？

一、肾的形态

肾是实质性器官，左右各一，位于腹后壁，似蚕豆形，呈红褐色，表面光滑，质柔软。肾分上下两端，前后两面，内外侧两缘。肾的上端宽而薄，下端窄而厚。肾的前面凸向前外侧，后面因紧贴腹后壁而较扁平。外侧缘隆凸；内侧缘中部的凹陷称肾门，是肾的血管、神经、淋巴管及肾盂出入的位置。出入肾门的这些结构被结缔组织所包裹称肾蒂，右侧肾蒂较左侧短。肾蒂内排列关系由前向后依次为：肾静脉、肾动脉、肾盂；从上向下依次

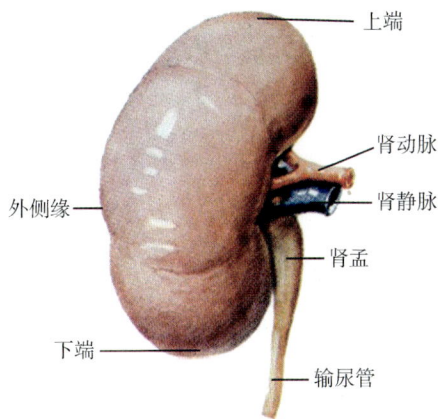

图6-2　肾的形态

为：肾动脉、肾静脉和肾盂。由肾门向肾实质内凹陷形成的腔称肾窦，肾门是肾窦的开口，容纳肾小盏、肾大盏、肾盂、肾血管、淋巴管、神经和脂肪组织等（图6-2）。

二、肾的位置和毗邻

1. 肾的位置　肾位于脊柱两侧，紧贴于腹后壁上部，属于腹膜外位器官（图6-3）。左右肾的位置并不对称：左肾上端平第11胸椎体下缘，下端平第3腰椎体上缘；右肾上端平第12胸椎下缘，下端平第3腰椎下缘。第12肋分别斜过左肾中部的后方和右肾上部的后方。右肾上方是肝，比左肾低约半个椎体。肾门约平第1腰椎水平，距正中线5cm。在腰背部肾门的体表投影一般在竖脊肌的外缘与第12肋之间的部位，临床上称为**肾区**，

又称脊肋角（图6-4）。某些肾病患者，叩击或触压该处可出现疼痛，肾可随呼吸上下移动，但其移动范围不超过一个椎体。肾的位置亦因性别、年龄个体差异而不同，女性低于男性，儿童低于成人，新生儿肾的位置更低，有时可达髂嵴平面。

图6-3　肾和输尿管的位置

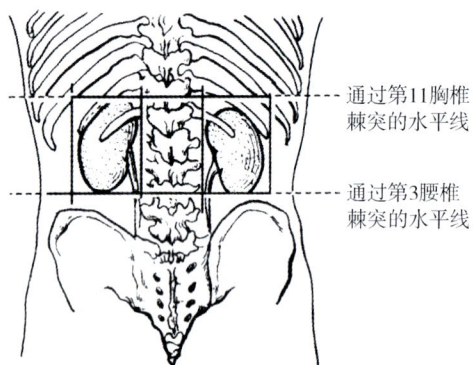

图6-4　肾的体表投影

2. **肾的毗邻**　两肾上方邻肾上腺，后面的上1/3与膈相邻，下部2/3自内侧向外侧分别与腰大肌、腰方肌及腹横肌相毗邻。左肾前上部与胃底后面相邻，中部与胰尾和脾血管相邻，下部与空肠和结肠左曲相邻。右肾上部与肝右叶相邻，下部与结肠右曲相邻，内侧缘邻十二指肠降部。

三、肾的结构

（一）肾的剖面结构

在肾的冠状切面上，肾实质可分为浅层的肾皮质和深层肾髓质两部分（图6-5）。肾皮质血管丰富，呈暗红色，由肾小体和肾小管组成。肾皮质伸入肾髓质的部分称肾柱，肾髓质呈淡红色，由15~20个肾锥体构成。肾锥体呈圆锥形，底朝皮质、尖向肾窦。2~3个肾锥体尖端合并成肾乳头，其尖端有乳头孔，是乳头管的开口，终尿经此孔流入肾小盏。肾小盏呈漏斗状包绕肾乳头。2~3个肾小盏汇合成

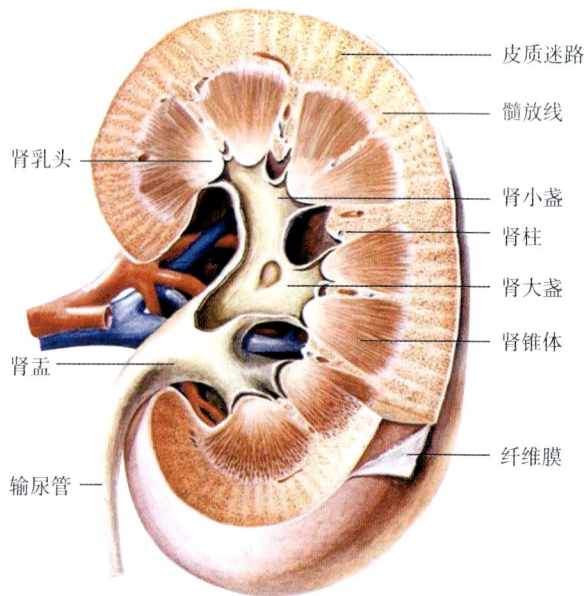

图6-5　肾的剖面结构

一个肾大盏。2~3个肾大盏汇合成1个肾盂。肾盂出肾门后向下弯曲走行，逐渐变细移行为输尿管（图6-5）。

（二）肾实质的微细结构

肾实质主要由肾单位和集合管组成，分布在肾实质的特定部位，其间有少量的结缔组织、血管、淋巴管和神经等构成的肾间质。肾单位是尿液形成的结构和功能单位。集合管是收集、浓缩尿液的部位。

1. **肾单位** 肾单位是形成尿液的结构和功能单位，由肾小体和肾小管两部分组成，每个肾约100万个以上的肾单位，它与集合小管共同行使泌尿功能。

（1）**肾小体** 呈球形，由血管球和肾小囊组成（图6-6、图6-7）。

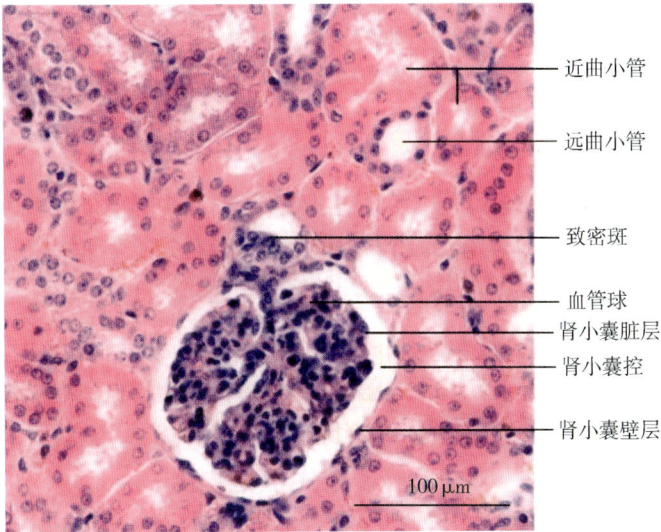

近曲小管
远曲小管
致密斑
血管球
肾小囊脏层
肾小囊控
肾小囊壁层
100 μm

图6-6 肾光镜结构

1）**血管球** 是肾小体内入球微动脉与出球微动脉之间的一团盘曲成球状的毛细血管网。其管壁极薄，由一层有孔内皮细胞和基膜构成；入球微动脉的管径较出球微动脉粗，故毛细血管内的血压较高。当血液流经血管球时，大量水和小分子物质易于滤出管壁而入肾小囊内。

2）**肾小囊** 是肾小管起始部膨大并凹陷而成的杯状双层囊，包裹着血管球。肾小囊分壁、脏两层，壁层在入球微动脉与出球微动脉处反折为肾小囊脏层。壁层为单层扁平上皮；脏层由贴附在毛细血管基膜外面的足细胞构成。两层之间的腔隙为肾小囊腔，肾小囊腔与肾小管相通。足细胞体积较大，伸出几个较大的初级突起，初级突起又伸出许多指状的次级突起，相邻次级突起相互镶嵌，形成栅栏状结构紧包在毛细血管外面。次级突起间的裂隙，称为裂孔。裂孔上覆盖一层极薄的裂孔膜（图6-8）。

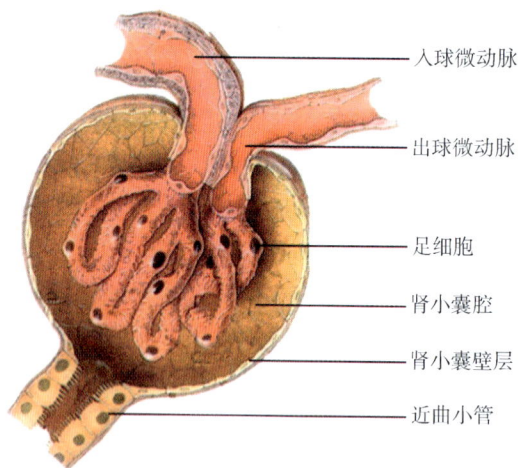

图6-7 肾小体及球旁复合体模式图

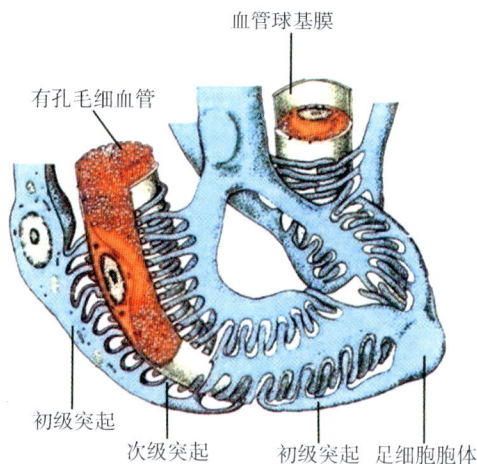

图6-8 足细胞模式图

当血液流经血管球的毛细血管滤过形成原尿时，其内的小分子物质经有孔毛细血管内皮、基膜和足细胞裂孔膜滤入肾小囊腔，这三层结构称为滤过膜，又称滤过屏障。滤入肾小囊腔的滤液称原尿。若滤过屏障受损，则血液中某些大分子物质，甚至血细胞都可漏入肾小囊腔内，形成蛋白尿或血尿（图6-7）。

知 识 链 接

肾移植

1954年，世界首例同卵双胞胎肾移植成功。肾移植又称"换肾"，即将健康者的肾脏移植给有肾脏病变并丧失肾脏功能的患者。人体有左右两个肾，通常一个肾就可以支持正常的代谢需求，当双侧肾功能均丧失时，肾移植是最理想的治疗方法。肾移植因其供肾来源不同分为自体肾移植、同种异体肾移植和异种肾移植，习惯把同种异体肾移植简称为肾移植。其他两种肾移植则冠以"自体"或"异种"肾移植以资区别。

（2）**肾小管** 管壁由单层上皮围成，与肾小囊壁层相延续。行经肾皮质、髓质，再返回皮质，终于集合小管。根据肾小管的形态结构、分布位置和功能，肾小管分为近端小管、细段和远端小管三部分。近端小管分为曲部（近曲小管）和直部（近直小管）两段。远端小管分为曲部（远曲小管）和直部（远直小管）两段。近直小管、细段和远直小管三部分构成的"U"形结构称髓袢。

1）**近端小管** 是肾小管中最长最粗的一段，约占肾小管总长的一半。近端小管分为曲部（近曲小管）和直部（近直小管）两段。近曲小管的上皮细胞为立方形或锥形，细胞游离面有刷状缘，极大地增加了细胞游离面的面积，有利于物质交换。近端小管的结构使其具有良好的吸收功能，它是重吸收原尿成分的主要场所。原尿中几乎所有的葡萄糖、多肽，以及大部分水、离子和尿素等，均在此段重吸收。此外，近端小管还向腔内分泌 H^+、NH_3、肌酐和马尿酸等，还能排出血液中的酚红和青霉素等药物。

2）**细段** 管径较细，管壁为单层扁平上皮，无刷状缘。由于管壁较薄，有利于水和离子的通透。

3）**远端小管** 管腔较大且规则。管腔上皮细胞呈立方形，较小，游离面无刷状缘。远直小管细胞能主动向间质转运 Na^+，远曲小管细胞能重吸收水、Na^+，并能排出 H^+、NH_3、K^+ 等，是离子交换的主要部位，对维持体液的酸碱平衡有重要作用。

2. 集合管 续于远端小管末端，分为弓形集合管、直集合管和乳头管三段。管径由细逐渐变粗，管壁上皮由单层立方上皮逐渐移行为单层柱状上皮（图 6-9）。集合管能进一步重吸收水和离子使原尿进一步浓缩。

成人两肾一昼夜可形成原尿约180L，经肾小管和集合管后，绝大部分水、无机盐和营养物质被重吸收，部分离子进行了交换，排出部分代谢产物，最后形成的浓缩液体称为终尿，每天为 1~2L，约为原尿的 1%。

3. 球旁复合体 球旁复合体由球旁细胞、致密斑和球外系膜细胞组成（图 6-10）。

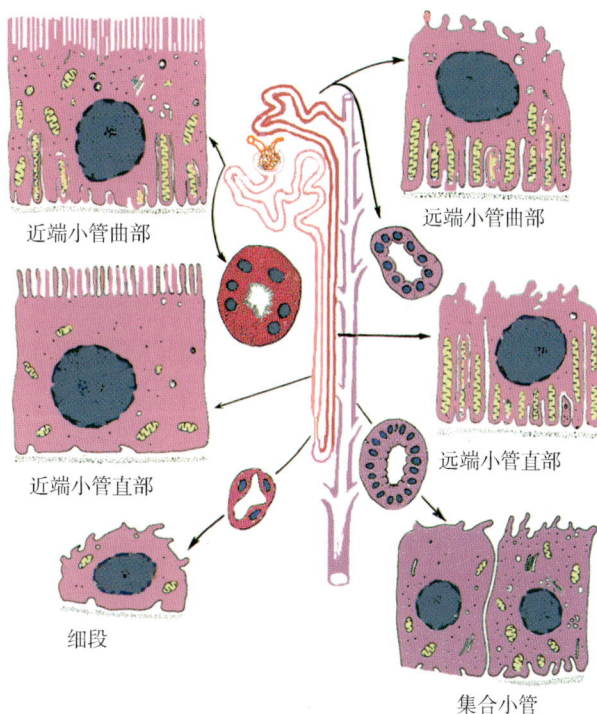

图 6-9 泌尿小管细胞模式图

近端小管曲部　远端小管曲部
近端小管直部　远端小管直部
细段
集合小管

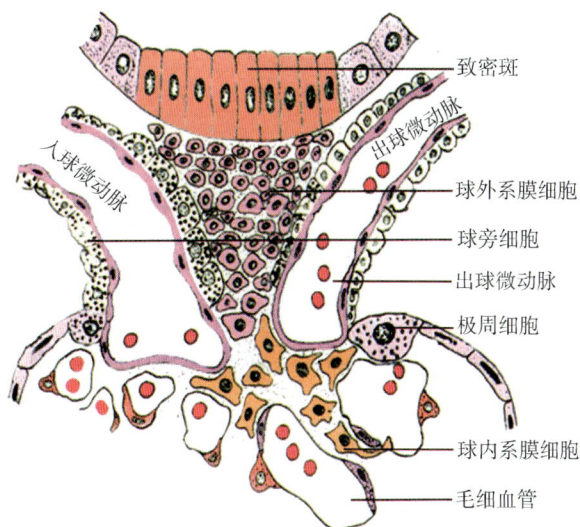

图 6-10 球旁复合体模式图

入球微动脉　致密斑　出球微动脉　球外系膜细胞　球旁细胞　出球微动脉　极周细胞　球内系膜细胞　毛细血管

（1）**球旁细胞**　是入球微动脉行至近肾小体处，管壁的平滑肌细胞转变为上皮样细胞，称球旁细胞。细胞体积大，立方形，细胞核大而圆。球旁细胞能分泌肾素，肾素能升高血压。

（2）**致密斑**　致密斑为远端小管靠近肾小体侧的上皮细胞形成的椭圆形斑。细胞呈柱状，是一种离子感受器，能感受远端小管内液体的 Na^+ 浓度变化。当液体的 Na^+ 浓度降低时，致密斑细胞将信息传递给球旁细胞，并促进后者分泌肾素。

（3）**球外系膜细胞**　位于入球小动脉、出球小动脉和致密斑之间三角地带，在球旁复合体发挥作用时起信息传递作用。

四、肾的被膜

肾表面的被膜分三层，由内向外依次为纤维囊、脂肪囊和肾筋膜（图 6 - 11、图 6 - 12）。

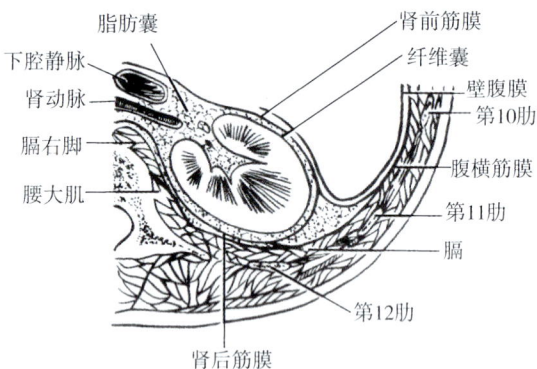

图 6 - 11　肾的被膜（水平切面）　　图 6 - 12　肾的被膜（矢状切面）

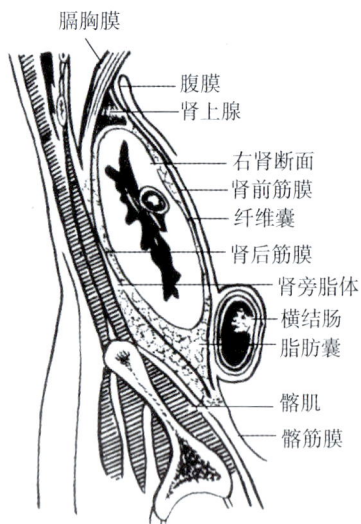

1. **纤维囊**　纤维囊由致密结缔组织构成，贴肾表面、薄而坚韧，正常情况下易从肾表面剥离，但在病理情况下发生粘连而不易剥离。肾破裂或部分切除时需缝合此膜。

2. **脂肪囊**　又名肾床，是包被在纤维囊外周的囊状脂肪层，肾的边缘部脂肪丰富，并经肾门进入肾窦，形成填充于肾窦的脂肪组织。临床上作肾囊封闭，就是将药注入肾脂肪囊内。

3. **肾筋膜**　肾筋膜在脂肪囊外面，分前、后层，在肾上腺上方和肾的外侧缘两层互相融合。向下两层互相分离，其间有输尿管通过。肾筋膜深面发出许多结缔组织小束，穿过脂肪囊连于纤维囊，对肾起固定作用。肾的正常位置的固定与多种因素有关，包括肾的被膜、腹压、肾血管、腹膜、肾邻近器官的承托等。由于肾筋膜下方完全开放，当腹壁肌力弱、肾周脂肪少、肾的固定结构薄弱时，可产生肾下垂或游走肾。肾积脓或周围炎症者脓液可沿肾筋膜向下蔓延，达髂窝或大腿根部。

五、 肾的血液循环

肾的血液循环有两个功能，一是营养肾组织，二是参与形成尿液。因此，肾的血液循环具有其自身的特点：①肾动脉直接发自腹主动脉，短而粗，血流量大且流速快，约占心输出量的 1/4，且肾内血管走行较直，血液可快速到达血管球。②90% 血液与肾脏功能有关，进入肾脏后被滤过，产生尿液。③两次形成毛细血管网：第一次入球微动脉分支形成血管球，有利于原尿的形成；第二次在肾小管周围形成球后毛细血管网，有利于肾小管对原尿的重吸收，同时也起到营养肾组织作用。

项目二 输尿管、膀胱和尿道

案例导入

李某，女，39 岁，已婚，农民，因"尿频、尿急、尿痛伴腰背部疼痛 3 天"入院。查体：神清，查体合作，头颅无畸形，咽略充血，扁桃体不大，颈软，甲状腺不大，气管居中，胸廓无畸形，双肺呼吸音低，未闻及明显的干湿性啰音，心界不大，心率 80 次/分，律齐，未闻及明显的病理性杂音。腹平软，无压痛、反跳痛及肌紧张，肠鸣音存在，脊柱四肢无畸形。

临床诊断：急性尿路感染。

请思考：病变的部位可能是哪些结构？这些结构有何功能？

一、 输尿管

是一对位于腹膜外细长的肌性管道，左右各一，长 25～30cm，起于肾盂，止于膀胱（图 6-3）。输尿管起于肾盂，在腹后壁沿腰大肌前面下行，在小骨盆入口处右侧输尿管越过髂外动脉起始处，左侧输尿管越过髂总动脉末端进入盆腔。在盆腔内，男性输尿管沿骨盆侧壁弯向前，与输精管交叉后弯向前内，斜穿膀胱壁，开口于膀胱底内面的输尿管口；女性输尿管行于子宫颈两侧，距子宫颈约 2cm 处，从子宫动脉后下方经过，在膀胱底外角处斜向前到达膀胱底，开口于膀胱底内面的输尿管口。根据走行，输尿管可分为腹段、盆段和壁内段。输尿管全长有三个生理性狭窄，分别位于肾盂与输尿管移行处（输尿管起始处）与髂血管交叉处（经过小骨盆上口处）斜穿膀胱壁处（壁内段）。三个狭窄是输尿管结石易滞留的部位。

二、膀胱

膀胱是储存尿液的肌性囊状器官，其形状、大小和位置均随尿液充盈度而变化。成人膀胱的容量为 350～500mL，最大可达 800mL。新生儿膀胱容量约为成人的 1/10，女性的容量小于男性，老年人因膀胱肌张力下降而容量增大。

（一）膀胱的形态

膀胱充盈时，略呈卵圆形，膀胱空虚时呈三棱锥体形，分为膀胱尖、膀胱底、膀胱体、膀胱颈四部（图 6 - 13）。其尖朝向前上方，称膀胱尖；底近似三角形，朝向后下方，称膀胱底；膀胱底与膀胱尖之间的部分称膀胱体；膀胱的最下部称膀胱颈。颈的下端有尿道内口与尿道相接。

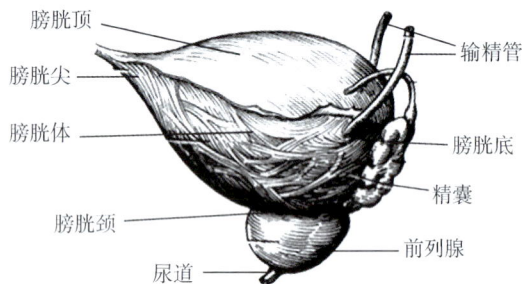

图 6 - 13　男性膀胱

（二）膀胱的位置及毗邻

新生儿膀胱位置较高，大部分位于腹腔内，随着年龄的增长和盆腔的发育逐渐入盆腔，至青春期达成人位置。老年人因盆底肌松弛，膀胱位置较低。成人膀胱位于盆腔的前部，耻骨联合的后方。膀胱空虚时，膀胱尖不超过耻骨联合上缘；充盈时，膀胱尖上升至耻骨联合以上，进入腹腔，腹前壁返折向膀胱的腹膜也随之上移，使膀胱的前下壁直接与腹前壁相贴（图 6 - 14、图 6 - 15）。临床中患者憋尿后，在耻骨联合上缘经腹前壁进行膀胱穿刺或手术，可不经腹膜腔而直接进入膀胱，以避免损伤腹膜和污染腹膜腔。

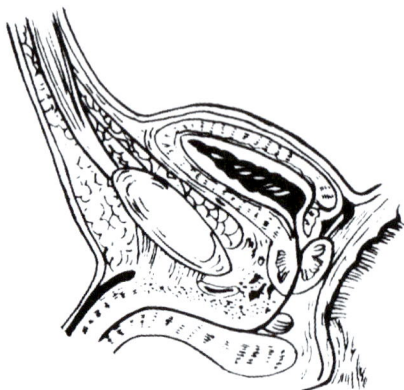

图 6 - 14　膀胱（空虚）与腹膜的关系

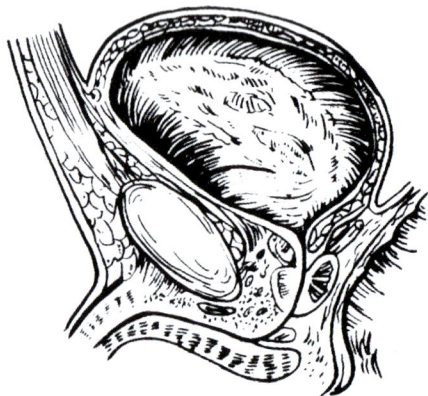

图 6 - 15　膀胱（充盈）与腹膜的关系

154

（三）膀胱壁的结构

膀胱壁由内向外依次为黏膜、肌层和外膜。

1. 黏膜 黏膜上皮是变移上皮。变移上皮的细胞形态和层数可随膀胱的状态而改变：膀胱空虚时，变移上皮为 8～10 层，表层盖细胞变大，呈立方形；膀胱充盈时，变移上皮为 3～4 层，表层盖细胞变扁平。膀胱黏膜在膀胱空虚时，形成许多皱襞；膀胱充盈时，皱襞消失。而在膀胱底的内面，两侧输尿管口与尿道内口之间的三角形区域，由于缺乏黏膜下组织，无论膀胱空虚或是充盈，此处黏膜表面均光滑无皱襞，称膀胱三角。膀胱三角是膀胱结核和肿瘤的好发部位。两输尿管口之间的横行皱襞，称输尿管间襞。膀胱镜下所见为一苍白带，是寻找输尿管口的标志也是膀胱镜检寻找输尿管口的重要标志。

2. 肌层 由平滑肌构成分内纵、中环、外纵三层，又称逼尿肌。在尿道内口处环形增厚形成尿道括约肌。

3. 外膜 顶部为浆膜，其余大部为纤维膜。

知识链接

尿路结石是泌尿系统各部位结石病的总称，是最常见的泌尿外科疾病之一。男性多于女性，为（4～5）:1。其典型临床表现可见腰腹绞痛、血尿，或伴有尿频、尿急、尿痛等泌尿系统梗阻和感染的症状。尿路结石在肾和膀胱内形成。上尿路结石与下尿路结石的形成机制、病因、结石成分和流行病学有显著差异。上尿路结石大多数为草酸钙结石。膀胱结石中磷酸镁铵结石较上尿路多见。成核作用、结石基质和晶体抑制物质学说是结石形成的三种最基本学说。根据上尿路结石形成机制的不同，有人将其分为与代谢因素有关的结石和感染性结石。细菌、感染产物及坏死组织亦为形成结石之核心。

三、尿道

男性尿道除有排尿功能外，兼有排精的功能（男性尿道见模块七男性生殖系统）。女性尿道长 3～5cm，直径约 0.6cm，仅有排尿功能（图 6-16）。起于膀胱的尿道内口，经耻骨联合与阴道之间下行，穿尿生殖膈以尿道外口开口于阴道前庭，穿尿生殖膈时，周围有尿道阴道括约肌环绕，可控制排尿。女性尿道较男性尿道短、宽、直，故易发生逆行性尿路感染。

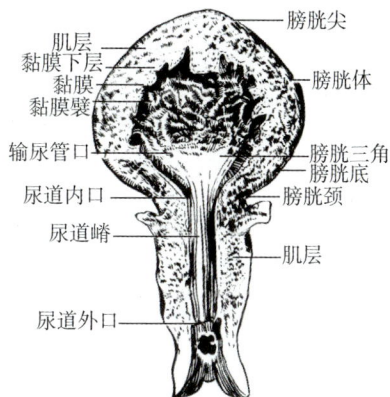

图 6-16 **女性膀胱与尿道冠状切面**

肌层
黏膜下层
黏膜
黏膜襞
输尿管口
尿道内口
尿道嵴
尿道外口
膀胱尖
膀胱体
膀胱三角
膀胱底
膀胱颈
肌层

复习思考

一、选择题

1. 关于肾的描述，不正确的是（　　　）

    A. 有三层被膜

    B 是腹膜内位器官

    C. 肾实质分为肾皮质和肾髓质两部分

    D. 肾小盏与肾乳头两者数目一致

    E. 右肾比左肾略低半个椎体

2. 进行肾囊封闭时，将药物注入（　　　）

    A. 肾筋膜   B. 肾盂   C. 肾窦

    D. 脂肪囊   E. 纤维囊

3. 肾结构和功能的基本单位是（　　　）

    A. 肾单位   B. 肾小体   C. 肾小囊

    D. 远端小管   E. 近端小管

4. 下列属于肾皮质结构的是（　　　）

    A. 肾柱   B. 肾小盏   C. 肾大盏

    D. 肾锥体   E. 肾窦

5. 下列不属于肾门结构的是（　　　）

    A. 肾动脉   B. 肾静脉   C. 淋巴管

    D. 肾盂   E. 肾窦

6. 关于膀胱的描述，不正确的是（　　　）

    A. 分为顶、底、体、颈四部

    B. 成人膀胱位于盆腔的前部，耻骨联合的后方

    C. 充盈时可高出耻骨联合上缘

    D. 膀胱颈在男性与前列腺相接

    E. 膀胱三角处黏膜光滑无皱襞

7. 关于膀胱三角，叙述不正确的是（　　　）

    A. 是肿瘤、结核、炎症好发的部位   B. 平滑平坦   C. 位于膀胱体

    D. 缺乏黏膜下层组织   E. 膀胱黏膜与肌层紧密相连

8. 直接收集肾乳头排出的尿液，是下列哪一个结构（　　　）

    A. 肾窦   B. 肾锥体   C. 肾盂

    D. 肾小盏   E. 肾大盏

9. 正常成人膀胱容量一般为（　　　）

A. 50 ~ 100mL   B. 350 ~ 500mL   C. 100 ~ 300mL

D. 500 ~ 800mL   E. 500 ~ 1000mL

10. 输尿管的第二狭窄位于（   ）

    A. 输尿管起始处   B. 斜穿膀胱壁处

    C. 输尿管跨过髂血管   D. 肾盂与输尿管移行处

    E. 骨盆腔内

11. 肾素是由以下哪一结构分泌的（   ）

    A. 足细胞   B. 球旁细胞   C. 致密斑

    D. 内皮   E. 极周细胞

12. 下列关于女性尿道特点，正确的是（   ）

    A. 较男性尿道短、宽、直   B. 长 5 ~ 7cm

    C. 其走行向后下方，穿过尿生殖膈   D. 不易发生逆行尿路感染

    E. 尿道内口约平耻骨联合下缘，女性低于男性

13. 下列不属于肾窦的结构是（   ）

    A. 肾小盏   B. 肾大盏   C. 肾盂

    D. 肾小体   E. 肾血管

14. 下列关于肾血液循环特点，不正确的是（   ）

    A. 有营养组织的作用   B. 可参与尿液的生成

    C. 肾动脉起于腹主动脉   D. 肾动脉血管粗短

    E. 血管球的入球微动脉细长，出球微动脉粗短

15. 成人肾门的位置平对（   ）

    A. 第 11 胸椎   B. 第 12 胸椎   C. 第 1 腰椎

    D. 第 2 腰椎   E. 第 3 腰椎

16. 下列描述正确的是（   ）

    A. 肾被膜由内向外依次为肾筋膜、脂肪囊、纤维囊

    B. 肾的上端窄而厚，下端宽而薄

    C. 集合小管位于肾髓质

    D. 滤过屏障受损，血液中大分子可以漏入肾小囊腔内

    E. 肾小囊壁层为单层柱状上皮

二、填空

1. 泌尿系统由_____、_____、_____和_____组成。

2. 出入肾门的结构有_____、_____、_____、神经和淋巴管。

3. 肾小管是一条细长而弯曲的上皮管道，分为_____、_____和_____三

157

部分。

4. 女性尿道的特点是_____，长约_____ cm。

5. 膀胱分为_____、_____、_____和_____四部分

6. 肾血液循环的特点是血压_____、血流量_____。

7. 输尿管的 3 处狭窄分别位于_____、_____和_____。

8. 膀胱的后方在女性与_____和_____相邻；在男性与_____、_____和_____相邻。

9. 膀胱壁分为_____、_____和_____三层，黏膜上皮为。

三、简答题

1. 试述泌尿系统的组成和功能。

2. 简述输尿管的三处狭窄及其临床意义。

3. 膀胱的位置与毗邻关系如何？

4. 肾在冠状切面上可见到哪些结构？

模 块 七

生殖系统

【学习目标】

掌握：男性生殖腺（睾丸）、尿道，女性生殖腺（卵巢）、输卵管道（输卵管、子宫、阴道）的位置和形态。

熟悉：男性附属腺体，女性外阴、乳房、会阴的位置和结构。

了解：生殖管道（附睾、输精管和射精管）、外生殖器（阴囊和阴茎）的位置和结构。

生殖系统包括男性生殖系统和女性生殖系统。男、女性生殖系统均由内生殖器和外生殖器两部分组成。内生殖器位于体内，由生殖腺、输送管道和附属腺组成。外生殖器露于体表，主要为性的交接器官。生殖系统的主要功能是产生生殖细胞、繁殖新个体、分泌性激素和维持第二性征。

知 识 链 接

中医学对生殖系统的记载甚多，医著《内经》的《素问·上古天真论》中有："丈夫……二八，肾气盛，天癸至，精气溢泻。""女子……二七而天癸至，任脉通，太冲脉盛，月事以时下，故有子……七七任脉虚，太冲脉衰少，天癸竭，地道不通，故形坏而无子也。"说明男子在16岁、女子在14岁初具生殖功能；妇女到50岁左右为绝经期，失去生育能力。

项目一　男性生殖系统

男性内生殖器包括生殖腺（睾丸）、输送管道（附睾、输精管、射精管、尿道）和附属腺（精囊腺、前列腺、尿道球腺）三部分。睾丸是产生精子和分泌男性激素的器官。睾丸产生的精子先贮存于附睾内，射精时经过输精管、射精管、尿道排出体外。附属腺的分泌物参与精液的组成，给精子提供营养并有利于精子的活动。外生殖器包括阴囊和阴茎（图7-1）。

图7-1　男性生殖系统模式图

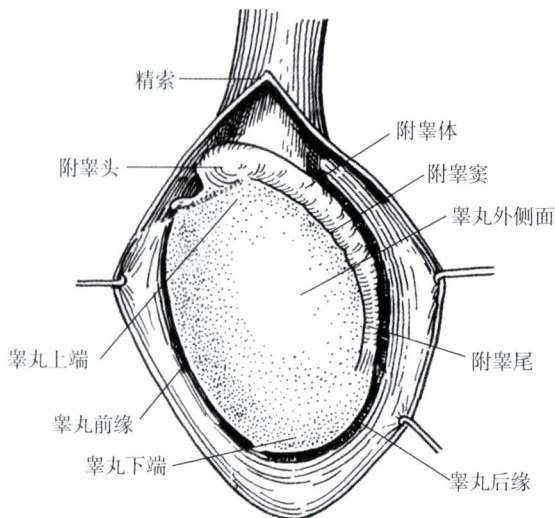

一、生殖腺（睾丸）

1. 睾丸的位置和形态　睾丸是男性的生殖腺，位于阴囊内，左右各一，一般左侧略低于右侧，呈扁椭圆形，表面光滑。睾丸分上、下两端，前、后两缘，内侧、外侧两面。前缘游离，上端和后缘有附睾贴附，后缘有血管、神经和淋巴管出入，并与附睾和输精管睾丸部相接触（图7-2）。睾丸随着性成熟而迅速生长，至老年随着性功能的衰退逐渐萎缩变小。

图7-2　右侧睾丸和附睾

2. 睾丸的微细结构 睾丸表面有一层坚厚的致密结缔组织膜，称**白膜**。白膜在睾丸后缘处增厚，并凸入睾丸内形成**睾丸纵隔**。从睾丸纵隔发出许多**睾丸小隔**，呈放射状伸入睾丸实质并与白膜相连，它们将睾丸实质分成许多锥体形的**睾丸小叶**。每个睾丸小叶内含有 2～4 条细长弯曲的**生精小管**（亦称精曲小管）。生精小管在近睾丸纵隔处变为短而直的**精直小管**，进入睾丸纵隔相互吻合形成**睾丸网**。从睾丸网发出 12～15 条**睾丸输出小管**出睾丸后缘的上部进入附睾（图 7－3）。

（1）**生精小管** 是产生精子的部位，管壁由生精上皮构成（图 7－4）。生精上皮由生精细胞和支持细胞组成。①**生精细胞**：是一系列处于不同发育阶段的生殖细胞。精原细胞是生精细胞的最幼稚阶段。从青春期开始，在促性腺激素的作用下精原细胞不断分裂增殖发育成精子。其分化过程为：**精原细胞→初级精母细胞→次级精母细胞→精子细胞→精子**。它们从管壁的基膜向管腔依次排列。精子生成后，游动于生精小管内，经精直小管、睾丸网、睾丸输出小管，入附睾储存。②**支持细胞**：体积较大，呈不规则长锥形，对生精细胞起支持和营养作用。

图 7－3 睾丸、附睾的结构及精子排出途径

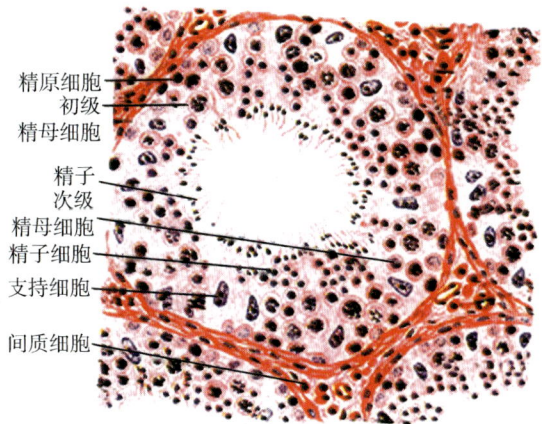

图 7－4 生精小管与睾丸间质

精子形似蝌蚪，分头、尾两部分（图 7－5）。头部正面观呈卵圆形，侧面观呈梨形。头内有一个高度浓缩的细胞核，核的前 2/3 有顶体覆盖。顶体是特殊的溶酶体，内含顶体素、透明质酸酶、磷酸酯酶等，在受精中起重要作用。尾部能摆动，使精子向前游动。

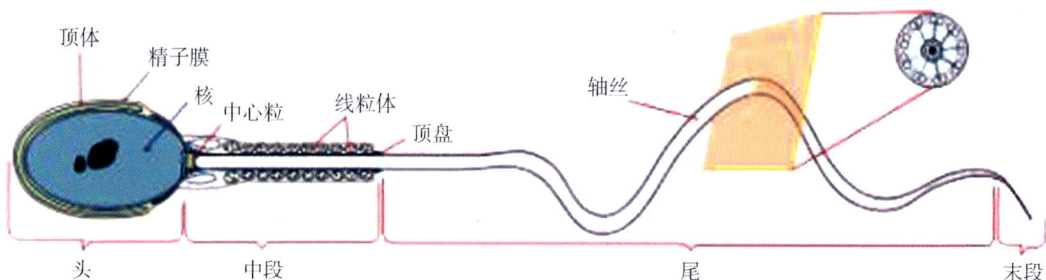

图 7-5 精子

（2）**睾丸间质** 是生精小管之间富含血管和淋巴管的疏松结缔组织，内含睾丸间质细胞。睾丸间质细胞呈圆形或多边形，单个或成群分布，能分泌雄激素。雄激素有促进男性生殖器官发育、精子发生、激发和维持男性第二性征等作用。

二、生殖管道

1. **附睾** 附睾呈新月形，贴附于睾丸的上端和后缘而略偏外侧，由睾丸输出小管弯曲、盘绕、汇合而成，自上而下依次为**附睾头、附睾体**和**附睾尾**。附睾尾返折弯向后上方移行为输精管（图 7-2、图 7-3）。

附睾是暂时储存精子的器官，分泌的附睾液有营养精子和促进精子成熟的作用。附睾是结核的好发部位。

2. **输精管和射精管** 输精管是附睾尾的直接延续，长约 50cm，管径约 3mm，壁厚而腔小，肌层发达，活体触摸呈坚实的圆索状。输精管全长可分为四部：①**睾丸部**：始于附睾尾，最短，较弯曲，沿睾丸后缘上行至睾丸上端。②**精索部**（皮下部）：介于睾丸上端与腹股沟管浅（皮下）环之间。此段位于皮下，易于触及，为结扎输精管的常选部位。③**腹股沟管部**：为位于腹股沟管内的一段。④**盆部**：自腹股沟管深（腹）环至膀胱底的后面，为最长的一段，在膀胱底的后面膨大成**输精管壶腹**（图 7-6）。输精管末端变细，与精囊腺的排泄管汇合成射精管。**射精管**长约 2cm，由输精管的末端和精囊的排泄管汇合而成，向前下斜穿前列腺实质，开口于尿道的前列腺部。

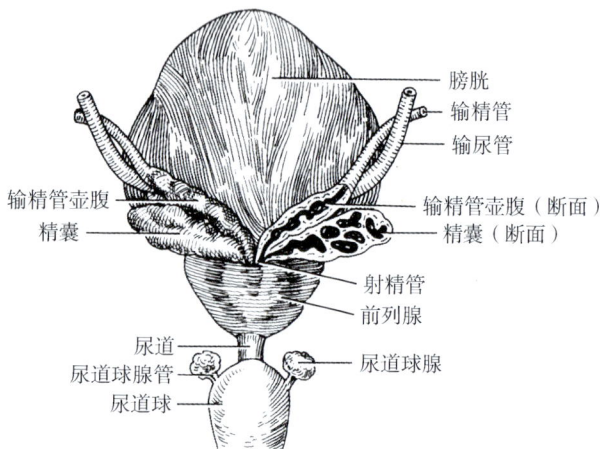

图 7-6 膀胱、精囊、前列腺后面观

输精管自睾丸上端至腹股沟管深环的一段，与伴行的血管、神经、淋巴管及外包的筋膜等共同组成的圆索状结构，称**精索**。

三、 附属腺

1. **精囊** 又称精囊腺，是一对长椭圆形的囊状腺体，位于膀胱底的后方，输精管壶腹的外下侧。精囊的排泄管和输精管末端汇合成射精管，其分泌物参与精液的组成。

2. **前列腺** 是单个实质性器官，由腺组织和平滑肌构成，位于尿生殖膈和膀胱之间，其内有尿道和射精管穿过。前列腺形似前后稍扁的栗子，上端宽大称前列腺底，下端尖细称前列腺尖，二者之间为前列腺体。体的后面平坦，中间有一纵行浅沟，称前列腺沟，活体直肠指诊可扪及此沟，前列腺肿大时，此沟变平或消失。前列腺一般分为前叶、中叶、后叶和两侧叶（图7-7）。老年人前列腺增生肥大常发生在中叶和后叶，压迫尿道，引起排尿困难甚至尿潴留。后叶是前列腺肿瘤的好发部位。前列腺的分泌物是精液的主要组成部分。

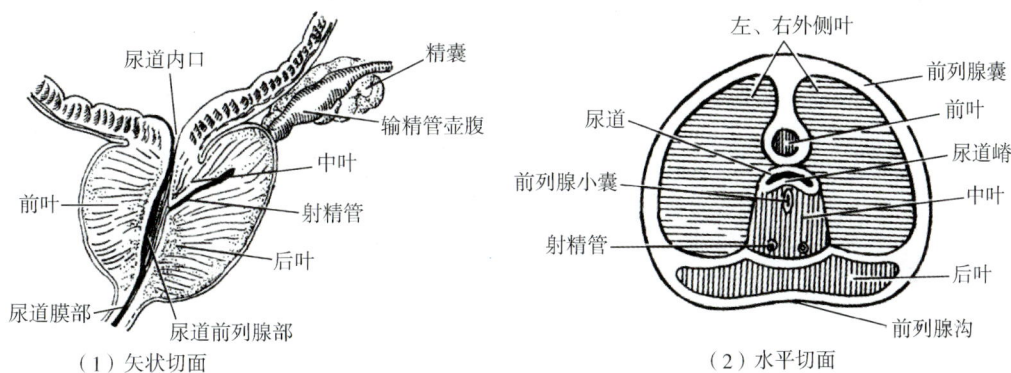

图 7-7 前列腺分页模式图

3. **尿道球腺** 位于会阴深横肌内，是一对豌豆大的球形腺体。腺的排泄管细长，开口于尿道球部，其分泌物参与精液的组成。

精液由睾丸产生的精子和附属腺的分泌物组成，为弱碱性乳白色液体。正常成年男性一次射精2~5mL，含精子3亿~5亿个。

四、 外生殖器

1. **阴囊** 阴囊（图7-8）是位于阴茎后下方的囊袋状结构。阴囊的皮肤薄而柔软，因色素沉着颜色深暗。阴囊壁由皮肤和肉膜组成。**肉膜**内的平滑肌纤维可随外界温度的变化而舒缩，以调节阴囊内的温度，使其低于体温1~2℃，以适于精子的发育。

睾丸在胚胎初期位于腹后壁肾的下方，至出生前后经腹股沟管降入阴囊。若睾丸在出生后仍未降入阴囊而停滞于腹腔或腹股沟管等处，称为隐睾。

2. 阴茎 阴茎（图7-9）悬垂于耻骨联合的前下方，分为**阴茎头**、**阴茎体**和**阴茎根**三部分。阴茎头的尖端有呈矢状位的尿道外口。阴茎头与体交接处缩细称**阴茎颈**，临床上称为**冠状沟**。阴茎主要由两条阴茎海绵体和一个尿道海绵体组成。**阴茎海绵体**位于阴茎的背侧，**尿道海绵体**位于两条阴茎海绵体的腹侧，尿道贯穿其全长。尿道海绵体前端膨大为阴茎头。三条海绵体的外面共同包有浅、深筋膜和皮肤

图7-8 阴囊的结构

（图7-9）。阴茎的皮肤薄而柔软，富有伸展性。在阴茎颈的前端，阴茎的皮肤形成双层游离的环形皱襞包绕阴茎头，称**阴茎包皮**。阴茎包皮与阴茎头的腹侧中线处有一条皮肤皱襞，称**包皮系带**，在行包皮环切术时，应注意勿伤及此系带，以免影响阴茎的正常勃起。

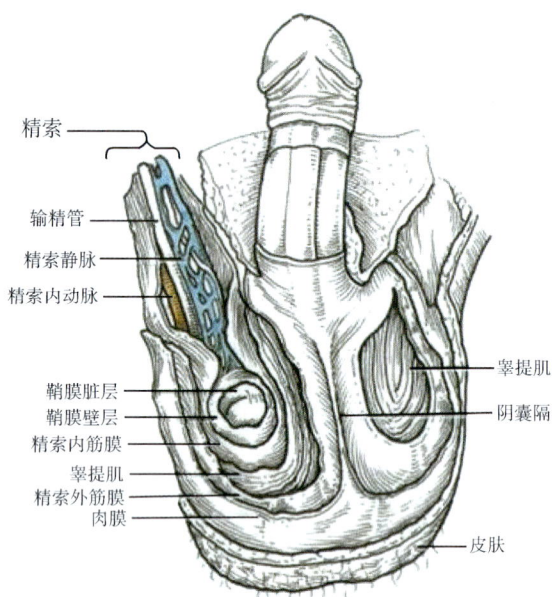

（1）阴茎（尿道面） （2）阴茎的海绵体

图7-9 阴茎

五、 男性尿道

男性的尿道外口兼有排尿和排精的功能，全长 16 ~ 22cm。

1. 尿道的分部 男性尿道分为前列腺部、膜部和海绵体部三部分（图 7 - 10）。

（1）**前列腺部** 最宽，为尿道穿过前列腺的部分，长约 3cm。其后壁上有射精管和前列腺排泄管的开口。临床上将尿道的前列腺部和膜部合称后尿道。

（2）**膜部** 最短，为尿道穿过尿生殖膈的部分，长约 1.5cm。周围有尿道膜部括约肌环绕，该肌属横纹肌，受意识支配，可控制排尿。

（3）**海绵体部** 最长，为尿道穿经尿道海绵体的部分，长 12 ~ 17cm，临床上称为前尿道。阴茎头内的尿道扩大成**尿道舟状窝**。尿道球内的尿道最宽，称**尿道球部**，是尿道球腺的开口部位。

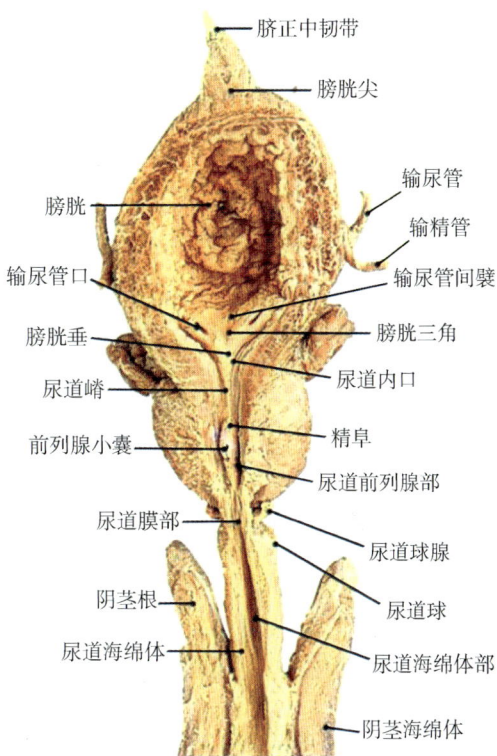

图 7 - 10 膀胱和男性尿道前面观

2. 尿道的狭窄、膨大和弯曲 男性尿道粗细不一，全长有三个狭窄、三个膨大和两个弯曲（图 7 - 1、图 7 - 10）。三个狭窄分别位于尿道内口、膜部和尿道外口，其中以尿道外口最为狭窄，膜部次之。尿道结石常易嵌顿在这些狭窄部位。三个膨大分别位于尿道的前列腺部、尿道球部和尿道舟状窝。两个弯曲一个在耻骨联合下方 2cm 处，凹向上，称**耻骨下弯**，此弯曲固定无变化；另一个位于耻骨联合的前下方，凹向下，称**耻骨前弯**，阴茎勃起或将阴茎向上提起时即可消失变直。临床上导尿或行膀胱镜检查时应注意这些狭窄和弯曲。

项目二 女性生殖系统

女性内生殖器包括生殖腺（卵巢）输送管道（输卵管、子宫、阴道）和附属腺（前庭大腺）三部分（图 7 - 11）。卵巢是产生卵子和分泌女性激素的器官，成熟的卵子排至腹膜腔后，经输卵管腹腔口进入输卵管，在输卵管内受精后移至子宫，而后植入子宫内膜发育成胎儿。分娩时，胎儿经子宫和阴道娩出。前庭大腺的分泌物有润滑阴道的作用。外生殖器即女阴。

另外，女性乳房与生殖功能密切相关，故在本节叙述。

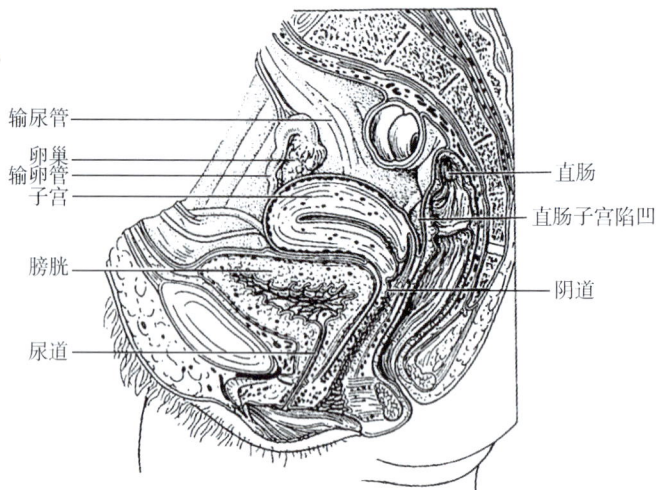

图 7 – 11　女性盆腔正中矢状切面

一、　生殖腺　（卵巢）

1. 卵巢的位置和形态　卵巢为盆腔内成对的实质性器官，左右各一，位于髂外动脉和髂内动脉之间的卵巢窝内。卵巢呈扁卵圆形，灰红色，可分上、下两端，前、后两缘和内、外侧两面。前缘借卵巢系膜连于子宫阔韧带，系膜内有卵巢的血管、神经和淋巴管出入。卵巢的大小和形态因年龄而异。幼女的卵巢较小，表面光滑。性成熟期体积最大，以后由于多次排卵，其表面出现瘢痕，变得凹凸不平。35 ~ 40 岁开始缩小，50 岁左右逐渐萎缩，月经随之停止。

2. 卵巢的微细结构及卵泡的发育和成熟　卵巢表面被覆有立方或扁平的单层上皮，上皮的深面是由薄层致密结缔组织构成的**白膜**。卵巢实质由**皮质**和**髓质**两部分组成，皮质很厚，含不同发育阶段的卵泡及黄体和白体等；髓质较小，有许多弯曲的血管和淋巴管（图 7 – 12）。

卵泡的发育始于胚胎时期。青春期后，在卵泡刺激素（FSH）和黄体生成素（LH）的作用下，每个月经周期卵巢皮质内都有一批卵泡发育，其中之一发育成熟并排卵；一般左右卵巢交替排卵。女性一生排 400 ~ 500 个卵，其余相继退化。绝经期后，排卵停止。卵泡的生长发育分为三个阶段：

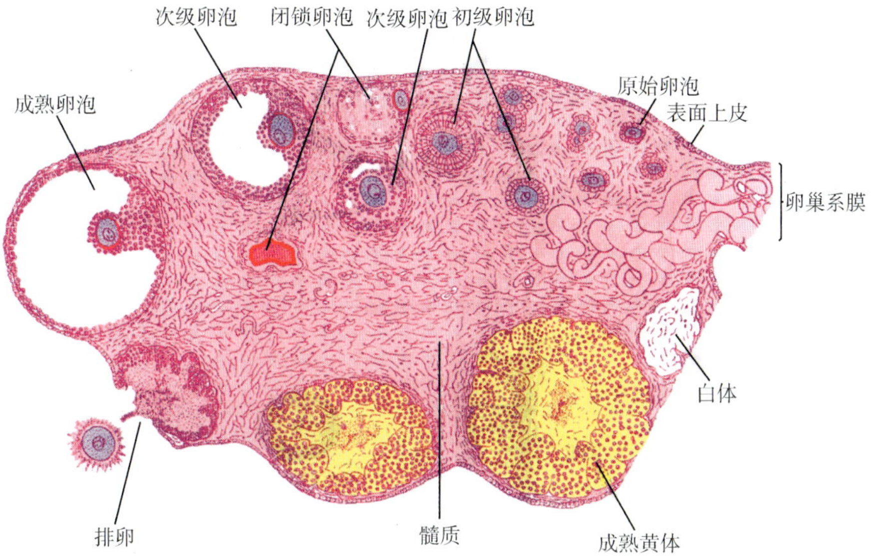

图 7-12　卵巢的微细结构

（1）**原始卵泡**　位于皮质浅层，数量多，由一个**初级卵母细胞**和周围一层扁平的**卵泡细胞**构成。

（2）**生长卵泡**　从青春期开始，在 FSH 的作用下，原始卵泡继续发育，初级卵母细胞增大，卵泡细胞不断增生，由单层变为多层，并在卵泡细胞之间形成腔隙，称**卵泡腔**，腔内充满卵泡液，内含大量雌激素。卵泡腔周围的数层卵泡细胞形成卵泡壁，称颗粒层。紧靠初级卵母细胞周围的卵泡细胞增大呈柱状，向周围呈放射状排列，**称放射冠**。在初级卵母细胞与放射冠之间出现一层均质状、折光性强、嗜酸性的结构，称**透明带**。随着卵泡液增多，卵泡腔逐渐扩大，初级卵母细胞、透明带、放射冠及部分卵泡细胞突入卵泡腔内形成**卵丘**；生长卵泡周围的基质细胞向卵泡聚集，形成**卵泡膜**。

（3）**成熟卵泡**　在 FSH 作用的基础上，经 LH 的刺激，次级卵泡发育为成熟卵泡。成熟卵泡由于卵泡液急剧增多而体积显著增大，直径可超过 2cm，并逐渐向卵巢表面突出；在排卵前，初级卵母细胞完成第一次减数分裂，形成一个大的**次级卵母细胞**和一个小的**第一极体**。次级卵母细胞迅速进入第二次成熟分裂，并且停滞在分裂中期待排出。

3. **排卵**　随着卵泡腔内卵泡液的不断增多，卵泡更向卵巢表面突出，成熟卵泡破裂，次级卵母细胞、放射冠、透明带随卵泡液从卵巢排出，经腹膜腔进入输卵管，这个过程称**排卵**（图 7-12）。人类约 28 天排卵一次，排卵一般发生在月经周期的第 14 天。

4. **黄体的形成与退化**　成熟卵泡排卵后，残留在卵巢内的卵泡壁向卵泡腔内凹陷，卵泡膜的结缔组织和毛细血管随之陷入，这些成分逐渐演化为具有内分泌功能的细胞团，新鲜时呈黄色，故称**黄体**。黄体能分泌孕酮（黄体酮）和少量的雌激素。孕酮有促进子宫内膜增生、子宫腺分泌、乳腺发育和抑制子宫平滑肌收缩等作用。

黄体存在时间的长短取决于排出的卵是否受精。若排出的卵未受精，黄体维持12~14天后萎缩退化，称**月经黄体**。若受精，黄体继续发育，直径可达4~5cm，称**妊娠黄体，**妊娠黄体可维持4~6个月。黄体退化后被致密结缔组织形成的瘢痕取代，称为白体。

二、输卵管道

1. **输卵管** 是一对输送卵子的肌性管道，位于子宫阔韧带上缘内，连于子宫底的两侧（图7-13）。输卵管内侧端有**输卵管子宫口**与子宫腔相通，外侧端以**输卵管腹腔口**开口于腹膜腔。

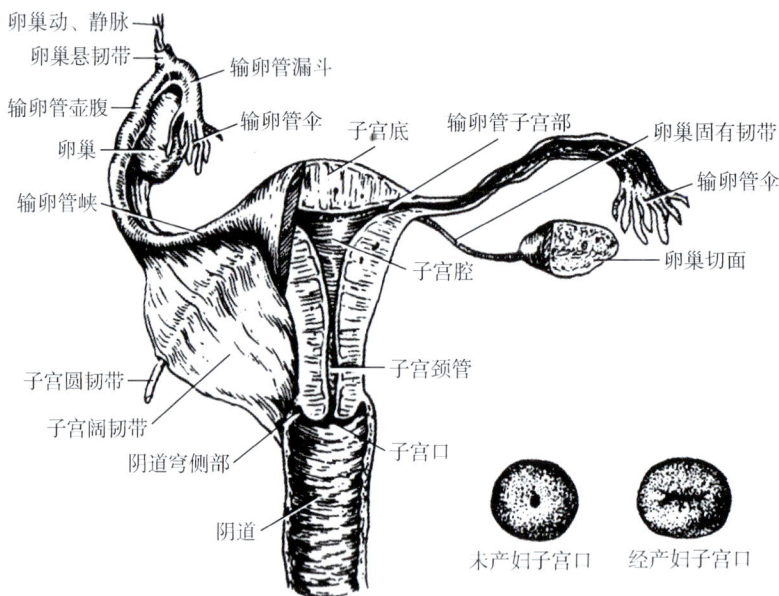

图7-13 女性内生殖器（前面）

输卵管细长弯曲，长10~14cm，管径约为0.5cm，由内向外分为四部：

（1）**子宫部** 管径最细，位于子宫壁内，以输卵管子宫口连通子宫腔。

（2）**输卵管峡部** 短而直，壁厚腔窄，水平向外移行为输卵管壶腹部。输卵管结扎术通常选此部位。

（3）**输卵管壶腹部** 粗而弯曲、壁较薄，约占输卵管全长的2/3，血管丰富，卵子和精子通常在此部结合成受精卵，经输卵管子宫口移入子宫，植入子宫内膜发育为胎儿。若受精卵没能移入子宫而在输卵管或腹膜腔内发育，即为异位妊娠。

（4）**输卵管漏斗部** 呈漏斗状，是输卵管外侧端膨大的部分，覆盖在卵巢后缘和内侧面。卵巢排出的卵子经漏斗部中央的输卵管腹腔口进入输卵管。漏斗末端的边缘有许多细长的指状突起，称**输卵管伞**。输卵管伞是手术时识别输卵管的标志。

知 识 链 接

警钟长鸣——环境污染也会导致不孕不育

工业化的巨大发展在给人类带来技术进步的同时也潜伏下严重危害。环境污染对男性生殖系统有较大影响。在过去几十年间，有关男性生殖健康的研究表明，男性精液质量在全球范围呈普遍下降趋势，同时精液量减少 25%。睾丸是对二噁英极为敏感的器官，邻苯二甲酸能干扰卵泡刺激素分泌并损伤精子 DNA，使男性精子数量减少、运动能力下降、形态异常，严重的还会导致睾丸癌。

环境污染同样也对女性生殖系统产生重要影响。可在胚胎发育期、青春期、生育年龄及绝经期分别对女性腺垂体、卵巢、子宫、乳腺和神经内分泌系统造成损害，导致女性生殖功能异常，影响卵巢内卵泡的发育和成熟、性激素的合成与释放，导致女孩青春期提前、子宫内膜异位症、多囊卵巢综合征发病率增加，月经周期改变、妊娠期胚胎发育异常等。

2. 子宫

子宫主要由平滑肌构成，富于伸展性，为中空的肌性器官，是孕育胎儿和产生月经的场所。

（1）**子宫的形态**　成人未孕子宫呈倒置的梨形，前后稍扁，长 7～9cm。子宫可分为子宫底、子宫体、子宫颈和子宫峡四部分（图 7-13）。两侧输卵管子宫口水平以上圆凸的部分为**子宫底**。**子宫颈**缩细呈圆柱状，伸入阴道内的称子**宫颈阴道部**，占子宫颈长度的1/3，是宫颈癌的好发部位；子宫颈的上 2/3 部分，称子**宫颈阴道上部**。子宫底与子宫颈之间的部分称**子宫体**。在子宫颈与子宫体相接处稍狭细，称**子宫峡**。在非妊娠期，长约1cm，子宫峡不明显；妊娠末期，此部可延达 7～11cm，峡壁逐渐变薄，产科常在此处进行剖宫取胎术，可避免进入腹膜腔，减少感染的机会。

子宫内腔较狭窄，分上下两部。上部位于子宫体内，称**子宫腔**，呈前后略扁的三角形，底在上，尖向下通子宫颈管，腔的两侧角以输卵管子宫口通输卵管。下部呈梭形，位于子宫颈内，称**子宫颈管**。管的上口通子宫腔，下口通阴道，称**子宫口**。未产妇的子宫口呈圆形，边缘光滑整齐，经产妇的子宫口则呈横裂状（图 7-13）。

（2）**子宫的位置**　子宫位于小骨盆腔的中央，在膀胱与直肠之间，下端与阴道相接，两侧连有输卵管子宫阔韧带。输卵管和卵巢临床上统称**子宫附件**，附件炎即指输卵管炎和卵巢炎。成年女性子宫的正常位置呈前倾前屈位。前倾是指整个子宫向前倾斜，子宫的长轴与阴道的长轴形成一个向前开放的钝角。前屈是指子宫体与子宫颈之间形成向前开放的钝角（图7-14）。

（3）**子宫的固定装置** 子宫借盆底肌、韧带等结构维持其正常位置（图7-13、图7-15）。维持子宫正常位置的韧带有：

1）**子宫阔韧带** 为子宫两侧的双层腹膜皱襞，由子宫前面、后面的腹膜向两侧延伸至骨盆侧壁形成。它包裹输卵管，覆盖卵巢悬韧带、子宫圆韧带、卵巢和卵巢固有韧带等结构，可限制子宫向两侧移动。

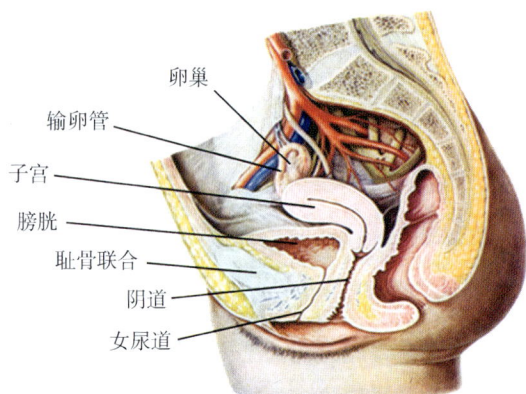

图7-14 子宫前倾前屈位置模式图

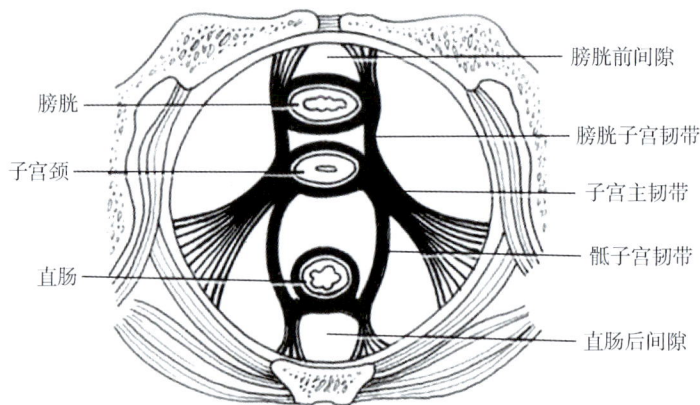

图7-15 子宫的固定装置

2）**子宫圆韧带** 由结缔组织和平滑肌构成，为一对扁索状韧带，起于子宫外侧缘输卵管子宫口前下方，在子宫阔韧带两层间行向前外侧，经过腹股沟管止于阴阜和大阴唇的皮下，是维持子宫前倾位置的主要结构。

3）**子宫主韧带** 由结缔组织和平滑肌构成，位于子宫阔韧带的下部，横行于子宫颈两侧和骨盆侧壁之间。此韧带较强韧，对维持子宫颈正常位置、防止宫下垂有重要作用。

4）**子宫骶韧带** 由结缔组织和平滑肌构成，起于子宫颈后面，向后绕过直肠，止于第2、第3骶椎前面。其作用为向后上牵拉子宫颈，与子宫圆韧带共同维持子宫的前屈位。

（4）**子宫的微细结构** 子宫壁较厚，由内向外分为内膜、肌层和外膜（图7-16）。

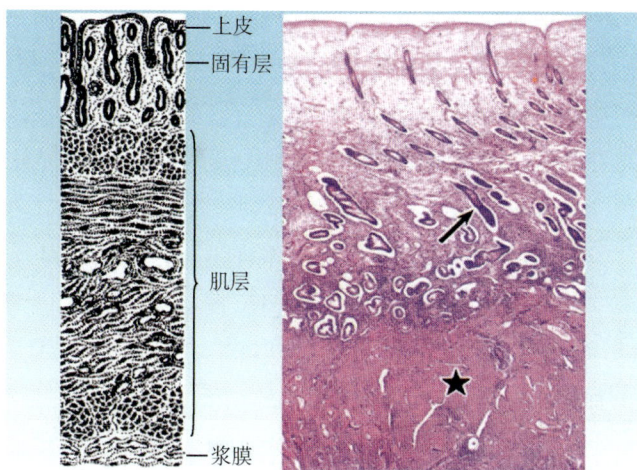

注：(↑子宫腺，★肌层)。

图 7 - 16　子宫壁微细结构

1）**内膜**　由单层柱状上皮和固有层构成。固有层结缔组织较厚，有较强的增殖能力，含有大量血管和管状的子宫腺，动脉呈螺旋状，称螺旋动脉。

子宫内膜分为功能层和基底层。功能层位置表浅，较厚，自青春期始，受卵巢激素的影响，发生周期性的剥脱和出血，即**月经**。基底层位置深，较薄，能增生修复月经期后的功能层。

2）**肌层**　很发达，由平滑肌和结缔组织构成，是全身平滑肌最厚的器官。肌层内有丰富的血管。

3）**外膜**　大部分为浆膜，只有子宫颈为纤维膜。

（5）**子宫内膜的周期性变化**　自青春期开始到绝经期，在卵巢分泌的雌激素和孕激素的作用下，子宫内膜发生周期性变化，称**月经周期**。

每个月经周期大约 28 天，是从月经的第一天起至下次月经来潮的前一天止。月经周期中，子宫内膜的形态结构变化通常分为三期：

1）**月经期**　为月经周期的第 1～5 天，一般历时 3～5 天。排出的卵未受精，月经黄体退化，雌激素和孕激素分泌减少，使子宫内膜的螺旋动脉收缩，内膜缺血、缺氧导致功能层组织细胞变性坏死。而后，螺旋动脉短暂扩张，血液急性涌入内膜功能层，内膜表层崩溃，坏死的组织及血液进入子宫腔，从阴道排出，即为月经。月经期末，功能层尚未完全剥脱，基底层的子宫腺细胞及基质细胞开始分裂增生，修复内膜上皮，进入增生期。

2）**增生期**　为月经周期的第 6～14 天，一般历时 8～10 天。此时，卵巢内一些原始卵泡开始生长发育，在卵泡分泌的雌激素的作用下子宫基底层细胞不断分裂增生，逐渐形成新的上皮；子宫腺和螺旋动脉增长、弯曲；基质细胞增多，基质增加。结果子宫内膜增厚至 2~3mm。同时，卵巢内的成熟卵泡排卵，子宫进入分泌期。

3）**分泌期**　为月经周期的第 15~28 天，一般历时 14 天左右。排卵后，卵巢内黄体形成。在黄体分泌的雌激素和孕激素的作用下，子宫内膜进一步增生，增厚至 5~7mm。子宫腺极度弯曲，腺腔膨胀，充满腺细胞的分泌物。螺旋动脉增长，更加弯曲，并达到内膜表浅层。固有层因含大量组织液而呈现生理性水肿。此期变化适于胚泡的植入和发育。卵细胞若受精，内膜继续增厚，发育为蜕膜；如果卵细胞未受精，月经黄体退化，雌、孕激素减少，子宫内膜又将萎缩脱落，进入下一个月经周期。

3. 阴道　阴道为连接子宫和外生殖器的肌性管道，有较大的伸展性，由黏膜、肌层和外膜组成，是排出月经和娩出胎儿的管道（图 7-13）。

阴道位于小骨盆中央，前面有膀胱和尿道，后面与直肠相邻，下部穿经尿生殖膈。临床上可隔直肠壁触知直肠子宫陷凹、子宫颈和子宫口的情况。尿生殖膈膈内的尿道阴道括约肌和肛提肌均对阴道有括约作用。

阴道有前壁、后壁和侧壁。阴道上端宽阔，包绕子宫颈阴道部，形成环形凹陷，称为阴道穹。阴道穹分前穹、后穹和右、左侧穹。阴道后穹最深，并与直肠子宫凹陷紧密相邻，两者间仅隔以阴道后壁和一层腹膜。当直肠子宫陷凹有积液或积血时，可经阴道后穹穿刺或引流进行诊断和治疗。阴道的下部较窄，下端以阴道口开口于阴道前庭。处女的阴道口周围有处女膜附着，破裂后，阴道口周围留有处女膜痕。

三、附属腺（前庭大腺）

前庭大腺形如豌豆，左右各一，相当于男性的尿道球腺，位于前庭球后端的深面。其导管开口于阴道前庭，分泌物有润滑阴道的作用（图 7-17）。

四、女性外阴

女性外生殖器（图 7-17）又称女阴，包括以下结构：

1. 阴阜　阴阜是耻骨联合前面的皮肤隆起，皮下脂肪丰富，性成熟期以后，皮肤生有阴毛。

2. 大、小阴唇　大阴唇为一对纵行隆起的皮肤皱襞，富有色素，生有少量阴毛。小阴唇位于大阴唇的内侧，为一对纵行较薄的皮肤皱襞，富于弹性，表面光滑无毛。小阴唇前端分成内、外两个小皱襞。内侧襞在阴蒂下方与对侧相合，向上连于阴蒂构成**阴蒂系带**。外侧襞向上，于阴蒂头上方左右连合，包绕阴蒂，称**阴蒂包皮**。大、小阴唇后端相连合，在正中线形成一条横行皱襞，称**阴唇系带**，分娩时此处常被撕裂。

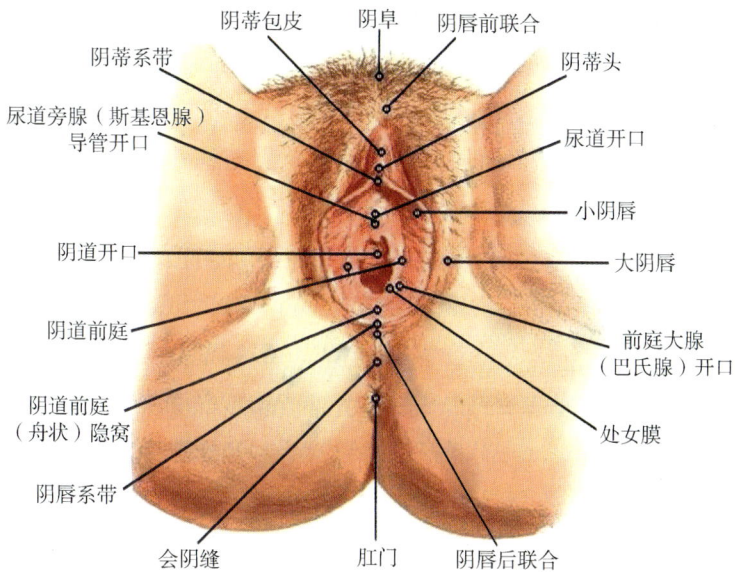

图 7 - 17　女性外生殖器

3. **阴道前庭**　阴道前庭是位于两侧小阴唇之间的裂隙。其前部有较小的尿道外口，后部有较大的阴道口，左、右前庭大腺的导管开口于阴道口两侧。

4. **阴蒂**　阴蒂由一对**阴蒂海绵体**构成，相当于男性的阴茎海绵体，位于唇前联合的后方，富有感觉神经末梢，感觉灵敏。

5. **前庭球**　前庭球相当于男性的尿道海绵体，呈蹄铁形，分中间部和两个外侧部。中间部细小，位于尿道外口与阴蒂体之间的皮下；外侧部粗大，位于大阴唇皮下。

项目三　乳房和会阴

一、乳房

乳房为人类和哺乳动物所特有的结构。女性乳房于青春期后开始发育生长，妊娠期和哺乳期的乳房有分泌活动；男性乳房不发育，但乳头位置较为恒定，一般位于第 4 肋或第 4 肋间隙，常作为定位标志。

1. **位置和形态**　人的乳房为成对器官，位于胸前部、胸大肌及其筋膜的表面，在第 3～第 6 肋之间，内侧至胸骨旁线，外侧可达腋中线。

成年未产妇的乳房呈半球型，紧张而有弹性（图 7 - 18）。乳房中央的突起称**乳头**，其位置因发育程度和年龄而异，通常在第 4 肋间隙或第 5 肋与锁骨中线相交处。乳头顶端有输乳管的开口，称**输乳孔**。乳头周围的皮肤颜色较深，有色素沉着，形成**乳晕**，表面有许多圆形小隆起，其深部有**乳晕腺**，可分泌脂溶性物质润滑乳头。乳头和乳晕的皮肤薄弱，易于损伤而感染，哺乳期尤应注意。

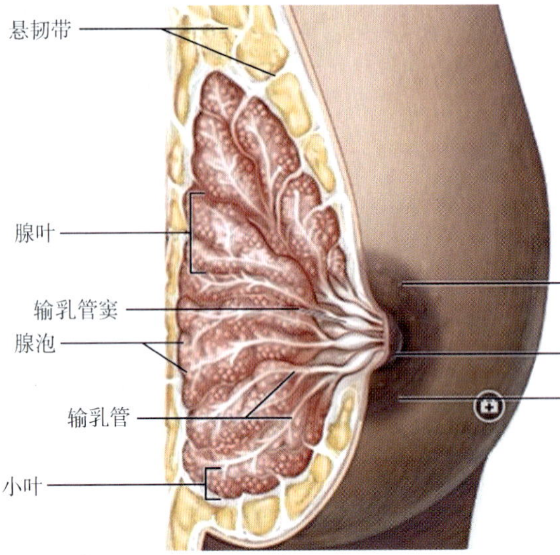

悬韧带
腺叶
输乳管窦
腺泡
输乳管
小叶
乳晕腺
乳头
乳晕

图 7-18 女性乳房

2. **结构** 乳房由皮肤、脂肪组织、乳腺和纤维组织构成。纤维组织包绕乳腺形成不完整的囊，并嵌入乳腺内将腺体分割成 15~20 个**乳腺叶**，每个乳腺叶由若干**乳腺小叶**构成。每个乳腺叶有一条排泄管称**输乳管**，输乳管在近乳头处呈梭形膨大称**输乳管窦**，其末端变细，开口于乳头（图 7-18）。乳腺叶和输乳管均以乳头为中心，呈放射状排列，故化脓性乳腺炎等疾病乳腺手术时应采取放射状切口，以减少对乳腺组织和输乳管的损伤。

乳房表面的皮肤与深部的胸肌筋膜之间连有许多结缔组织小束，称**乳房悬韧带**或**库伯**（Cooper）**韧带**，对乳房有支持和固定作用。乳腺癌患者乳房悬韧带受浸润而缩短，牵拉皮肤向内凹陷，致使皮肤表面形成许多点状小凹陷，类似橘皮，临床称橘皮样变，是乳腺癌早期常见的体征。

二、会阴

会阴有广义和狭义之分。临床将肛门和外生殖器之间狭小区域的软组织称为狭义会阴，也称为产科会阴。女性分娩时该区伸展扩张较明显，助产时应注意保护，避免造成会阴撕裂。广义的会阴是指封闭小骨盆下口的所有软组织。此区呈菱形，前界为耻骨联合下缘，后界为尾骨尖，两侧为耻骨下支、坐骨支、坐骨结节和骶结节韧带。以两侧坐骨结节之间的连线为界，可将会阴分为前、后两个三角形的区域（图 7-17）。前为**尿生殖区**，又称**尿生殖三角**，男性有尿道通过，女性有尿道和阴道通过；后为**肛区**，又称**肛门三角**，有肛管通过。

复习思考

一、选择题

1. 男性的生殖腺是（　　　）

    A. 前列腺　　　　　　　　B. 尿道球腺　　　　　　C. 睾丸

    D. 精囊腺　　　　　　　　E. 阴茎

2. 女性的生殖腺是（　　　）

    A. 卵巢　　　　　　　　　B. 子宫　　　　　　　　C. 前庭大腺

    D. 精囊腺　　　　　　　　E. 黄体

3. 合成和分泌孕激素的细胞（　　　）

    A. 卵泡细胞　　　　　　　B. 黄体细胞　　　　　　C. 卵泡细胞和黄体细胞

    D. 子宫上皮细胞　　　　　E. 输卵管上皮细胞

4. 结扎输卵管常选（　　　）

    A. 输卵管子宫部　　　　　B. 输卵管峡　　　　　　C. 输卵管漏斗部

    D. 输卵管壶腹部　　　　　E. 输卵管伞

5. 输精管结扎术常选（　　　）

    A. 输精管睾丸部　　　　　B. 输精管精索部　　　　C. 输精管腹股沟管部

    D. 输精管盆部　　　　　　E. 输精管壶腹

6. 直肠子宫陷凹穿刺部位（　　　）

    A. 阴道穹前部　　　　　　B. 阴道穹后部　　　　　C. 阴道穹左侧部

    D. 阴道穹右侧部　　　　　E. 以上均不是

7. 卵子受精的部位通常在（　　　）

    A. 子宫　　　　　　　　　B. 阴道　　　　　　　　C. 输卵管子宫部

    D. 输卵管壶腹部　　　　　E. 输卵管漏斗部

8. 有关输卵管的说法，正确的是（　　　）

    A. 位于卵巢系膜内

    B. 全程在子宫阔韧带上缘

    C. 全长分四部分

    D. 腹腔口是手术时识别输卵管的标志

    E. 女性结扎常选在壶腹部

9. 经过腹股沟管的结构是（　　　）

    A. 子宫阔韧带　　　　　　　B. 子宫圆韧带　　　　　　C. 卵巢固有韧带

    D. 输卵管系膜　　　　　　　E. 子宫系膜

10. 成人乳房位于胸前部（　　　）

    A. 第1～第3肋之间　　　　　B. 第2～第3肋之间　　　C. 第5～第6肋之间

    D. 第3～第6肋之间　　　　　E. 第7～第8肋之间

11. 尿生殖区和肛区的分界线是（　　　）

    A. 两侧坐骨结节之间的连线　　　　B. 两侧髂结节之间的连线

    C. 两侧坐骨棘之间的连线　　　　　D. 两侧耻骨结节之间的连线

    E. 两侧髂前上棘之间的连线

12. 产生精子的结构（　　　）

    A. 睾丸输出小管　　　　　　B. 精曲小管　　　　　　C. 精直小管

    D. 附睾管　　　　　　　　　E. 射精管

13. 有关输精管的描述哪一项是错误的（　　　）

    A. 长约50cm　　　　　　　　B. 末端扩大成输精管壶腹

    C. 管腔大，管壁薄　　　　　D. 男性结扎常选在精索部

    E. 起自附睾

14. 前列腺肿瘤好发的部位是（　　　）

    A. 前叶　　　　　　　　　　B. 后叶　　　　　　　　C. 中叶

    D. 侧叶　　　　　　　　　　E. 任何部位都可发生

15. 射精管开口于（　　　）

    A. 尿道前列腺部　　　　　　B. 尿道膜部　　　　　　C. 尿道球部

    D. 尿道内口　　　　　　　　E. 尿道外口

16. 在男性，经直肠前壁可触及（　　　）

    A. 精囊　　　　　　　　　　B. 输精管　　　　　　　C. 射精管

    D. 前列腺　　　　　　　　　E. 尿道球腺

17. 剖宫取胎术常选的部位是（　　　）

    A. 子宫体　　　　　　　　　B. 子宫颈　　　　　　　C. 子宫峡

    D. 子宫底　　　　　　　　　E. 子宫阴道部

18. 具有固定子宫颈，防止子宫脱垂作用的是（　　　）

    A. 子宫阔韧带　　　　　　　B. 子宫圆韧带　　　　　C. 子宫主韧带

    D. 子宫骶韧带　　　　　　　E. 卵巢悬韧带

二、填空题

1. 男性外生殖器由 ＿＿＿＿＿＿＿ 和＿＿＿＿＿＿＿组成。

2. 睾丸是男性生殖腺，其功能是＿＿＿＿＿＿＿和＿＿＿＿＿＿＿。

3. 男性附属腺包括＿＿＿＿＿＿＿、＿＿＿＿＿＿＿和＿＿＿＿＿＿＿，其中不成对的是＿＿＿＿＿＿＿。

4. 男性尿道兼有＿＿＿＿＿＿＿和＿＿＿＿＿＿＿功能。

5. 阴茎由两条＿＿＿＿＿＿＿和一条＿＿＿＿＿＿＿组成，外被筋膜和皮肤。

6. 男性尿道分为＿＿＿＿＿＿＿、＿＿＿＿＿＿＿和＿＿＿＿＿＿＿三部分。

7. 男性尿道有 2 个弯曲分别是＿＿＿＿＿＿＿和＿＿＿＿＿＿＿。

8. 附睾位于睾丸的＿＿＿＿＿＿＿和＿＿＿＿＿＿＿，由上向下分为＿＿＿＿＿＿＿、＿＿＿＿＿＿＿和＿＿＿＿＿＿＿，其尾端变细，续于＿＿＿＿＿＿＿。

9. 女性内生殖器由＿＿＿＿＿＿＿、＿＿＿＿＿＿＿、＿＿＿＿＿＿＿和＿＿＿＿＿＿＿组成。

10. 输卵管由外向内依次为＿＿＿＿＿＿＿、＿＿＿＿＿＿＿、＿＿＿＿＿＿＿和＿＿＿＿＿＿＿四部分。

11. 月经周期中子宫内膜的周期性变化分为三期，即＿＿＿＿＿＿＿、＿＿＿＿＿＿＿和＿＿＿＿＿＿＿。

12. 尿生殖膈由＿＿＿＿＿＿＿和＿＿＿＿＿＿＿，以及覆盖在它们＿＿＿＿＿＿＿的筋膜构成。

13. 黄体依据存在时间的长短分为＿＿＿＿＿＿＿和＿＿＿＿＿＿＿。

14. 男性内生殖器由＿＿＿＿＿＿＿、＿＿＿＿＿＿＿、＿＿＿＿＿＿＿三部分组成。

三、简答题

1. 男性内生殖器官有哪几部分组成？

2. 男性导尿时应注意哪些解剖结构？

3. 试述卵泡的发育过程。

4. 直肠子宫陷凹位于何处，有何临床意义？

5. 试论述子宫的形态与分部。

6. 为什么女性乳腺癌会有橘皮样变？

7. 试述子宫固定装置的组成和各自的作用。

8. 何为月经周期？月经周期中子宫内膜有哪些变化？

模块八

脉管系统

【学习目标】

掌握：心的位置、外形、心腔的主要结构、心包组成和心的体表投影；主动脉的行程、分部和主动脉弓的分支；上、下肢浅静脉的走行和注入部位；临床上常用于穿刺的浅静脉；肝门静脉的收集范围，以及与上、下腔静脉之间的吻合情况；淋巴系统的组成；胸导管和右淋巴导管的起始、走行、注入部位和收纳范围；脾的形态和位置。

熟悉：冠状动脉的起始、行径和主要分支的分布；颞浅动脉、面动脉、颈总动脉、锁骨下动脉、肱动脉、桡动脉、股动脉和足背动脉的搏动点与压迫止血部位；淋巴管的分类和淋巴干的组成；淋巴组织的组成；主要淋巴结群的位置和引流。

了解：淋巴结和脾的微细结构及功能；胸腺的位置、形态、微细结构及功能。

　　脉管系统是一系列连续而封闭的管道系统，包括心血管系统和淋巴系统。心血管系统由心、动脉、毛细血管和静脉组成，其内流动着血液；淋巴系统由淋巴管道、淋巴器官和淋巴组织构成，其内为淋巴液。淋巴液沿淋巴管道向心流动，最后汇入静脉。因此，淋巴管道常被认为是静脉的辅助管道。脉管系统的主要功能是将营养物质和氧气输送到全身各器官、组织和细胞，供新陈代谢的需要。同时将代谢产物运送到排泄器官。此外，脉管系统还有重要的内分泌功能，可以分泌多种激素和生物活性因子，这些激素和生物活性因子可参与机体多种功能的调节。淋巴系统中的淋巴器官和淋巴组织可产生淋巴细胞和抗体，被认为参与人体免疫功能。

项目一　心血管系统

📚 **案例导入**

李某，男，26岁。其不慎从建筑工地的脚手架上坠落，被钢筋刺伤，伤口位于左侧第4肋间隙胸骨处。患者头颈部静脉淤血怒张。

临床诊断：外伤致右心室破裂出血引起心包积血及心包填塞。

请思考：①心脏的位置及毗邻。②临床上心内注射常在何处进针？

心血管系统由心、动脉、毛细血管和静脉组成（图8-1）。心是推动血液循环的动力泵，内部被房间隔和室间隔分为互不相通的左、右两个半心。每侧半心又分为上方的心房和下方的心室，同侧的心房和心室借房室口相通。动脉是引导血液离心的管道。动脉在行程中反复分支，越分越细，直至毛细血管。毛细血管是连于微动脉与微静脉之间、相互交织成网的微细血管，是血液与组织液之间进行物质交换的场所。静脉是引导血液回心房的血管。由微静脉起自毛细血管静脉端，在向心回流的过程中不断接受属支，管径逐渐变粗，最后注入心房。血液由心室射出，流经动脉、毛细血管、静脉、再返回心房，这种周而复始、循环往复的流动称血液循环。血液循环可分为体循环（大循环）和肺循环（小循环）（图8-2）。在血液循环过程中，血管吻合的形成对维持血液供应、血流通畅和调节局部血流量有十分重要的作用。一般认为，血管吻合可分为下列几种形式：动脉间吻合、静脉间吻合、动静脉间吻合、微循环。此外，侧支循环的建立对于保证器官在病理状态下的血供具有重要意义。

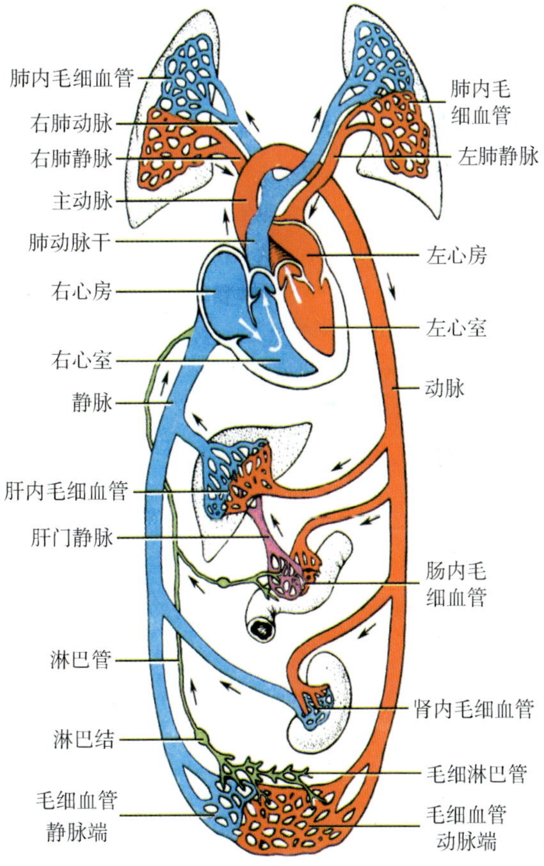

图8-1　心血管系统概况

体循环

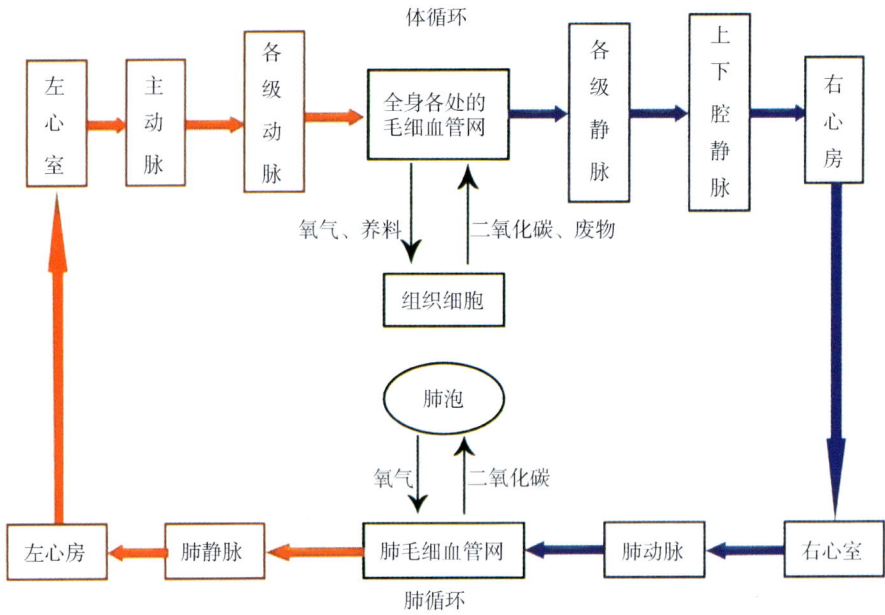

图 8-2 体循环和肺循环途径示意图

一、心

（一）心的位置和毗邻

1. 心的位置 心位于胸腔的中纵隔内，约 2/3 在身体正中线的左侧，1/3 在正中线的右侧（图 8-3）。

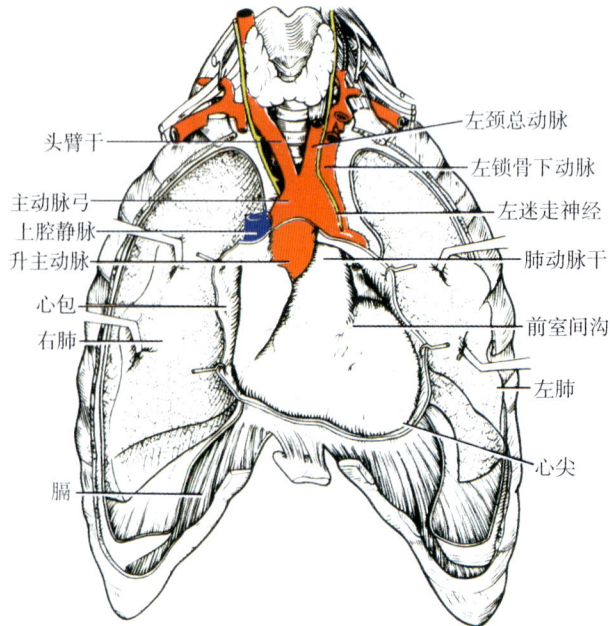

图 8-3 心的位置

2. 心的毗邻 心的上方连有出入心的大血管，下方邻膈，两侧与胸膜腔和肺相邻，后方平对第5~第8胸椎，与食管和胸主动脉等相邻。心的前方为胸骨体和第2~第6肋软骨，大部分被肺和胸膜遮盖，只有一小部分与胸骨体下部左半及左侧第4~第6肋软骨相邻，故临床上心内注射多在左侧第4肋间隙，胸骨左缘旁0.5~1cm处进针，可不伤及肺和胸膜。

（二）心的外形

心呈前后略扁的倒置圆锥体，大小与本人的拳头相当。具有一尖、一底、两面、三缘和三条沟（图8-4、图8-5）。①心尖：朝向左前下方，由左心室构成。心尖的体表投影在左侧第5肋间隙、左锁骨中线内侧1~2cm处，此处可触及心尖的搏动。②心底：朝向右后上方，大部分由左心房、小部分由右心房构成。③两面：胸肋面，朝向前上方，大部分由右心房和右心室构成，小部分由左心耳和左心室构成；膈面，朝向后下方，大部分由左心室，小部分由右心室构成。④三缘：左缘大部分由左心室构成，右缘由右心房构成，下缘由右心室和心尖构成。⑤三条沟：靠近心底处有一条不完整的环形沟称冠状沟，是心房与心室在心表面的分界标志。在心的胸肋面和膈面各有一条自冠状沟向心尖右侧延伸的浅沟，分别称为前室间沟和后室间沟，是左、右心室在心表面的分界标志。前、后室间沟在心尖右侧的会合处稍凹陷，称为心尖切迹。上述三条沟内均有血管和脂肪填充。

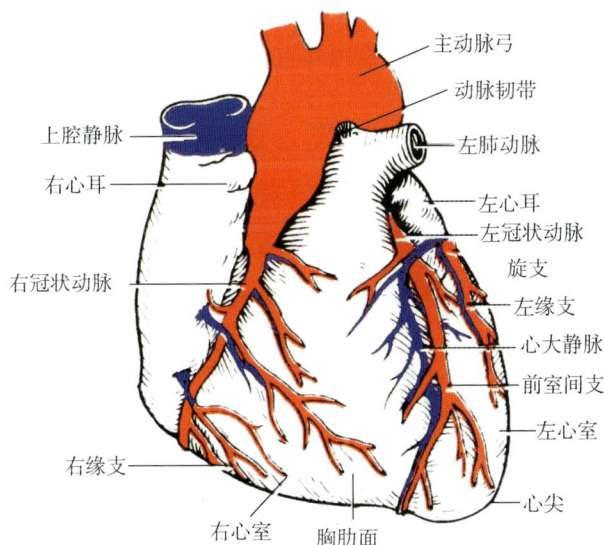

图8-4 心的外形与血管（胸肋面）

图 8-5　心的外形与血管（膈面）

（三）心脏的结构

1. **右心房**　位于心的右上部，它向左前方的突出部分称为右心耳（图 8-6）。右心房有三个入口：上壁有上腔静脉口，下壁有下腔静脉口，在下腔静脉口与右房室口之间有冠状窦口，它们分别收集上半身、下半身和心壁大部分的静脉血。右心房的出口为右房室口，通向右心室。在房间隔右心房面的中下部有一卵圆形浅窝，称为卵圆窝，是胚胎时期卵圆孔闭锁的遗迹，先天性房间隔缺损好发于此。

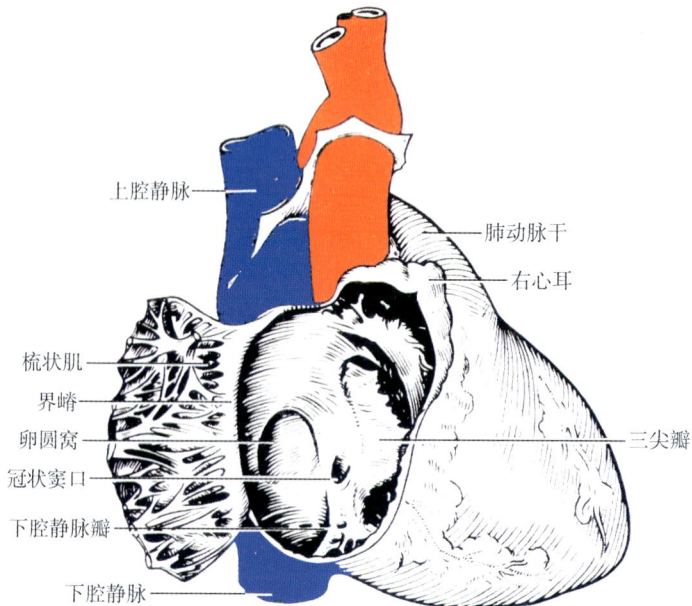

图 8-6　右心房

2. **右心室** 位于右心房的左前下方，构成胸肋面的大部分，位于胸骨左缘第4、第5肋软骨后方。右心室的入口即右房室口，口周缘的纤维环上有3片近似三角形的瓣膜，称为三尖瓣或右房室瓣，瓣膜的游离缘借腱索连于右心室壁的乳头肌（图8-7）。右心室的出口为肺动脉口，口周缘的纤维环上附有3个袋口向上的半月形瓣膜，称为肺动脉瓣。房室口和肺动脉口处的瓣膜犹如泵的阀门，保证血液的单向流动。心室的纤维环、三尖瓣、腱索和乳头肌在结构和功能上是一个整体，合称为三尖瓣复合体，它们共同保证了血液的单向流动。

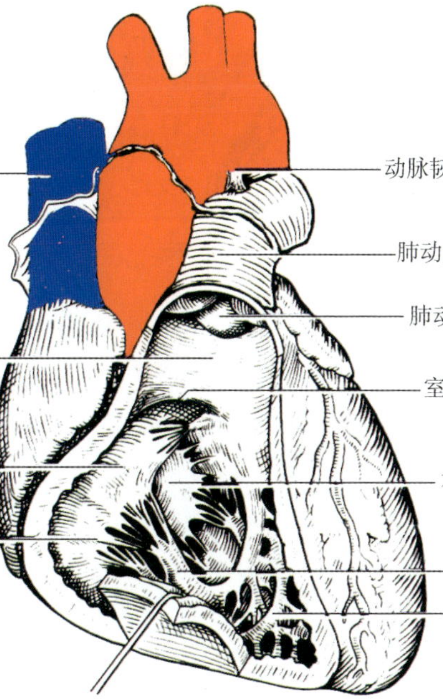

图8-7 右心室

3. **左心房** 位于右心房的左后方，构成心底的大部分，左心房前部向右前方的突出部分称为左心耳。左心房后壁两侧分别有左肺上、下静脉和右肺上、下静脉4个入口。左心房的出口为左房室口，通向左心室（图8-8）。

4. **左心室** 构成心尖及心的左缘（图8-9）。左心室的入口即左房室口，口周缘的纤维环上附有2片近似三角形的瓣膜，称为二尖瓣或左房室瓣。瓣膜也借腱索与乳头肌相连，其功能与三尖瓣相同。心室的纤维环、二尖瓣、腱索和乳头肌共同构成二尖瓣复合体。左心室的出口为主动脉口，口周围的纤维环上也附着3个袋口向上的半月形瓣膜，称为主动脉瓣或半月瓣，其形态和功能与肺动脉瓣相同。两侧心房或心室的收缩与舒张是同步的。

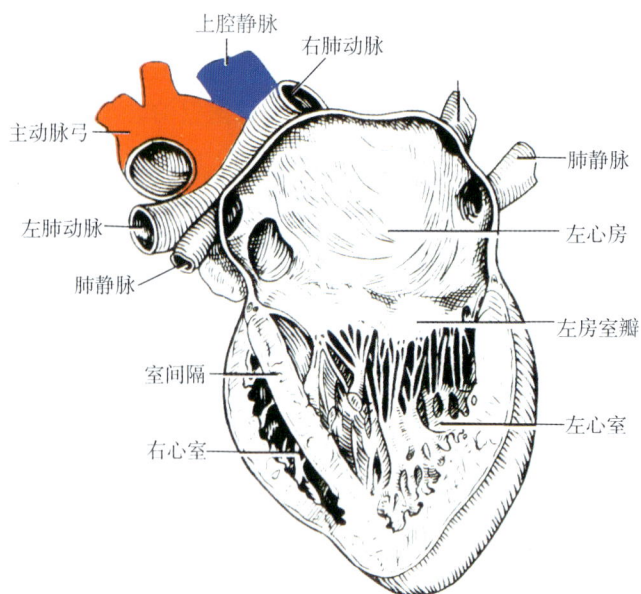

图 8-8 左心房与左心室

图 8-9 左心室

（四）心的构造

1. 心壁的结构　心壁由内向外依次分为心内膜、心肌膜和心外膜三层（图 8-10）。

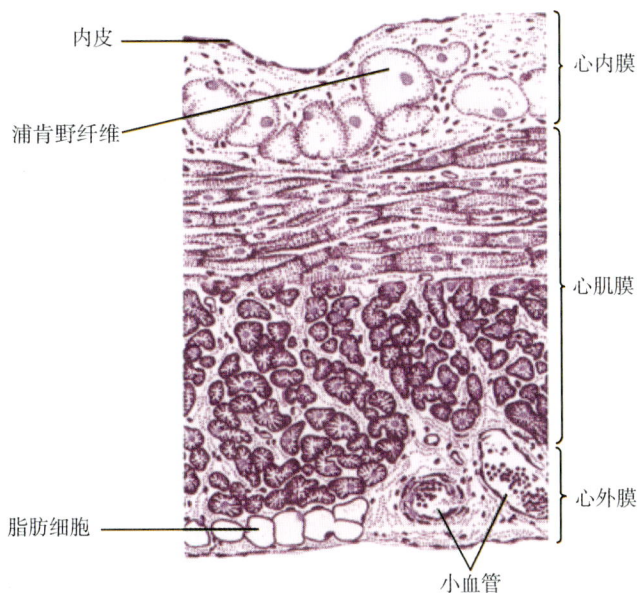

图 8 – 10 心壁的微细结构

（1）心内膜 是衬于心腔内面的一层光滑薄膜，由内皮和内皮下层组成。内皮与血管内皮相延续，内皮下层由结缔组织构成。心内膜向心腔内折叠形成心瓣膜，其功能是阻止血液逆流。

（2）心肌膜 构成心壁的主体，主要由心肌纤维构成，分为心房肌和心室肌。心房肌较薄，心室肌较厚，左心室肌最厚。在左右房室口、主动脉口和肺动脉口的周围，有由致密结缔组织构成的坚韧而富有弹性的纤维环，构成了心的纤维性支架。心房肌和心室肌互不连续，分别附着于纤维环上，故心房肌和心室肌可以分别收缩。

（3）心外膜 为被覆于心肌外面的一层浆膜，是浆膜心包的脏层。

2. 心间隔 包括房间隔和室间隔。

（1）房间隔 位于左、右心房之间，由两层心内膜夹少量结缔组织和心房肌构成，其右心房面中下部的卵圆窝是房间隔的最薄弱处。

（2）室间隔 位于左、右心室之间，分为肌部和膜部。肌部是位于室间隔前下方的大部分，主要由心室肌纤维和两侧的心内膜构成。膜部位于室间隔后上部，为一缺乏肌组织的卵圆形区域，由致密结缔组织和两侧的心内膜构成，为室间隔缺损的好发部位。

知 识 链 接

先天性心脏病

在胚胎发育时期，由心脏及大血管的形成障碍而引起的局部解剖结构异常，

185

或出生后心脏应自动关闭的通道未能闭合，称为先天性心脏病。除个别小的室间隔缺损在 5 岁前有自愈的机会外，绝大多数需手术治疗。临床上以心功能不全、紫绀及发育不良等为主要表现。本病可能与遗传尤其是染色体易位与畸变，以及宫内感染、大剂量放射性接触和药物等因素有关。

（五）心的传导系统

心的传导系统由特殊分化的心肌纤维构成，包括窦房结、房室结、房室束、左束支、右束支及浦肯野纤维（图 8 - 11）。其功能是产生并传导冲动，维持心的正常节律性活动。

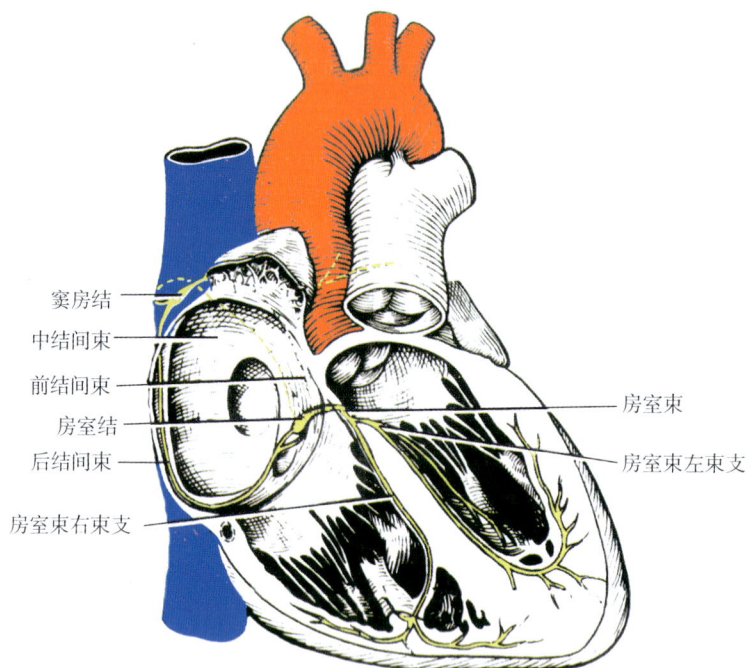

图 8 - 11 心的传导系统

1. **窦房结** 是心的正常起搏点，位于上腔静脉与右心房交界处的心外膜深面，呈长椭圆形。它发出的冲动传至心房肌，同时经结间束传至房室结。

2. **房室结** 位于冠状窦口前上方的心内膜深面，呈扁椭圆形。其主要功能是将窦房结传来的冲动传向心室，保证心房收缩后再开始心室收缩。

3. **房室束及其分支** 房室束又称希氏（His）束，起自房室结，沿室间隔膜部下降，分为左束支和右束支，分别在室间隔两侧心内膜的深面下行。最后分支交织成心内膜下浦肯野纤维网，与一般的心室肌纤维相连接。房室束、左右束支和浦肯野纤维网的功能是将心房传来的兴奋迅速传播到整个心室，引起心室肌收缩。

（六）心的血管

1. 动脉 心的动脉供应来自左、右冠状动脉，均起自升主动脉根部，故心自身的循环称为冠状循环。

（1）左冠状动脉 经左心耳与肺动脉干之间左行，至冠状沟随即分为前室间支和旋支。前室间支（又称前降支）沿前室间沟下行，其分支分布于左心室前壁、部分右心室前壁和室间隔前 2/3 部。如前室间支发生阻塞，可发生左室前壁和室间隔前部心肌梗死。旋支沿冠状沟向左行至心的膈面，主要分布于左心房、左心室左侧壁、膈面和窦房结等处。旋支闭塞时，常引起左室侧壁或膈壁心肌梗死。

（2）右冠状动脉 经右心耳与肺动脉干之间沿冠状沟向右行，绕过心右缘到心的膈面，移行为后室间支，沿后室间沟下行，在心尖右侧与左冠状动脉的前室间支吻合。右冠状动脉分布于右心房、右心室、左心室后壁、室间隔后 1/3 部、窦房结和房室结等处。如右冠状动脉发生阻塞，可引起心后壁心肌梗死和房室传导阻滞。

知 识 链 接

心肌梗死和房室传导阻滞

心肌梗死是指冠状动脉闭塞，血流中断，使部分心肌因严重地持久性缺血而发生局部坏死。临床上有剧烈而较持久的胸骨后疼痛、发热、白细胞增多、红细胞沉降率加快，血清心肌酶活力增高及进行性心电图变化，可发生心律失常、休克或心力衰竭。

房室传导阻滞是指窦房结发出冲动，在从心房传到心室的过程中，由于生理性或病理性的原因，在房室连接区受到部分或完全、暂时或永久性的阻滞。

2. 静脉 心的静脉多与同名动脉伴行，通过 3 条途径回心：①心的静脉血大部分由冠状窦流入右心房，注入冠状窦的主要静脉有心大静脉、心中静脉和心小静脉。②起于右心室前壁的心前静脉，直接开口于右心房。③心壁内的心最小静脉，直接开口于各心腔。

（七）心包

心包是包裹心和出入心大血管根部的锥体形纤维性结缔组织囊，分外层的纤维心包和内层的浆膜心包（图 8-12）。

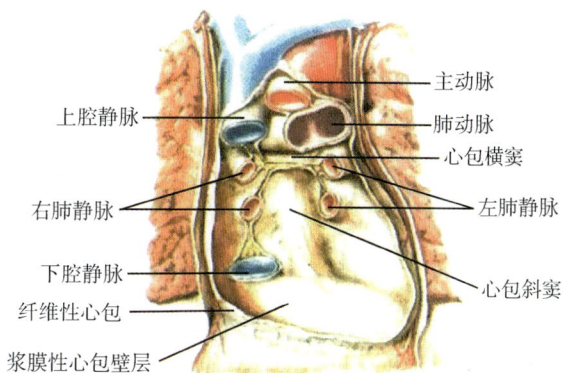

主动脉
肺动脉
心包横窦
左肺静脉
心包斜窦
上腔静脉
右肺静脉
下腔静脉
纤维性心包
浆膜性心包壁层

图 8-12 心包

1. **纤维心包** 为坚韧的结缔组织囊，上方与大血管的外膜相移行，下方附于膈的中心腱。

2. **浆膜心包** 分为脏层和壁层。脏层紧贴心肌表面，即心外膜，壁层紧贴在纤维心包的内面。脏壁两层在出入心的大血管根部相互移行，形成潜在性的密闭腔隙，称为心包腔，内含少量浆液，起润滑作用。心包的主要功能一是可减轻心脏跳动时的摩擦；二是防止心过度扩张，以保持血容量的相对稳定。

（八）心的体表投影

心在胸前壁的体表投影通常用下列4点的连线来确定。①左上点：在左侧第2肋软骨下缘，距胸骨左缘约1cm处。②右上点：在右侧第3肋软骨上缘，距胸骨右缘约1cm处。③左下点：在左侧第5肋间隙，左锁骨中线内侧1~2cm处，即心尖的体表投影。④右下点：在右侧第7胸肋关节处。左、右上点的连线为心上界，左、右下点的连线为心下界，右上、下点间凸向右侧的连线为心右界，左上、下点间凸向左侧的连线为心左界。了解心在胸前壁的体表投影，对判断心界是否扩大有参考价值（图8-13）。

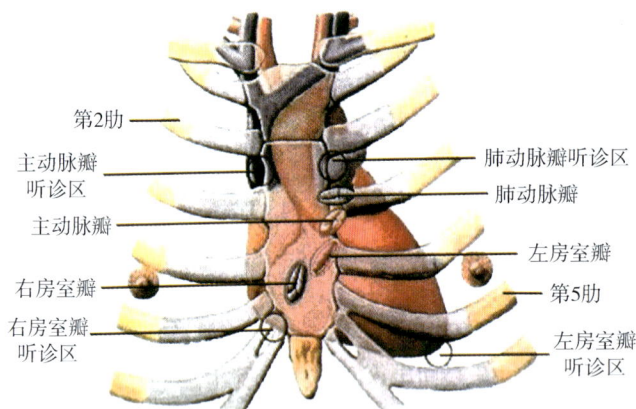

图8-13 心的体表投影

二、血管概述

（一）血管的分类

血管分为动脉、毛细血管和静脉三类。

1. **动脉** 依据管径的大小，将其分为大动脉、中动脉、小动脉和微动脉，各类动脉之间逐渐移行，无明显的分界线。①大动脉：包括主动脉、肺动脉、无名动脉、颈总动脉、锁骨下动脉、椎动脉和髂总动脉等。②中动脉：除大动脉外，凡有解剖学名称的动脉均属中动脉。③小动脉：管径在0.3~1mm之间的动脉。④微动脉：管径在0.3mm以下的动脉。

2. **静脉** 依据管径的大小，可分为微静脉、小静脉、中静脉和大静脉。①微静脉：是指与毛细血管相连的静脉。②小静脉：管径在 1mm 以下的静脉。③中静脉：管径在 2～10mm 的静脉。④大静脉：管径在 10mm 以上的静脉，包括上腔静脉、下腔静脉、头臂静脉和颈内静脉等。

（二）血管壁的结构

除毛细血管外，动脉和静脉的管壁由内向外依次分为内膜、中膜和外膜三层。内膜薄，腔面为一层光滑的单层扁平上皮，可减少血流阻力；中膜的厚度及组成成分因血管种类不同而有明显差异，动脉的中膜明显厚于静脉，外膜由疏松结缔组织构成。

1. **动脉的结构特点** 动脉的管壁较厚，管腔呈圆形，并随心的舒缩而明显搏动。动脉管壁结构的差别主要在中膜：①大动脉以弹性纤维为主，具有较大的弹性，故又称弹性动脉。②中动脉和小动脉以平滑肌为主，故又称肌性动脉（图 8－14）。③微动脉仅含 1～2 层平滑肌。外膜由疏松结缔组织构成，含有胶原纤维和弹性纤维，可防止血管过度扩张。

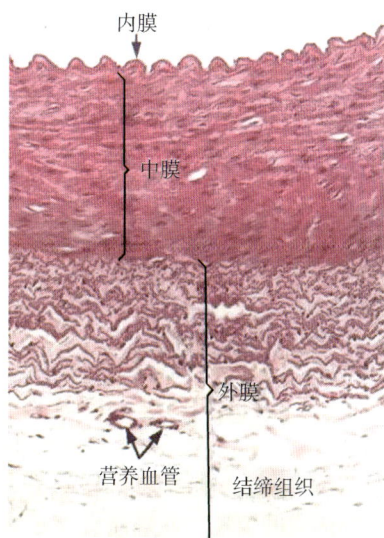

图 8－14 中动脉的微细结构

2. **静脉的结构特点** 与伴行的动脉相比，静脉具有以下特点：①数量多，管径大，管腔扁而不规则。②管壁薄，平滑肌和弹性纤维少，弹性和收缩性差，故血流缓慢，循环血量中有大部分血液储存在静脉内。③管壁的三层结构不如动脉明显，外膜比中膜厚（图 8－15）。

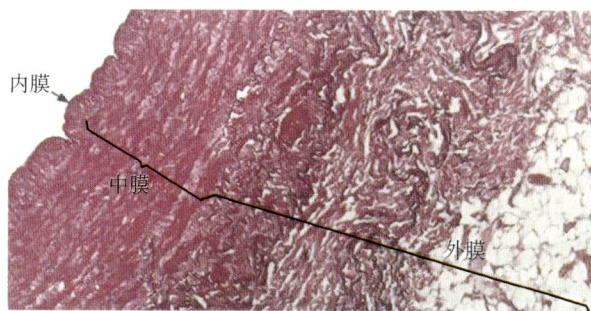

图 8－15 中静脉的微细结构

3. **毛细血管** 为管径最细，分布最广的血管。毛细血管有如下特点：①数量多，分布广，长度长，相互吻合成网。②管径细，管壁薄，通透性大。③结构简单，仅由一层内皮细胞和基膜构成（图 8－16）。④总面积巨大。⑤血流缓慢。

依据电镜下内皮细胞的结构特点，毛细血管可分为三类：①连续毛细血管：分布于结缔组织、肌组织、外分泌腺、肺、脑和脊髓等处，主要通过内皮进行物质交换。②有孔毛细血管：分布于胃肠黏膜、某些内分泌腺和肾血管球等处，主要通过内皮完成中、小分子物质的交换。③血窦或窦状毛细血管：主要分布于肝、脾、骨髓和某些内分泌腺，通过内皮及细胞间较大的间隙进行物质交换，有利于大分子物质及血细胞出入血液。

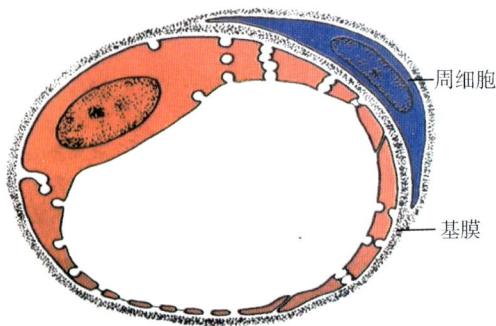

图 8-16　毛细血管结构模式图

三、肺循环的血管

案例导入

某 37 岁女性患者，长途开车旅行，停车休息解开安全带后下车活动，突感胸骨后不适，右胸及右肩部疼痛，呼吸困难伴恶心、眩晕。被送往附近医院，患者家属向医生介绍，患者的下肢疼痛及静脉曲张已 1 年多，且于长途驾驶时疼痛加剧。长期服用避孕药。

体格检查：患者呈休克状态，呼吸急促，可见右侧小腿内侧的静脉曲张，听诊可闻及右肺湿啰音及右侧的胸膜摩擦音。患者心动过速，心律不齐。

临床诊断：下肢静脉曲张血栓脱落导致肺动脉栓塞。

请思考：①大隐静脉的起始、行程及注入部位如何？②为什么说大隐静脉是静脉曲张的好发部位？③下肢静脉脱落的血栓经过什么途径进入肺动脉？

1. **肺循环的动脉**　肺动脉干是一短而粗的动脉干，起自右心室，向左后上方斜行至主动脉弓的下方，分为左、右肺动脉，分别经左、右肺门入肺（图 8-4）。在肺动脉干分叉处稍左侧与主动脉弓下缘之间，有一结缔组织索，称为动脉韧带，是胚胎时期动脉导管闭锁后的遗迹。动脉导管若在出生后 6 个月尚未闭锁，则称为动脉导管未闭，是常见的先天性心脏病之一。

2. **肺循环的静脉**　肺静脉起自肺泡周围的毛细血管网，在肺内逐级汇合，在肺门处形成左肺上、下静脉和右肺上、下静脉，出肺门后分别注入左心房。肺静脉可将含氧量高的鲜红色的动脉血输送到左心房。

四、体循环的动脉

体循环的动脉主干是主动脉，由左心室发出，先斜向右上，再弯向左后至第 4 胸椎椎体下缘水平，沿脊柱左前方下行，穿膈的主动脉裂孔入腹腔，至第4腰椎椎体下缘处分为左、右髂总动脉。依其行程分为升主动脉、主动脉弓和降主动脉三部分。降主动脉又以膈的主动脉裂孔为界，分为胸主动脉和腹主动脉（图8-17）。升主动脉起始处发出左、右冠状动脉。主动脉弓壁内有压力感受器，具有调节血压的作用。在主动脉弓的稍下方有2~3个粟粒状小体，称为主动脉小球，属化学感受器，能感受血液中二氧化碳浓度的变化，参与调节呼吸。主动脉弓的凸侧从右向左依次发出头臂干、左颈总动脉和左锁骨下动脉三大分支。头臂干向右上方斜行至右侧胸锁关节后方又分为右颈总动脉和右锁骨下动脉。

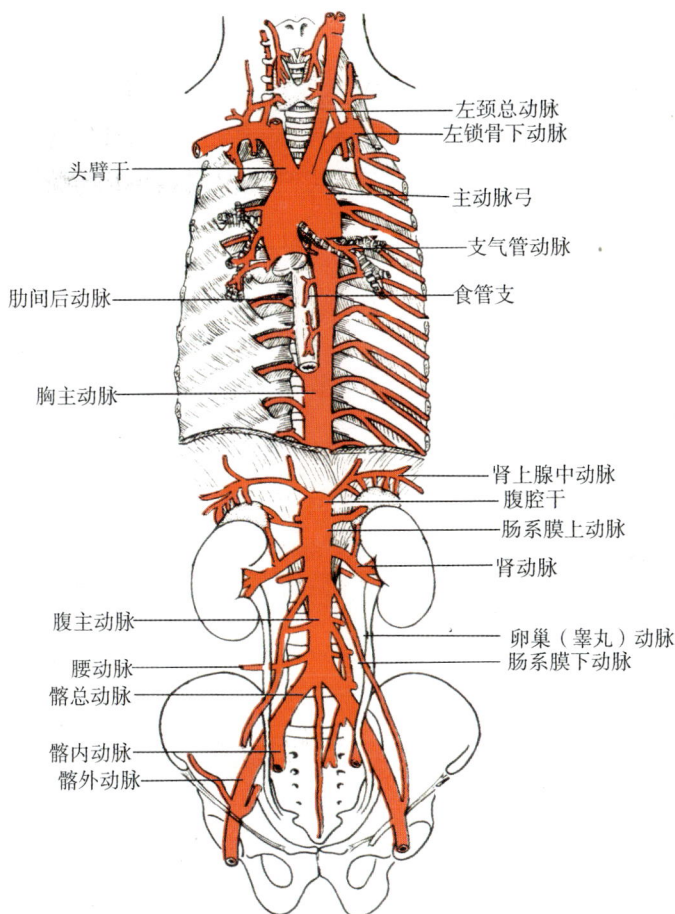

图8-17 主动脉行程及分布概况

（一）头颈部的动脉

头颈部的动脉主干是颈总动脉，左侧的颈总动脉发自主动脉弓，右侧的起于头臂干。两侧的颈总动脉均在胸锁关节的后方进入颈部，沿食管、气管和喉的外侧上行，至甲状软骨上缘处分为颈内动脉和颈外动脉（图8-18）。颈总动脉上段位置表浅，活体上可触及搏动。在颈总动脉分叉处有两个重要结构：①颈动脉窦：是颈总动脉末端和颈内动脉起始处的膨大部分，窦壁内有压力感受器，能感受血压的变化。②颈动脉小球：为一扁椭圆形小体，借结缔组织连于颈总动脉分叉处的后方，属化学感受器，其功能与主动脉小球相同。

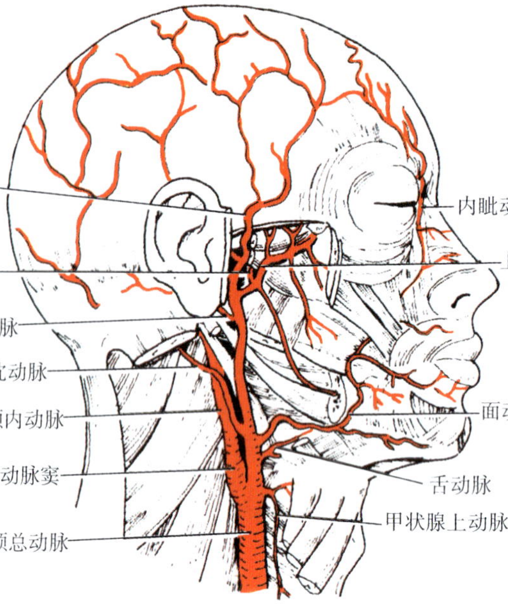

图 8-18　颈外动脉及其分支

1. 颈外动脉　起自颈总动脉，在胸锁乳突肌深面上行，上穿腮腺实质，到达下颌颈时分为上颌动脉和颞浅动脉 2 个终支。颈外动脉的主要分支：①甲状腺上动脉：自颈外动脉起始部发出，行向前下方，分布于甲状腺上部和喉。②面动脉：约平下颌角高度发出，向前经下颌下腺深面上行，于咬肌前缘绕过下颌骨下缘至面部，再经口角、鼻翼外侧上行至内眦，改称为内眦动脉。面动脉分布于面部、下颌下腺和腭扁桃体等处。在咬肌前缘与下颌骨下缘交界处可触及面动脉搏动。当面部出血时，可在该处进行压迫止血。③颞浅动脉：在外耳门前方越过颧弓根至颞部皮下，分布于腮腺和额、颞、顶部的软组织。在外耳门前方颧弓根部可触及颞浅动脉搏动，当头前外侧部出血时，可在该处压迫止血。④上颌动脉：经下颌颈深面向前入颞下窝，分布于口腔、鼻腔和硬脑膜等处。其中分布于硬脑膜的分支称为脑膜中动脉，向上经棘孔入颅腔，分为前、后两支。前支经翼点内面上行，颞部骨折时易受损伤而引起硬膜外血肿。

2. 颈内动脉　由颈总动脉分出后，垂直上升至颅底，经颈动脉管入颅腔，分布于脑和视器等处。

（二）锁骨下动脉和上肢的动脉

1. 锁骨下动脉　是颈部和上肢的动脉主干。左侧的起自主动脉弓，右侧的起自头臂干，二者呈弓状越过胸膜顶前方，向外穿斜角肌间隙至第 1 肋外侧缘处移行为腋动脉。上肢出血时，可在锁骨中点上方的锁骨上窝处向下将锁骨下动脉压向第 1 肋骨进行止血。锁骨下动脉的主要分支：①椎动脉：向上穿第6～第1颈椎的横突孔，经枕骨大孔入颅腔，分布于脑和脊髓。②胸廓内动脉：在胸骨外侧缘约1cm处沿第1～第6肋软骨的后面下行，穿过膈后改名为腹壁上动脉，胸廓内动脉分布于胸前壁、乳房、心包等处。③甲状颈干：为一短干，分布于甲状腺的甲状腺下动脉是其主要分支。

2. **上肢的动脉** 分布到上肢的动脉，有腋动脉、肱动脉、桡动脉和尺动脉等（图8-19）。

（1）腋动脉 是上肢的动脉主干，在第1肋外缘处续自锁骨下动脉，向外下进入腋窝，至大圆肌下缘处移行为肱动脉。腋动脉的分支主要分布于肩部、胸前外侧壁及乳房等处。

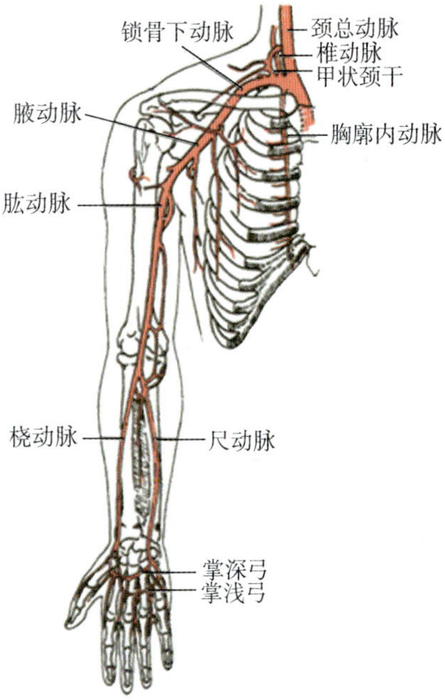

（2）肱动脉 是腋动脉的直接延续，沿肱二头肌内侧下行至肘窝，平桡骨颈高度分为桡动脉和尺

图8-19 上肢的动脉

动脉。肱动脉沿途分支分布于臂部和肘关节。在肘窝的内上方、肱二头肌肌腱的内侧可触及肱动脉的搏动，是临床上测量血压听诊的理想部位。当前臂和手部出血时，可在臂中部，肱二头肌内侧缘，向后侧将肱动脉压向肱骨进行止血。

（3）桡动脉和尺动脉 分别沿前臂前群肌的桡侧和尺侧下行，经腕至手掌形成掌浅弓和掌深弓。沿途分支分布于前臂和手。桡动脉在腕关节上方位置表浅，是临床上中医诊脉和测量脉搏的首选部位。

（4）掌浅弓和掌深弓 由尺、桡两动脉的终支和分支相互吻合而成。掌浅弓和掌深弓通过分支相互吻合，保证了手在拿握物体时的血液供应。分布到手指的动脉行于手指的两侧，故当手指出血时，可在手指两侧压迫止血。

（三）胸部的动脉

胸部的动脉主干是胸主动脉（图8-20），分支有壁支和脏支两种：①壁支：包括肋间后动脉、肋下动脉和膈上动脉，分布于胸壁、腹壁上部、背部和脊髓等处。②脏支：包括支气管支、食管支和心包支，分布于气管、支气管、食管和心包等处。

（四）腹部的动脉

腹部的动脉主干是腹主动脉，其分支也有壁支和脏支之分，壁支细小，脏支粗大。

1. **壁支** 主要有膈下动脉和腰动脉，分布于腹后壁、脊髓和膈下面。

2. **脏支** 分成对和不成对两种。成对的脏支有肾上腺中动脉、肾动脉和睾丸（卵巢）动脉；不成对的脏支有腹腔干、肠系膜上动脉和肠系膜下动脉。

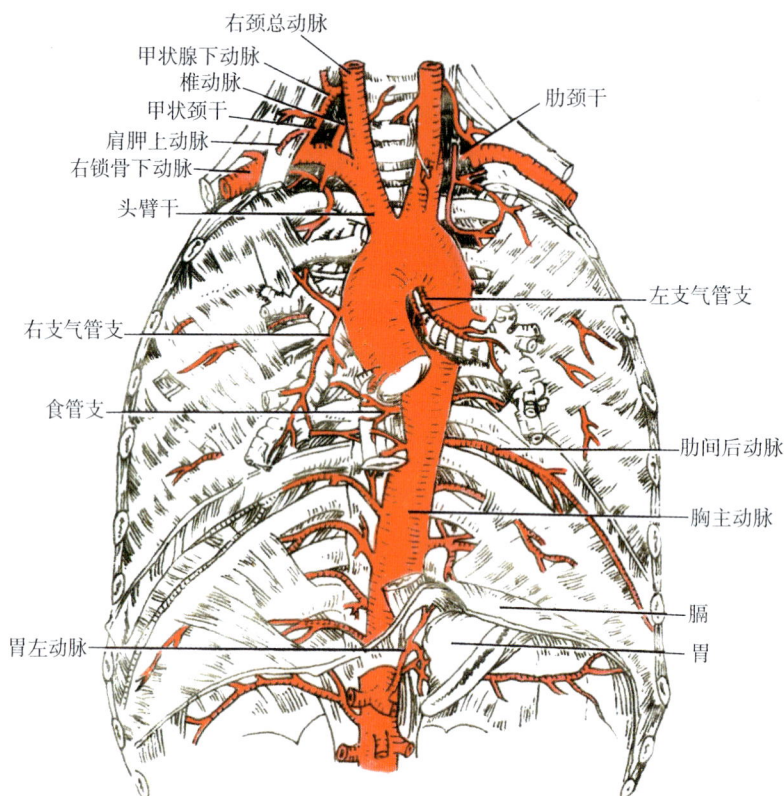

图 8 - 20 胸壁的动脉

（1）肾上腺中动脉 约平第 1 腰椎高度起自腹主动脉侧壁，横行向外，分布于肾上腺。

（2）肾动脉 约平对第 1、第 2 腰椎椎体之间起自腹主动脉侧壁，横行向外经肾门入肾，并在入肾门之前发出肾上腺下动脉至肾上腺。

（3）睾丸动脉 在肾动脉起始处的稍下方由腹主动脉前壁发出，沿腰大肌前面斜向外下方，穿经腹股沟管入阴囊，分布于睾丸和附睾。在女性则为卵巢动脉，经卵巢悬韧带下行入盆腔，分布于卵巢和输卵管壶腹。

（4）腹腔干 为一粗而短的动脉干，在主动脉裂孔的稍下方起自腹主动脉前壁，随即分为胃左动脉、肝总动脉和脾动脉（图 8 - 21、图 8 - 22）。①胃左动脉：向左上行至胃的贲门，分支布于食管的腹段、贲门和胃小弯附近的胃壁。②肝总动脉：向右行至十二指肠上部的上缘分为肝固有动脉和胃十二指肠动脉。肝固有动脉分支布于肝、胆囊和胃小弯侧的胃壁，其中的胆囊动脉由肝固有动脉右支在入肝门前发出，经胆囊三角上行，分布于胆囊；胃十二指肠动脉分布于胃大弯侧的胃壁、大网膜、十二指肠和胰头。③脾动脉：沿胰上缘左行至脾门，分数支入脾，沿途发出分支布于胰体、胰尾、胃大弯侧的胃壁、胃底和大网膜。

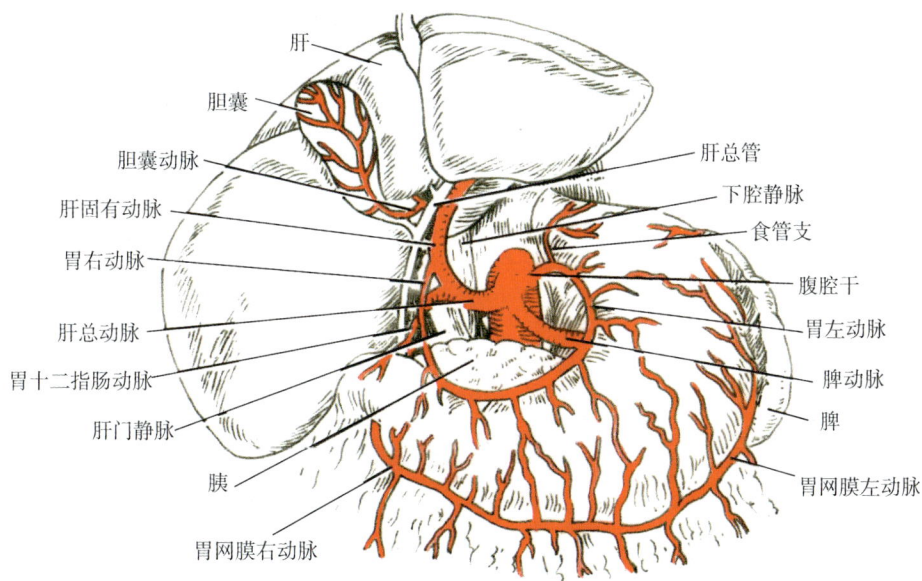

图 8-21　腹腔干及其分支（胃前面）

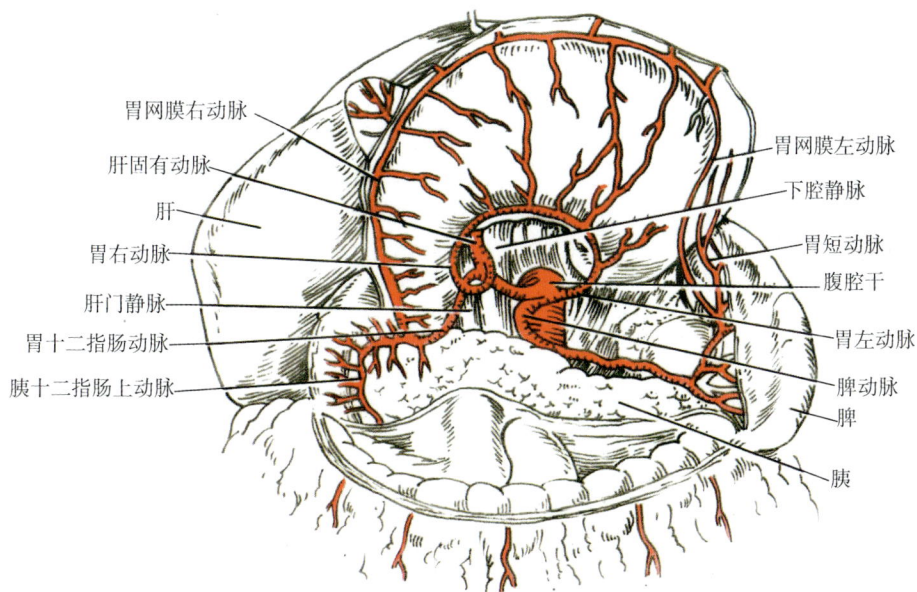

图 8-22　腹腔干及其分支（胃翻向上）

（5）肠系膜上动脉　在腹腔干的稍下方，约平第 1 腰椎高度起自腹主动脉前壁，向下经胰头和十二指肠水平部之间进入小肠系膜根内，斜向右下行至右髂窝。其主要分支（图 8-23）：①空肠动脉和回肠动脉：分布于空肠和回肠。②回结肠动脉：分支分布于回肠末端、盲肠、阑尾和升结肠的起始部，其中的阑尾动脉经回肠末端后方进入阑尾系膜，分支营养阑尾。③右结肠动脉：分布于升结肠。④中结肠动脉，分布于横结肠。

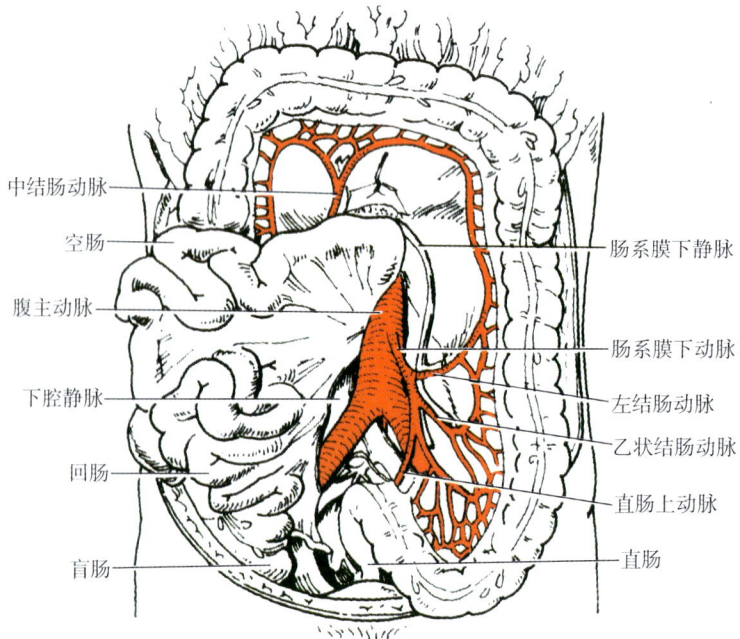

图 8-23　肠系膜上动脉及其分支

（6）肠系膜下动脉　约平第3腰椎高度起自腹主动脉的前壁，行向左下方。其分支（图 8-24）：①左结肠动脉：分布于降结肠。②乙状结肠动脉：分布于乙状结肠。③直肠上动脉：分布于直肠上部。

图 8-24　肠系膜下动脉及其分支

（五）盆部的动脉

腹主动脉在第4腰椎椎体下缘处分为左、右髂总动脉，沿腰大肌内侧行向外下方，至骶髂关节的前方分为髂内动脉和髂外动脉（图8－25）。髂内动脉是盆部的动脉主干，沿盆腔侧壁下行，分为壁支和脏支。

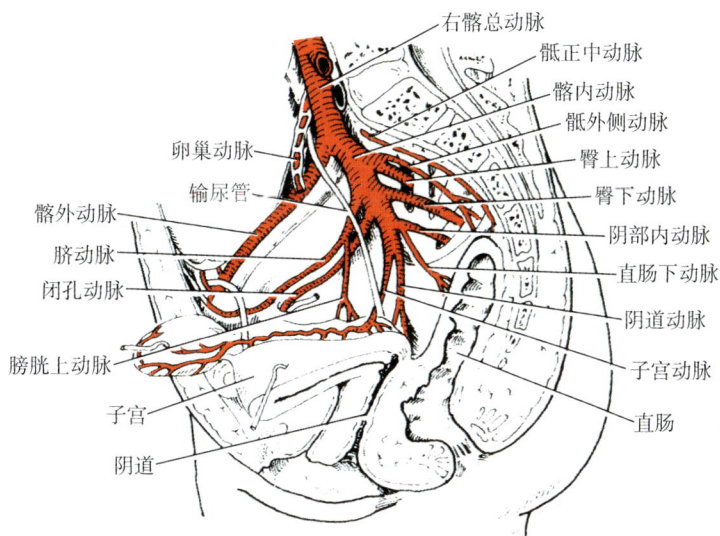

图8-25　女性盆部的动脉

1. **壁支**　①闭孔动脉：分布于大腿内侧肌群等处。②臀上动脉和臀下动脉：分别经梨状肌上、下孔穿出至臀部，分布于臀肌等处。

2. **脏支**　①直肠下动脉：分布于直肠下部，并与直肠上动脉和肛动脉吻合。②子宫动脉：沿盆腔侧壁行向内下进入子宫阔韧带内，在距子宫颈外侧约2cm处，越过输尿管前方，分支分布于子宫、阴道、输卵管和卵巢，并与卵巢动脉吻合。由于子宫动脉与输尿管交叉，故结扎子宫动脉时，应注意勿损伤输尿管。③阴部内动脉：经梨状肌下孔出盆腔，分支分布于肛门、会阴部和外生殖器。

（六）下肢的动脉

髂外动脉是下肢的动脉主干，进而延续为股动脉、腘动脉，腘动脉在腘窝下部分为胫前动脉、胫后动脉。

1. **髂外动脉**　沿腰大肌的内侧缘下行，经腹股沟韧带中点深面入股三角，移行为股动脉。髂外动脉在腹股沟韧带的稍上方发出腹壁下动脉，向上进入腹直肌鞘，分布于腹直肌并与腹壁上动脉相吻合。

2. **股动脉**　为髂外动脉的直接延续，在股三角内下行，经收肌管，出收肌腱裂孔至腘窝，移行为腘动脉。股动脉分支分布于大腿部及髋关节。在腹股沟韧带中点稍下方可触及股动脉搏动，是动脉穿刺和插管的理想部位。当下肢出血时，可在该处向后压迫止血（图8-26）。

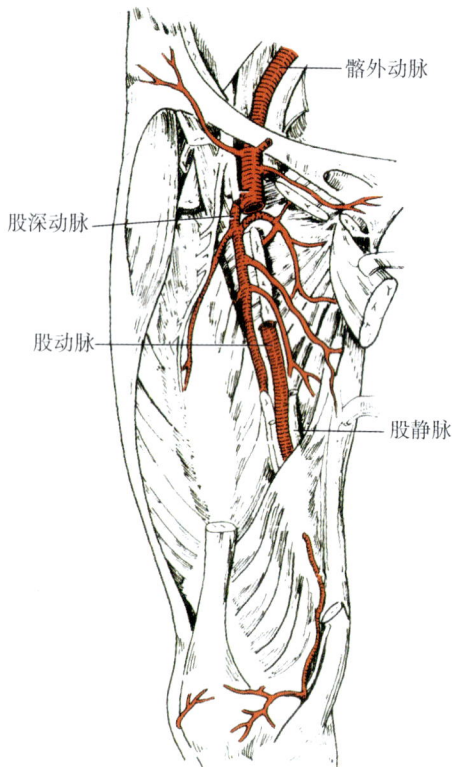

髂外动脉

股深动脉

股动脉

股静脉

图8-26 股动脉

3. 腘动脉 在腘窝深部下行，分为胫前动脉和胫后动脉。腘动脉分支分布于膝关节及其附近诸肌。

4. 胫后动脉 沿小腿后面浅、深两层屈肌之间下行，经内踝后方进入足底，分为足底内侧动脉和足底外侧动脉。胫后动脉发出分支分布于胫、腓骨和附近诸肌及足底和足趾等处（图8-27）。

5. 胫前动脉 穿小腿骨间膜至小腿前面，在小腿前群肌之间下行，至踝关节前方移行为足背动脉（图8-28）。沿途分支布于小腿前群肌、足背、足趾和附近皮肤，在踝关节前方，内、外踝连线的中点处可触及足背动脉搏动，足部出血时可在此处向深部压迫足背动脉进行止血。

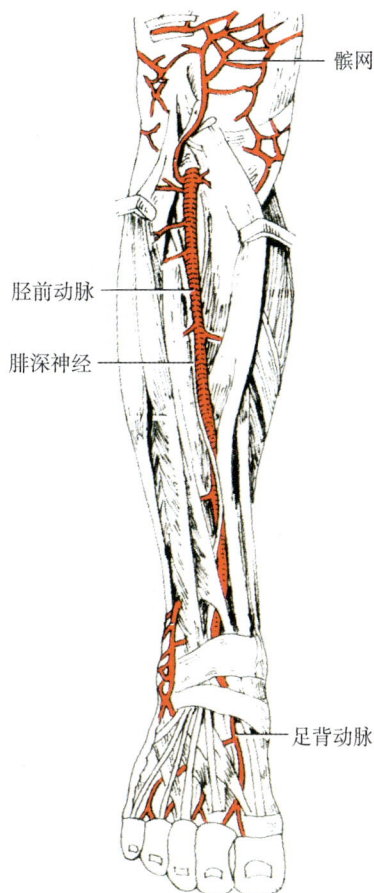

图 8-27　小腿的动脉（后面）

图 8-28　小腿的动脉（前面）

五、　体循环的静脉

静脉结构和分布具有如下特点：①静脉起始于毛细血管，在向心回流的过程中，不断接受属支，管径由细逐渐变粗。②静脉数量多，管腔较大，管壁较薄，收缩力弱，压力较低，故血流缓慢。③体循环的静脉有浅、深之分，浅静脉位于皮下浅筋膜内，可透过皮肤看到，故又称为皮下静脉。浅静脉不与动脉伴行，最终注入深静脉。临床上可通过浅静脉进行注射、输液、输血、采血或插入导管等。深静脉位于深筋膜深面或体腔内，多与同名动脉伴行，其收集范围与伴行动脉的分布区域相一致。④静脉的吻合比较丰富，浅静脉之间常吻合成静脉网，深静脉常在某些脏器周围吻合成静脉丛，浅静脉与深静脉之间存在丰富的交通支。⑤静脉常有半月形向心开放的静脉瓣（图 8-29），静脉瓣是防止血液逆流的重要装置。体

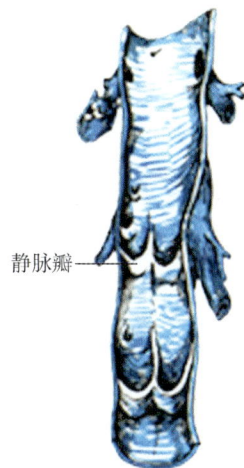

图 8-29　静脉瓣

循环的静脉包括上腔静脉系、下腔静脉系和心静脉系。

（一）上腔静脉系

上腔静脉系由上腔静脉及其属支组成，收集头颈、上肢和胸部等上半身的静脉血。上腔静脉是上腔静脉系的主干，由左、右头臂静脉汇合而成（图8-30），沿升主动脉的右侧垂直下行，注入右心房，在注入右心房前接纳奇静脉。头臂静脉，左、右各一，在胸锁关节后方由同侧的颈内静脉与锁骨下静脉汇合而成，汇合处形成的夹角称为静脉角，有淋巴导管注入。

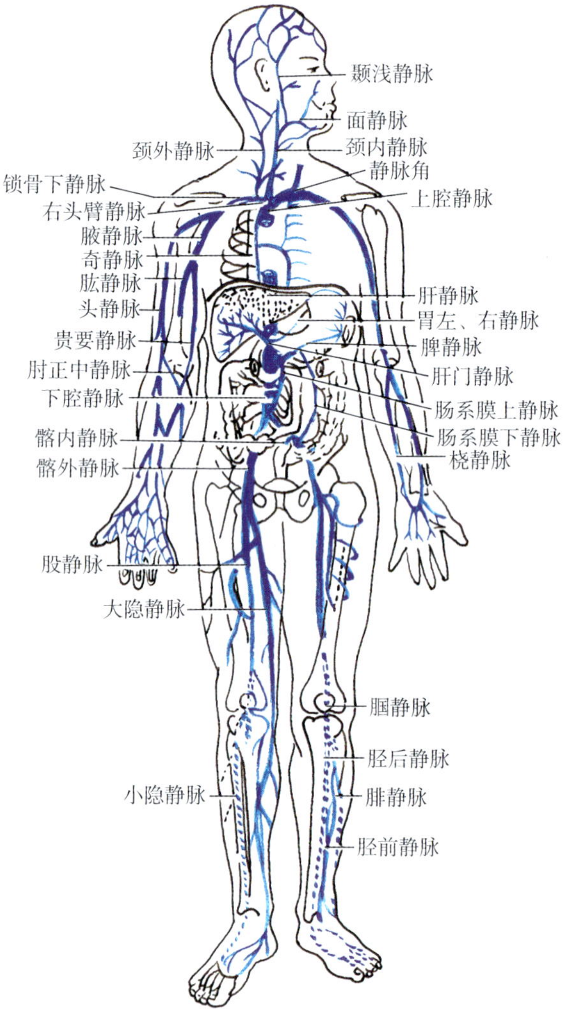

1. 头颈部的静脉 浅静脉包括面静脉、颞浅静脉和颈外静脉等；深静脉包括颅内静脉、颈内静脉和锁骨下静脉等。

（1）颈内静脉 在颅底颈静脉孔处与乙状窦相延续，向下与颈内动脉和颈总动脉伴行，至胸锁关节的后方，与同侧的锁骨下静脉汇合成头臂静脉。颈内静脉属支可分为颅内支和颅外支，其中面静脉是颅外的重要属支。

面静脉起于内眦静脉，与面动脉伴

图8-30 全身静脉模式图

行并斜向外下方至舌骨高度注入颈内静脉。面静脉借内眦静脉、眼静脉与颅内海绵窦相交通。临床上将鼻根至两侧口角的三角形区域称危险三角，若发生感染时挤压，由于面静脉在口角以上一般无静脉瓣，可致病菌经上述途径进入颅内而引起颅内感染（图8-31）。

（2）颈外静脉 是颈部最大的浅静脉，在耳下方由下颌后静脉的后支、耳后静脉和枕静脉汇合而成，沿胸锁乳突肌表面下行，在锁骨中点上方约2cm处穿深筋膜注入锁骨下静脉或静脉角，主要收集头皮和面部的静脉血。颈外静脉位置表浅而恒定，管径较大，是临床上静脉插管或儿童采血的常用静脉。当心脏疾病或上腔静脉阻塞时可引起颈外静脉回流不畅，在体表可见静脉充盈轮廓，称为颈外静脉怒张。

图 8 -31　面静脉及其交通

（3）锁骨下静脉　自第 1 肋外侧缘续于腋静脉，与同名动脉伴行，在胸锁关节后方与颈内静脉汇合成头臂静脉。锁骨下静脉的主要属支是腋静脉和颈外静脉。锁骨下静脉位置较固定，管腔较大，可作为静脉穿刺或长期放置导管输液的选择部位。

2. **上肢的静脉**　分浅、深两组，深静脉从手指到腋腔与同名动脉伴行，且多为 2 条，收集同名动脉分布区域的静脉血，最终会合成腋静脉。浅静脉主要有三条（图 8 -32）：①头静脉：起于手背静脉网的桡侧，沿前臂桡侧上行至肘窝，再沿肱二头肌外侧上行，经三角胸大肌间沟，穿深筋膜注入腋静脉或锁骨下静脉。②贵要静脉：起于手背静脉网的尺侧，沿前臂尺侧上行，至肘窝处接受肘正中静脉，再沿肱二头肌内侧上行至臂中点平面，穿深筋膜注入肱静脉或上行注入腋静脉。③肘正中静脉：解剖变异较大，常在肘窝处连接头静脉与贵要静脉。临床上常选用手背静脉网、前臂和肘部前面的浅静脉采血、输液和注射药物。

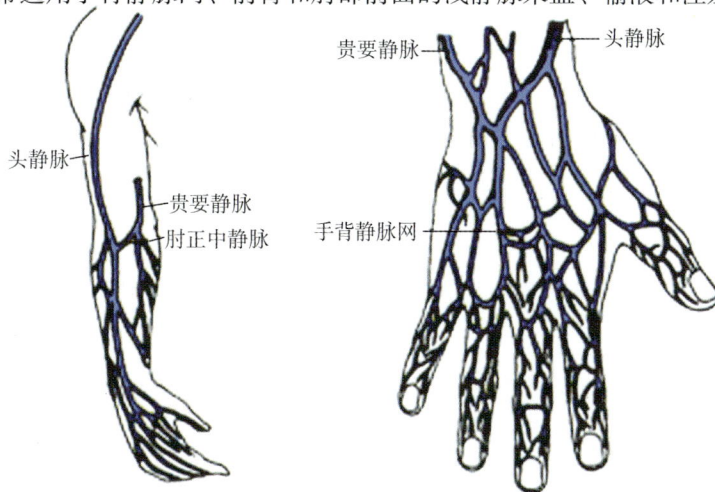

图 8 -32　上肢浅静脉及手背静脉网

3. **胸部的静脉** 奇静脉是胸部的静脉主干。奇静脉起自右侧腰升静脉，穿膈肌后沿脊柱的右前方上行至第4胸椎高度，向前绕右肺根上方注入上腔静脉。奇静脉沿途收集肋间后静脉、食管静脉、支气管静脉和腹后壁的部分静脉血液。奇静脉还是沟通上、下腔静脉系的重要途径之一。

（二）下腔静脉系

下腔静脉系由下腔静脉及其属支组成，收集膈以下下半身的静脉血。下腔静脉是人体最粗大的静脉干，由左、右髂总静脉在第5腰椎椎体右前方汇合而成（图8-33），沿腹主动脉右侧上行，经肝的腔静脉沟，穿经膈的腔静脉孔入胸腔，注入右心房。

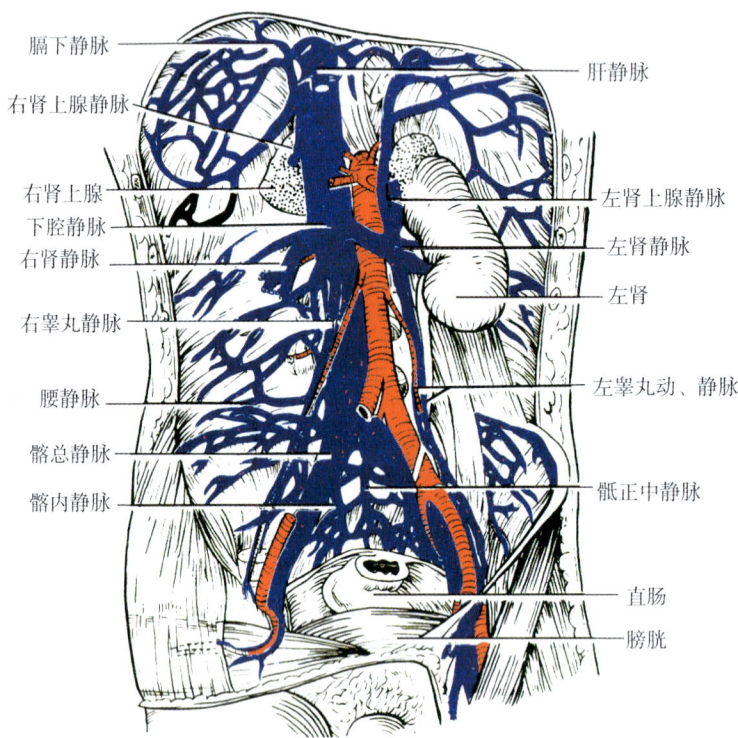

膈下静脉 | 肝静脉
右肾上腺静脉
右肾上腺 | 左肾上腺静脉
下腔静脉 | 左肾静脉
右肾静脉 | 左肾
右睾丸静脉 | 左睾丸动、静脉
腰静脉
髂总静脉 | 骶正中静脉
髂内静脉
直肠
膀胱

图8-33 下腔静脉系及属支

1. **下肢的静脉** 分为浅静脉和深静脉，因重力的影响，下肢静脉回流阻力较大，故而下肢静脉的静脉瓣比上肢多，浅、深静脉之间的交通支丰富。下肢的浅静脉：①大隐静脉：是全身最长的浅静脉，起自足背静脉弓的内侧端，经内踝前方，沿小腿、膝关节和大腿的内侧上行，在耻骨结节外下方3～5cm处穿隐静脉裂孔注入股静脉（图8-34）。在内踝前方，大隐静脉位置表浅而恒定，是静脉穿刺或切开插管的常用部位。②小隐静脉：起自足背静脉弓的外侧端，经外踝后方沿小腿的后面上行至腘窝，穿深筋膜注入腘静脉。

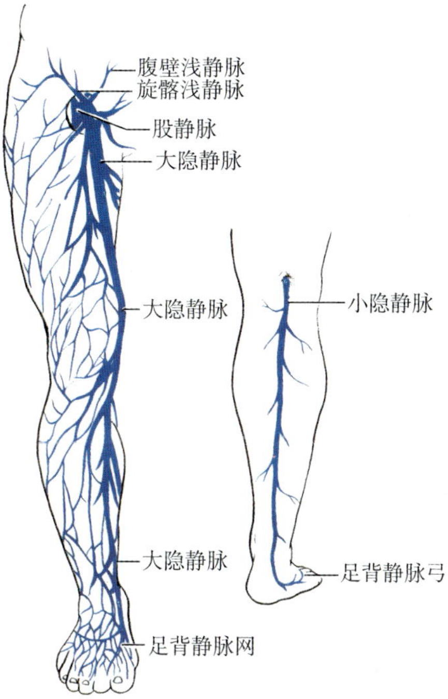

图 8-34　大隐静脉及小隐静脉

2. 盆部的静脉　盆部的静脉主干是髂内静脉，与同侧髂外静脉汇合成髂总静脉。髂内静脉的属支分为脏支和壁支，均与同名动脉伴行，收集同名动脉分布区域的静脉血。髂外静脉是股静脉的直接延续，与同名动脉伴行，收集下肢和腹前壁下部的静脉血。

3. 腹部的静脉　腹部的静脉主干是下腔静脉，直接注入下腔静脉的属支有壁支和脏支两种，其中部分脏支间接注入下腔静脉，壁支和脏支多数与同名动脉伴行。不成对的脏支先汇合成肝门静脉，入肝后再经肝静脉回流至下腔静脉。

知 识 链 接

血管的临床应用

　　血管的位置、走行、毗邻关系等在临床上有重要意义。如手术时，医生需要掌握血管的相关知识；临床上触摸脉搏、压迫止血也需要知道血管的位置、走行等知识。

　　采血、血液检查、输血、补液、注射药物时，常选浅静脉做穿刺进针或切开插管；如选头皮静脉、颈外静脉、手背静脉、前臂浅静脉、肘正中静脉、足背静脉、大隐静脉起始段等。

　　目前，导管介入技术已是心内科、外科诊断和治疗疾病的常用手段之一，而这一技术的操作基础是对穿刺血管的位置、形态、毗邻关系的掌握。导管介入技术常选用的血管包括颈总动脉、股动脉、肱动脉、桡动脉、股静脉、颈内静脉、锁骨下静脉等。

4. 肝门静脉 系由肝门静脉及其属支组成，主要功能是将消化道吸收的营养物质输送至肝，在肝内进行合成、分解、转化、储存等。肝门静脉由肠系膜上静脉和脾静脉在胰颈（胰头与胰体交界处）的后方汇合而成（图8-35），斜向右上行进入肝十二指肠韧带内，至肝门处分左、右两支入肝。肝门静脉收集除肝以外的腹腔内不成对脏器的静脉血，如食管腹段、胃、小肠、大肠（直肠下部除外）、胆囊、胰和脾等。肝门静脉的属支主要有脾静脉、肠系膜上静脉、肠系膜下静脉、胃左静脉、胃右静脉、胆囊静脉和附脐静脉。

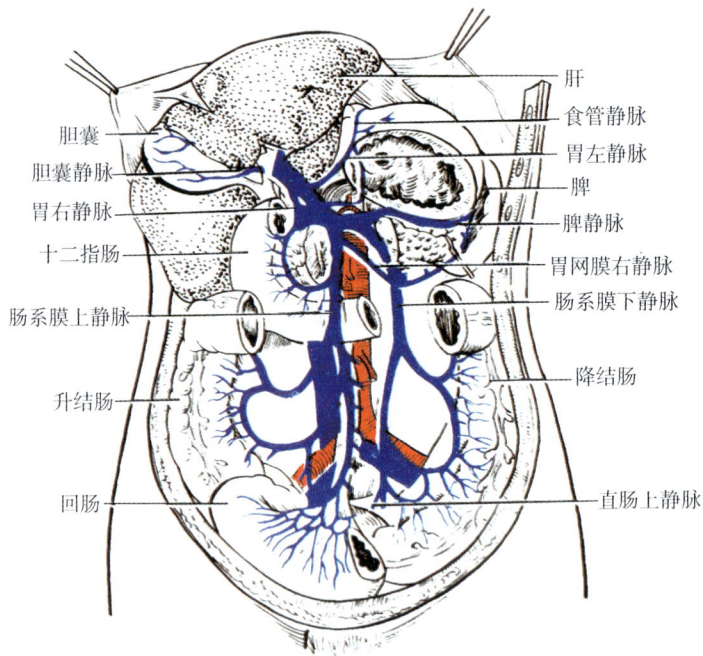

图8-35　肝门静脉及其主要属支

　　肝门静脉系与上、下腔静脉系之间主要通过食管静脉丛、直肠静脉丛和脐周静脉网这3个静脉丛进行交通（图8-36）。正常情况下，肝门静脉系与上、下腔静脉系之间交通支细小，血流量少，各属支分别将血液引流向所属静脉系。门静脉高压症可压迫肝门静脉，导致肝门静脉回流受阻。由于肝门静脉内无功能性静脉瓣，肝门静脉的血液可经上述途径形成侧支循环，通过上、下腔静脉回流入右心房。由于血流量增多，交通支变得粗大和弯曲，出现静脉曲张。如果食管静脉丛曲张、破裂则发生上消化道大出血，直肠静脉丛曲张、破裂则发生便血，脐周静脉网由于静脉曲张自脐周围放射状分布呈现蜘蛛网状的体征被称为"海蛇头"。当肝门静脉系的侧支循环失代偿时，可引起收集静脉血范围的器官淤血，出现脾大和腹水等。

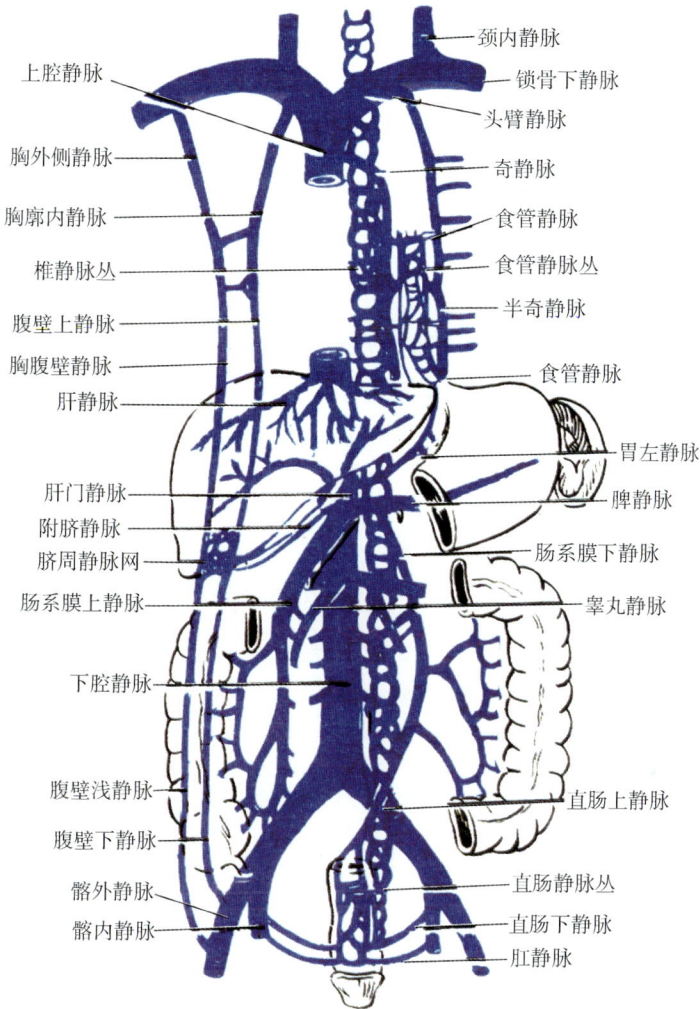

图 8-36　肝门静脉与上、下腔静脉的吻合

项目二　淋巴系统

案例导入

　　女性患者，47 岁，既往有"乳腺增生"史 3 年，定期复查。本次来院查体：双侧乳房体积小，可触及散在片状、颗粒状腺体增生，右乳外上象限可触及直径 0.8cm 结节，界限不清楚，质地韧，活动度小；该部位皮肤增厚且表面有浅凹形

成；乳头牵向结节方向且乳头内陷；右侧腋窝触及淋巴结肿大。乳腺钼靶摄片提示乳腺增生性改变，未见异常钙化或结节影。入院后行空芯针穿刺活检、病理学诊断：乳腺癌。

请思考：①全身有哪几条淋巴干？②胸导管和右淋巴导管的起始、行程和注入部位如何？分别收集何处的淋巴？③右侧乳房外上象限癌细胞通过淋巴回流首先可能转移到何处淋巴结群？④癌细胞通过淋巴扩散进入血流的途径如何？且最易转移到哪个器官？为什么？

淋巴系统由淋巴管道、淋巴组织和淋巴器官组成。淋巴管道内流动着的液体称为淋巴。当血液流经毛细血管动脉端时，部分液体经毛细血管滤出，进入组织间隙形成组织液。组织液与细胞间进行物质交换后，大部分经毛细血管静脉端吸收回静脉，小部分则进入毛细淋巴管成为淋巴。淋巴沿着各级淋巴管道向心流动，途经连于淋巴管的诸多淋巴结的过滤，最后注入静脉（图8-37）。淋巴组织是以网状组织为支架，网孔中充满大量淋巴细胞、巨噬细胞及其他免疫细胞而形成。一般将淋巴组织分为弥散淋巴组织和淋巴小结两种：①弥散淋巴组织：常见于消化道和呼吸道的固有层内，呈弥散状分布，与周围组织无明显的界限。大多以T淋巴细胞为主。②淋巴小结：是以B淋巴细胞为主密集而成的圆形或椭圆形小体，边界清楚。在抗原刺激下，淋巴小结增大、增多，是体液免疫应答的重要标志。

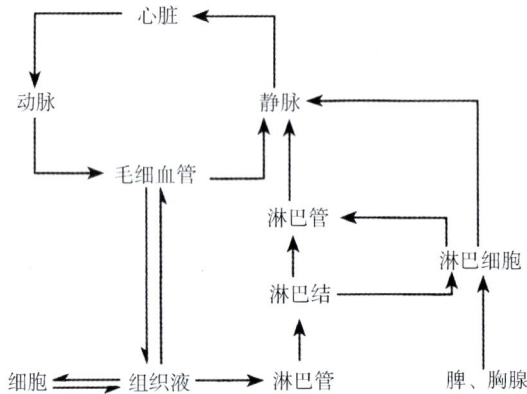

图8-37 淋巴生成及回流示意图

一、淋巴管道

淋巴系统不仅协助静脉引流组织液，而且淋巴组织和淋巴器官具有产生淋巴细胞、过滤淋巴和进行免疫应答的功能。依据结构和功能特点，可将淋巴管道分为毛细淋巴管、淋

巴管、淋巴干和淋巴导管。

（一）毛细淋巴管

是淋巴管道的起始部分，它以膨大的盲端起始自组织间隙，并相互吻合成网，几乎遍布全身，多与毛细血管伴行。其管壁仅由一层叠瓦状邻接的内皮细胞构成，内皮细胞之间有较大的间隙。所以，毛细淋巴管的通透性较大，一些不易透过毛细血管壁的大分子物质，如蛋白质、细菌和癌细胞等容易进入毛细淋巴管。

（二）淋巴管

由毛细淋巴管汇合而成，管壁结构与静脉相似，但其管径细、管壁薄、瓣膜多，可防止淋巴逆流。淋巴管可分浅、深两种，浅淋巴管位于皮下，多与浅静脉伴行；深淋巴管多与深部的血管伴行。淋巴管在向心的行程中，一般都要经过一个或多个淋巴结。

（三）淋巴干

全身各部的浅、深淋巴管经过一系列的淋巴结群后，由最后一群淋巴结的输出管汇合成 9 条较大的淋巴干（图 8-38）。①头颈部的淋巴管汇合成左、右颈干。②上肢及部分胸壁的淋巴管汇合成左、右锁骨下干。③胸腔脏器及部分胸、腹壁的淋巴管汇合成左、右支气管纵隔干。④下肢、盆部和腹腔成对器官及部分腹壁的淋巴管汇合成左、右腰干。⑤腹腔内不成对器官的淋巴管则汇合成一条肠干。

（四）淋巴导管

9 条淋巴干汇合成两条淋巴导管，即胸导管和右淋巴导管（图 8-38）。

1. 胸导管 是全身最粗大的淋巴导管，长 30~40cm，在第 1 腰椎的前方起自乳糜池。乳糜池为胸导管起始处的膨大部分，由左、右腰干和肠干汇合而成。胸导管经膈的主动脉裂孔入胸腔，在食管后方沿脊柱前面上行，至颈根部呈弓形弯向左，注入左静脉角。在注入左静脉角前还

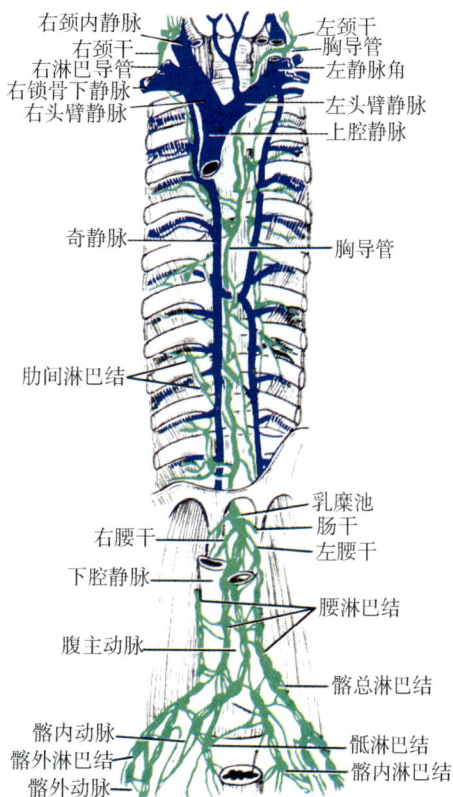

右颈内静脉
右颈干
右淋巴导管
右锁骨下静脉
右头臂静脉
左颈干
胸导管
左静脉角
左头臂静脉
上腔静脉

奇静脉
胸导管

肋间淋巴结

乳糜池
肠干
左腰干

右腰干
下腔静脉
腰淋巴结
腹主动脉

髂总淋巴结

髂内动脉
髂外淋巴结
骶淋巴结
髂内淋巴结
髂外动脉

图 8-38 淋巴干和淋巴导管

接纳左颈干、左锁骨下干和左支气管纵隔干。胸导管通过上述 6 条淋巴干，收集下半身及左侧上半身的淋巴。

2. 右淋巴导管 为一短干，由右颈干、右锁骨下干和右支气管纵隔干汇合而成，注入右静脉角。右淋巴导管收集人体右侧上半身的淋巴。

知 识 链 接

红线病

红线病是指手指或脚趾有外伤或感染灶时，在手、前臂或脚、小腿皮肤上出现一条或几条不规则的纵行红线，从伤口沿肢体向近端蔓延至附近淋巴结的病变，此即急性淋巴管炎。

治疗急性淋巴管炎主要是处理原发感染，如手足外伤感染或足癣感染，这时应抬高患肢，局部进行热敷，并应用青霉素等抗生素或清热解毒中药治疗。

二、淋巴器官

淋巴器官主要由淋巴组织构成，依据结构和功能的不同，淋巴器官分为中枢淋巴器官和周围淋巴器官。中枢淋巴器官包括胸腺和骨髓，分别是培育 T 淋巴细胞和 B 淋巴细胞的场所，不直接参与机体的免疫应答。周围淋巴器官包括淋巴结、脾和扁桃体等，是 T 淋巴细胞、B 淋巴细胞定居部位和发生免疫应答的主要场所。

（一）淋巴结

1. 淋巴结的形态 淋巴结是淋巴管在向心行进过程中的必经器官。淋巴结为灰红色的圆形或椭圆形小体，大小不等，质地较软。淋巴结的一侧凹陷，称为淋巴结门，有 1~2 条输出淋巴管和神经、血管等出入；另一侧隆凸，有数条输入淋巴管进入（图 8-39）。

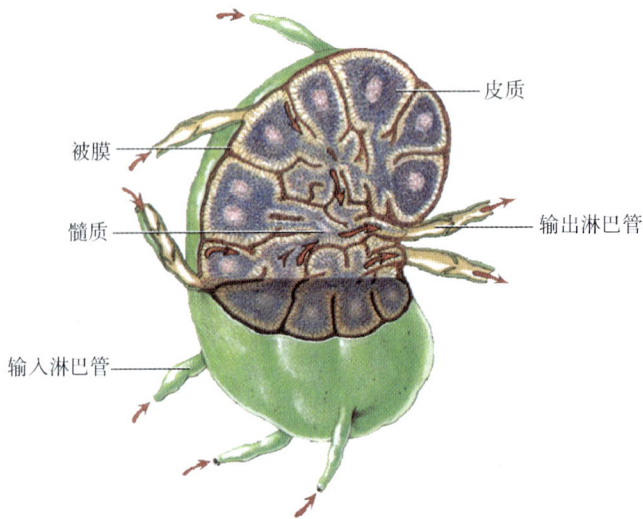

皮质

被膜

髓质

输出淋巴管

输入淋巴管

图 8-39　淋巴结结构模式图

2. 全身主要淋巴结的分布与淋巴引流 人体各部淋巴结常聚集成群，与淋巴管一样，也有浅深之分，多沿血管周围配布，位于人体安全、隐蔽且活动较大的部位。人体各部的淋巴结通过淋巴管收集相应部位的淋巴（图 8 - 40）。当细菌、癌细胞、毒素、寄生虫等随淋巴到达相应部位的淋巴结时，淋巴结内的细胞就会阻截或吞噬清除这些异物，从而使淋巴得到过滤和净化，成为阻止病变扩散的直接屏障。此时淋巴结内细胞迅速增殖，体积变大，引起相应淋巴结的肿大或疼痛，说明其收集区域内有病变。故了解局部淋巴结的位置、收集范围及其引流去向，对诊断和治疗某些疾病具有重要的临床意义。

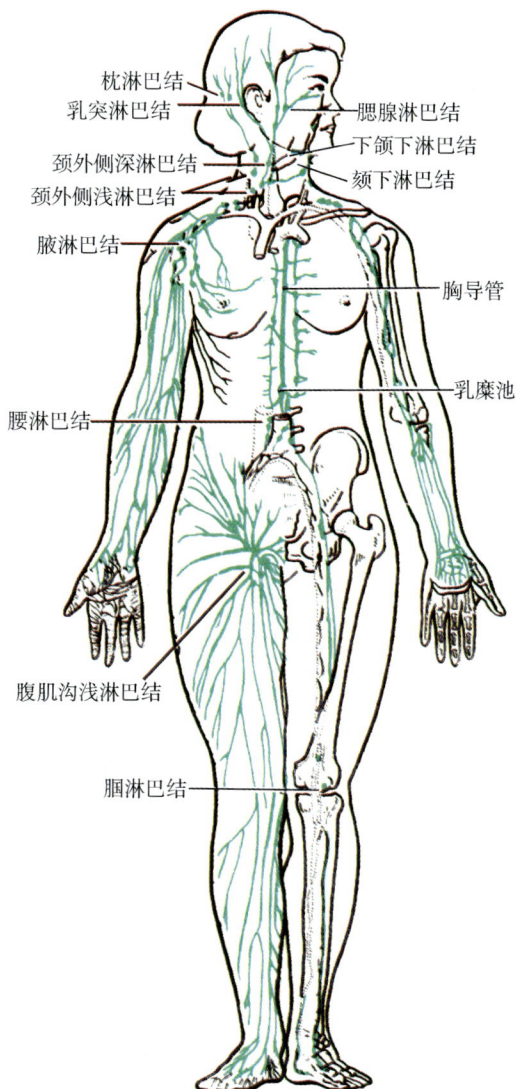

图 8 - 40　全身淋巴系统分布图

（1）头颈部的淋巴结　主要分布于头、颈交界处和颈内、外静脉的周围（图 8 - 41）。①下颌下淋巴结：位于下颌下腺附近，主要收纳面部和口腔等处的淋巴管，其输出管注入颈外侧深淋巴结。②颈外侧浅淋巴结：位于胸锁乳突肌的表面，沿颈外静脉排列，主要收纳耳后、腮腺下部及颈部浅层等处的淋巴管，其输出管注入颈外侧深淋巴结。③颈外侧深淋巴结：沿颈内静脉排列，其中位于锁骨上方的部分，称为锁骨上淋巴结。颈外侧深淋巴结的输出管汇合成颈干。左颈干注入胸导管，右颈干汇入右淋巴导管。左颈干注入胸导管处，常无瓣膜，故胃癌和食管癌晚期，癌细胞可沿胸导管或左颈干逆流转移至左锁骨上淋巴结，可在锁骨上方触及肿大的淋巴结。

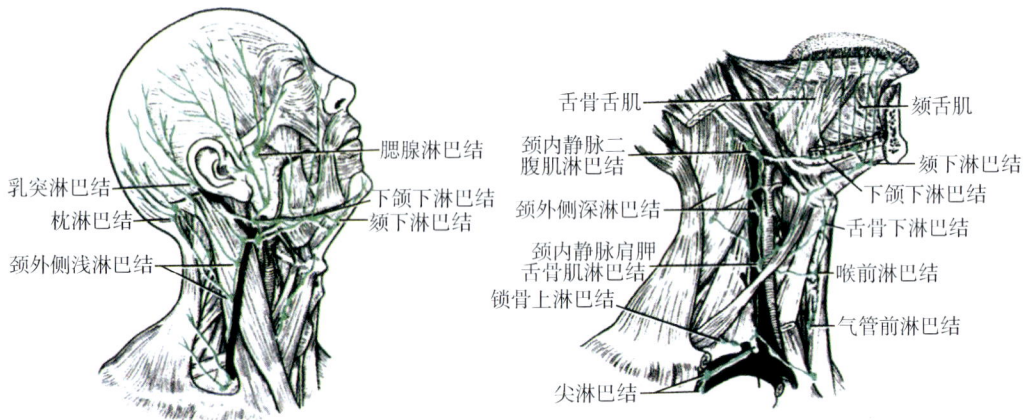

图 8-41　头颈部的淋巴结

（2）上肢的淋巴结　主要有腋淋巴结，位于腋窝内，收纳上肢、乳房、胸壁和腹壁上部等处的淋巴管。其输出管汇合成锁骨下干后，左锁骨下干注入胸导管，右锁骨下干注入右淋巴导管，乳腺癌常转移至腋淋巴结。

（3）胸部的淋巴结　位于胸壁内和胸腔脏器的周围，前者主要有胸骨旁淋巴结，后者主要有支气管肺门淋巴结。胸部淋巴结输出管分别汇合成左、右支气管纵隔干，然后分别注入胸导管和右淋巴导管。

（4）腹部的淋巴结　主要有腰淋巴结、腹腔淋巴结、肠系膜上、下淋巴结等（图8-42）。①腰淋巴结：沿腹主动脉和下腔静脉排列，收纳腹后壁及腹腔内成对器官的淋巴管，并接受髂总淋巴结的输出管。左、右腰淋巴结的输出管分别汇合成左、右腰干，注入乳糜池。②腹腔淋巴结和肠系膜上、下淋巴结：分别位于同名动脉起始部的周围，收纳同名动脉分布区域的淋巴管。它们的输出管汇合成肠干，注入乳糜池。

（5）盆部的淋巴结　位于盆腔内的淋巴结主要有髂内淋巴结、髂外淋巴结和髂总淋巴结等，分别沿同名动脉排列。髂内、外淋巴结分别收纳髂内、外动脉分布区域的淋巴管，它们的输出管注入髂总淋巴结，收集下肢、盆壁、盆腔脏器及腹壁下部的淋巴。髂总淋巴结的输出管注入左、右腰淋巴结。

图 8-42　腹股沟淋巴结群

（6）下肢的淋巴结　主要有腹股沟浅淋巴结和腹股沟深淋巴结。①腹股沟浅淋巴结：沿腹股沟韧带稍下方及大隐静脉末端排列，收纳腹前壁下部、臀部、会阴、外生殖器和下肢大部分浅淋巴管，其输出管大部分注入腹股沟深淋巴结。②腹股沟深淋巴结：位于股静脉末端的周围，收纳腹股沟浅淋巴结的输出管及下肢深淋巴管，其输出管注入髂外淋巴结。

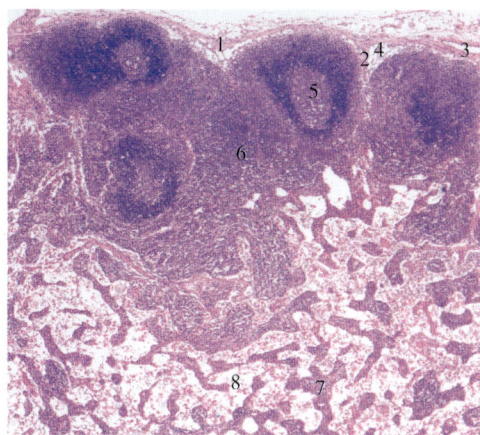

3. 淋巴结的微细结构　淋巴结的实质可分为浅层的皮质和深层的髓质两部分（图 8-43）。

图 8-43　淋巴结微细结构

注：1. 被膜，2. 小梁，3. 被膜下窦，4. 小梁下窦，
5. 淋巴小结，6. 副皮质区，7. 髓索，8. 髓窦。

（1）皮质　位于被膜下方，由浅层皮质、副皮质区和皮质淋巴窦三部分构成。①浅层皮质，含淋巴小结及小结之间的弥散淋巴组织，主要为 B 淋巴细胞的分布区。②副皮质区，位于皮质的深层，为成片的弥散淋巴组织，主要为 T 淋巴细胞的分布区。③皮质淋巴窦，包括被膜下淋巴窦和小梁周窦，窦腔内有许多巨噬细胞等。

（2）髓质　位于淋巴结的深部，由髓索和其间的髓窦构成。①髓索：是相互连接的索条状淋巴组织，主要含有 B 淋巴细胞、浆细胞和巨噬细胞等。②髓窦：位于髓索之间，腔内有较多的巨噬细胞，故有较强的滤过功能。

211

4. **淋巴结的功能** ①滤过淋巴：淋巴结广泛分布于淋巴回流的通路上，构成一个强大的滤过器。进入淋巴结的淋巴若含有细菌、病毒、毒素等，在缓慢地流经淋巴结时，可被巨噬细胞清除。②进行免疫应答：淋巴结是 T 淋巴细胞和 B 淋巴细胞定居的部位，它们在抗原的刺激下分别参与细胞免疫和体液免疫。

（二）脾

1. **脾的位置和形态** 脾是人体内最大的淋巴器官，位于左季肋区（图 8 - 44），与第 9 ~ 第 11 肋相对，其长轴与第 10 肋一致，正常成人在左肋弓下不能触及。活体脾为暗红色，扁椭圆形实质性器官，质软且脆，故左季肋区受暴力打击时，易导致脾破裂。脾分膈脏两面、前后两端和上下两缘。膈面光滑隆凸，与膈相贴。脏面凹陷，近中央处为脾门，是血管、神经等出入之处。上缘较锐，朝向前上方，前部有 2 ~ 3 个切迹，称为脾切迹（图 8 - 45），脾大者，可作为触诊脾的标志。下缘较钝，朝向后下方。

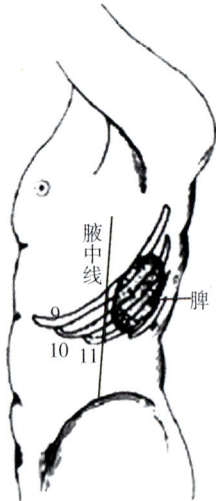

图 8 - 44　脾的位置

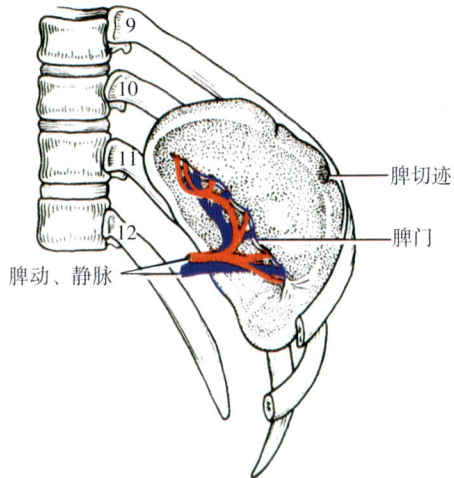

图 8 - 45　脾的形态

2. **脾的微细结构** 脾的被膜较厚，由富含弹性纤维和平滑肌纤维的致密结缔组织构成，表面覆以间皮。被膜结缔组织伸入脾实质内形成小梁，构成脾的支架。脾的实质分为白髓和红髓（图 8 - 46）。

（1）白髓　主要是密集的淋巴细胞，由动脉周围淋巴鞘、淋巴小结和边缘区构成，相当于淋巴结的皮质。①动脉周围淋巴鞘：是以 T 淋巴细胞为主的厚层弥散淋巴组织，相当于淋巴结的副皮质区。②淋巴小结：位于动脉周围淋巴鞘的一侧，主要由大量 B 淋巴细胞构成。③边缘区：位于白髓与红髓交界处，是血液内抗原及淋巴细胞进入白髓的重要通道，具有很强的吞噬滤过作用。

（2）红髓　由脾索和脾血窦构成。①脾索：是由富含血细胞的淋巴组织构成的索条状结构，并相互交织成网，脾索内含有较多的 B 淋巴细胞、浆细胞、巨噬细胞和树突状细胞。②脾血窦：是位于脾索之间的腔大而不规则的腔隙，窦内充满血液。窦壁由长杆状内皮细胞沿其长轴排列而成，呈栅形多孔状。脾血窦外侧有较多巨噬细胞。

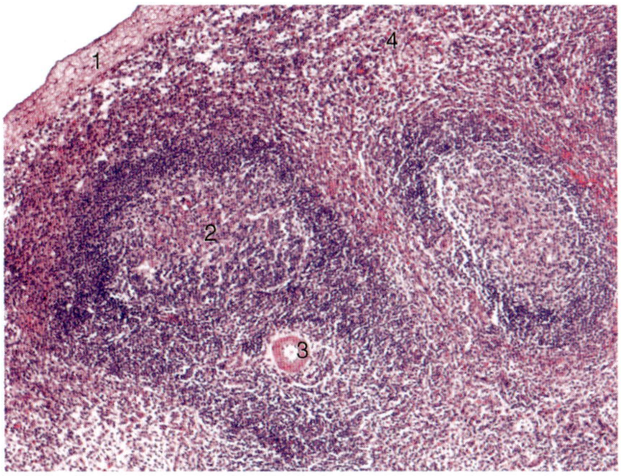

3. **脾的功能** ①滤过血液：吞噬清除血液中的病原体和衰老、死亡的红细胞等。②造血功能：早期胎儿的脾有造血功能，出生后还保持着产生淋巴细胞的作用。当机体需要时脾还能恢复其制造多种血细胞的功能，称之为髓外造血。③进行免疫应答：脾内 T 淋巴细胞和 B 淋巴细胞分别进行细胞免疫应答和体液免疫应答。④储存血液：脾可储血 200mL 左右，当机体需要时，脾的被膜收缩，可将储存的血液排入血循环。

图 8 – 46　脾的微细结构

注：1. 被膜，2. 脾小体，3. 中央动脉，4. 红髓。

（三）胸腺

1. **胸腺的位置和形态**　胸腺位于胸骨柄后方上纵隔的前部，呈锥体形，分为不对称的左、右两叶。胸腺有明显的年龄变化，幼儿期相对较大，青春期最大，青春期以后开始缓慢退化，成人胸腺常被结缔组织所代替。

2. **胸腺的微细结构**　胸腺表面被覆有结缔组织形成的被膜，被膜伸入胸腺实质内，将其分成许多分隔不完全的小叶，每个小叶分为皮质和髓质两部分。胸腺实质为 T 淋巴细胞的发育成熟提供了必要的微环境。

3. **胸腺的功能**　胸腺是 T 淋巴细胞发育成熟的地方，其分泌有多种胸腺激素，是 T 淋巴细胞成熟的必要条件。

复习思考

一、选择题

1. 纤维环存在于下列结构，但应除（　　　）

    A. 主动脉口　　　　　　　B. 肺动脉口　　　　　　　C. 冠状窦口

    D. 左房室口　　　　　　　E. 右房室口

2. 右冠状动脉供应下列结构的血液，但应除外（　　　）

    A. 窦房结　　　　　　　　B. 房室结　　　　　　　　C. 左室后壁一部分

D. 室间隔后 2/3　　　　　E. 右心房

3. 下列是防止心室的血液反流入心房的结构，但应除外（　　）

A. 纤维环　　　　　B. 二尖瓣和三尖瓣　　　　　C. 腱索

D. 肉柱　　　　　E. 乳头肌

4. 室间隔缺损多发于（　　）

A. 卵圆窝处　　　　　B. 室间隔肌部　　　　　C. 室间隔膜部

D. 室间隔　　　　　E. 以上都不对

5. 心脏正常起搏点是（　　）

A. 窦房结　　　　　B. 结间束　　　　　C. 房室结

D. 房室束　　　　　E. 浦肯野纤维

6. 下列哪条动脉不是颈外动脉的分支（　　）

A. 甲状腺上动脉　　　　　B. 甲状腺下动脉　　　　　C. 上颌动脉

D. 颞浅动脉　　　　　E. 面动脉

7. 下列哪条动脉不能触及搏动（　　）

A. 面动脉　　　　　B. 股动脉　　　　　C. 肱动脉

D. 桡动脉　　　　　E. 腘动脉

8. 阑尾动脉直接发自于（　　）

A. 空、回肠动脉　　　　　B. 回结肠动脉　　　　　C. 右结肠动脉

D. 中结肠动脉　　　　　E. 左结肠动脉

8. 腹腔干及其分支不营养的是下列哪个器官（　　）

A. 胃　　　　　B. 脾　　　　　C. 肝

D. 胆囊　　　　　E. 空、回肠

9. 左、右冠状动脉发自于（　　）

A. 升主动脉　　　　　B. 主动脉弓　　　　　C. 胸主动脉

D. 头臂干　　　　　E. 腹主动脉

10. 下列哪条静脉不属于浅静脉（　　）

A. 头静脉　　　　　B. 贵要静脉　　　　　C. 颈外静脉

D. 大隐静脉　　　　　E. 桡静脉

11. 下列除何者外，静脉血均汇入门静脉（　　）

A. 胃　　　　　B. 肝　　　　　C. 胰

D. 胆囊　　　　　E. 脾

12. 上腔静脉（　　）

A. 内有较多的静脉瓣　　　　　B. 由颈内静脉与锁骨下静脉合成

C. 注入右心房　　　D. 沿主动脉升部左缘上升　　　E. 以上都不对

13. 大隐静脉 （　　　）

　　A. 为下肢的深静脉　　　B. 起自足静脉网外侧　　　C. 经内踝后方上行

　　D. 注入股静脉　　　E. 以上都不对

14. 肝门静脉的属支中没有 （　　　）

　　A. 脾静脉　　　B. 肝静脉　　　C. 肠系膜上静脉

　　D. 肠系膜下静脉　　　E. 胃右静脉

15. 门静脉 （　　　）

　　A. 有静脉瓣　　　B. 收集腹腔的静脉血

　　C. 注入下腔静脉　　　D. 由肠系膜上静脉和脾静脉汇合而成

　　E. 由肠系膜下静脉和脾静脉汇合而成

16. 胸导管常注入 （　　　）

　　A. 右静脉角　　　B. 左静脉角　　　C. 上腔静脉

　　D. 右颈内静脉　　　E. 左颈内静脉

17. 下列哪条淋巴干不汇入胸导管 （　　　）

　　A. 右颈干　　　B. 左颈干　　　C. 肠干

　　D. 左腰干　　　E. 右腰干

18. 体表触摸不到的淋巴结是 （　　　）

　　A. 下颌下淋巴结　　　B. 腋淋巴结　　　C. 腹股沟浅淋巴结

　　D. 髂外淋巴结　　　E. 颈外侧浅淋巴结

19. 心传导系统不包括 （　　　）

　　A. 腱索　　　B. 窦房结　　　C. 房室束

　　D. 浦肯野纤维　　　E. 房室结

二、填空题

1. 脉管系统包括_____和_____。

2. 右心房的出口称_____，其与_____之间有冠状窦口。

3. 心尖朝向_____方，在左侧第_____肋间隙，于左锁骨中线_____侧
1～2cm处可触及其搏动。

4. 右心室的入口称_____，出口为_____。

5. 房室口的周缘附有_____，各借_____与乳头肌相连。

6. 心壁可分三层，由内向外为_____、_____和_____。

7. 营养心的动脉为_____和_____。

8. 心包分为_____心包和_____心包。

9. 主动脉根据行程可分为_____、_____和_____。

10. 降主动脉以_____为界分为_____和_____。

11. 腹腔干由_____动脉发出，其分支有_____、_____和_____。

12. 上腔静脉由_____与_____汇合而成，注入_____。在注入之前有_____注入。

13. 上肢浅静脉较为恒定的主干有_____、_____和_____。

14. 下腔静脉由_____与_____汇合而成，注入_____。

15. 肝门静脉在胰头后方由_____与_____合成。

16. 大隐静脉起自_____，经_____前方上行，注入_____。

17. 淋巴系统由_____、_____和_____组成。

18. 胸导管注入_____，收集_____和_____，即身体_____区域的淋巴。

19. 右淋巴导管注入_____，收集_____，即身体_____区域的淋巴。

20. 淋巴结实质可分为_____和_____两部分。

21. 脾位于_____，与第_____肋相对，其长轴与第_____肋一致。

22. 脾的实质可分_____和_____两部分。

三、简答题

1. 大循环和小循环的途径如何？

2. 全身有哪些淋巴干？各汇入哪条淋巴导管？

3. 简述肝门静脉的合成、主要属支和收集范围。

4. 经手背静脉网桡侧静脉输入抗生素进行治疗，药物如何到达阑尾？

5. 简述心的形态位置及心脏各腔的结构。

6. 简述心的传导系统组成及各组成部分的功能。

7. 简述心包的结构特点。

8. 简述营养心的血管。

模 块 九

感觉器官

【学习目标】

掌握：眼球壁的层次、各层分部及结构特点；眼的折光装置及功能；耳的组成；眼球内容物组成及特点；咽鼓管的形态；骨迷路和膜迷路的分布、各部形态结构及功能。

熟悉：皮肤、眼副器及咽鼓管的形态；房水的产生及循环途径；听骨链的组成及功能。

了解：眼动脉的走行和分布；鼓膜的位置、分部和形态；声音的传播途径。

感觉器是机体感受环境刺激的装置，由感受器及其附属结构构成，包括视器、前庭蜗器、嗅器、味器和皮肤等。本章主要介绍视器、前庭蜗器和皮肤。

感受器是感觉神经末梢的特殊结构，它是接受机体内、外环境的刺激而产生兴奋，并将兴奋转变为神经冲动，由传入神经传入中枢，经中枢整合后产生相应的感觉；再由高级中枢发出神经冲动经传出神经传至效应器，对刺激做出反应。一般根据感受器所在的部位和接受刺激的来源将感受器分为三类：①外感受器：分布在皮肤、视器和听器等处，感受来自外环境的刺激。如痛、温、触、压、光、声等刺激。②内感受器：分布在内脏器官和心血管等处，接受体内环境的物理刺激和化学刺激，如渗透压、压力、温度、离子和化合物浓度的变化等。③本体感受器：分布在肌、肌腱、关节、韧带和内耳的位觉器等处，接受机体运动和平衡变化时所产生的刺激。

项目一 视 器

📚 **案例导入**

患者张某，男，19岁，近日发现右眼下方有一阴影且视物下方看不见。问诊得知，几天前其玩耍打斗时右眼受撞击。视力检查：右眼0.1（矫正后），左眼1.0（矫正后）。眼底检查：右眼视网膜上方隆起呈灰白色，下方视网膜呈豹纹状，左眼正常。

临床诊断：视网膜剥脱症。

请思考：①眼球壁有几层？②视网膜有何结构特征？有何功能？

视器由眼球和眼副器共同构成。眼球的功能是接受光波的刺激，将感受的光刺激转变为神经冲动，经视觉传导通路传至大脑视觉中枢，产生视觉。眼副器包括眼睑、结膜、泪器、眼球外肌等，对眼球起支持、保护和运动作用。

一、眼球

眼球位于眶内，近似球形。由眼球壁和眼球内容物构成。

（一）眼球壁

眼球壁从外向内依次分为眼球纤维膜、眼球血管膜和眼球视网膜3层。

1. 眼球纤维膜　由纤维结缔组织构成，致密而坚韧，具有支持和保护作用。由前至后可分为角膜和巩膜两部分（图9-1）。

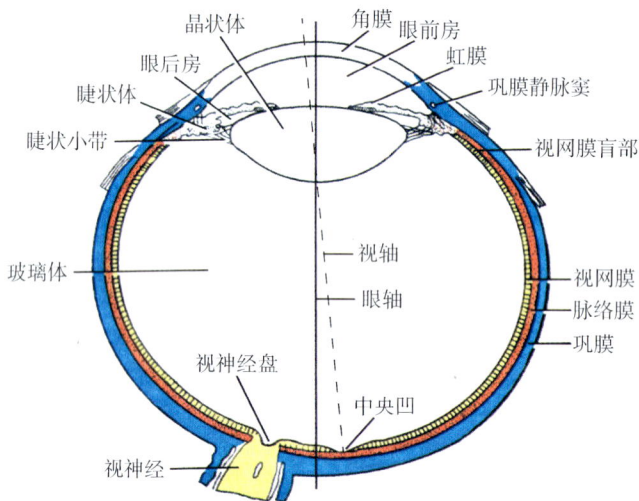

图9-1　眼球（水平切面）

（1）**角膜**　占眼球纤维膜的前1/6，无色透明，富有弹性，具有屈光作用，无血管但富有感觉神经末梢。角膜的曲度较大，外凸内凹。角膜炎或溃疡可致角膜浑浊，失去透明性，影响视觉。

（2）**巩膜**　占眼球纤维膜的后5/6，乳白色不透明，厚而坚韧，具有保护眼球内容物和维持眼球形态的功能。巩膜前缘接角膜缘，后方与视神经的硬膜鞘相延续。在靠近角膜缘处的巩膜实质内，有环形的巩膜静脉窦，是房水流出的通道。巩膜正常呈乳白色，黄色常是黄疸的重要体征。

2. 眼球血管膜　眼球血管膜富有血管、神经和色素，呈棕黑色，具有营养眼球及遮光的作用。眼球血管膜由前至后分为虹膜、睫状体和脉络膜3部分（图9-1）。

（1）**虹膜**　是眼球血管膜最前部的圆盘形的薄膜。中央有圆形的瞳孔。角膜与晶状体之间的间隙称为眼房。虹膜将眼房分为眼前房和眼后房，前、后房间借瞳孔相通。在眼前房的周边，虹膜与角膜交界处的环形区域，称虹膜角膜角。环绕瞳孔周缘呈环形排列的平滑肌称瞳孔括约肌，可缩小瞳孔，由副交感神经支配，瞳孔周围呈放射状排列的平滑肌称瞳孔开大肌，可开大瞳孔，由交感神经支配。在弱光下或视远物时，瞳孔开大。在强光下或看近物时，瞳孔缩小以调节光的进入量。

（2）**睫状体**　是眼球血管膜中最肥厚的部分，位于巩膜与角膜移行部的内面。有许多向内突出呈放射状排列的皱襞，称睫状突。由睫状突发出的睫状小带与晶状体相连。睫状体有调节晶状体的曲度和产生房水的作用。

（3）**脉络膜**　占眼球血管膜的后2/3，富有血管和色素细胞。内面紧贴视网膜的色素层，后方有视神经穿过。脉络膜的作用是营养和吸收眼内分散的光线。

3. 视网膜　位于眼球血管膜的内面，自前向后可分为视网膜盲部和视网膜视部。视网膜盲部是指贴附于睫状体和虹膜的内面，薄而无感光作用。视网膜视部附于脉络膜的内面，面积大，有感光作用。**视网膜**后部偏鼻侧在视神经的起始处有圆形的白色隆起，称视神经盘，直径约1.5mm，无感光细胞，称生理性盲点。在视神经盘的颞侧稍偏下方约3.5mm处，有一由密集的视锥细胞构成的黄色小区，称黄斑，直径1.8～2mm，其中央凹陷处称中央凹，此区无血管，是感光最敏锐处（图9-2）。

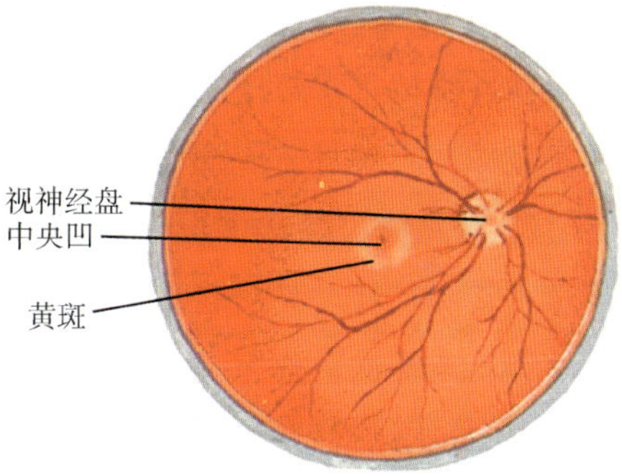

图9-2　右眼眼底结构图

视网膜的视部可分为2层。外层为由单层色素上皮细胞构成的色素上皮层；内层为神经层，是视网膜的固有结构。两层之间具有一潜在间隙，是造成视网膜的外层与内层容易脱离的结构基础，视网膜脱离是指视网膜的神经层与色素上皮层的分离。

视网膜视部的神经层主要由三层神经细胞组成。外层由视锥细胞和视杆细胞组成。视锥细胞主要分布在视网膜的中央部，能感受强光和颜色的刺激，在白天或明亮处视物时起主要作用；视杆细胞主要分布于视网膜的周边部，只能感受弱光刺激，在夜间或暗处视物时起主要作用。中层为双极细胞，将来自视锥细胞和视杆细胞的神经冲动传导至内层的节细胞。内层为节细胞，其轴突向视神经盘处汇集，穿过脉络膜和巩膜后构成视神经。

（二）眼球的内容物

眼球的内容物包括房水、晶状体和玻璃体。这些结构透明而无血管，具有折光作用。它们与角膜合称为眼的折光装置，可使物体在视网膜上形成清晰的物象（图9-3）。

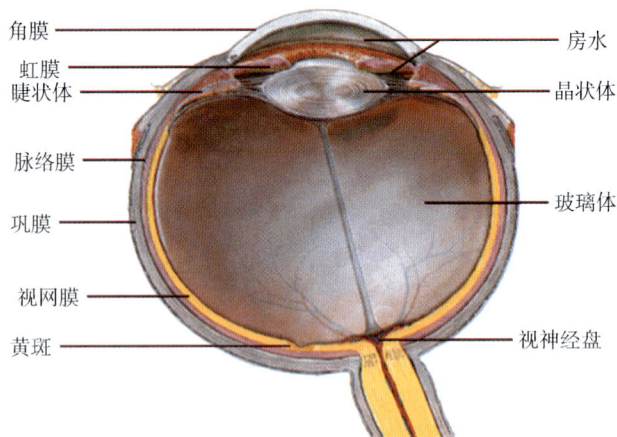

图9-3　眼球内容物模式图

1. **房水**　房水为无色透明的液体，位于眼房内。由睫状体产生，进入眼后房，经瞳孔至眼前房，又经虹膜角膜角进入巩膜静脉窦，最后汇入静脉。房水的功能是营养角膜和晶状体并维持正常眼压。眼前房和眼后房的压力大致相同。在某些病理情况下，房水代谢紊乱或循环不畅可造成眼房内房水增加，导致眼压增高，临床上称为继发性青光眼。

2. **晶状体**　晶状体位于虹膜与玻璃体之间，呈双凸透镜状，无色透明、富有弹性、不含血管和神经。其功能具有折光作用。晶状体的外面包以弹性的被膜，称为晶状体囊。晶状体若变浑浊，称为白内障。

若眼轴前后径变长或屈光装置的折光率过强，则物象落在视网膜前方，称之为近视。反之，若眼轴前后径变短或屈光装置的折光率过弱，物象则落在视网膜后方，称之为远视。老年人晶状体核逐渐变大、变硬，弹性减退及睫状肌逐渐萎缩调节力下降，晶状体改变曲度的调节能力减弱，可出现老视。

3. **玻璃体**　是无色透明的胶状物质，表面被覆玻璃体膜。位于晶状体与视网膜之间，约占眼球内腔的后4/5，对视网膜起支撑作用，使视网膜与色素上皮紧贴。若支撑作用减弱，则易导致视网膜脱离；若玻璃体浑浊，可影响视力。此外，玻璃体还具有折光功能。

二、眼副器

眼副器包括眼睑、结膜、泪器、眼球外肌等结构，有保护、运动和支持眼球的功能。

（一）眼睑

眼睑位于眼球的前方，分上睑和下睑，是保护眼球的屏障。上、下睑之间的裂隙称睑裂。睑裂两侧的上、下睑结合处分别称为内眦和外眦。睑的游离缘称睑缘，睑缘具有睫毛，有防止灰尘进入眼内和减弱强光照射的作用。如果睫毛长向角膜，则为倒睫，严重的可引起角膜溃疡、结瘢，导致失明。睫毛根部具有皮脂腺称睑板腺，分泌油状物，具有润滑睑缘、防止泪液外溢作用。当睑板腺阻塞时，可形成睑板腺囊肿（霰粒肿）。在上睑还有上睑提肌，可提起上睑。

知 识 链 接

沙眼、红眼病

沙眼是由沙眼衣原体引起的一种慢性传染性结膜/角膜炎。因其在睑结膜表面形成粗糙不平的外观，形似沙粒，故名沙眼。轻者仅有刺痒，重者常有畏光、流泪、异物感和视力减退等症状。

红眼病是急性出血性结膜炎的俗称，一般由病毒感染引起，起病急，炎症重，常伴结膜下出血。可通过被污染的水、物、手等接触传播，多夏秋季流行。

（二）结膜

结膜是一层薄而透明、富含血管的黏膜，覆盖在眼球的前面和眼睑的内面。按所在部位可分为3部：①睑结膜是贴覆于上、下睑内面的部分，与睑板结合紧密。②球结膜是覆盖在眼球的前面，在近角膜缘处移行为角膜上皮。③结膜穹隆为睑结膜与球结膜互相移行处，分为结膜上穹和结膜下穹。

（三）泪器

泪器由泪腺和泪道组成。泪道包括泪点、泪小管、泪囊和鼻泪管（图9-4）。

1. 泪腺 泪腺位于眼眶外上方的泪腺窝内，可分泌泪液，排泄管开口于结膜上穹的外侧部。泪液有防止角膜干燥和冲洗微尘的作用。此外，泪液含溶菌酶，具有杀菌作用。

2. 泪道

（1）**泪点** 在上、下睑缘近内侧端处各有一突起，称泪乳头，其顶部小孔称泪点，是泪小管开口。

（2）**泪小管** 连结泪点与泪囊的小管，分为上泪小管和下泪小管。它们分别垂直向上、下行，继而几乎成直角转向内侧汇合在一起，开口于泪囊上部。

（3）**泪囊** 位于眼眶内侧壁前部的泪囊窝内的膜性囊，上端为盲端，下部移行为鼻泪管，开口于鼻腔。

（4）**鼻泪管** 属膜性管道，其上部包埋在骨性鼻泪管中，下部在鼻腔外侧壁黏膜的深面，开口于下鼻道外侧壁的前部。鼻泪管开口处的黏膜具有丰富的静脉丛，感冒时，黏膜易充血和肿胀，导致鼻泪管下口闭塞，故感冒时常有流泪的现象。

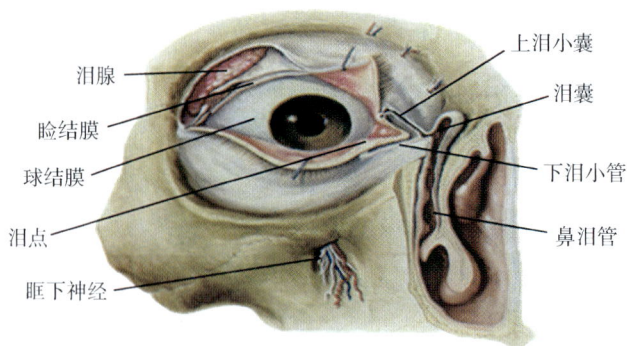

图9-4　眼副器

（四）眼球外肌

眼球外肌共有7块，包括1块上睑提肌、4块直肌、2块斜肌（图9-5、表9-1）。

图9-5　眼球外肌

表9-1　眼球外肌的功能及神经支配

名称	起点	止点	作用	神经支配
上睑提肌	视神经管前上方	上睑皮肤、上睑板	上提眼睑	动眼神经
上斜肌	蝶骨体	眼球后外侧赤道后方的巩膜	瞳孔转向下外	滑车神经
下斜肌	眶下壁内侧份	眼球赤道以前的巩膜	瞳孔转向上外	
上直肌			瞳孔转向上内	动眼神经
下直肌	总腱环	眼球赤道以前的巩膜	瞳孔转向下内	
内直肌			瞳孔转向内侧	
外直肌			瞳孔转向外侧	展神经

三、 眼的血管

（一）眼的动脉

眼动脉 眼动脉起于颈内动脉，在视神经的下方经视神经管入眶，终支出眶。在行程中眼动脉发出分支供应眼球、眼球外肌、泪腺和眼睑。其主要分支：①视网膜中央动脉：是供应视网膜内层的唯一动脉。它自眼动脉发出后，分支分布至视网膜。临床上，用眼底镜可直接观察这些血管，对某些疾病的诊断有重要意义。视网膜中央动脉阻塞可导致眼全盲。②脉络膜动脉：分支多，分布于脉络膜。③虹膜动脉：有 2 个分支，分别位于眼球的内、外侧。营养虹膜和晶状体。④睫前动脉：由眼动脉的各肌支发出，共 7 支。营养巩膜的前部、虹膜、睫状体、球结膜。

（二）眼的静脉

1. 眼球内的静脉 主要包括：①视网膜中央静脉：与同名动脉伴行，收纳视网膜的静脉血。②涡静脉：是眼球血管膜的主要静脉，一般为 4 条即两条上涡静脉和两条下涡静脉。收集虹膜、睫状体和脉络膜的静脉血。③睫前静脉：收集眼球前份的虹膜等处静脉血。

2. 眼球外的静脉 主要包括：①眼上静脉：经眶上裂注入海绵窦。②眼下静脉：收集附近眼肌、泪囊和眼睑的静脉血。

眼静脉内无瓣膜。面部感染可经眼静脉侵入海绵窦引起颅内感染。

项目二　前庭蜗器

📖 案例导入

　　李某，男，7 岁，6 天前因咳嗽、发热、呕吐，确诊为咽炎，突发耳部剧烈疼痛，吞咽、咳嗽时耳痛加剧，2 天后疼痛减轻。检查：T 39.3℃，耳部有压痛，有脓液从外耳道流出。

　　临床诊断：中耳炎、鼓膜穿孔。

　　请思考：①中耳的组成结构包括哪些？②简述鼓膜的位置及功能。③小儿咽炎后为何易引起中耳炎？

　　前庭蜗器俗称耳，包括前庭器和蜗器。前庭蜗器按部位可分为外耳、中耳和内耳。外耳和中耳收集和传导声波，是前庭蜗器的附属器。听觉感受器和位觉感受器位于内耳。听觉感受器是感受声波刺激的感受器，位觉感受器是感受头部位置变动和运动速度刺激的感受器（图9－6）。

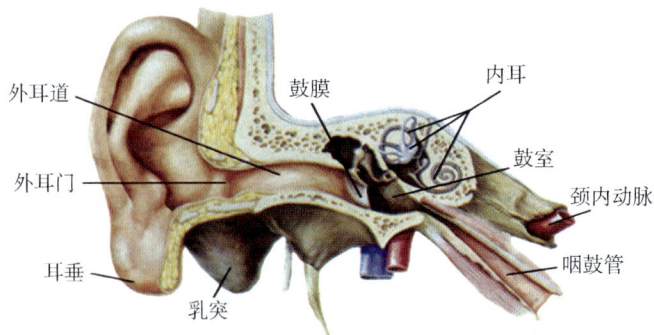

图9－6 前庭蜗器模式图

一、外耳

外耳包括耳郭、外耳道和鼓膜3部分。

（一）耳郭

耳郭位于头部的两侧，主要由弹性软骨和皮肤构成，皮下组织少但神经血管丰富。耳郭下1/3为耳垂，有丰富的血管，是临床常用采血的部位。耳郭其主要功能是收集声波（图9－8）。

（二）外耳道

外耳道是从外耳门至鼓膜的管道。外耳道外侧1/3为软骨部，内侧2/3为骨性部，是弯曲管道，传递声波。两部交界处较为狭窄。因鼓膜向前下外方向倾斜45°，故将耳郭向后上方牵拉，可使外耳道变直，从而可观察到鼓膜。外耳道的表面覆盖一层皮肤，皮肤内含有丰富的感觉神经末梢、毛囊、皮脂腺及耵聍腺。皮肤和软骨膜结合紧密，不易移动，当发生外耳道皮肤疖肿时，疼痛剧烈，并妨碍声波的传导。耵聍腺分泌一种黏稠的液体，称为耵聍，耵聍块可阻塞外耳道，影响听觉。

知 识 链 接

耵 聍

众所周知，耳内过多滋生的"耳屎"会使我们感到不适，有时甚至瘙痒难忍。"耳屎"即耵聍，一般认为其为耳内的垃圾，其实它是外耳道皮肤内耵聍腺分泌的一种淡黄色黏稠液体，富含氨基酸、脂肪酸、溶菌酶、免疫球蛋白等。耵聍可保护外耳道皮肤，防止皮肤干裂，具有抑菌和杀菌作用，还可阻挡灰尘、小飞虫等进入外耳道，保护鼓膜。

耳内耵聍的多少因人而异，一般情况下，在说话、吃饭、打呵欠时，由于颞下颌关节的运动可使耵聍振动而失去附着力，逐渐脱落排出。

（三）鼓膜

鼓膜位于外耳道和中耳鼓室之间，为椭圆形的半透明薄膜，直径约1cm，与外耳道底形成约45°的倾斜角，其功能是产生振动。小儿的鼓膜更为倾斜，几乎呈水平位。鼓膜中心向内凹陷，为锤骨柄末端的附着处，称鼓膜脐。鼓膜上1/4的三角形区，称为松弛部，此部薄而松弛，在活体呈淡红色。鼓膜下3/4为紧张部，坚实而紧张，在活体呈灰白色。此部前下方有一个三角形的反光区，称光锥。临床上做耳镜检查时，常可窥见光锥，中耳的一些疾患可引起光锥改变或消失，严重时可致使鼓膜穿孔，影响听力（图9-7）。

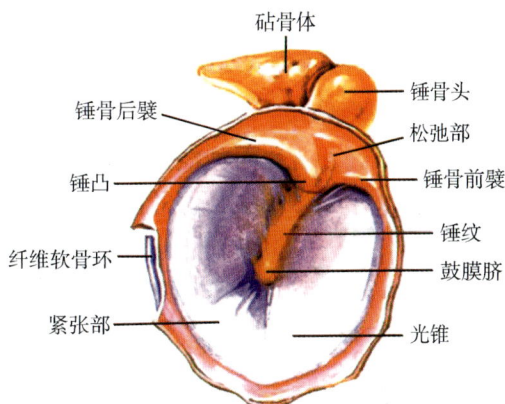

图9-7　鼓膜

二、中耳

中耳由鼓室、咽鼓管、乳突窦和乳突小房组成，为含气的不规则小腔隙，大部分位于颞骨岩部内。中耳向外借鼓膜与外耳道相隔，向内与内耳毗邻，向前内借咽鼓管通向鼻咽部。

（一）鼓室

鼓室为颞骨岩部内含气的不规则小腔。鼓室由6个壁围成，内有听小骨、韧带、肌、血管和神经等。鼓室的各壁表面均覆盖黏膜，此黏膜与咽鼓管和乳突窦、乳突小房的黏膜相连续。

1. 鼓室的壁

（1）**外侧壁**　大部分由鼓膜构成，又称鼓膜壁。

（2）**上壁**　分隔鼓室与颅中窝。中耳疾患时可侵犯此壁，引起耳源性颅内并发症。

（3）**下壁**　亦称颈静脉壁，仅为一薄层骨板。骨板将鼓室与颈静脉窝内的颈静脉球分隔。

（4）**前壁**　也称颈动脉壁，即颈动脉管的后壁。此壁甚薄，借骨板分隔鼓室与颈内动脉。

（5）**内侧壁**　又称迷路壁，与内耳相隔。其中部有圆形的隆起，称岬，岬的后下方有一圆形小孔，称蜗窗或圆窗，在活体上由薄膜封闭。中耳的炎症或手术易伤及管内的面神经。

（6）**后壁**　也称乳突壁，上部有乳突窦的入口，鼓室借乳突窦向后通入乳突内的乳突小房。中耳炎易侵入乳突小房而引起乳突炎。

2. 鼓室内的结构

（1）**听小骨**　有三块，即锤骨、砧骨和镫骨。由三块听小骨形成听骨链。锤骨借锤骨柄连于鼓膜，镫骨底封闭前庭窗。当声波冲击鼓膜时，听小骨链相继运动，将声波的振动传入内耳。当炎症引起听小骨粘连和韧带硬化时，听小骨链的活动受到限制，可使听觉减弱（图9-8）。

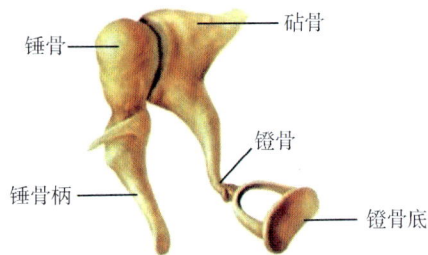

图9-8　听小骨及听骨链

（2）**运动听小骨的肌**　共有2条，分别称为鼓膜张肌和镫骨肌。鼓膜张肌收缩可使鼓膜内陷以紧张鼓膜，受三叉神经的下颌神经支配；镫骨肌收缩时可使镫骨底的前部离开前庭窗，以降低迷路的压力，并解除鼓膜的紧张状态，受面神经支配，镫骨肌瘫痪常引起听觉过敏。

（二）咽鼓管

连通咽与鼓室的通道。其功能是使鼓室的气压与外界的大气压相等，以保持鼓膜内、外两面的压力平衡。

咽鼓管软骨部约占全长的内2/3，咽鼓管骨部约占全长的外1/3，两部交界处称咽鼓管峡。幼儿咽鼓管宽、短、平直，故咽部感染易经咽鼓管侵入鼓室，引发中耳炎。咽鼓管闭塞会影响中耳的正常功能。

（三）乳突窦和乳突小房

乳突窦是连于鼓室和乳突小房之间的腔隙。乳突小房为颞骨乳突部内的许多含气小腔隙，腔内覆盖着黏膜，并与乳突窦和鼓室的黏膜相连续。故中耳炎可经乳突窦侵犯乳突小房而引起乳突炎。

三、内耳

内耳又称迷路，位于颞骨岩部的骨质内，是前庭蜗器的主要部分。由骨迷路和膜迷路两部分组成。膜迷路套于骨迷路内，是密闭的膜性管腔或囊。膜迷路内充满内淋巴，膜迷路与骨迷路之间充满外淋巴。内、外淋巴互不相通。

（一）骨迷路

骨迷路是一套骨性管道系统，从前内侧向后外侧沿颞骨岩部的长轴排列，依次可分为耳蜗、前庭和骨半规管，它们互相通连。

1. 前庭　位于骨迷路的中间部分，为不规则的椭圆形的腔隙。其前部较窄，具有一蜗窗；后上部较宽有5个小孔与3个半规管相通。前庭的外侧壁有前庭窗，与镫骨底相连接。前庭内容纳椭圆囊和球囊。

2. **骨半规管** 为三个相互垂直半环形的骨管。前骨半规管朝向上前外方；外骨半规管朝向后外侧；后骨半规管朝向后上外方，是三个半规管中最长的一个。每个骨半规管皆有两个骨脚连于前庭，其中一个骨脚膨大部称骨壶腹（图9-9）。

3. **耳蜗** 耳蜗位于前庭的前方，形如蜗牛壳，尖朝向前外侧，称为蜗顶；底朝向内耳道底，称为蜗底。耳蜗由蜗轴和蜗螺旋管构成，蜗螺旋管围绕蜗轴盘曲约两周半，管腔的底部较大，通向前庭，行向蜗顶的管腔逐渐细小，以盲端终于蜗顶（图9-10）。

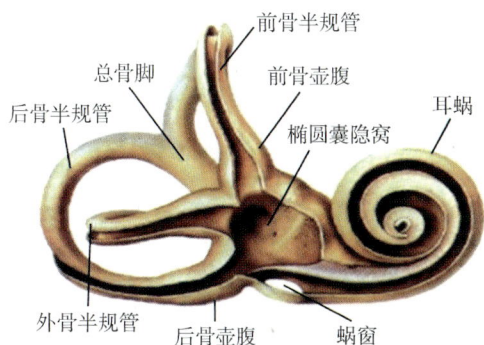

图9-9 骨迷路模式图

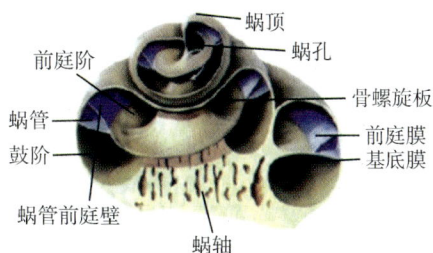

图9-10 耳蜗纵切示意图

（二）膜迷路

膜迷路是套在骨迷路内封闭的膜性管和囊，借纤维束固定于骨迷路的壁上。由椭圆囊和球囊、膜半规管和蜗管组成。它们之间相通连，其内充满着内淋巴。

1. **椭圆囊和球囊** 位于骨迷路的前庭部。椭圆囊位于椭圆囊隐窝处，呈椭圆形。椭圆囊的后壁上有5个开口，与三个膜半规管相通连。前壁借椭圆球囊管连接球囊。球囊较椭圆囊小。位于椭圆囊前下方的球囊隐窝处，向下与蜗管相连。

在椭圆囊上具有由感觉上皮构成的椭圆囊斑；在球囊上具有由感觉上皮构成的球囊斑。椭圆囊斑与球囊斑均属于位觉感受器，感受头部静止的位置及直线变速运动引起的刺激（图9-11）。

2. **膜半规管** 膜半规管的形态与骨半规管相似，位于同名骨半规管内，靠近骨半规管的外侧壁。在各骨壶腹内，膜半规管亦有相应膨大的膜壶腹。

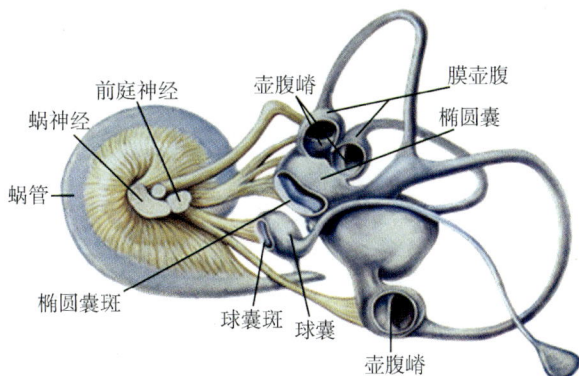

图9-11 膜迷路模式图

膜壶腹壁上有隆起的壶腹嵴，是位觉感受器，能感受头部变速旋转运动的刺激。

3. **蜗管** 蜗管位于蜗螺旋管内，蜗管盘绕蜗轴两圈半，其前庭端与球囊相连通，顶端细小，终于蜗顶，为盲端，故蜗管为盲管。蜗管的水平切面呈三角形，有上壁、外侧壁和下壁。下壁为基底膜，膜上有螺旋器又称 （Corti）器，是听觉感受器（图9－12）。

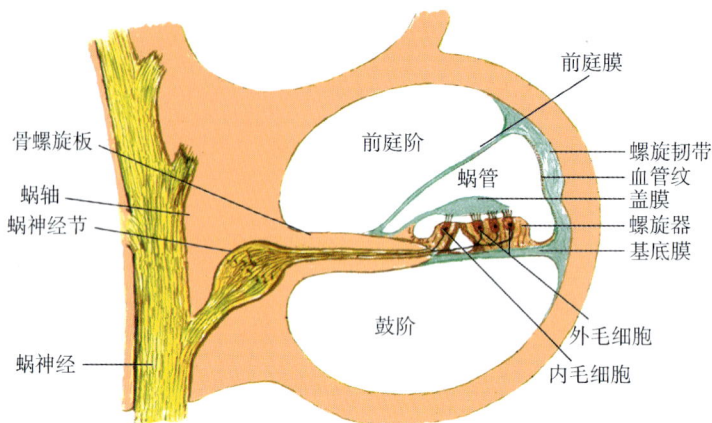

图9－12 蜗管及螺旋器示意图

声波的传导：声波进入外耳道振动鼓膜，经听骨链传至前庭窗，冲击耳蜗内的外淋巴，继而蜗管内的内淋巴振动，使基底膜上的螺旋器受到刺激并将刺激转化为神经冲动，冲动经蜗神经传至大脑皮质听区，产生听觉。

外耳和中耳的疾患引起的耳聋称为传导性耳聋。但骨传导尚可部分代偿其功能，故不会产生完全性耳聋。内耳、蜗神经、听觉传导通路及听觉中枢的疾患引起的耳聋，称为神经性耳聋。此时空气传导和骨传导的途径虽属正常，但也不能引起听觉，故称完全性耳聋。

（三）内耳的血管、淋巴和神经

1. 内耳的血管

（1）**动脉** 由迷路动脉和茎乳动脉供血。迷路动脉多发自小脑下前动脉或基底动脉，少数发自小脑下后动脉和椎动脉的颅内段。颈椎肥大、椎动脉血运受阻和基底动脉供血不足等均可影响内耳的血液供应，从而产生眩晕。

（2）**静脉** 内耳的静脉合成迷路静脉汇入岩上、下窦或横窦。

2. 内耳的淋巴
一般认为，外淋巴所含的成分与脑脊液相似。关于内淋巴的生成，一般认为是由外淋巴的滤过液所生成。内淋巴的成分与外淋巴的成分有明显的差异。

3. 内耳的神经
由前庭神经和蜗神经组成，皆为特殊躯体感觉神经。

项目三　皮　肤

案例导入

张某，男，5岁，转移性右下腹痛5小时，伴恶心、呕吐。查体：T 39℃，精神委靡，腹硬，麦氏点有固定压痛。

临床诊断：阑尾炎。

需急诊手术治疗。

请思考：①1. 皮肤分几层各有何结构特点？②皮试药物注射到何处？

皮肤覆盖体表，占体重16%左右，由表皮和真皮构成。是人体最大的器官。各处皮肤厚薄不一，手掌、足底等处较厚，以抵抗摩擦。成人皮肤的表面积平均为1.7m²。

皮肤内有毛发、指（趾）甲、皮脂腺和汗腺等表皮衍生的附属器。皮肤直接与外界环境接触，对人体有重要的保护作用，能阻挡异物和病原体侵入，并能防止体内组织液丢失。皮肤内有丰富的感觉神经末梢，能感受外界的多种刺激。此外，皮肤对调节体温也起着重要作用。

一、皮肤的微细结构

皮肤分为表皮和真皮，并借皮下组织与深部的结构相连。

（一）表皮

表皮是皮肤的最浅层，由浅到深依次分为角质层、透明层、颗粒层、棘层和基底层（图9-13）。

1. **角质层**　由数层角化的扁平细胞构成，胞质内含有角蛋白。该层对酸碱和摩擦等具有很强的抵抗力，能阻挡病原体入侵，并能防止组织液丧失，其脱落形成皮屑。

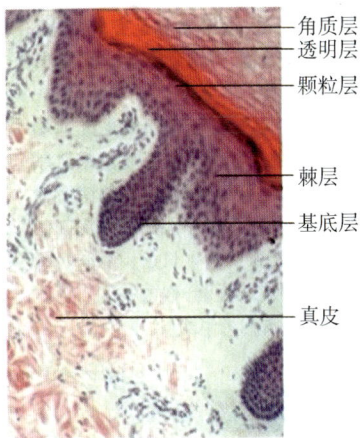

图9-13　皮肤的微细结构

2. **透明层**　由数层扁平的梭形细胞构成，胞核消失，呈匀质透明状。

3. **颗粒层**　由少数几层梭状细胞构成，细胞质内含有大小不等、形状不规则的透明角质颗粒。

4. **棘层**　由5~10层较大的多边形细胞构成，细胞核大且呈圆形。细胞可向周围伸出较细短的胞质突起，故名棘细胞。

5. **基底层**　位于最深层，贴附于基膜上，由一层矮柱状细胞构成，称为基底层细胞。其间有少量黑色素细胞。基底细胞有活跃的分裂能力，新生的细胞向浅层推移，并移行为其他层细胞。

（二）真皮

真皮由致密结缔组织构成，与表皮牢固相连，分为乳头层和网状层（图 9 - 14）。

1. **乳头层**　为紧邻表皮的薄层结缔组织，具有多个突向表皮的乳头状突起，含丰富的毛细血管、游离神经末梢和触觉小体等。

2. **网状层**　位于乳头层的深面，较厚，由致密结缔组织组成，粗大的胶原纤维和弹性纤维交织成网状，使皮肤具有较大弹性和韧性。此层内含小血管、淋巴管、神经、毛囊、汗腺、皮脂腺和环层小体等。

皮下组织由疏松结缔组织和脂肪组织组成，不属皮肤。临床上进行皮下注射，就是将药物注入此层，而皮内注射则是将药物注入表皮与真皮之间。

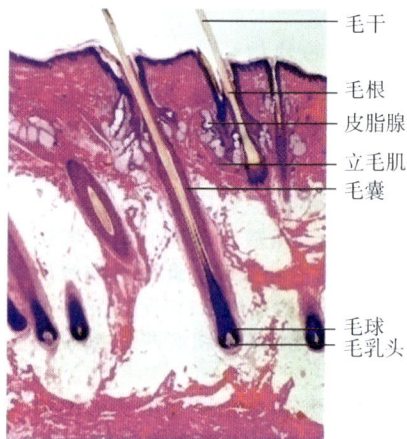

图 9 - 14　皮肤附属器模式图

二、皮肤的附属结构

皮肤的附属结构包括毛发、皮脂腺、汗腺和指（趾）甲。

（一）毛发

除手掌和足底等处外，人大部分皮肤都长有毛发。毛发露出皮肤外的部分称为毛干，埋于皮肤内的称为毛根，毛根周围呈管状的鞘称为毛囊，由上皮和结缔组织构成。

毛根和毛囊的末端膨大形成毛球，毛球是毛发的生长点。在毛囊的一侧有一束平滑肌连接毛囊和真皮，称为竖毛肌。竖毛肌受交感神经支配，收缩时可使毛发竖立。

（二）皮脂腺

皮脂腺位于毛囊和竖毛肌之间，为泡状腺，开口于毛囊，其分泌物称为皮脂。皮脂对皮肤和毛发有保护功能。

（三）汗腺

汗腺呈弯曲的管状，属外分泌腺，几乎遍布全身，以手掌和足底最多，可排泄代谢产物，调节体温及水盐平衡。

（四）指（趾）甲

指（趾）甲位于手指或足趾远端背面，属皮肤的衍生物，由表皮角化增厚而成。

复习思考

一、选择题

1. 下列关于角膜的描述，正确的是（　　　）
   - A. 占纤维膜前 2/3
   - B. 富含血管
   - C. 富含感觉神经末梢
   - D. 无屈光作用
   - E. 占纤维膜前 1/3

2. 下列关于房水的描述，正确的是（　　　）
   - A. 由睫状体产生
   - B. 只充填于眼后房
   - C. 经瞳孔进入眼静脉
   - D. 无屈光作用
   - E. 眼球内房水过多不会影响视力

3. 下列属于眼球纤维膜的是（　　　）
   - A. 视网膜
   - B. 角膜
   - C. 虹膜
   - D. 睫状体
   - E. 脉络膜

4. 能主动调节晶状体曲度的是（　　　）
   - A. 睫状突
   - B. 睫状体
   - C. 睫状肌
   - D. 睫状小带
   - E. 瞳孔括约肌

5. 感光最敏锐的部位是（　　　）
   - A. 脉络膜
   - B. 虹膜
   - C. 视神经盘
   - D. 视网膜的周围部
   - E. 视网膜的中央凹

6. 下列不能运动眼球的眼外肌是（　　　）
   - A. 内直肌
   - B. 上直肌
   - C. 上斜肌
   - D. 上睑提肌
   - E. 下斜肌

7. 关于对房水的描述，正确的是（　　　）
   - A. 主要位于眼球前房
   - B. 直接汇入眼静脉
   - C. 输送营养物质营养角膜
   - D. 与眼压无关
   - E. 产生于虹膜角膜角

8. 下列对视网膜视部的描述，正确的是（　　　）
   - A. 只含节细胞
   - B. 视神经盘有感光作用
   - C. 只含双极细胞
   - D. 只含视细胞
   - E. 具有感光作用

9. 下列属于膜迷路的结构是（　　　）
   - A. 骨半规管
   - B. 耳蜗
   - C. 前庭
   - D. 骨壶腹
   - E. 蜗管

10. 螺旋器位于（　　　）
    - A. 前庭阶
    - B. 鼓阶
    - C. 骨螺旋板
    - D. 基底膜
    - E. 前庭膜

11. 皮内注射是将药物注射到（　　　）

A. 表皮与真皮之间　　　B. 真皮与皮下组织之间　　　C. 皮下组织

D. 肌肉组织　　　E. 真皮内

二、填空题

1. 眼球壁由外向内为_____、_____和_____。

2. 眼球纤维膜由_____和_____组成_____。

3. 眼球内容物包括_____、_____和_____。

4. 眼球血管膜由前向后可分为_____、_____和_____三部分。

5. 视网膜有三层神经细胞，由外向内为_____、_____和_____。

6. 在视神经盘颞侧有一黄色小区称_____，其中央凹陷处称_____，是感光辨色最敏锐的部位。

7. 晶状体位于_____后方，呈_____状，其周缘借_____连于_____。

8. 瞳孔位于_____中央，瞳孔开大肌收缩时使瞳孔_____，瞳孔括约肌收缩时使瞳孔_____。

9. 眼的折光系统由_____、_____、_____、_____和_____组成。

10. 视网膜上能感受强光及辨色的细胞为_____，仅能感受弱光的细胞为_____。

11. 晶状体变凸时，其折光能力_____；变扁平时，其折光能力_____。

12. 前庭蜗器又称_____，由_____、_____和_____组成。

13. 外耳包括_____、_____和_____。

14. 中耳包括_____、_____和_____。

15. 听小骨由_____、_____和_____组成。

16. 皮肤由_____和_____构成。

三、简答题

1. 简述房水产生、循环途径及功能。

2. 光线到达视网膜的视细胞要经过哪些结构？

3. 简述前庭蜗器的组成及声波的传导途径。

4. 简述眼球壁的结构。

模 块 十

神经系统

【学习目标】

掌握：神经系统的组成、区分和常用术语；脊髓的位置、外形和内部结构；脑干、间脑、小脑的组成和功能；端脑的组成、位置，大脑半球的外形、分叶，重要的大脑皮质中枢，内囊的位置和分布；颈丛、臂丛、腰丛、骶丛的组成、位置、主要分支；胸神经前支的行程和分布；脑神经的数目、顺序、名称、性质及连脑部位。

熟悉：神经系统的基本功能、反射与反射弧的概念；反射弧的组成；脊髓和脑的被膜的名称、层次；脑室的名称、位置和通向；脑脊液的产生及循环途径；血脑屏障；脊神经的组成、分支；三叉神经、面神经、迷走神经的分布概况。

了解：脑干的内部结构，脑的动脉，小脑的位置、外形；内脏神经的组成；交感神经和副交感神经低级中枢的部位、结构特点及区别；交感干的组成和位置；牵涉痛的概念及临床意义；上行（感觉）和下行（运动）传导通路的概念；躯干和四肢深、浅感觉传导通路，视觉传导通路，锥体系的概念及主要功能。

项目一 概 述

神经系统由脑、脊髓及连接脑和脊髓的周围神经组成。神经系统是调节人体功能活动的主要系统，感受内、外环境的刺激后，通过传入和传出通路，将感受器、效应器与中枢联系起来，共同完成对人体各器官、系统功能活动的调节，使人体成为一个有机的整体，维持内环境的相对稳定并适应外环境的变化，使人体的生命活动得以正常进行和维持。

一、 神经系统的组成

根据所在位置的不同，神经系统分为中枢神经系统和周围神经系统。**中枢神经系统**由脑和**脊髓**组成，分别容纳于颅腔和椎管内。**周围神经系统**由**脑神经**和**脊神经**组成，脑神经与脑相连，脊神经与脊髓相连。根据分布位置的不同，周围神经系统又可分为**躯体神经**和**内脏神经**，躯体神经分布于体表、骨、关节和骨骼肌；内脏神经分布于内脏、心、血管和腺体；两者均含有**感觉纤维**和**运动纤维**，其中内脏运动神经（又称为自主神经）分为**交感神经**和**副交感神经**（图 10 - 1）。

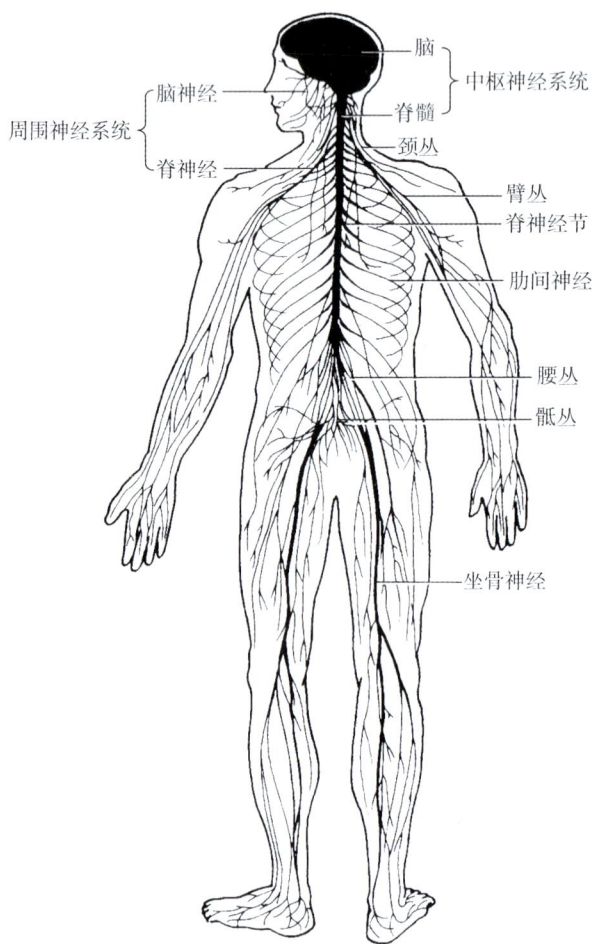

图 10 - 1 神经系统概况

二、 神经系统活动方式

神经系统通过反射对人体的各种功能活动进行调节。**反射**是神经系统的基本活动方式，指在神经系统的参与下，肌体对内、外环境的变化做出的规律性应答。完成反射的结构基础为**反射弧**，其组成包括感受器、传入神经（感觉神经）、神经中枢、传出神经（运动神经）、效应器5个部分。反射弧任何部位受损，反射活动都将出现障碍，故临床上常用检查反射的方法来诊断神经系统疾病（图10-2）。

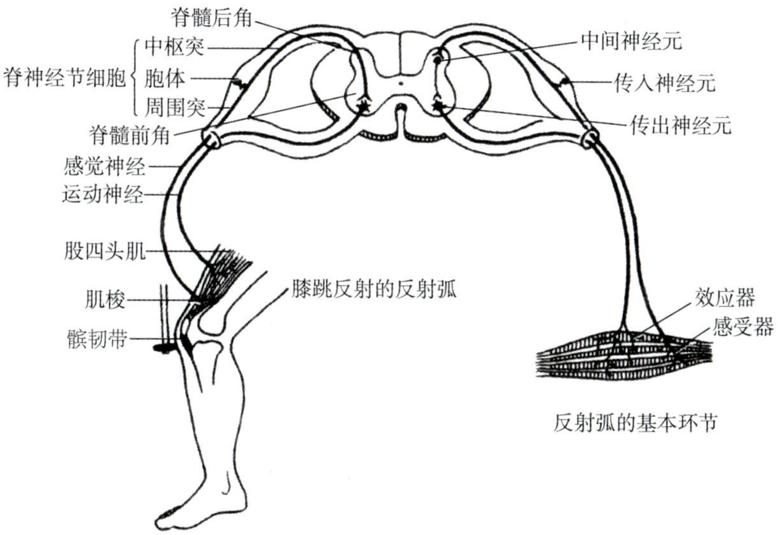

图 10-2　反射弧示意图

三、　神经系统的常用术语

神经系统的各个组成部分，依据其自身的结构特点被赋予相应的名称，其中最常用的术语有以下7种（表10-1）：

1. **灰质**　为中枢神经系统内神经元胞体及树突聚集的部位，色泽灰暗，称为灰质。大、小脑表面的灰质，称为皮质，如大脑皮质。

2. **白质**　为中枢神经系统内神经纤维集中的部位，因髓鞘而色泽亮白，称为白质，如脊髓白质。位于大脑和小脑的白质因被皮质包绕而位于深部，称为髓质。

3. **神经核**　是中枢神经系统内包埋于白质内的灰质团块，内含形态和功能相似的神经元胞体。

4. **神经节**　为周围神经系统内神经元胞体集中的部位。

5. **纤维束**　为白质内起止、行程和功能相同的神经纤维聚集而成的束状结构。

6. **神经**　为周围神经系统内神经纤维聚集而成的条索状结构。

7. **网状结构**　为中枢神经系统内灰质、白质交织而成的结构。

表 10 - 1　神经系统的常用术语对比

名称	位置	结构
灰质	中枢部	胞体 + 树突（富含血管）
神经核	中枢部	神经元胞体聚集成团或柱
白质	中枢部	神经纤维聚集的地方
纤维束	中枢部	神经纤维（起止、行程、功能相似）
神经节	周围部	神经元胞体集中处，包括感觉神经节和内脏运动神经节
神经	周围部	神经纤维
网状结构	中枢部	神经纤维交织成网状，灰质团块分散其中

知 识 链 接

神经干细胞

　　神经干细胞是指具有分化为神经元细胞、星形胶质细胞和少突胶质细胞，且能自我更新并提供足量脑组织的细胞。神经细胞的形态或功能异常是神经系统疾病的主要病因，而神经干细胞则可针对性地纠正那些异常的神经细胞治疗脑外伤、脊髓损伤、脑梗死、阿尔茨海默病、帕金森病、脑退行性病变或发育不全等。

　　神经干细胞还有很多其他用途，科学家正在尝试用神经干细胞治疗因视神经损伤导致的失明，还可用于颅内肿瘤的基因治疗或利用神经干细胞分泌抗癌物质等。

项目二　中枢神经系统

一、脊髓

（一）脊髓的位置和外形

　　脊髓位于椎管内，上端平枕骨大孔与延髓相续，成人下端平第 1 腰椎椎体下缘（新生儿可达第 3 腰椎椎体下缘），全长 42 ~ 45cm。

　　脊髓呈前后略扁的圆柱形，粗细不均，有两处较为膨大，上部膨大称**颈膨大**，下部膨大称**腰骶膨大**，分别连有至上肢和下肢的神经。脊髓的末端逐渐变细，称脊髓圆锥，其向下延伸为无神经组织的**终丝**。终丝外被硬脊膜，于第 2 骶椎水平以下止于尾骨背面。

脊髓的表面有六条纵行的沟、裂，分别为**前正中裂**、**后正中沟**，两侧的**前外侧沟**和**后外侧沟**。其中前后外侧沟分别与脊神经的前根和后根相连，脊神经前根由运动神经纤维组成；脊神经后根由感觉神经纤维组成，两者在椎间孔处汇合为脊神经。后根近椎间孔处，有膨大的脊神经节。脊髓圆锥以下，腰、骶、尾神经根围绕终丝形成**马尾**。共有 31 对脊神经与脊髓相连，自上而下分别称为颈神经、胸神经、腰神经、骶神经和尾神经，其中**颈神经 8 对**、**胸神经 12 对**，**腰神经 5 对**，**骶神经 5 对**，**尾神经 1 对**。每一对脊神经相连的一段脊髓称为一个**脊髓节段**，故脊髓可划分为 31 个节段，包括 8 个颈节、12 个胸节、5 个腰节、5 个骶节和 1 个尾节（图 10 - 3、图 10 - 4、图 10 - 5）。

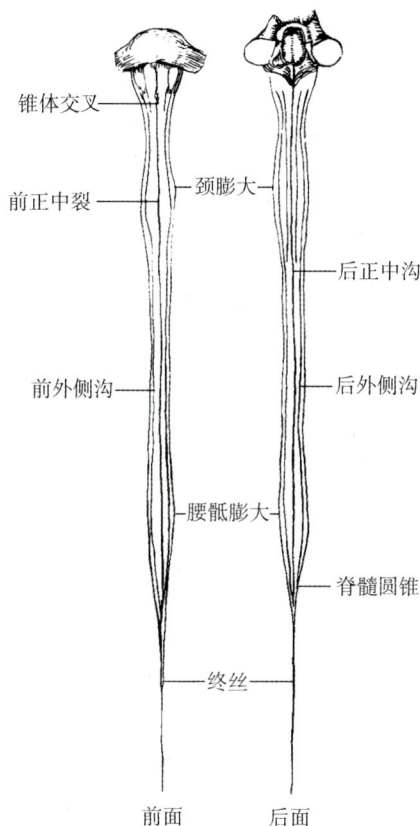

图 10 - 3　脊髓外形简图

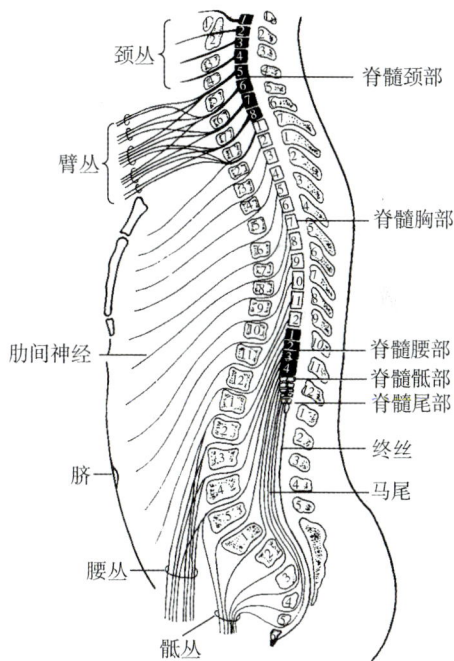

图 10 - 4　脊髓节段与椎骨的对应关系简图

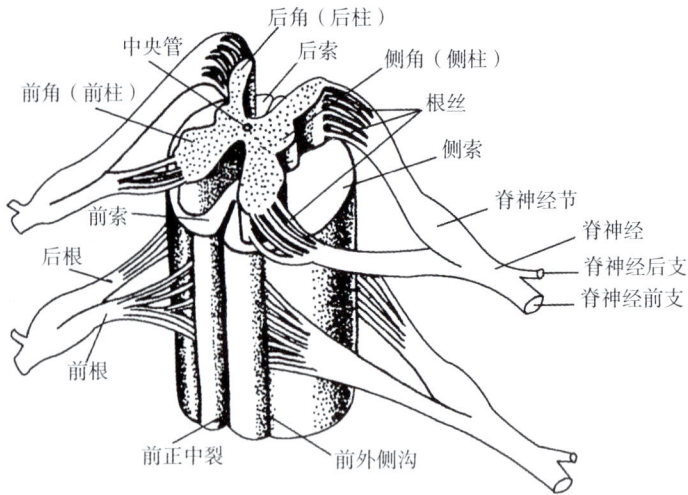

图 10 - 5　脊髓节段模式图

在胚胎发育的第三个月，脊髓占椎管全长，每对脊神经都横行到相应的椎间孔穿出椎管。以后脊髓生长比椎管慢，因此，自胸段起，神经根需向下斜行到相应的椎间孔穿出，腰、骶、尾神经根几乎垂直下行，而形成马尾。成人第 1 腰椎以下已无脊髓，故临床上常在第 3、第 4 或第 4、第 5 腰椎间进行穿刺（图 10 - 6）。

（二）脊髓的内部结构

脊髓由灰质、白质和网状结构组成。在脊髓的横切面上，可见中央有一细小的中央管，围绕中央管周围是"H"形的灰质，灰质的外周是白质（图 10 - 5、图 10 - 7）。

1. 灰质

（1）**前角**　每侧的灰质，前部扩大为前角（柱），由前角运动神经元组成，其轴突自前外侧沟穿出组成脊神经前根。

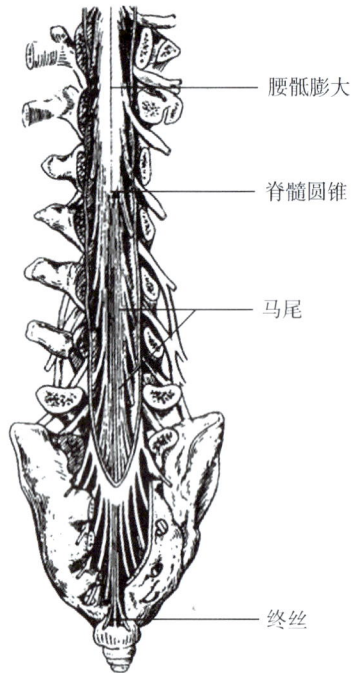

图 10 - 6　脊髓结构示意图

（2）**后角**　每侧的灰质，后部狭细为后角（柱），内含联络神经元组成。其树突接受脊神经后根的传入信息；其轴突进入白质，组成上行纤维束。

（3）**侧角**　在第 1 胸椎至第 3 腰椎脊髓节段的前后角之间有侧角（柱），内含交感神经元胞体，是交感神经的低级中枢，轴突进入脊神经前根，构成交感神经纤维；在第 2 ~

第 4 骶髓节段，相当于侧角的位置，内含副交感神经元胞体，**称骶副交感核**，是副交感神经的低级中枢，轴突进入脊神经前根，构成副交感神经纤维。

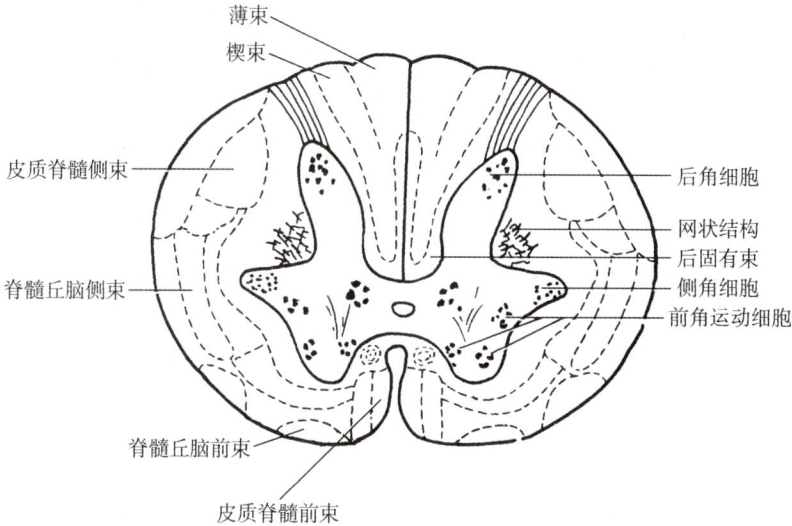

图 10 - 7　脊髓的横切面

2. **白质**　每一侧脊髓白质由前外侧沟和后外侧沟为界分为 3 个索，前正中裂与前外侧沟之间为**前索**，前外侧沟与后外侧沟之间为**外侧索**，后外侧沟与后正中沟之间为**后索**。各索由纵、横行神经纤维束构成。其中，上行（感觉）纤维束主要有薄束、楔束和脊髓丘脑束；下行（运动）纤维束主要有皮质脊髓束和红核脊髓束（图 10 - 5、图 10 - 7）。它们分别传导感觉性神经冲动和运动性神经冲动。固有束是紧贴灰质周围的短纤维束，起于脊髓止于脊髓，在脊髓不同节段之间起联络作用。脊髓内上行和下行的纤维束主要有包括：

（1）**薄束和楔束**　薄束和楔束上行于后索，主要传导同侧躯体和四肢的本体感觉（肌、腱和关节等处的位置觉、运动觉、振动觉）和精细触觉（辨别两点之间距离和物体的纹理粗细等）的神经冲动。薄束在后索的内侧，传导同侧第 5 胸节以下的本体感觉和精细触觉的神经冲动；楔束在后索的外侧，传导同侧第 4 胸节以上的本体感觉和精细触觉的神经冲动。

（2）**脊髓丘脑束**　脊髓丘脑束上行于前索、外侧索前半部，可分为脊髓丘脑侧束和脊髓丘脑前束。脊髓丘脑侧束传导对侧躯体、四肢痛、温觉的冲动。脊髓丘脑前束传导对侧躯体、四肢粗触觉、压觉的冲动。

（3）**皮质脊髓束**　皮质脊髓束起源于大脑皮质躯体运动区的锥体细胞，是最重要的下行纤维束，位于脊髓的前索内侧和外侧索后部，包括皮质脊髓侧束和皮质脊髓前束等。皮质脊髓侧束支配骨骼肌的随意运动，皮质脊髓前束主要支配颈深肌群和躯干肌的随意运动。

（4）**红核脊髓束**　位于皮质脊髓侧束的前方，调节肌张力、协调肌群的运动。

3. **网状结构**　位于后角基部与外侧索之间，由灰、白质混杂而成，在颈髓尤为明显。

（三）脊髓的功能

1. **传导功能**　脊髓是将感受器、效应器与脑及其本身联系起来的重要环节，通过其上下行纤维束及固有束，将内外环境变化产生的各种感觉冲动上传入中枢，产生特定的感觉；同时将中枢产生的运动冲动下传至效应器，产生相应的功能活动，以适应内外环境的变化。可见当脊髓损伤累及其纤维束时，就会出现因冲动传导障碍而产生的感觉或运动障碍。

2. **反射功能**　经过脊髓的反射中枢就可以完成的反射，称为**脊髓反射**。但在正常情况下，脊髓反射是在脑的控制下进行的。脊髓反射可分为**躯体反射**（如牵张反射）和**内脏反射**（如排尿反射、排便反射）。

二、脑

脑位于颅腔内，由**延髓**、**脑桥**、**中脑**、**间脑**、**小脑**和**端脑**六个部分组成，常把延髓、脑桥和中脑合称为**脑干**。成人脑重约 1400g。脑内部的腔隙称脑室，有左、右侧脑室、第三脑室和第四脑室，内含脑脊液（图 10 - 8、图 10 - 9）。

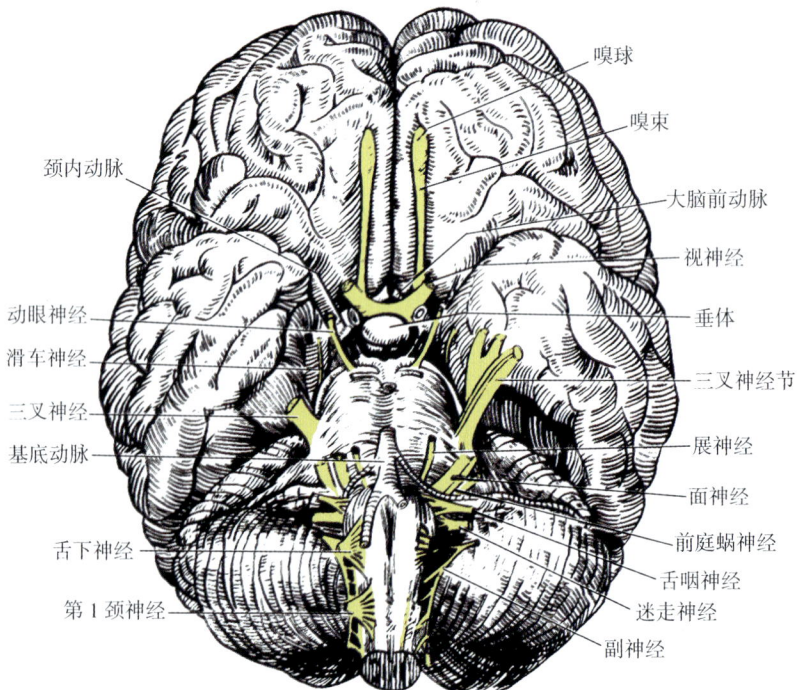

图 10 - 8　脑的底面

第三脑室脉络丛
胼胝体干 中央旁小叶
扣带回 扣带沟边缘支
扣带沟
胼胝体膝
额上回 顶枕沟
胼胝体压部
距状沟
松果体
下丘
中脑水管
第四脑室
第四脑室
脉络丛
透明隔
胼胝体嘴 延髓
前连合
视交叉
背侧丘脑
漏斗 动眼神经 大脑脚
垂体 脑桥
乳头体

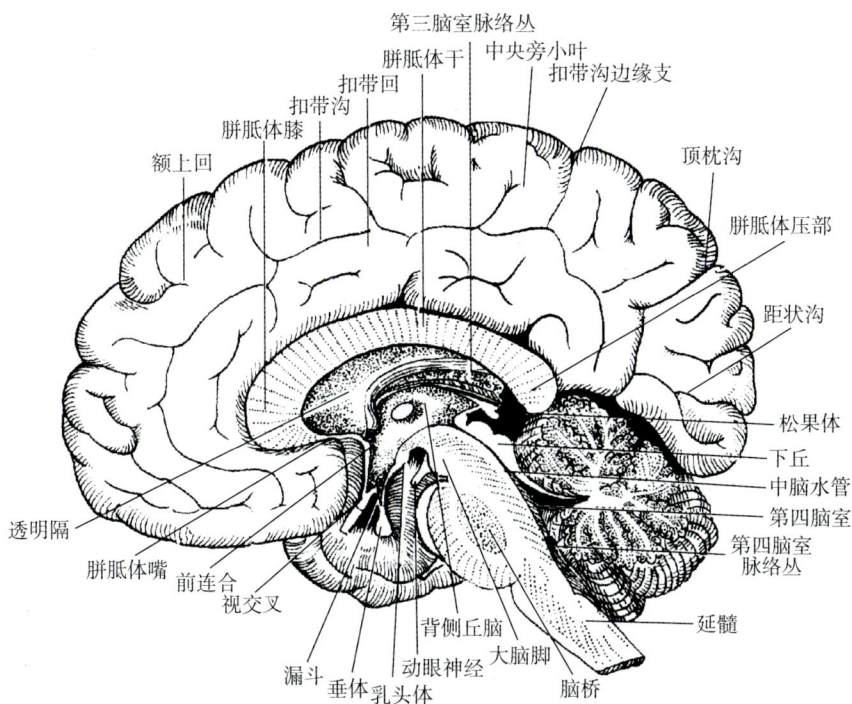

图 10 - 9　脑的正中矢状切面

（一）脑干

脑干是位于脊髓和间脑之间的较小部分，自下而上由延髓、脑桥和中脑 3 部分组成。下续脊髓，上接间脑，背面与小脑相连。延髓、脑桥和小脑之间有第四脑室，与脑干相连的有从第Ⅲ至Ⅻ，共 10 对脑神经。

1. 脑干的外形

（1）腹侧面

1）延髓　形似倒置的圆锥体，上借**延髓脑桥沟**与脑桥分界，下经枕骨大孔和脊髓相续，前面有脊髓延续而来的前正中裂；前正中裂两侧的纵行隆起称**锥体**（主要由皮质脊髓束构成），其下方为**锥体交叉**，外侧为膨大的**橄榄**（内有下橄榄核）。锥体与橄榄之间的沟为前外侧沟，连有舌下神经（Ⅻ）根；橄榄后外侧的沟为后外侧沟，自上而下依次连有舌咽神经（Ⅸ）根、迷走神经（Ⅹ）根和副神经（Ⅺ）根；在延髓脑桥沟内，自内向外依次连有展神经（Ⅵ）根、面神经（Ⅶ）根和前庭蜗神经（Ⅷ）根（图 10 - 10）。

2）脑桥　介于延髓与中脑之间，其腹侧面中部膨大的部分称**脑桥基底部**，有**基底沟**纵行于正中；脑桥基底部向后外侧移行变细为**小脑中脚**（又称脑桥臂），移行处有三叉神经（Ⅴ）根相连。

3）中脑　中脑上接间脑，下连脑桥，腹侧有来自大脑皮质的下行纤维束组成的 1 对

241

粗大纵形隆起，称**大脑脚**。两脚之间为深陷的脚间窝，动眼神经（Ⅲ）根由此出脑（图 10 - 10）。

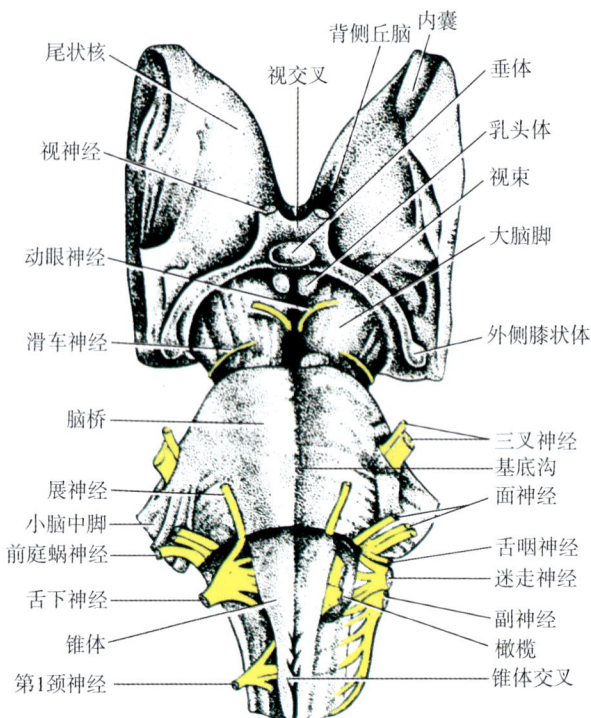

图 10 - 10　脑干（腹侧面）

（2）**背侧面**

1）延髓　上借**髓纹**与脑桥相界，下经枕骨大孔和脊髓邻接；其背侧面分上、下两部，上部敞开构成菱形窝的下部，下部形似脊髓，其后正中沟的两侧有两对隆起，内侧的称为**薄束结节**，外侧的称为**楔束结节**，二者深面分别有**薄束核与楔束核**。

2）脑桥　背侧面构成菱形窝的上部，**菱形窝**为第四脑室的底，由延髓上半部背侧面和脑桥背侧面共同形成，其周围有**小脑上脚**、小脑中脚、**小脑下脚**、薄束结节、楔束结节等结构，底部于延髓脑桥之间有横行的髓纹。

3）中脑　背侧面可见两对圆形隆起，上方的称**上丘**，下方的称**下丘**，分别为视觉和听觉反射中枢；在下丘的下方，有滑车神经（Ⅳ）根相连（图 10 - 11）

（3）**第四脑室**　为位于延髓、脑桥和小脑之间的腔隙，内含脑脊液。第四脑室上经中脑水管与第三脑室相通，下通中央管，两侧及后面分别经第四脑室外侧孔和正中孔与蛛网膜下隙相通，是脑脊液产生和循环的重要部位之一（图 10 - 12）。

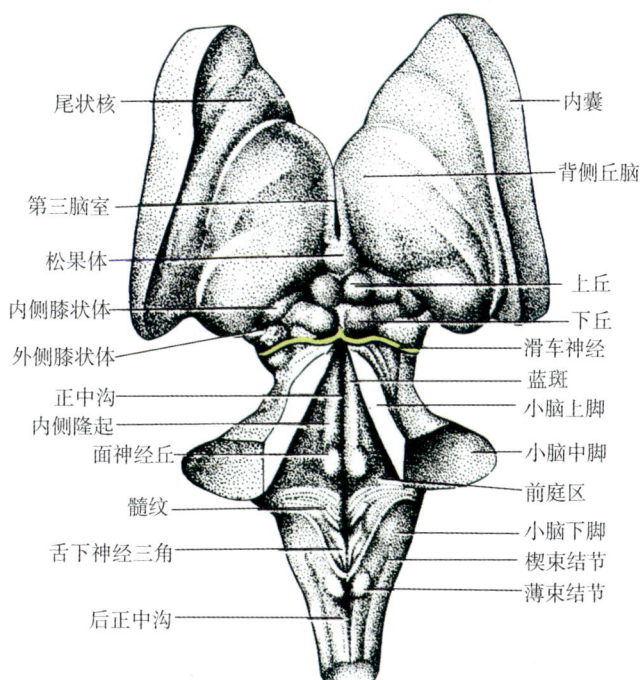

图 10-11 脑干（背侧面）

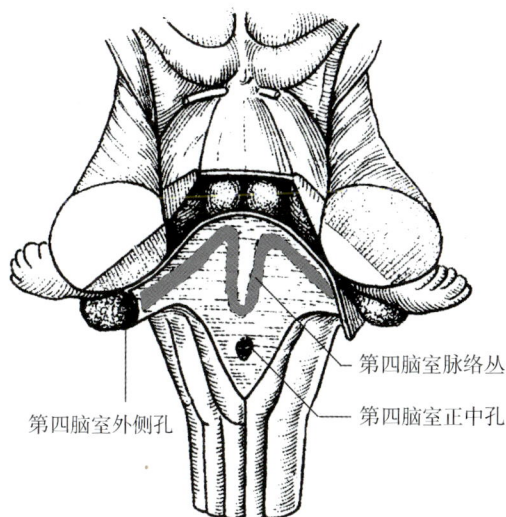

图 10-12 第四脑室

2. 脑干内部结构

（1）**灰质** 脑干的灰质分散成团块状，称**神经核**，其中与脑神经相连的称**脑神经核**，脑神经核又分为**脑神经运动核**和**脑神经感觉核**。不与脑神经相连，但参与组成各种神经传导路或反射路的，称为**非脑神经核**，主要有**薄束核**和**楔束核**等（图 10-13，表 10-2）。

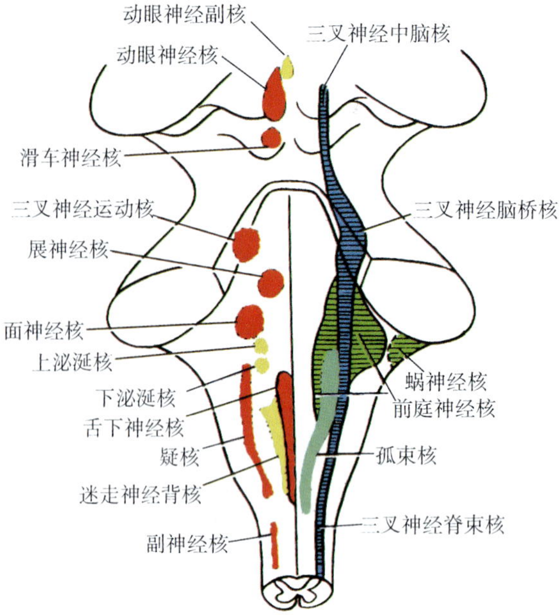

图 10 - 13　脑神经核在脑干背侧面的投影示意图

表 10 - 2　脑神经核在脑干内的位置控制肌肉及功能表

分类	名称	位置	脑神经	控制肌肉及功能
躯体运动核	动眼神经核	中脑上丘	III	上睑提肌　上、下、内直肌　下斜肌
	滑车神经核	中脑下丘	IV	上斜肌
	展神经核	脑桥	VI	外直肌
	舌下神经核	延髓	XII	舌肌
	三叉神经运动核	脑桥	V	咀嚼肌
	面神经核	脑桥	VII	面肌　二腹肌后腹　茎突舌骨肌　镫骨肌
	疑核	延髓	IX、X、XI	软腭、咽、喉及食管上部骨骼肌
	副神经核	延髓	XI	胸锁乳突肌　斜方肌
内脏运动核	动眼神经副核	中脑	III	瞳孔括约肌、睫状肌
	上泌涎核	脑桥	VII	泪腺、下颌下腺、舌下腺
	下泌涎核	延髓	IX	腮腺
	迷走神经背核	延髓	X	颈部、胸、腹腔大部分脏器
内脏感觉核	孤束核	延髓	VII、IX、X	味觉和内脏一般感觉
一般躯体感觉核	三叉神经中脑核	中脑	V	咀嚼肌的本体觉
	三叉神经脑桥核	脑桥	V	头面部触觉
	三叉神经脊束核	延髓	V	头面部痛、温觉
特殊躯体感觉核	前庭神经核	脑桥、延髓	VIII	平衡觉
	蜗神经核	脑桥、延髓	VIII	听觉

（2）**白质** 由大量的上、下行传导束构成，将端脑、间脑与脊髓相互联系起来。上行的传导束主要有内侧丘系、外侧丘系、脊髓丘脑束、三叉丘脑束等，下行的传导束主要有皮质脊髓束和皮质核束等。

1）**上行纤维束**

脊髓丘系：自脊髓上行至脑干，经内侧丘系背外侧，继续上行至丘脑。传导对侧躯干、四肢的痛温觉和粗略触压觉的神经冲动。

内侧丘系由薄束核、楔束核发出的上形纤维束，经内侧丘系交叉，折而上行，构成内侧丘系，传导对侧躯干、四肢的本体感觉和精细触觉的神经冲动。

三叉丘系：传导头面部的痛、温、触、压觉的冲动。

外侧丘系：起自蜗神经核，传导听觉冲动。

2）**下行纤维束** 锥体束是由大脑皮质发出的下行运动性纤维集束而成。锥体束可分为皮质脊髓束与皮质核束。皮质脊髓束管理躯体及四肢骨骼肌的随意运动；皮质核束管理头面部骨骼肌及咽喉肌的随意运动。

（3）**网状结构** 脑干中有一个非常广泛的区域，存在着纵横交错成网状的神经纤维，其间散布有大小不等的神经细胞团块，此区域为脑干的网状结构。

3. 脑干的功能

（1）**传导功能** 脑干中的上、下行纤维束是脊髓、小脑、头面部与大脑皮质联系的通道。

（2）**反射功能** 在脑干的延髓内有呼吸中枢和心血管活动中枢，合称"**生命中枢**"，脑桥内有**角膜反射中枢**，中脑内有**瞳孔对光反射中枢**。

（3）**网状结构的功能** 主要调节内脏活动，也调节睡眠、觉醒和意识状态。

（二）小脑

1. 小脑的位置和外形 小脑位于颅后窝内，其上借小脑幕与端脑相隔，下借小脑上、中、下脚与脑干相接，由中部狭小的**小脑蚓**和两侧膨大的**小脑半球**组成。在小脑半球下面近小脑蚓两侧各有一个突起，称为**小脑扁桃体**，其临近枕骨大孔，当颅内压升高时可将小脑扁桃体压向该孔，形成**小脑扁桃体疝**，压迫延髓"生命中枢"，导致呼吸循环功能障碍，危及生命。

小脑借表面的两条深沟分为3叶：小脑上面的前1/3与后2/3交界处的深沟称为**原裂**。原裂以前的半球和小脑蚓为**前叶**；原裂以后和小脑下面的大部分为**后叶**。在小脑下面，后外侧裂是小脑后叶与**绒球小结叶**的分界（图10-14、图10-15）。

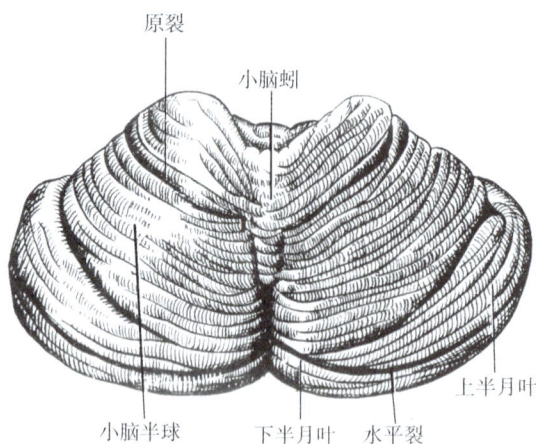

图 10 - 14　小脑的外形（上面观）

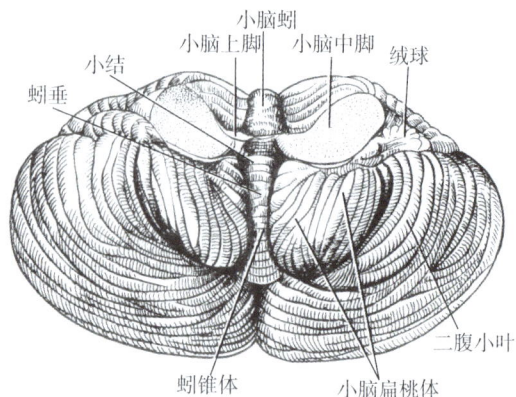

图 10 - 15　小脑的外形（下面观）

2. 小脑的内部结构　小脑的灰质位于浅层称**小脑皮质**，白质位于深面称**小脑髓质**，于髓质内散在性地分布有一些灰质团块称**小脑核**。小脑核有 4 对，即**顶核**、**球状核**、**栓状核和齿状核**，其中齿状核最大（图 10 - 16）。

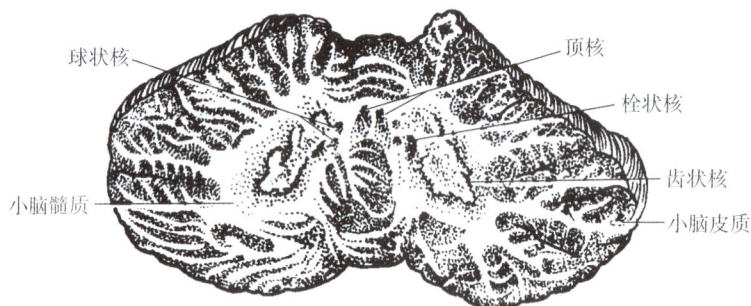

图 10 - 16　小脑的内部结构（水平切面）

3. 小脑的功能　小脑的主要功能是维持身体平衡、调节肌张力和协调随意运动。小脑损伤时，患者出现身体平衡失调、肌张力降低、运动不协调（临床上称"**共济失调**"，如患者不能准确用手指指鼻、取物时手指过伸等）等。

知 识 链 接

共济失调与小脑性共济失调

人体姿势的保持与随意运动，与大脑、小脑、前庭系统、深感觉等有密切的关系。这些系统的损害将导致运动的协调不良、平衡障碍等，这些症状体征称为共济失调。根据病变部位的不同，共济失调可分为深感觉障碍性共济失调、小脑性共济失调、前庭迷路性共济失调、大脑性共济失调。

一般来说，共济失调多指小脑性共济失调，是由于某种原因损伤小脑，引起受害者的肌紧张减退和随意运动的协调性紊乱，日常表现为行走不稳、步态蹒跚、动作不灵活、行走时两腿分得很宽、不能直线行走。

（三）间脑

位于中脑和端脑之间，大部分为端脑所覆盖，其结构和功能非常复杂，是仅次于端脑的中枢高级部位。间脑主要由背侧丘脑、后丘脑和下丘脑等组成，其内腔为第三脑室（图10-17、图10-18）。左、右背侧丘脑及下丘脑正中的内腔共同构成**第三脑室**。第三脑室经其两侧的室间孔与侧脑室相通，向下通过中脑水管与第四脑室相通。

1. **背侧丘脑** 又称**丘脑**，是间脑背侧的1对卵圆形灰质核团，外邻内囊，内邻第三脑室；内部被Y形的内髓板分成3个核群：前核群、内侧核群和外侧核群。**前核群**与内脏活动有关；**内侧核群**是内脏和躯体感觉冲动的整合中枢；**外侧核群**后部的腹侧称**腹后核**（包括**腹后内侧核**和**腹后外侧核**），是躯体感觉传导通路的中继核（图10-19）。

2. **后丘脑** 位于背侧丘脑后下方，包括**内侧膝状体**和**外侧膝状体**，分别与听觉和视觉冲动的传导有关（听觉、视觉传导通路的中继核）（图10-19）。

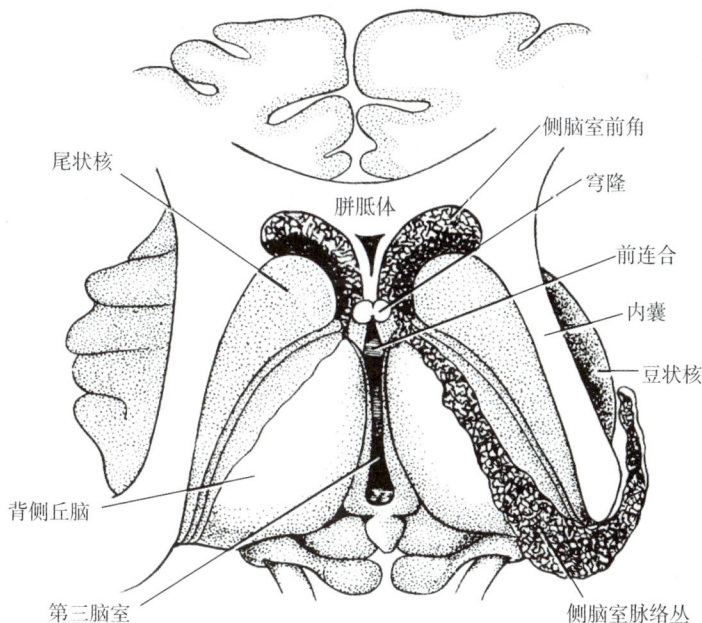

图 10-17 间脑（后上面观）

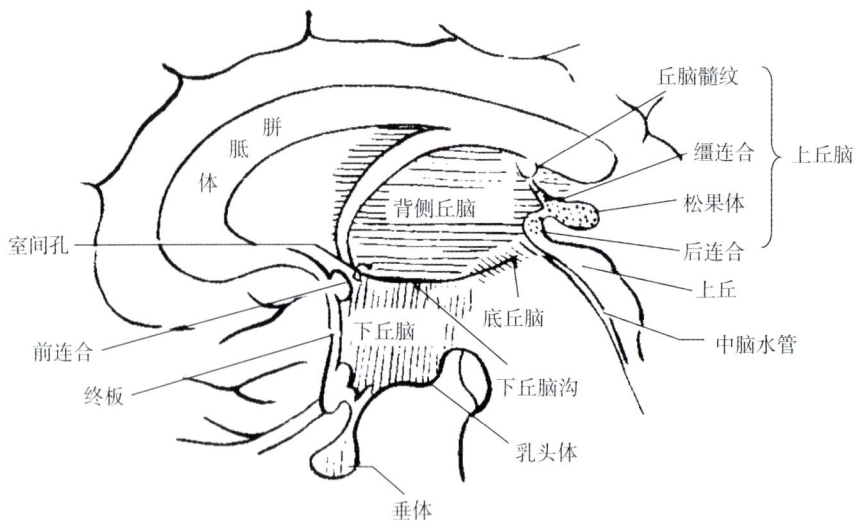

图 10 – 18　间脑（内面观）

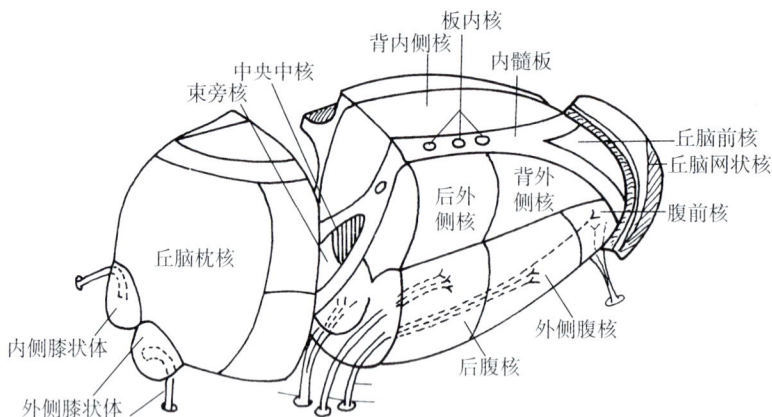

图 10 – 19　右侧背侧丘脑核团的立体示意图

3. 下丘脑　位于背侧丘脑的前下方，包括视交叉、灰结节、漏斗和乳头体等。**视交叉**前连视神经，向后延续为视束；**漏斗**末端连有垂体；**乳头体**是漏斗后方的 1 对隆起，与内脏活动有关。下丘脑结构较复杂，内有多个核群，其中**视上核**和**室旁核**能分泌血管加压素和催产素，分别沿视上垂体束和室旁垂体束运送到神经垂体贮存，并在适宜刺激作用下释放入血（图 10 – 20）。

下丘脑功能复杂，对内脏活动、激素分泌、体温调节、摄食、水电解质平衡和情绪等很多方面都有重要作用。

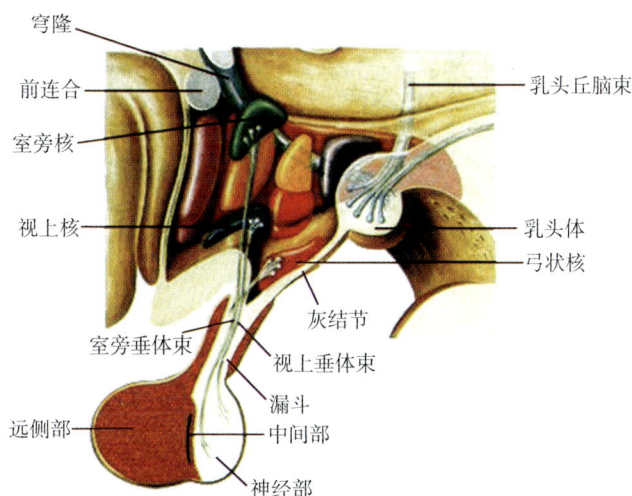

图 10 - 20　下丘脑的主要核团

（四）　端脑

端脑即大脑，由左、右两侧大脑半球借胼胝体连接而成。**胼胝体**为连接左、右大脑半球的巨大纤维束板。大脑半球表面的灰质层，称**大脑皮质**，深部的白质又称**髓质**，位于白质内的灰质团块为**基底核**，大脑半球内的腔隙为**侧脑室**。左右大脑半球之间为纵行的大脑纵裂，大脑和小脑之间为大脑横裂。

1. 大脑半球的外形及分叶　大脑半球表面凹凸不平，凹陷处称**大脑沟**，沟之间的隆起称**大脑回**。每个半球有 3 个面，即背外侧面、内侧面和下面。

（1）大脑半球的叶间沟　每个大脑半球有三条主要脑沟，**中央沟**位于大脑半球背侧面中央，自半球上缘中点稍后方，斜向前下方，几乎达外侧沟。**外侧沟**是起自半球下面，行向后上方，至半球上外侧面的深沟。**顶枕沟**位于大脑半球内侧面后部，自前下斜行向后上，其下端与**距状沟**相交，上端向上外侧面略微延伸（图 10 - 21、图10 - 23）。

（2）大脑半球的分叶　大脑半球以 3 条大脑沟为标记，将每侧大脑半球分为 5 个叶：额叶、顶叶、颞叶、枕叶和藏于外侧沟深部的岛叶。①**额叶**：在中央沟前方。②**顶叶**：在中央沟后方，顶枕沟前方。③**枕叶**：在顶枕沟后方。④**颞叶**：在外侧沟下方。⑤**岛叶**：在外侧沟的深处，被额、顶、枕、颞四叶所遮盖图（图 10 - 22）。

2. 大脑半球重要的脑沟和脑回

（1）背外侧面　中央沟的前方有与其平行走行的**中央前沟**，两沟之间的脑回称为**中央前回**；中央前沟的前部，有上下两条几乎与大脑半球上缘平行走行的**额上沟**和**额下沟**，其间的脑回自上而下分别为**额上回**、**额中回**和**额下回**。在中央前沟的后方有与之平行走行的**中央后沟**，两者间的脑回称**中央后回**；在中央后沟的后部，有与大脑半球上缘平行的**顶内沟**，将顶叶中央后回以后的部分分为**顶上小叶**和**顶下小叶**，后者又可分为围绕外侧沟末端的**缘上回**及围绕颞上沟末端的**角回**。在颞叶，有与外侧沟平行的**颞上沟**和**颞下沟**，将颞叶分为**颞上回**、**颞中回**和**颞下回**，颞上回近外侧沟深部有 2~3 个斜行的**颞横回**（图 10 – 21）。

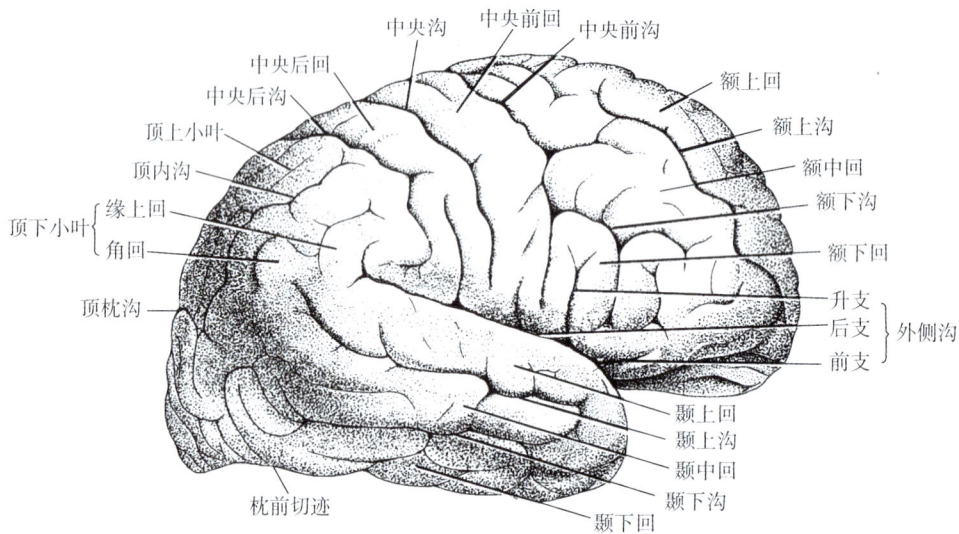

图 10 – 21　大脑半球的上外侧面

（2）内侧面　有自中央前回和中央后回延伸而来的**中央旁小叶**；中部有自前后呈弓形走行的**胼胝体**，由联系左右大脑半球的巨大纤维束构成；在胼胝体的前、后、上方有**胼胝体沟**，其上有与之平行的**扣带沟**，两沟之间的脑回为**扣带回**。在顶枕沟的后方，有与之呈"T"形相交的**距状沟**，其前下有**侧副沟**，侧副沟内侧有**海马旁回**，海马旁回前方向后回转的部分称为**海马钩**。通常把扣带回、海马旁回、海马钩等称为**边缘叶**，它们与内脏活动、情绪、记忆、生殖等密切相关（图 10 – 23）。

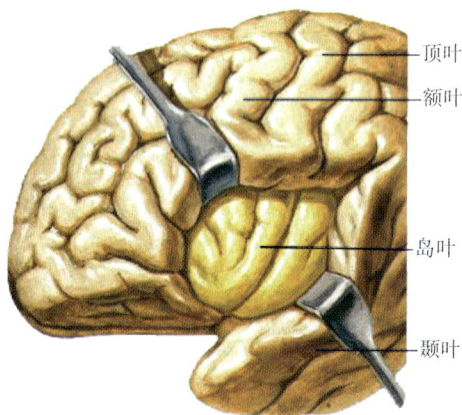

图 10 – 22　大脑的岛叶

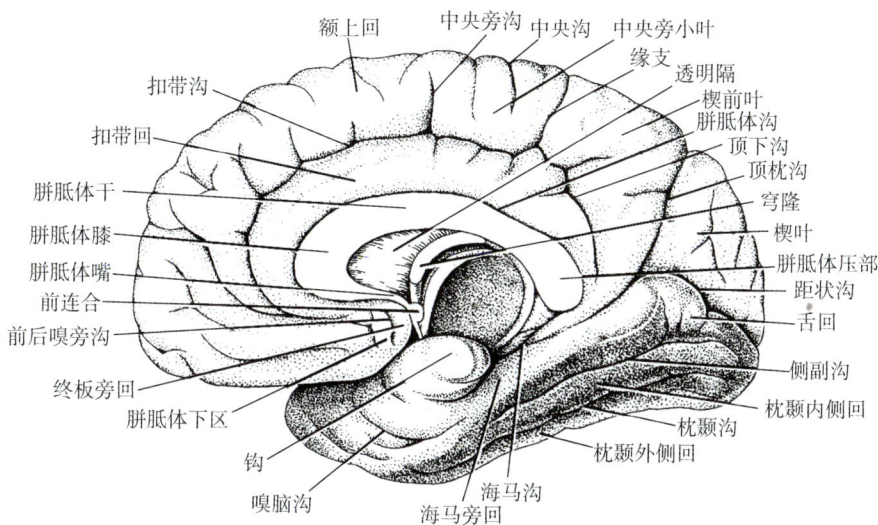

图 10 - 23　大脑半球内侧面

（3）下面　在端脑下面的前部，可见一对球状膨大，称**嗅球**，其向后移行为**嗅束**，它们与嗅觉传导有关（图 10 - 8）。

3. 大脑半球的内部结构　大脑半球的表层为灰质，称**大脑皮质**，表层下的白质称**大脑髓质**。包埋在髓质内的灰质团块为**基底核**。端脑的内腔为**左、右侧脑室**。

（1）**大脑皮质的功能定位**　大脑皮质是脑的最重要部位，是运动、感觉的最高级中枢，是语言、思维等高级神经活动的物质基础。在大脑皮质的不同部位，有完成某些反射的相对集中区域，称**大脑皮质的功能定位**，以下简要介绍 5 个重要的功能定位区。

1）**躯体运动区**　位于中央前回和中央旁小叶的前部，是控制躯体运动的最重要的区域。躯体运动区具有以下功能特征：上下倒置，但头面部是正立的；左右交叉，即一侧运动区支配对侧肢体的运动；支配身体各部分投影区的大小与各部形体大小无关，而取决于其功能的重要性和复杂程度（图 10 - 24、图 10 - 25、图 10 - 26）。

2）**躯体感觉区**　位于中央后回和中央旁小叶的后部，接受对侧半身的浅感觉和本体感觉冲动。身体各部感觉在躯体感觉区的投射特点：上下倒置，但头面部是正立的；左右交叉；身体各部分投射区的大小取决于该部感觉的敏感程度（图 10 - 24、图 10 - 26、图 10 - 27）。

图 10 – 24　左侧大脑半球的语言中枢

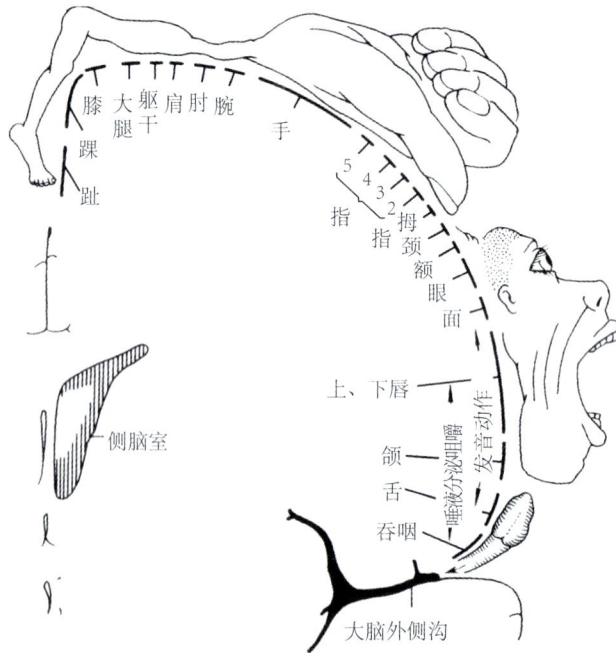

图 10 – 25　人体各部在躯体运动区的定位

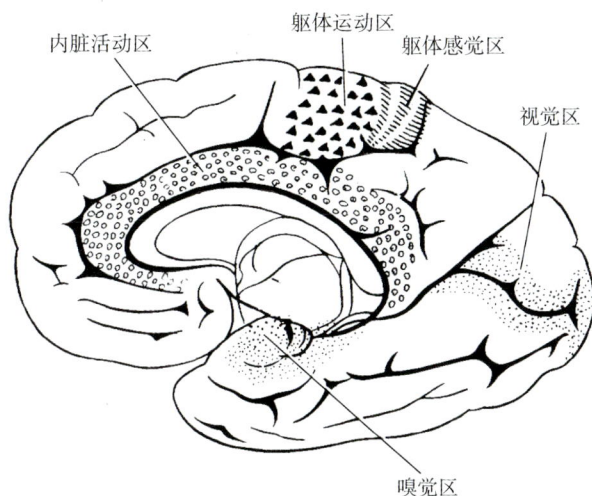

图 10 - 26　右侧半球内侧面的中枢

图 10 - 27　人体各部在躯体感觉区的定位

3）**视区**　位于枕叶内侧面距状沟上、下皮质，一侧视觉区接受双眼同侧半视网膜的传入冲动，损伤一侧视区可引起双眼对侧视野偏盲（图 10 - 26）。

4）**听区**　位于颞横回。每侧的听觉区接受双侧耳蜗听觉感受器的传入冲动。因此，一侧听觉中枢受损，不致引起全聋。

5）**语言中枢**　包括听觉性语言中枢、运动性语言中枢、视觉性语言中枢和书写中枢

（图 10 - 24），分别管理听、说、（阅）读、写的语言功能。如果这些区域损伤，将引起相应的功能障碍（表 10 - 3）。

在人类进化发展过程中，脑的高级功能逐渐向一侧大脑半球集中，该侧大脑半球称为优势半球。大部分人的语言代表区的优势半球在左侧，称为语言优势半球。

表 10 - 3　语言中枢对照表

语言区	部位	损伤后果
听觉语言中枢	颞上回后部	感觉性失语症
视觉语言中枢	角回	失读症
书写中枢	额中回后部	失写症
运动性语言中枢	额下回后部	运动性失语症

（2）**基底核**　包括豆状核、尾状核和杏仁体等。

豆状核位于背侧丘脑的外侧，水平切面呈三角形，被其内部的白质板分为内中外 3 个部分，外侧部称壳，中间部和内侧部合称苍白球。

尾状核为一弯曲的圆柱形灰质结构，位于背侧丘脑和豆状核的上方，由头、体、尾 3 个部分组成，头端与豆状核的前部相连，尾端与杏仁体相接。尾状核和豆状核合称纹状体，又把苍白球称为旧纹状体，壳与尾状核称新纹状体。纹状体是组成锥体外系的重要部分，在躯体运动的调节中发挥非常重要的作用（图 10 - 28、图 10 - 29）。

杏仁体形似杏仁，与尾状核末端相接，参与边缘系统的构成，与内分泌、情绪、内脏活动等有密切关系（图 10 - 28、图 10 - 29）。

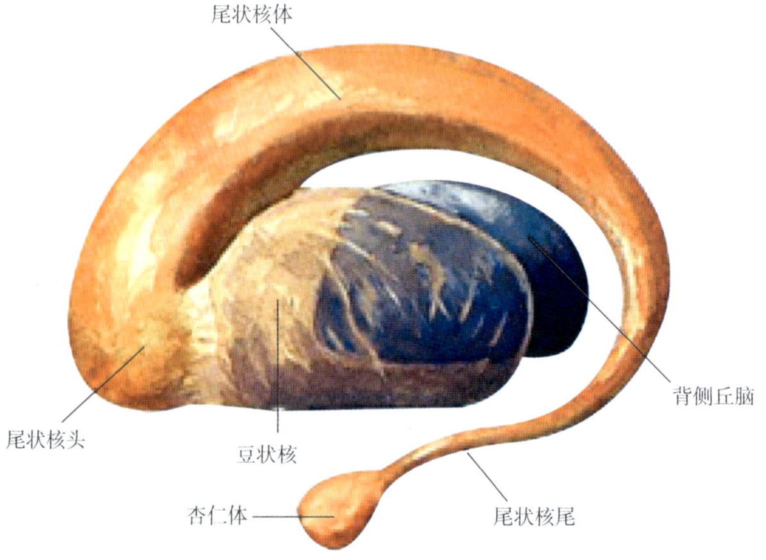

图 10 - 28　基底核和背侧丘脑关系示意图

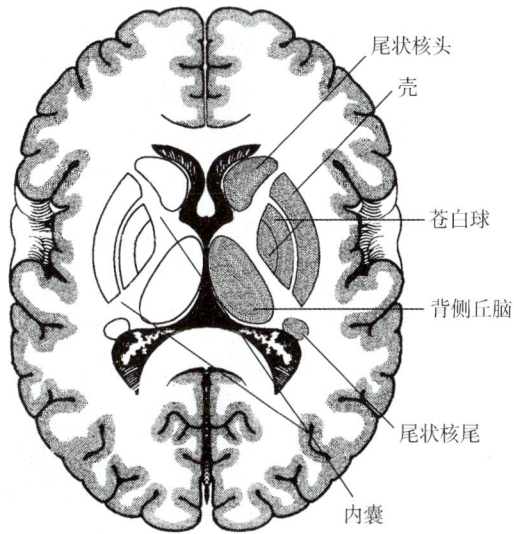

图 10 - 29　大脑水平切面

（3）**大脑髓质**　位于皮质深面，主要由联系皮质各部和皮质下结构的神经纤维组成。可分为：①**联络纤维**：为联系同侧大脑半球不同部位之间的纤维。②**连合纤维**：为连接两侧大脑半球的纤维，如胼胝体等。③**投射纤维**：为联系大脑皮质和皮质下中枢的上、下行纤维束，除嗅觉投射纤维外，余均经过内囊（图 10 - 30）。

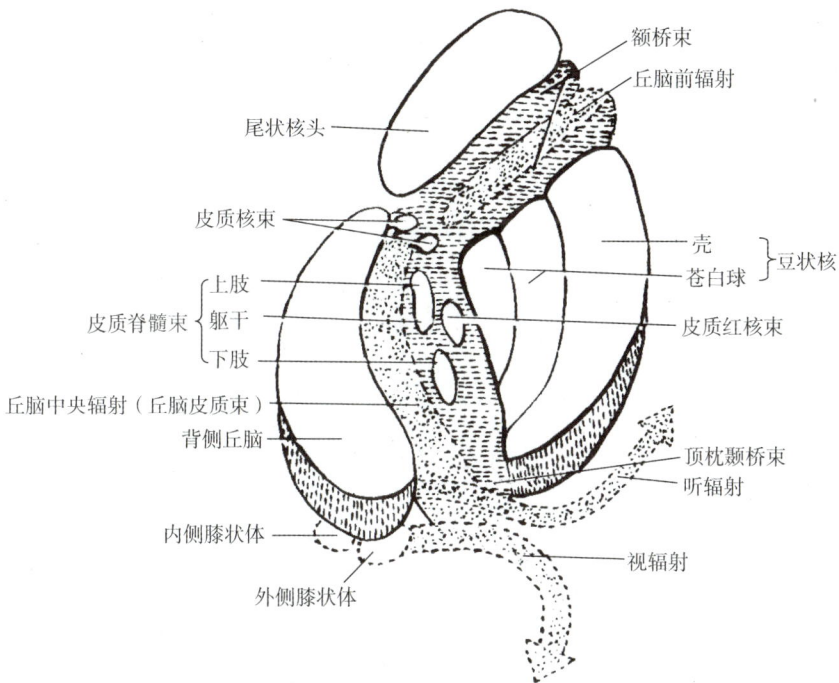

图 10 - 30　内囊模式图

内囊是位于背侧丘脑、尾状核与豆状核之间的白质结构，属于投射纤维。两侧的内囊在水平切面上呈向外开放的"＞＜"字型，由内囊前肢、内囊后肢和内囊膝组成。**内囊前肢**位于尾状核与豆状核之间，有丘脑前辐射和额桥束通过；**内囊后肢**位于背侧丘脑与豆状核之间，有丘脑中央辐射、皮质脊髓束、视辐射和听辐射等通过；**内囊膝**为内囊前、后肢交界处，有皮质核束通过。当有病变累及或有出血压迫一侧内囊时，对侧躯体会出现偏瘫、偏身感觉障碍和偏盲，即所谓"**三偏综合征**"（图 10 – 31）。

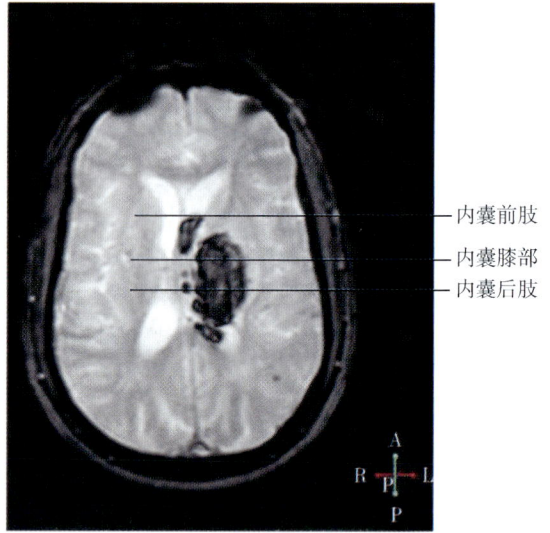

——内囊前肢
——内囊膝部
——内囊后肢

图 10 – 31　内囊出血

内囊损伤（三偏综合征）
{
对侧半身随意运动障碍（锥体束损伤）。
对侧半身感觉障碍（丘脑中央辐射损伤）。
双眼视野对侧半的同向偏盲（视辐射损伤）。
}

（4）**侧脑室**　为位于大脑半球内的腔隙，左右各一，经室间孔与第三脑室相通，内含脑脊液（图 10 – 32）。

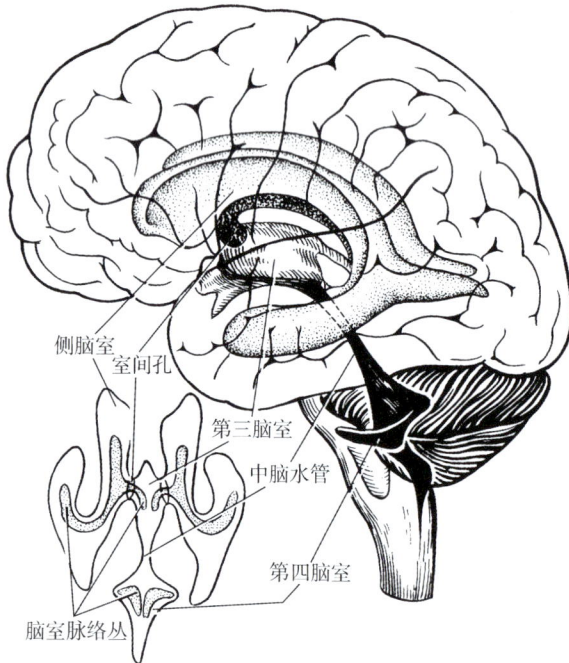

侧脑室
室间孔
第三脑室
中脑水管
第四脑室
脑室脉络丛

图 10 – 32　脑室投影

三、脑和脊髓的被膜

脑和脊髓的外面都包裹有 3 层被膜，由外向内依次为**硬膜、蛛网膜**和**软膜**。脑和脊髓的 3 层被膜在枕骨大孔处彼此延续，有支持、保护脑和脊髓的作用（图 10 – 33）。

（一）脊髓的被膜

1. **硬脊膜**　由致密结缔组织构成，厚而坚韧，成鞘状包裹脊髓和脊神经根，具有保护、支持和固定脊髓的作用。硬脊膜上端附着于枕骨大孔周缘并与硬脑膜相续，下端于第 2 骶椎以下包裹终丝附着于尾骨，其与椎管内面骨膜之间的间隙称**硬膜外隙**。硬膜外隙内含疏松结缔组织、脂肪、淋巴管、脊神经根和静脉丛等，隙内略呈负压，临床上常将麻药注入此间隙进行硬膜外麻醉，以阻滞脊神经根的传导（图 10 – 34）。

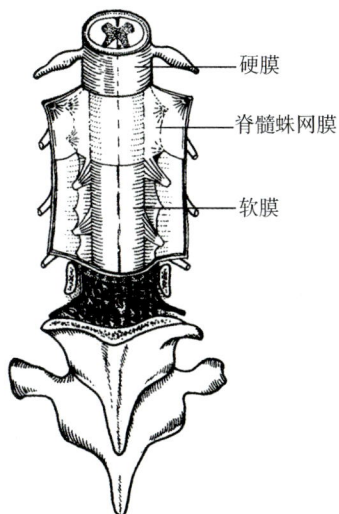

图 10 – 33　脊髓的被膜

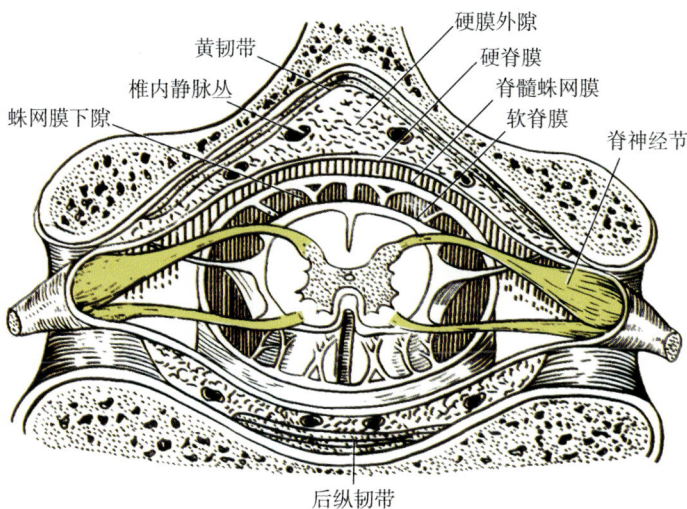

图 10 – 34　脊髓的被膜（水平切面）

2. **脊髓蛛网膜**　为介于硬脊膜与软脊膜之间的半透明薄膜，上端与脑蛛网膜相延续，下端达第 2 骶椎平面。脊髓蛛网膜与软脊膜之间的间隙称**蛛网膜下隙**，内含脑脊液。自脊髓下端以下，蛛网膜下隙扩大形成终池，内有马尾。临床上腰椎穿刺常在第 3 ~ 第 4 或第 4 ~ 第 5 腰椎间进行，以抽取脑脊液或注入药物（图 10 – 34）。

3. **软脊膜**　为薄而富有血管的薄膜，紧贴于脊髓表面并伸入其沟、裂内，在脊髓末端以下移行为终丝。软脊膜在脊神经前、后根之间形成**齿状韧带**，是椎管内手术的重要标志。

（二）脑的被膜

1. **硬脑膜**　坚韧且有光泽，硬脑膜分为内外两层，外层为颅骨的内膜，两层之间有丰富的血管和神经。硬脑膜的两层在某些部位分开，形成含有静脉血的**硬脑膜窦**，收集脑的静脉血，主要有**上矢状窦、下矢状窦、直窦、横窦、乙状窦和海绵窦**。**海绵窦**位于蝶鞍两侧，为两层硬脑膜间的不规则腔隙，窦腔内侧壁有颈内动脉和展神经通过，窦腔外侧壁有动眼神经、滑车神经、眼神经和上颌神经通过。硬脑膜内层折叠形成若干突起，深入脑的裂隙中，重要的有**大脑镰**和**小脑幕**（图10－35）。

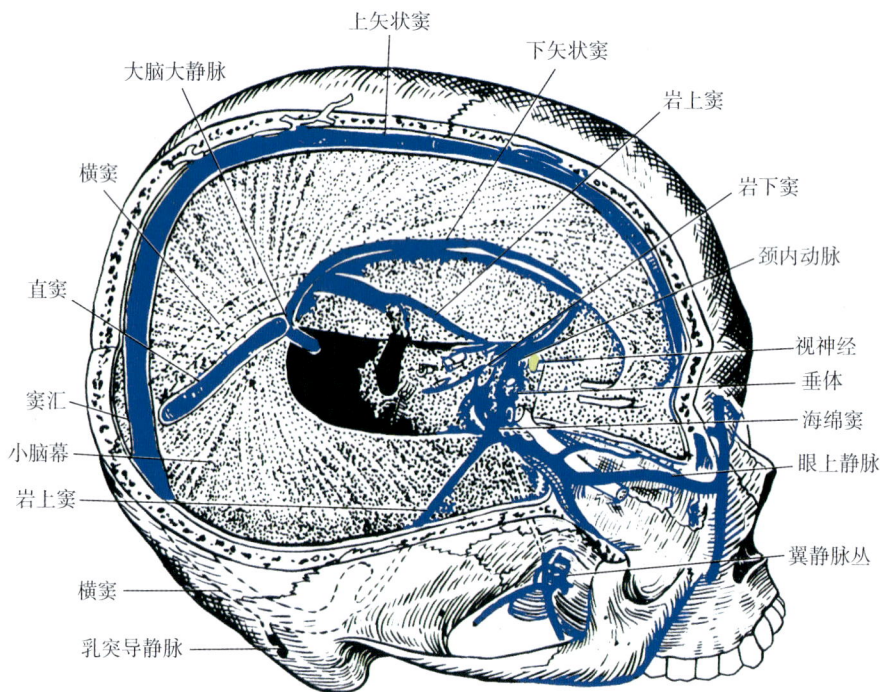

图 10－35　硬脑膜和硬脑膜窦

（1）**大脑镰**　呈镰刀形伸入两侧大脑半球之间的大脑纵裂。上矢状窦位于大脑镰上缘，下矢状窦位于大脑镰下缘。

（2）**小脑幕**　形似幕帐，伸入大、小脑之间。其前内侧缘游离形成**小脑幕切迹**。成对的横窦位于小脑幕后外侧缘附着处的枕骨横窦沟处。

2. 脑蛛网膜　蛛网膜紧衬于硬膜内面，由疏松结缔组织构成，薄而透明，缺乏血管和神经。脑蛛网膜在颅顶部形成颗粒状突起，并伸入硬脑膜窦内，称**蛛网膜粒**。脑脊液主要经蛛网膜粒渗入到硬脑膜窦内而进入血液循环。

3. 软脑膜　薄而富有血管和神经，覆盖于脑的表面并伸入沟裂内。在脑室的一定部位，软脑膜及其血管与该部的室管膜上皮共同构成脉络组织，在一些部位，脉络组织的血管反复分支成丛，连同其表面的软脑膜和室管膜上皮一起突入脑室，形成**脉络丛**。脉络丛是产生脑脊液的主要结构。

四、 营养脑和脊髓的血管

(一) 脊髓的血管

1. 脊髓的动脉　有两个来源，即**椎动脉**和**节段性动脉**。椎动脉发出**脊髓前动脉**和**脊髓后动脉**，脊髓前动脉始端是两条，但很快合二为一，沿脊髓前正中裂下行至脊髓末端，左、右脊髓后动脉沿脊髓后外侧沟下行至第4、第5颈髓处合二为一，继续下行至脊髓末端。它们在下行的过程中借环绕脊髓表面的动脉冠吻合，并与节段性动脉（如颈升动脉、肋间后动脉、腰动脉等）的分支吻合，脊髓前、后动脉和动脉冠发出的分支进入脊髓内部，营养脊髓（图10-36）。

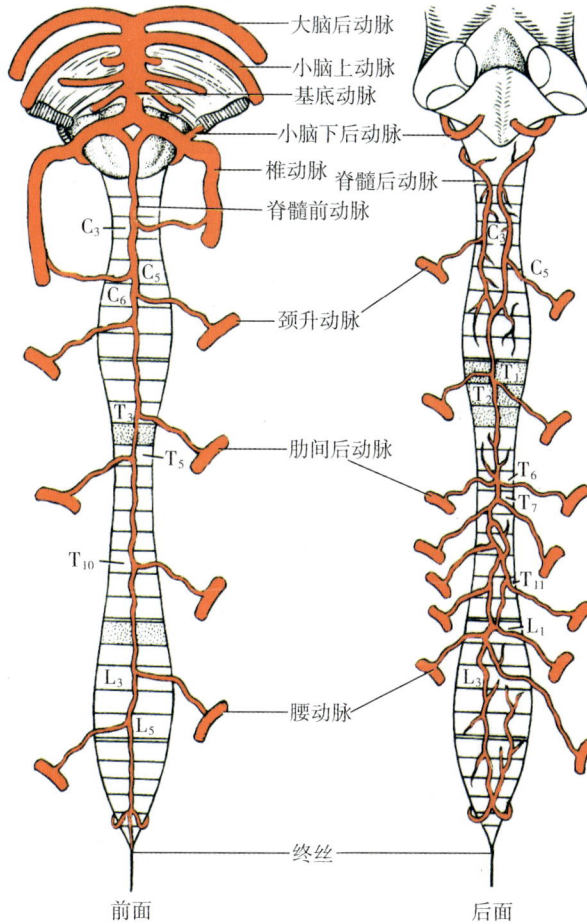

前面　　　　　　　　后面

图10-36　脊髓的动脉

2. 脊髓的静脉　与动脉伴行，在脊髓表面形成静脉丛，通过前、后根静脉注入硬膜外隙的椎内静脉丛。

(二) 脑的血管

脑的代谢旺盛、耗氧量占全身总耗量的20%，任何原因致使脑血流减少或中断时，可导致脑神经细胞缺氧、水肿或坏死。

1. **脑的动脉** 脑的动脉来源于**颈内动脉**和**椎动脉**（图 10 - 37、图 10 - 38）。颈内动脉供应大脑半球前 2/3 和部分间脑；椎动脉供应大脑半球后 1/3 部分间脑、小脑和脑干。基底动脉（2 条椎动脉合成）和颈内动脉的分支，在脑底部吻合形成**大脑动脉环**（Willis 环），对维持脑血流的平衡有一定的意义。它们的分支有两类：皮质支，分布于皮质和髓质浅层；中央支，分布于髓质的深层、基底核、内囊和间脑等（图 10 - 39）。

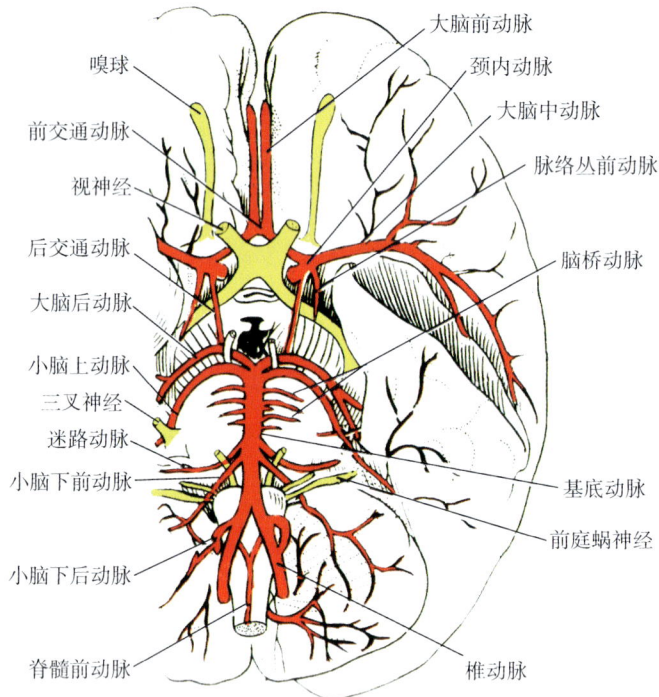

图 10 - 37 脑底动脉环

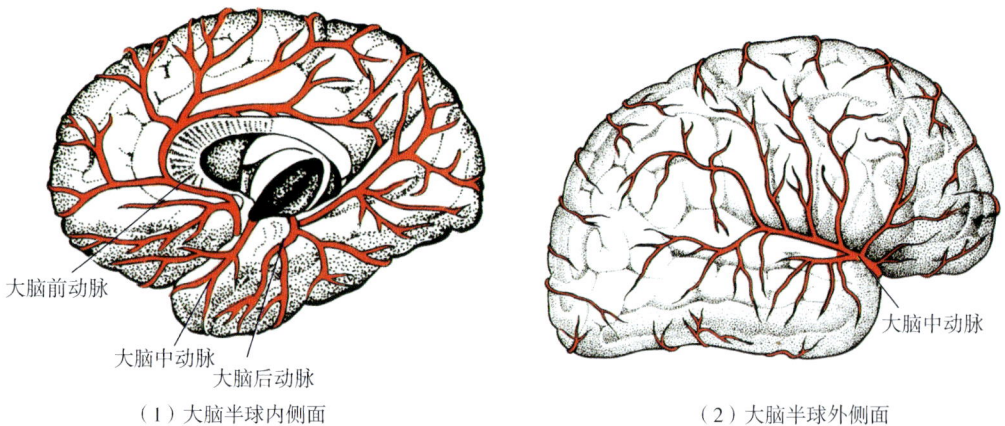

（1）大脑半球内侧面

（2）大脑半球外侧面

图 10 - 38 **大脑半球的动脉（示内、外侧面）**

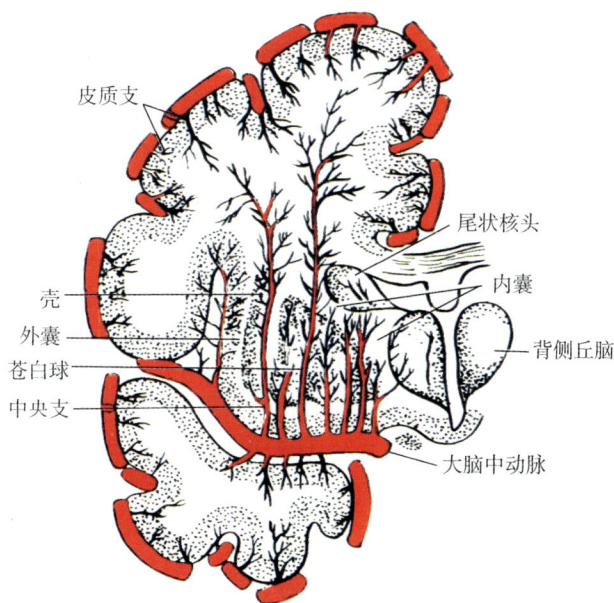

图 10 - 39　大脑中动脉的分支

（1）**颈内动脉**　起自颈总动脉，经颈动脉管进入颅内，分支主要：①**大脑前动脉**：在视神经上方向前内行，进入大脑纵裂，与对侧的同名动脉借前交通动脉，然后沿胼胝体沟向后行。皮质支分布于顶枕沟以前的半球内侧面、额叶底面的一部分和额、顶两叶上外侧面的上部；中央支自大脑前动脉的近侧段发出，经前穿质入脑实质，供应尾状核、豆状核前部和内囊前肢。②**大脑中动脉**：可视为颈内动脉的直接延续，向外行进入外侧沟内，分为数条皮质支，营养大脑半球上外侧面的大部分和岛叶。大脑中动脉途经前穿质时，发出一些细小的中央支，又称**豆纹动脉**，垂直向上进入脑实质，营养尾状核、豆状核、内囊膝和后肢的前部。豆纹动脉行程呈"S"形弯曲，因血流动力关系，在高血压动脉硬化时容易破裂（故又称出血动脉），从而导致脑溢血，出现严重的功能障碍（图 10 - 38）。

知 识 链 接

中风

中医谓中风又称卒中，是以突然出现口眼㖞斜、言语不利、半身不遂，甚至猝然昏倒、不省人事为特征的病证，与西医脑血管疾病相类似，同属急症的范畴，40 岁以上人群好发。

中医学认为，中风责之内虚，复因情志、外邪、饮食、房事等因素诱发；

西医学认为，脑血管疾病包括脑出血、蛛网膜下腔出血等出血性脑血管疾病及脑梗死等缺血性脑血管疾病，与冠心病、癌症一起被称为威胁人类健康的三大疾病。

（2）**椎动脉** 起自锁骨下动脉，穿第 6 至第 1 颈椎横突孔，经枕骨大孔进入颅腔，入颅后，左、右椎动脉在脑桥与延髓交界处合成一条基底动脉，基底动脉沿脑桥腹侧的基底沟上行，至脑桥上缘分为左、右大脑后动脉，借后交通动脉与颈内动脉吻合，主要分布于大脑半球后 1/3（枕叶、颞叶的基底面）及丘脑等。椎动脉、基底脉沿途发出分支，分布于延髓、桥脑和小脑等处。

（3）**大脑动脉环（Willis 环）** 由两侧大脑前动脉起始段、前交通动脉、两侧颈内动脉末段、后交通动脉、两侧大脑后动脉吻合而成，位于脑底下方，环绕视交叉、灰结节及乳头体的周围，是作为一种代偿的潜在装置。当此环的某一处发育不良或被阻断时，可在一定程度上通过大脑动脉环使血液重新分配和代偿，以维持脑的血液供应（图 10 - 37）。

2. 脑的静脉 脑的静脉不与动脉伴行，无瓣膜，可分为深、浅两组，两组之间相互吻合。浅组收集脑皮质及浅部髓质的静脉血，直接注入邻近的静脉窦；深组收集大脑深部的髓质、基底核、间脑、脑室脉络丛等处的静脉血，汇成大脑大静脉后注入直窦。两组静脉都经硬脑膜窦回流至颈内静脉。

知 识 链 接

颅内动脉瘤

颅内动脉瘤是指脑动脉内腔的局限性异常扩大造成动脉壁的一种瘤状突出。颅内动脉瘤多在脑动脉管壁局部的先天性缺陷和腔内压力增高的基础上引起囊性膨出，是造成蛛网膜下腔出血的首要病因。动脉瘤发病原因尚不十分清楚，大体先天性因素、动脉硬化、感染、创伤等因素相关。此外还有一些少见的原因，如肿瘤等也能引起动脉瘤。颅底异常血管网症、脑动静脉畸形、颅内血管发育异常及脑动脉闭塞等也可伴发动脉瘤。

治疗的方法主要有非手术治疗、手术治疗和特殊类型动脉瘤的治疗。

五、脑脊液的产生和循环

脑脊液是无色透明液体，充满各个脑室、蛛网膜下隙和脊髓中央管，对脑和脊髓起缓冲、保护、运输代谢产物和调节颅内压等作用。成人总量平均约 150mL。脑脊液处于不断产生、循环和回流的平衡状态中。

脑脊液主要由脑室脉络丛产生，经室间孔流至第三脑室，与第三脑室脉络丛产生的脑脊液一起，经中脑水管流入第四脑室，再汇合第四脑室脉络丛产生的脑脊液，一起经第四脑室正中孔和两个外侧孔流入蛛网膜下隙（小脑延髓池、终池），然后再流向大脑背面的蛛网膜下隙，经蛛网膜粒渗透到硬脑膜窦（主要是上矢状窦）内，回流入血液中（图 10 - 40）。

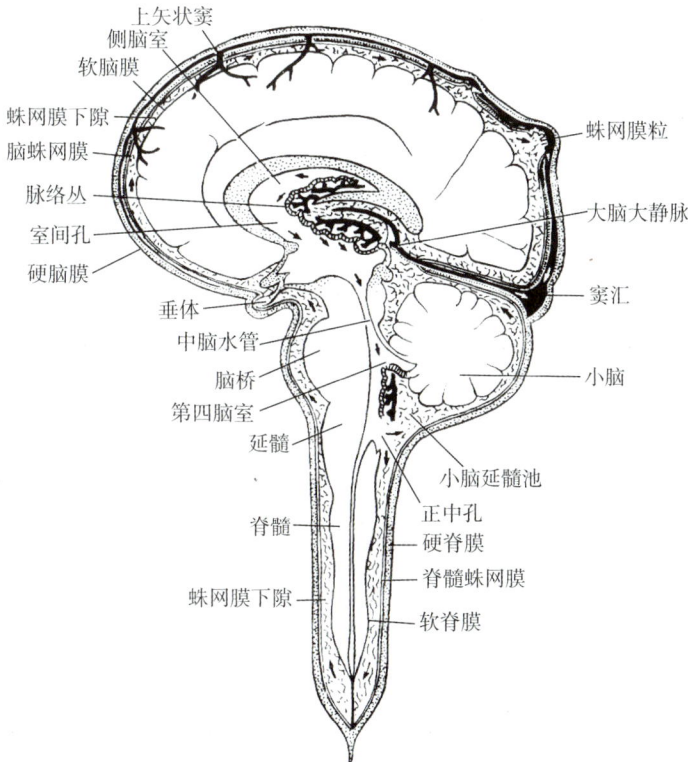

图 10 - 40　脑脊液循环（模式图）

脑脊液循环途径，简示如下：

左、右侧脑室→室间孔→第三脑室→中脑水管→第四脑室→正中孔及两个外侧孔→蛛网膜下隙→蛛网膜颗粒→硬脑膜窦（主要是上矢状窦）→回流入血。

六、 血和脑脊液屏障

血脑屏障是血液与脑、脊髓的神经细胞进行物质交换时所必须经过的屏障性结构，其组成包括脑和脊髓内毛细血管的无孔内皮及其间的紧密连接、毛细血管基膜、神经胶质细胞终足构成的胶质膜。血脑屏障具有选择性通透的特性，能阻止一些有害物质进入脑和脊髓的内环境中，从而维持内环境的相对稳定状态，使神经组织的生命活动得以正常进行。

当血脑屏障受损（如炎症等）时，其通透性将发生改变，从而可导致脑、脊髓神经细胞因受各种致病因素的影响而发生病变。

项目三　周围神经系统

周围神经系统包括脑神经、脊神经和内脏神经。

一、脊神经

脊神经共 31 对，包括 8 对颈神经、12 对胸神经、5 对腰神经、5 对骶神经及 1 对尾神经。每对脊神经与其相应的脊髓节段相连，由前根和后根在椎间孔处汇合而成。前根由运动性神经纤维组成，后根由感觉性神经纤维组成，故每对脊神经均为混合性神经。脊神经后根在椎间孔附近有椭圆形的膨大（由假感觉性的单级神经元胞体聚集而成），称**脊神经节**（图 10 – 41、表 10 – 4）。根据脊神经分布范围和功能的不同，可将脊神经所含纤维分为躯体感觉纤维、躯体运动纤维、内脏感觉纤维和内脏运动纤维 4 种成分。

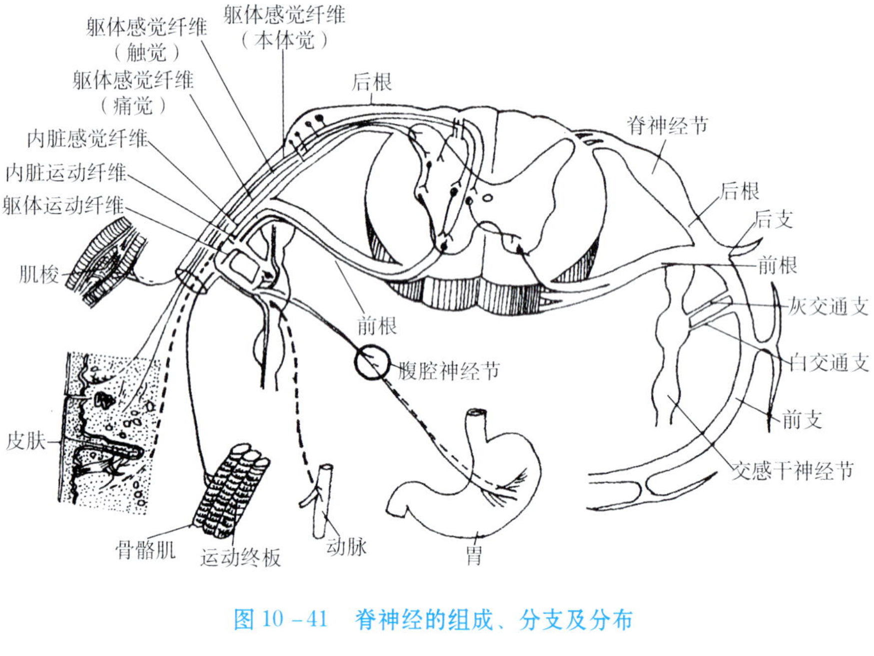

图 10 – 41　脊神经的组成、分支及分布

脊神经出椎间孔后，分为前支、后支、脊膜支和交通支。脊神经后支细小，就近发出分支分布于项、背、腰、骶部的深层肌肉和皮肤。脊神经前支粗大，除胸神经前支保持原有的节段性走行和分布外，其余均分别交织成丛，再由丛发出分支分布于躯干前、外侧和四肢的肌和皮肤。脊神经前支构成的神经丛有**颈丛**、**臂丛**、**腰丛**和**骶丛**。脊膜支细小，经

椎间孔返回椎管，分布于脊髓的被膜和脊柱。交通支为连于脊神经与交感干之间的细支。其中发自脊神经连至交感干的叫白交通支；而来自交感干连于每条脊神经的叫灰交通支。

（一）颈丛

颈丛由第 1 至第 4 颈神经前支构成，位于胸锁乳突肌上部深面，分支包括皮支和肌支（图 10 - 42）。

1. **皮支** 皮支位置表浅，于胸锁乳突肌后缘中点附近浅出，主要有枕小神经、耳大神经、颈横神经、锁骨上神经等，呈放射状分布于枕部、耳后、颈部和肩部。皮支浅出部位由于神经较为集中，故常被用为颈部皮肤浸润麻醉的阻滞点（图 10 - 43）。

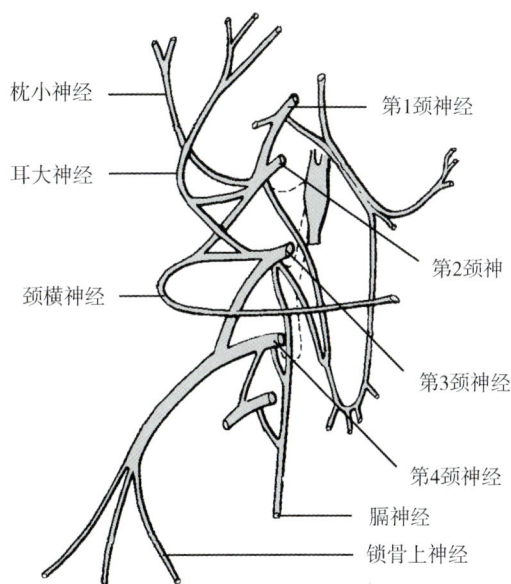

图 10 - 42 颈丛的组成及分支

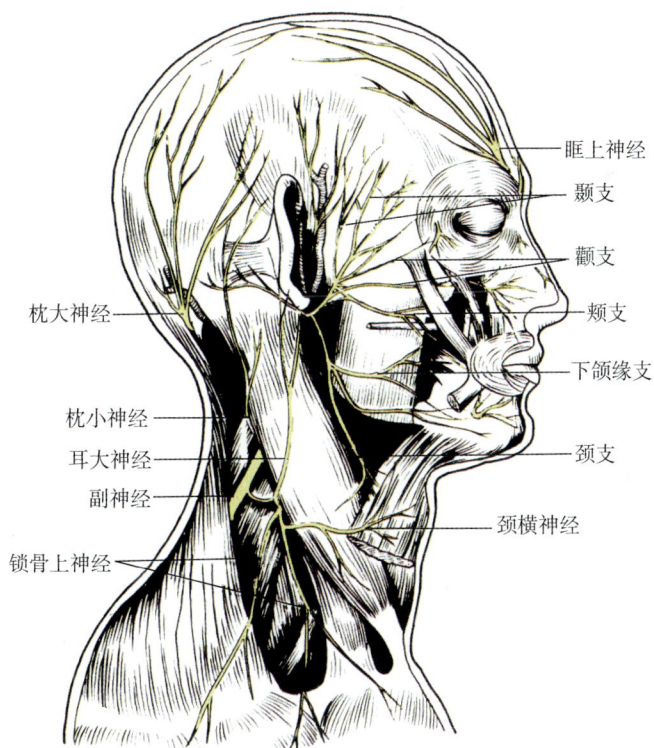

图 10 - 43 颈丛皮支

265

2. **膈神经** 膈神经是颈丛中最重要的分支。沿前斜角肌前下降，在锁骨下动、静脉之间经胸廓上口进入胸腔，经肺根前方，在纵隔胸膜与心包之间下行，于膈中心腱附近穿入膈肌。膈神经中的运动纤维支配膈肌，感觉纤维分布于胸膜、心包及膈下面的部分腹膜。右膈神经的感觉纤维还分布到肝、胆囊和肝外胆管的浆膜（图 10 - 44）。膈神经损伤的主要表现是同侧半膈肌瘫痪，引起呼吸困难。膈神经受刺激时可产生呃逆。

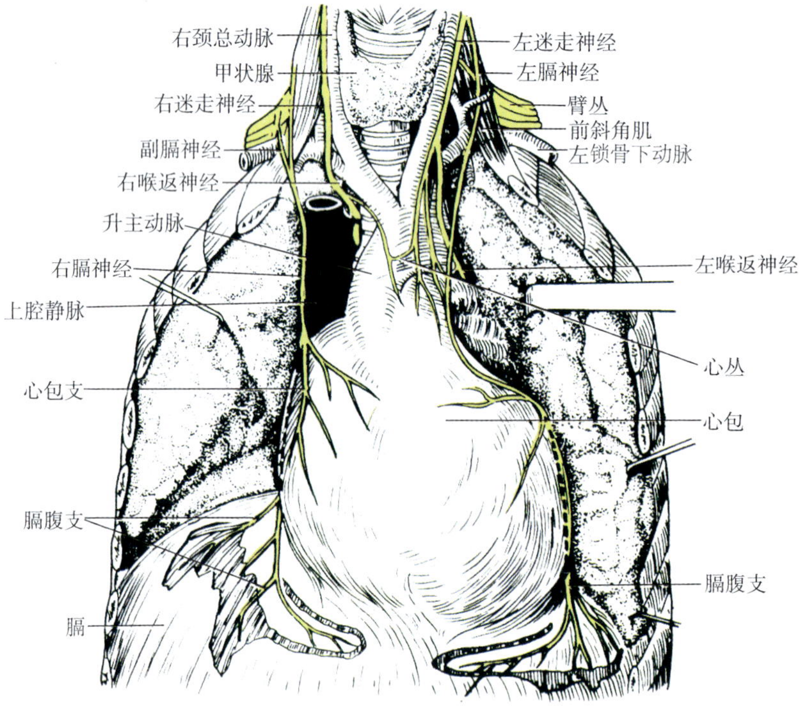

图 10 - 44　膈神经

（二）臂丛

臂丛由第 5 ~ 8 颈神经前支和第 1 胸神经前支大部分纤维组成，自斜角肌间隙穿出后经锁骨中点后方向外下入腋窝，围绕于腋动脉周围形成内侧束、外侧束和后束 3 个神经束（图 10 - 45）。在锁骨中点后方，臂丛分支较集中，位置表浅，为臂丛阻滞麻醉的常选部位。臂丛的主要分支有：

1. **肌皮神经** 向外下斜穿喙肱肌，经肱二头肌和肱肌之间下行，发出分支支配此三肌。终支在肘关节稍上方的外侧浅出，分布于前臂外侧皮肤（图 10 - 46）。

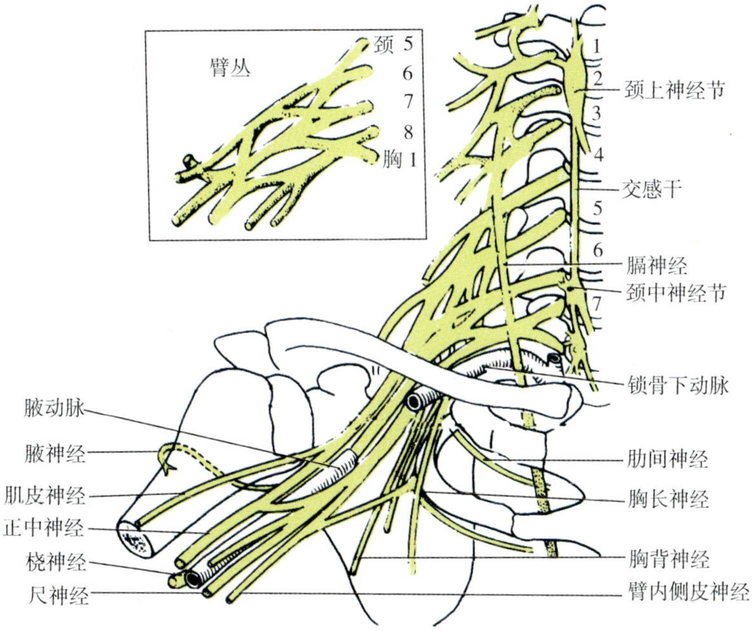

图 10 -45　颈丛和臂丛

2. **正中神经**　沿肱二头肌内侧沟下行，由外侧向内侧跨过肱动脉，与该血管一起行至肘窝。在前臂正中下行，经腕入手掌。肌支分布除肱桡肌、尺侧腕屈肌和指深屈肌尺侧半以外的所有前臂前群肌及附近关节等，以及手掌外侧肌群；皮支分布于掌心、鱼际、桡侧三个半指的皮肤，正中神经损伤可形成"枪手"（图 10 - 46、图 10 - 48），正中神经合并尺神经损伤可形成"猿手"。

3. **尺神经**　沿肱动脉内侧下行，至臂中部转向后下，穿尺神经沟，继而向下至前臂前内侧，至腕部，肌支支配前臂前群尺侧屈肌、手掌内侧和中间肌群；皮支分布于手背尺侧半和尺侧两个半手指的皮肤，手掌尺侧半和尺侧一个半手指掌面皮肤，肱骨内上髁骨折时易损伤尺神经，形成"爪形手"（图 10 - 46、图 10 - 48）。

4. **桡神经**　紧贴桡神经沟，并伴肱深动脉向外下行，在肱骨外上髁前方分为浅、深两终支，至前臂背侧和手背。肌支支配臂、前臂后肌群和肱桡肌；皮支分布于臂及前臂背侧面、手背桡侧半和桡侧两个半指背面的皮肤等（图 10 - 47、图 10 - 48）。肱骨骨干骨折易损伤桡神经，损伤后运动障碍主要表现为前臂伸肌瘫痪，不能伸腕、伸指，抬前臂时呈"垂腕征"。

5. **腋神经**　绕肱骨外科颈至三角肌深面至三角肌，发出的肌支分布于三角肌和小圆肌；而其皮支分布于肩部、臂外侧区上部的皮肤（图 10 - 47）。肱骨外科颈骨折，可致腋神经损伤，损伤后主要表现为三角肌瘫痪、萎缩，肩部失去圆隆外观，肩峰突出，形成"方肩"畸形。

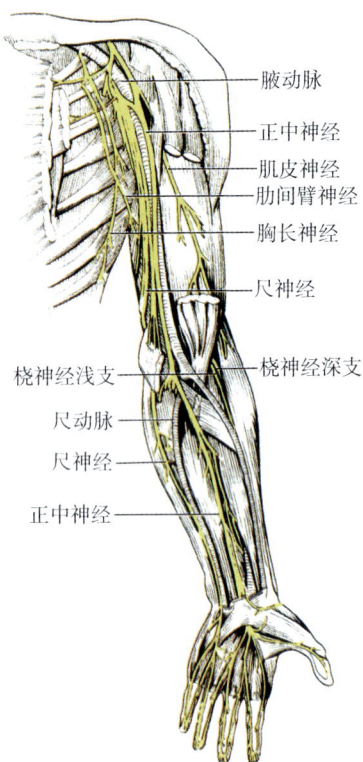

图 10 – 46　肌皮神经、正中神经和尺神经

图 10 – 47　桡神经和腋神经

（三）胸神经前支

胸神经前支共 12 对，第 1 至
第 11 对各自走行相应肋间隙中，
称**肋间神经**，第 1 肋间神经分出大
部分加入臂丛，一小部分分布于第
1 肋间。第 12 对胸神经大部分前支
位于第 12 肋下方，故名**肋下神经**，
小部分加入腰丛。胸神经肌支支配
肋间肌和腹肌的前外侧群，皮支分
布于胸、腹壁皮肤，以及胸膜和腹
膜壁层。

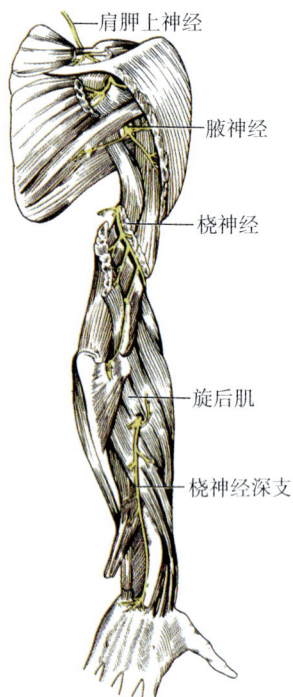

图 10 – 48　手部皮肤神经分布示意图

注：U：尺神经；R：桡神经；M：正中神经。

胸神经前支在胸、腹壁皮肤的节段性分布最为明显，由上向下按顺序依次排列（图
10 – 49）。T2 分布区相当于胸骨角平面，T4 相当于乳头平面，T6 相当于剑突平面，T8 相
当于肋弓平面，T10 相当于脐平面，T12 则分布于脐与耻骨联合连线中点平面。熟悉胸神
经的分布规律，于脊髓损伤部位的诊断、麻醉平面的判断等都有非常重要的临床意义。

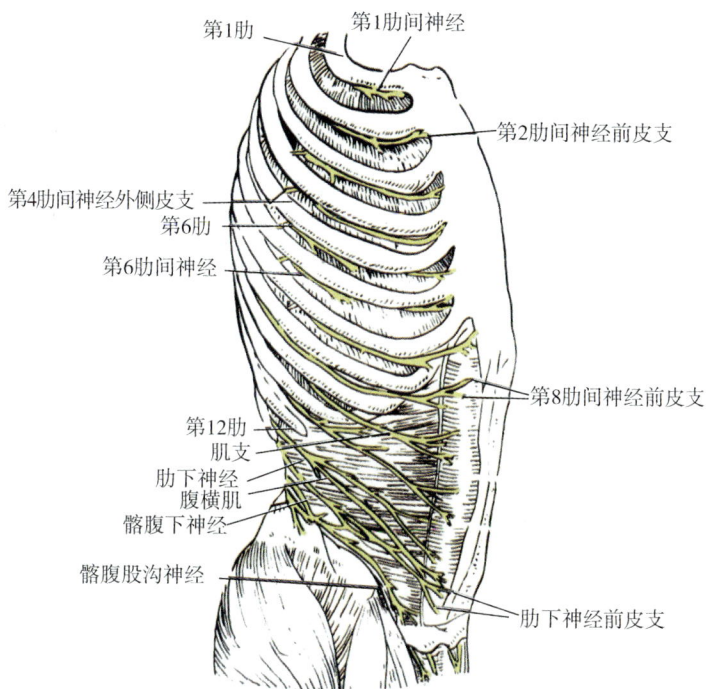

图 10 - 49　胸神经皮支在胸、腹壁的节段性分布

（四）腰丛

腰丛由第 12 胸神经前支的一部分、第 1 至第 3 腰神经前支和第 4 腰神经前支的一部分组成。腰丛位于腰大肌深面，除发出分支支配髂腰肌和腰方肌外，还发出下列分支分布于腹股沟区及大腿的前部和内侧部。

1. **髂腹下神经和髂腹股沟神经**　主要分布于腹壁肌、腹股沟区及下腹部皮肤，髂腹股沟神经还分布于阴囊或大阴唇皮肤（图 10 - 49、图 10 - 50）。

2. **股神经**　是腰丛最大分支，在腹股沟韧带中点稍外侧经韧带深面、股动脉外侧进入股三角区。肌支分布于髂肌、耻骨肌、股四头肌和缝匠肌。皮支分布于大腿及膝关节前面的皮肤。最长的皮支为**隐神经**，伴随股动脉下行，于缝匠肌下段后方

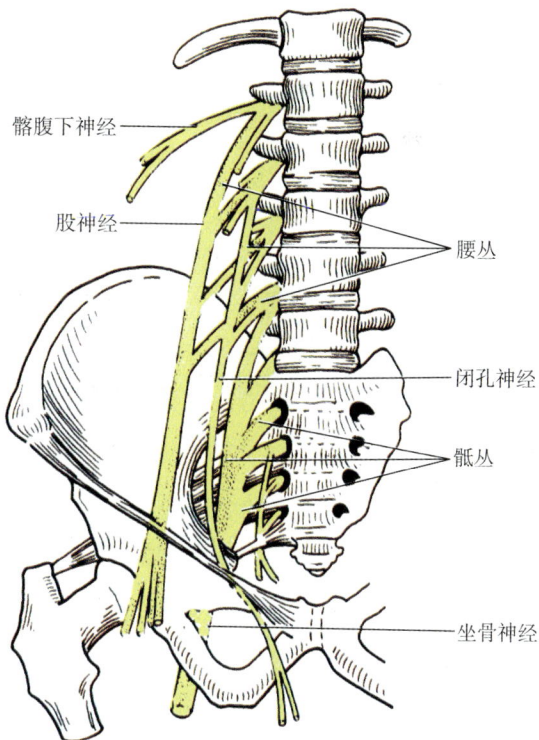

图 10 - 50　腰丛和骶丛

浅出至皮下后，伴随大隐静脉沿小腿内侧面下行至足内侧缘，沿途分布于髌下、小腿内侧面及足内侧缘皮肤（图 10-51）。

3. 闭孔神经 从腰丛发出后自闭孔穿出，闭孔神经发出肌支支配闭孔外肌，长、短、大收肌和股薄肌等股内侧肌群。皮支分布于大腿内侧面皮肤和髋、膝关节（图 10-51）。

（五）骶丛

第 4 腰神经前支的剩余部分和第 5 腰神经前支组成**腰骶干**，腰骶干再与全部骶神经和尾神经的前支共同组成**骶丛**。骶丛位于盆腔内、骶骨和梨状肌的前面。骶丛的分支有臀上神经、臀下神经、阴部神经、坐骨神经等（图 10-52）。

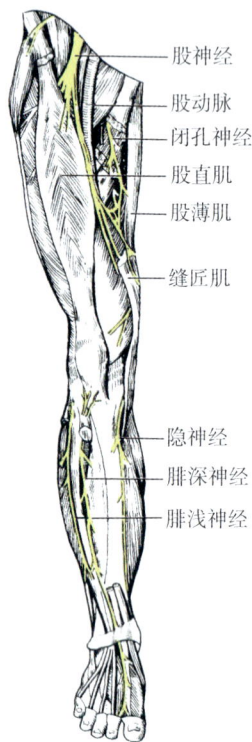

股神经
股动脉
闭孔神经
股直肌
股薄肌
缝匠肌
隐神经
腓深神经
腓浅神经

臀上神经
梨状肌
股后皮神经
坐骨神经
腓总神经
胫神经

图 10-51 下肢前面神经　　　图 10-52 下肢后面神经

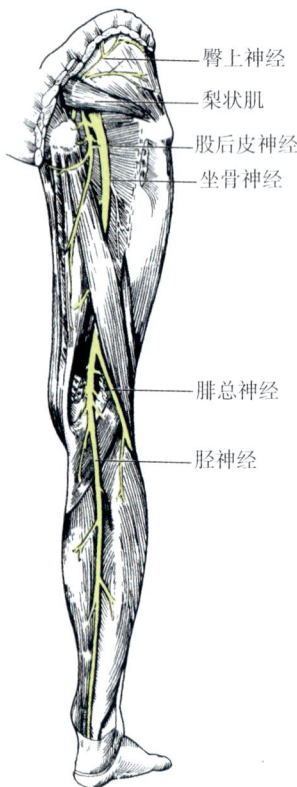

1. 臀上神经 伴臀上血管经梨状肌上孔出盆腔，支配臀中、小肌和阔筋膜张肌。

2. 臀下神经 伴臀下血管经梨状肌下孔出盆腔，支配于臀大肌。

3. 阴部神经 伴阴部内血管出梨状肌下孔，分布于会阴部、外生殖器、肛门的肌肉和皮肤。

4. 坐骨神经 是全身最粗大、最长的神经，经梨状肌下孔出盆腔后，位于臀大肌深面，在坐骨结节与大转子之间下行至股后区，在股二头肌长头深面下行，一般在腘窝上方分为**胫神经**和**腓总神经**两大终支。坐骨神经干在股后区发出肌支支配股二头肌、半腱肌和半膜肌，同时发出分支分布于髋关节。

（1）**胫神经** 为坐骨神经的直接延续，在腘窝内与胫血管伴行，于小腿肌后群浅、深两层下行至内踝后方达足底，分为足底内侧神经和足底外侧神经，分布于足底肌和皮肤。胫神经在行程中发出肌支支配小腿后肌群，发出皮支分布于小腿后面及足背外侧缘的皮肤。胫神经损伤后由于小腿后肌群功能障碍，足跖屈不能和内翻障碍，可出现"钩状足"畸形，并出现相应区域皮肤感觉障碍。

（2）**腓总神** 经自坐骨神经发出后行向下外，绕腓骨颈穿腓骨长肌向前，分为**腓浅神经**和**腓深神经**两条终支。腓浅神经肌支支配腓骨长肌和腓骨短肌，皮支分布于小腿外侧面、足背和第2~第5趾背面的皮肤。腓深神经分布于小腿肌前群、足背肌和第1~第2趾相对缘的皮肤。腓总神经在腓骨颈处位置表浅，易于损伤，出现足下垂内翻，不能伸趾和足不能背屈，即"马蹄内翻足"，行走时呈"跨阈步态"，并出现相应区域皮肤感觉障碍。

知 识 链 接

坐骨神经痛

坐骨神经痛包括原发性和继发性两种。原发性坐骨神经痛原因未明；继发性坐骨神经痛是因坐骨神经在其通路上受周围组织和病变压迫所致。病变多为单侧，疼痛位于下背部、臀部，并向股后部、小腿后外侧、足外侧放射，夜间加重，行走、牵拉活动时亦可诱发或加重，于坐骨神经体表投影处有明显压痛。

表 10 - 4　脊神经主要分支损伤部位和损伤后的症状

神经	分布范围	损伤部位和损伤症状	
膈神经	膈肌；感觉支 - 胸膜、心包，右膈神经感觉支还分布于肝及肝外胆管	呼吸困难（膈肌瘫痪），呃逆	
正中神经	除肱桡肌、尺侧腕屈肌和指深屈肌尺侧半以外的所有前臂肌前群及附近关节；除拇收肌以外的鱼际肌和第1、第2蚓状肌；手掌桡侧2/3，桡侧三个半指掌面皮肤及中、远节指背皮肤	肱骨下端骨折，正中神经合并尺神经受损，不能屈腕、腕掌、掌指、指间关节；鱼际萎缩，猿手。手掌桡侧2/3及桡侧3个半指掌面、桡侧3个半指指背中远节皮肤感觉障碍	
尺神经	尺侧腕屈肌、指深屈肌尺侧半、小鱼际肌、拇收肌、第3及第4蚓状肌、骨间肌；手掌尺侧1/3，尺侧一个半指掌面皮肤，手背尺侧半及尺侧二个半指背皮肤	肱骨内上髁骨折，拇指不能内收，骨间肌萎缩，爪形手。手掌尺侧1/3，1个半指掌面，指背尺侧2个半指，手背尺侧半皮肤感觉障碍	

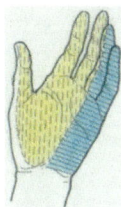

续表

表 10 - 4　脊神经主要分支损伤部位和损伤后的症状

神经	分布范围	损伤部位和损伤症状	
桡神经	肱三头肌、肱桡肌、前臂肌后群；手背桡侧半及桡侧 2 个半指近节指背皮肤	肱骨中段骨折，不能伸腕、掌、掌指、指间关节，垂腕征。手背桡侧半、桡侧 2 个半指背面、臂后部、前臂后部皮肤感觉障碍	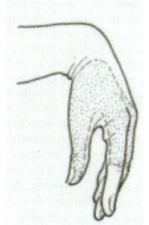
腋神经	三角肌和小圆肌；肩部、臂外侧区上部皮肤	肱骨外科颈骨折，肩关节不能外展，方形肩。肩部，臂外侧上部皮肤感觉障碍	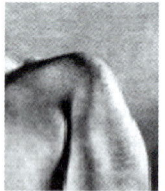
肌皮神经	肱二头肌、肱肌、喙肱肌；前臂外侧皮肤	屈肩、肘障碍，前臂外侧皮肤感觉障碍	
胸神经前支	肋间肌、腹肌前外侧群；胸、腹壁皮肤及胸、腹膜壁层	肋损伤，相应分布平面的肋间肌、腹肌瘫痪，皮肤感觉障碍	
股神经	髂肌、耻骨肌、股四头肌和缝匠肌；大腿及膝关节前面皮肤，隐神经伴大隐静脉分布于小腿内侧面和足内侧缘皮肤	屈髋伸膝障碍，大腿前面、小腿内侧面、足内侧缘皮肤感觉障碍	
胫神经	小腿肌后群和足底肌，小腿后面和足底皮肤	钩状足，足底皮肤感觉障碍	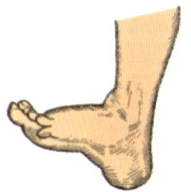
腓总神经	腓骨长、短肌，小腿外侧、足背和第 2 ~ 第 5 趾背的皮肤；小腿肌前群、足背肌和第 1 ~ 第 2 趾相对缘皮肤	马蹄内翻足，足背皮肤、足第 1、第 2 趾背相对缘皮肤感觉障碍	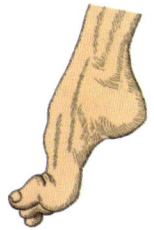

二、　脑神经

与脑相连的脑神经共 12 对，按其顺序命名为 Ⅰ 嗅神经、Ⅱ 视神经、Ⅲ 动眼神经、Ⅳ 滑车神经、Ⅴ 三叉神经、Ⅵ 展神经、Ⅶ 面神经、Ⅷ 前庭蜗神经、Ⅸ 舌咽神经、Ⅹ 迷走神经、Ⅺ副神经、Ⅻ舌下神经。按其所含纤维不同，可分为感觉神经、运动神经和混合神经（图 10 - 53，表 10 - 5）。

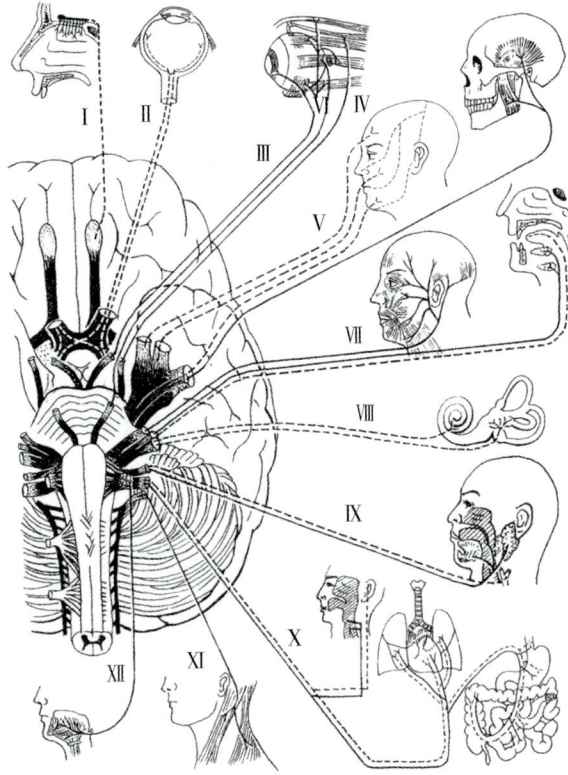

图 10 - 53 脑神经

注：-------感觉神经纤维；————运动神经纤维。

表 10 - 5 脑神经简表

顺序名称	性质	出入颅的位置	连脑部位或核团	分布和功能	损伤后的表现
Ⅰ 嗅神经	感觉性	筛孔	嗅球	嗅黏膜 嗅觉	嗅觉障碍
Ⅱ 视神经	感觉性	视神经管	外侧膝状体	视网膜 视觉	视觉障碍
Ⅲ 动眼神经	运动性	眶上裂	动眼神经核 动眼神经副核	上、下、内直肌，下斜肌，上睑提肌 瞳孔括约肌，睫状肌	眼外斜视，上睑下垂 对光及调节反射消失
Ⅳ 滑车神经	运动性	眶上裂	滑车神经核	上斜肌	眼不能外下斜视
Ⅴ 三叉神经	混合性	眼神经 眶上裂 上颌神经圆孔 下颌神经卵圆孔	三叉神经脊束核，三叉神经脑桥核，三叉神经中脑核	头面部皮肤、口腔、鼻腔黏膜，牙及牙龈、眼球、硬脑膜	感觉障碍
Ⅵ 展神经	运动性	眶上裂	展神经核	外直肌	眼内斜视

顺序名称	性质	出入颅的位置	连脑部位或核团	分布和功能	损伤后的表现
Ⅶ面神经	混合性	内耳门到茎乳孔	三叉神经背束核 面神经核上泌涎核孤束核	耳部皮肤、舌前 2/3 味蕾；面部表情肌、颈阔肌、茎突舌骨肌、二腹肌后腹；泪腺、下颌下腺、舌下腺及鼻腔和腭的腺体	感觉障碍，味觉障碍，额纹消失、眼不能闭合、口角歪向健侧、鼻唇沟变浅，分泌障碍
Ⅷ前庭蜗神经	感觉性	内耳门	脑桥（前庭神经核）（蜗神经核）	椭圆囊斑 球囊斑 壶腹嵴 螺旋器（听觉感受器）平衡觉和听觉	眩晕、眼球震颤等，听力障碍
Ⅸ舌咽神经	混合性	颈静脉孔	疑核 下泌涎核孤束核 三叉神经脊束核	茎突咽肌、腮腺、咽鼓室、咽鼓管、软腭、舌后 1/3 黏膜、颈动脉窦、颈动脉小球、舌后 1/3 味蕾、耳后皮肤	分泌障碍，咽后与舌后 1/3 感觉障碍、咽反射消失，舌后 1/3 味觉丧失
Ⅹ迷走神经	混合性	颈静脉孔	迷走神经核疑核 孤束核 三叉神经脊束核	胸腹腔内脏平滑肌、心肌、腺体、咽喉肌，胸腹腔脏器、咽喉黏膜、硬脑膜、耳郭及外耳道皮肤	心动过速、内脏运动障碍，发音困难、声音嘶哑、发呛、吞咽障碍
Ⅺ副神经	运动性	颈静脉孔	副神经核	咽喉肌、胸锁乳突肌、斜方肌	一侧胸锁乳突肌瘫痪，头无力转向对侧；斜方肌瘫痪，肩下垂、提肩无力
Ⅻ舌下神经	运动性	舌下神经管	舌下神经核	舌内肌和部分舌外肌	舌肌瘫痪、萎缩、伸舌时舌尖偏向患侧

（一）嗅神经

嗅神经为感觉性脑神经，由鼻黏膜内的嗅细胞中枢突聚集成 20 多条嗅丝，即嗅神经，穿过筛孔入颅前窝，连于嗅球传导嗅觉。颅前窝骨折时，可损伤嗅神经，造成嗅觉障碍（图 10 – 54）。

（二）视神经

视神经为感觉性脑神经，传导视觉冲动。视网膜节细胞的轴突，在视神经盘处聚集，穿过巩膜后形成视神经。经视神经管入颅中窝，连于视交叉，再经视束连于间脑（图 10 – 54）。

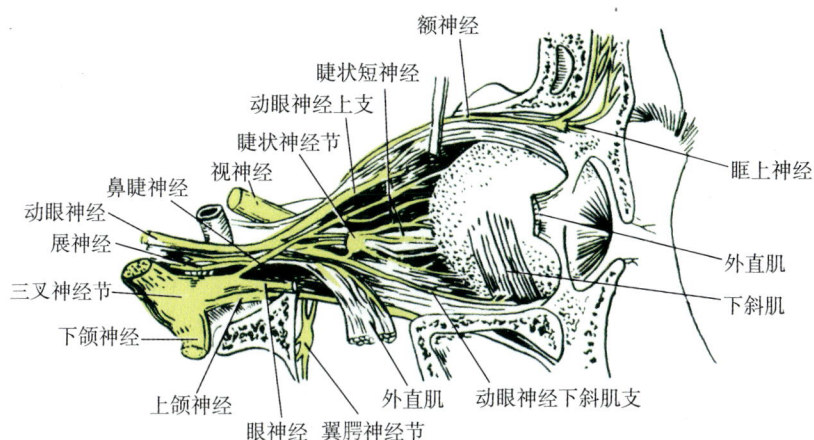

图 10-54 框内神经外侧面观

（三）动眼神经

动眼神经为运动性神经，含躯体运动纤维和内脏运动纤维。其躯体运动纤维起于动眼神经核，支配除上斜肌和外直肌以外的眼球外肌；内脏运动纤维为副交感神经，起于动眼神经副核，支配瞳孔括约肌和睫状肌，参与瞳孔对光反射与晶状体调节（图 10-55）。

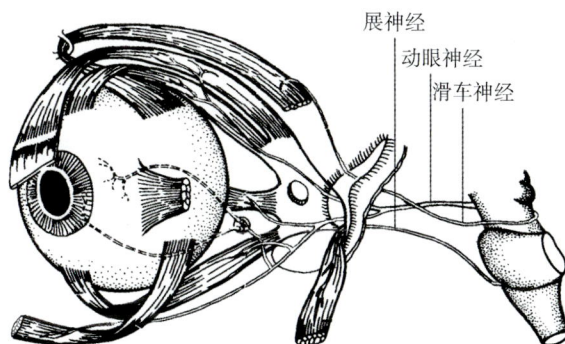

图 10-55 动眼神经、滑车神经和展神经

（四）滑车神经

滑车神经为运动性脑神经，起于中脑的滑车神经核，自中脑背侧出脑，经眶上裂入眶，支配上斜肌（图 10-55）。

（五）三叉神经

三叉神经为最粗大的混合性脑神经，含感觉和运动两种纤维。运动纤维起于脑桥的三叉神经运动核，经卵圆孔出颅，随下颌神经分支分布于咀嚼肌等。三叉神经以感觉神经纤维（假单极神经元的中枢突）为主，这些纤维的细胞体位于颅中窝颞骨岩部尖端前面三叉神经节内，三叉神经节细胞（假单极神经元）的周围突组成三叉神经三大分支，即**眼神**

经、上颌神经、下颌神经（图10－56、图10－57）。

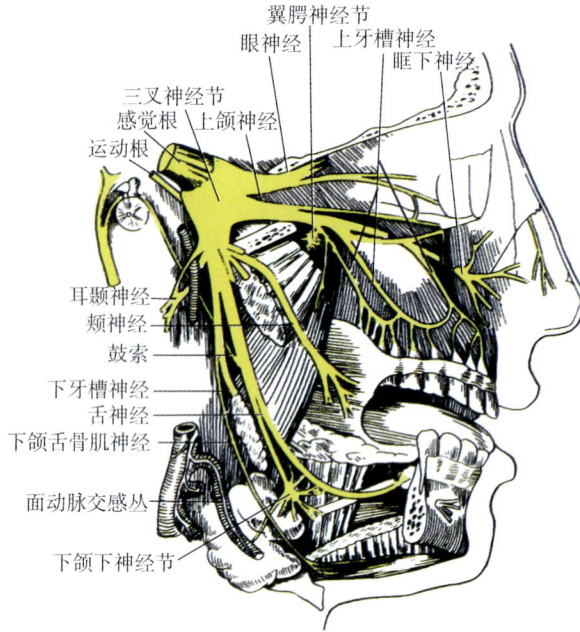

图10－56　三叉神经

图10－57　头面部皮神经分布示意图

1. **眼神经**　为感觉神经，自三叉神经节发出后，经眶上裂入眶，分支分布于眶内、眼球、泪器、结膜、硬脑膜、部分鼻和鼻旁窦黏膜、额顶部及上睑和鼻背部的皮肤。眼神经一个分支经眶上切迹穿出，分布于额顶、上睑部皮肤，称**眶上神经**。"压眶反射"即压迫此神经。

2. **上颌神经** 为感觉神经，自三叉神经节发出后，经圆孔出颅，经眶下裂入眶，延续为**眶下神经**。上颌神经主要分布于上颌牙齿和牙龈、口腔顶和鼻腔及上颌窦黏膜、部分硬脑膜及睑裂与口裂之间的皮肤。

3. **下颌神经** 为混合性神经。自卵圆孔出颅，感觉纤维分布于硬脑膜、下颌牙及牙龈、舌前2/3及口腔底黏膜、耳颞区和口裂以下皮肤；运动纤维支配咀嚼肌等。

（六）展神经

展神经为运动神经，起于脑桥的展神经核，经眶上裂入眶，支配外直肌（图10-55）。

（七）面神经

面神经为混合性神经，含有躯体感觉纤维、躯体运动纤维、内脏感觉纤维及内脏运动纤维，在延髓脑桥沟处、展神经的外侧与脑桥相连，依次经过内耳门、面神经管、茎乳孔出入颅腔。其躯体感觉纤维数量最少，分布于耳部部分区域的皮肤和表情肌，分别传导浅感觉和本体觉冲动；躯体运动纤维起于面神经核，支配面部表情肌等；内脏感觉纤维分布于舌前2/3的味蕾，传导味觉冲动；内脏运动纤维起于上泌涎核，支配下颌下腺、舌下腺、泪腺、腭及鼻腔黏膜腺体的分泌（图10-58）。

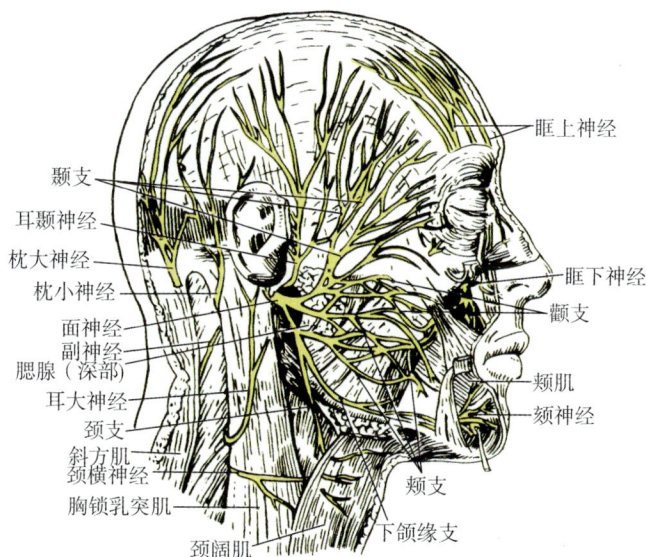

图 10-58 面神经

（八）前庭蜗神经

前庭蜗神经为躯体感觉神经，由前庭神经和蜗神经组成，分别传导平衡觉和听觉冲动。**前庭神经**起于椭圆囊斑、球囊斑和壶腹嵴；**蜗神经**起于螺旋器，两者合成前庭蜗神经后经内耳道穿内耳门入颅，在延髓脑桥沟的外侧连于脑桥，分别止于前庭神经核群、小脑和蜗神经核（图 10-59）。

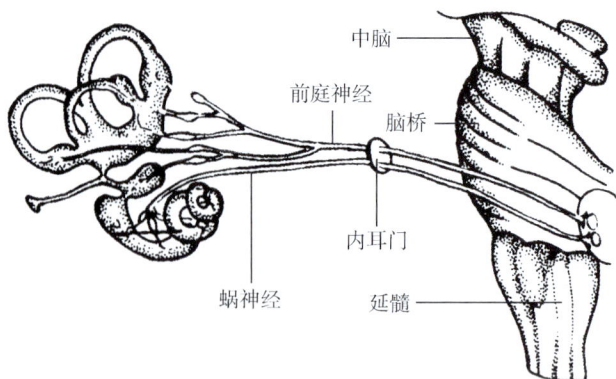

图 10-59 前庭蜗神经

（九）舌咽神经

舌咽神经为混合性神经，连于延髓后外侧沟的上部，经颈静脉孔出颅腔，含躯体感觉、躯体运动、内脏感觉和内脏运动 4 种纤维成分。躯体感觉纤维数量少，分布于耳后皮肤，纤维入脑后止于三叉神经脊束核；躯体运动纤维起于疑核，支配咽肌；内脏感觉纤维分布于舌后 1/3 味蕾及黏膜、咽、咽鼓管、鼓室的黏膜、颈动脉窦和颈动脉小球，纤维入脑后止于孤束核；内脏运动纤维为副交感神经，起于下泌涎核，支配腮腺的分泌。舌咽神经的主要分支有舌支、鼓室神经及颈动脉窦支等，后者分布于颈动脉窦和颈动脉小球，传导动脉血压和血中 CO_2 浓度等变化刺激产生的神经冲动，参与心血管活动和呼吸运动的调节（图 10-60）。

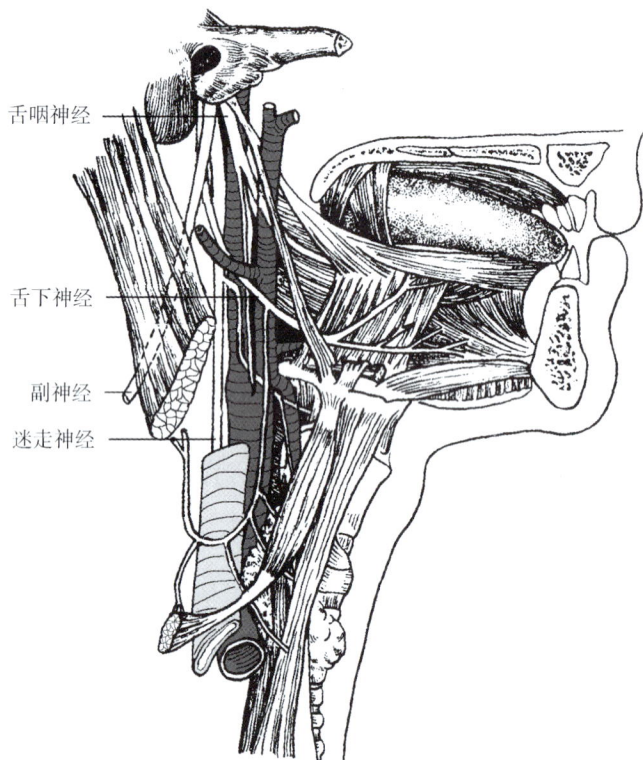

图 10-60 舌咽神经、副神经及舌下神经

（十）迷走神经

迷走神经为混合性脑神经，是脑神经中行程最长，分布范围最广的神经，它连于延髓橄榄的后沟，经颈静脉孔出颅腔。之后下行于颈内、颈总动脉与颈内静脉之间的后方，经胸廓上口入胸腔。在胸部，左、右迷走神经的走行和位置各异。左迷走神经在左颈总动脉与左锁骨下动脉之间下行至主动脉弓的前面，至左肺根的后方，在食管前面参与构成食管前丛，并向下延续成迷走神经前干。右迷走神经经右锁骨下动脉的前面，沿气管右侧下降，至右肺根后方，在食管后面构成食管后丛，在食管下端合成迷走神经后干。迷走神经前、后干向下与食管一起穿膈的食管裂孔进入腹腔（图10-61）。

迷走神经在颈胸腹部的主要分支包括：

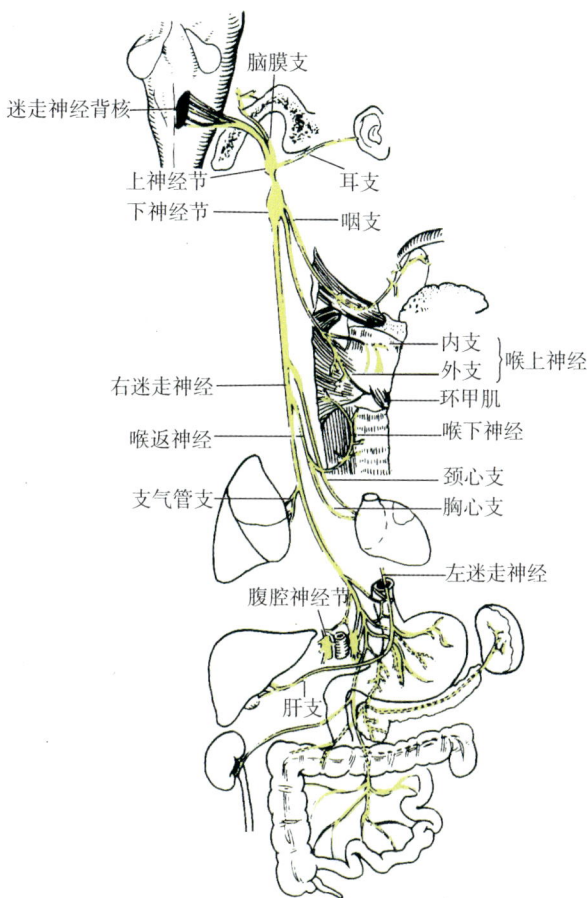

图 10-61 迷走神经

1. **喉上神经** 起于迷走神经出颅处，在颈内动脉内侧下行，在舌骨大角水平分成内、外支。外支细小，支配环甲肌；内支为感觉支，分布于咽、会厌、舌根及声门裂以上的喉黏膜，传导一般内脏感觉及味觉。

2. **颈心支** 与颈交感节发出的颈心神经交织构成心丛，调节心脏活动，也有分支分布于主动脉弓壁内，感受血压变化和化学刺激。

3. **喉返神经** **右喉返神经**绕右锁骨下动脉上行，返回颈部。**左喉返神经**绕主动脉弓上行，在颈部左、右喉返神经均走行于气管与食管之间的沟内，至甲状腺侧叶深面、环甲关节后方进入喉内。分布于声门裂以下的喉黏膜，同时支配除环甲肌以外的所有喉肌。

4. **胃前、后支** 迷走神经前干在贲门附近发出胃前支。沿胃小弯向右，分支分布于胃前壁，终末支以"鸦爪"形分支分布于幽门部前壁。迷走神经后干在贲门附近发出胃后支，沿胃小弯后面走行，分支分布于胃后壁。终末支也以"鸦爪"形分支分布于幽门部后壁。

（十一）副神经

副神经是运动性脑神经，经颈静脉孔出颅，此后加入迷走神经内，分支支配咽喉部肌、胸锁乳突肌和斜方肌（图 10 – 60）。

（十二）舌下神经

舌下神经为运动性脑神经，起于舌下神经核，连于延髓的前外侧沟，经舌下神经管出颅。出颅后舌下神经行于颈内动、静脉之间，至舌骨水平弓形行向前上，支配舌肌（图 10 – 60）。

知 识 链 接

三叉神经痛

三叉神经痛是最常见的脑神经疾病，以一侧面部三叉神经分布区内反复发作的阵发性剧烈痛为主要表现，分为原发性和继发性两种。

原发性三叉神经痛的病因及发病机制至今尚无明确的定论。发病年龄多在 40 岁以上，以中老年人为多，女性多于男性。该病的特点：在头面部三叉神经分布区域内骤发、骤停，呈闪电样、刀割样、烧灼样、顽固、难以忍受的剧烈疼痛。继发性三叉神经痛多由脑部占位性病变和血管压迫所引起。

三叉神经痛可通过药物、手术、针灸等方法治疗。

三、 内脏神经

内脏神经是神经系统的一个组成部分，可分为中枢部（脑、脊髓）和周围部。周围部主要分布于内脏、心血管、平滑肌和腺体，故名内脏神经。按其纤维性质和功能可分为**内脏运动神经**和**内脏感觉神经**。

（一）内脏运动神经

内脏运动神经调节内脏和心血管的运动及腺体的分泌，通常不受意识控制，是不随意的，故又称为**自主神经**。根据形态、功能和药理学特点，内脏运动神经（自主神经）分为**交感神经**和**副交感神经**两部分（图 10 – 62）。

内脏运动神经与躯体运动神经都受皮质及皮质以下各级中枢控制和调节，但二者在形态结构、分布范围和功能上都有较大不同。差异简述如下：

支配的器官（效应器）不同：躯体运动神经支配骨骼肌并受意志的控制；内脏运动神经则支配平滑肌、心肌和腺体，一定程度上不受意志的控制。

低级中枢不同：躯体运动神经低级中枢位于脑干内的躯体运动神经核和脊髓的前角；内脏运动神经低级中枢分散位于脑干内的内脏运动神经核，脊髓第 1 胸髓节段到第 3 腰髓节段的侧角内，以及第 2 ~ 第 4 骶髓节段的骶副交感核。

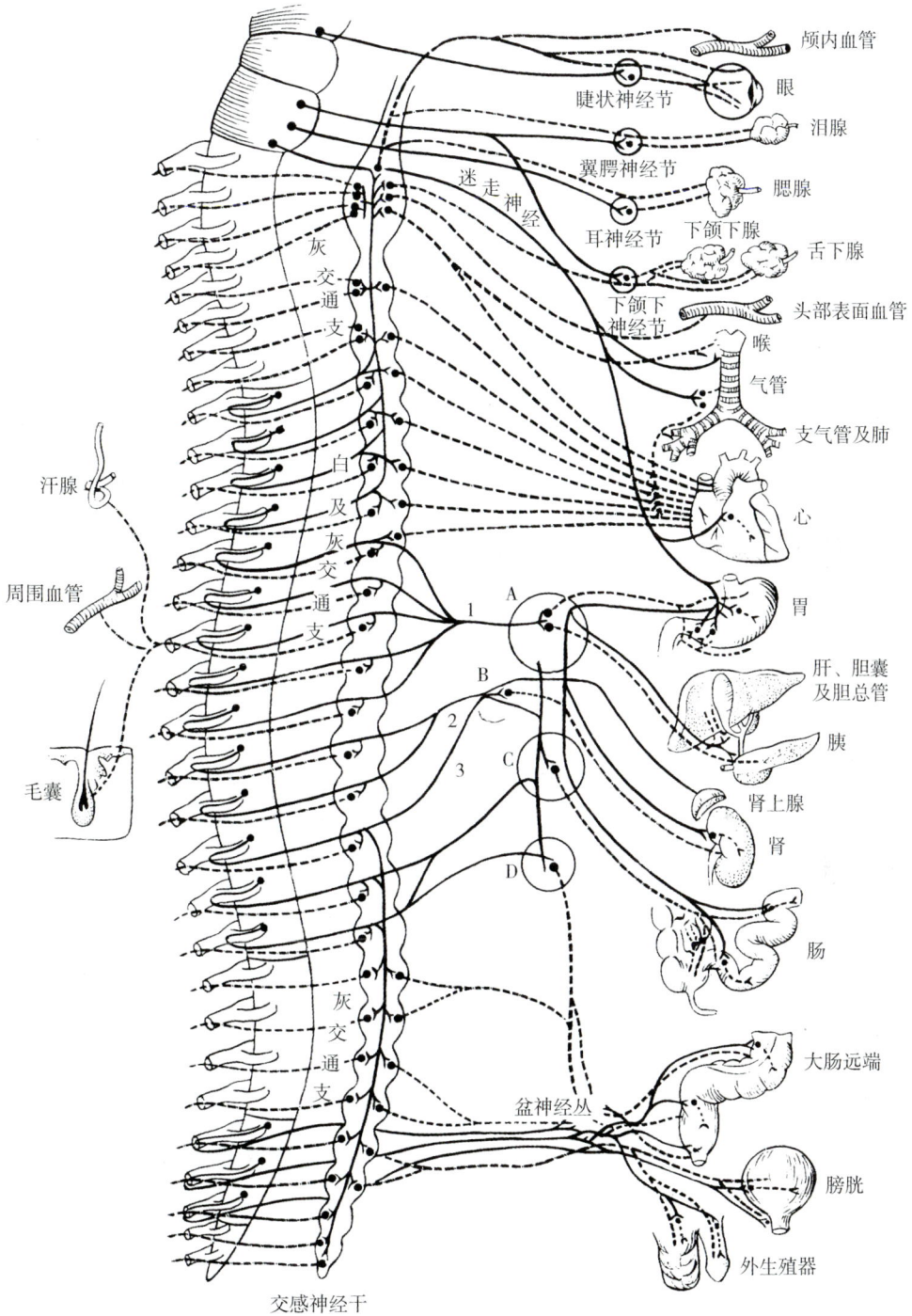

图 10 - 62　内脏运动神经概况

注：-------节前纤维；——节后纤维。

神经元数目不同：躯体运动神经自低级中枢至骨骼肌（效应器）只有一个神经元。内脏运动神经自低级中枢发出后在内脏运动神经节交换神经元，由节内神经元再发出纤维到达效应器。内脏运动神经从低级中枢到达所支配的器官（效应器）须经过两个神经元。位于脑干和脊髓内的神经元称节前神经元，其轴突称节前纤维。位于周围部神经节内的神经元称节后神经元，其轴突称节后纤维。节后纤维支配效应器。

纤维成分不同：躯体运动神经只有一种纤维成分；而内脏运动神经则有交感和副交感两种纤维成分，多数内脏器官同时接受交感和副交感神经的双重支配。

分布形式不同：躯体运动神经以神经干的形式分布，再分支到效应器；而内脏运动神经节后纤维在效应器周围形成神经丛，由神经丛再分支到效应器。

1. 交感神经 交感神经的低级中枢位于脊髓第 1 胸椎至第 3 腰椎节段的灰质的侧角。交感神经的周围部包括交感干、交感神经节及其发出的节后纤维、交感神经丛。

（1）交感神经节和交感干 根据交感神经节所在位置不同，又可分为椎旁节和椎前节。椎前神经节位于脊柱前方，主要有腹腔神经节、肠系膜上、下神经节等。椎旁神经节位于脊柱两侧，每侧 21～26 个，交感干是由同侧椎旁神经节和节间支连接而成，位于脊柱两侧。每个椎旁神经节与相应的脊神经之间都有交通支相连，分白交通支和灰交通支两种。白交通支是脊髓侧角发出有髓鞘的节前纤维，经脊神经前根、脊神经进入椎旁神经节，色泽白色，称白交通支；灰交通支是由交感干神经节细胞发出无髓鞘，且色泽灰暗的节后纤维返回至脊神经（图 10-63）。

交感神经节前纤维经白交通支进入交感干内，有 3 种去向：①终止于相应的椎旁神经节，并交换神经元。②在交感干内上行或下行后，终于上方或下方的椎旁神经节。③穿过椎旁节后，至椎前神经节交换神经元。

交感神经节后纤维也有 3 种去向：①经灰交通支返回脊神经，随脊神经分布至头颈部、躯干和四肢的血管、汗腺和竖毛肌等。②攀附动脉走行，在动脉外膜形成相应的神经丛（如颈内、外动脉丛，腹腔丛，肠系膜上丛等），

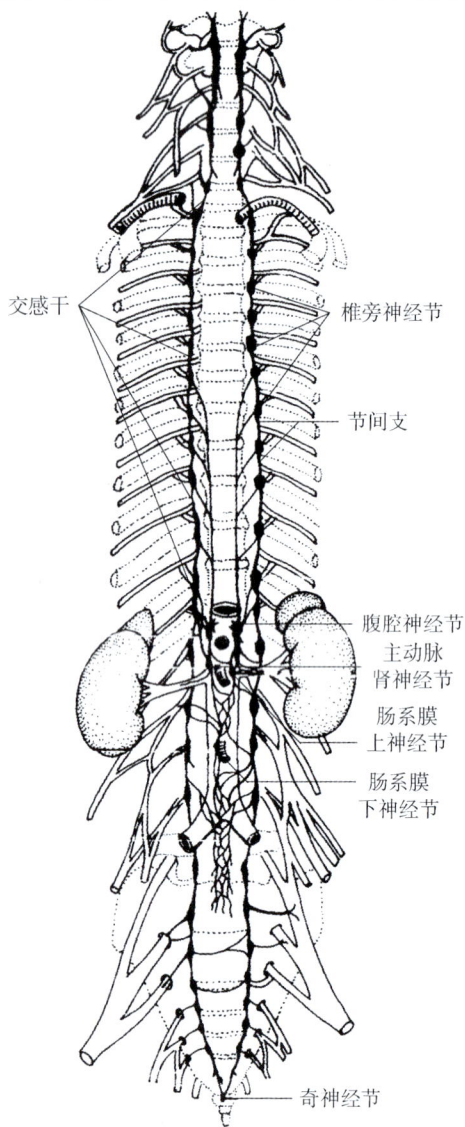

交感干
椎旁神经节
节间支
腹腔神经节
主动脉
肾神经节
肠系膜上神经节
肠系膜下神经节
奇神经节

图 10-63　交感神经节及交感干

并随动脉分布到所支配的器官。③由交感神经节直接分布到所支配的脏器（图10-64）。

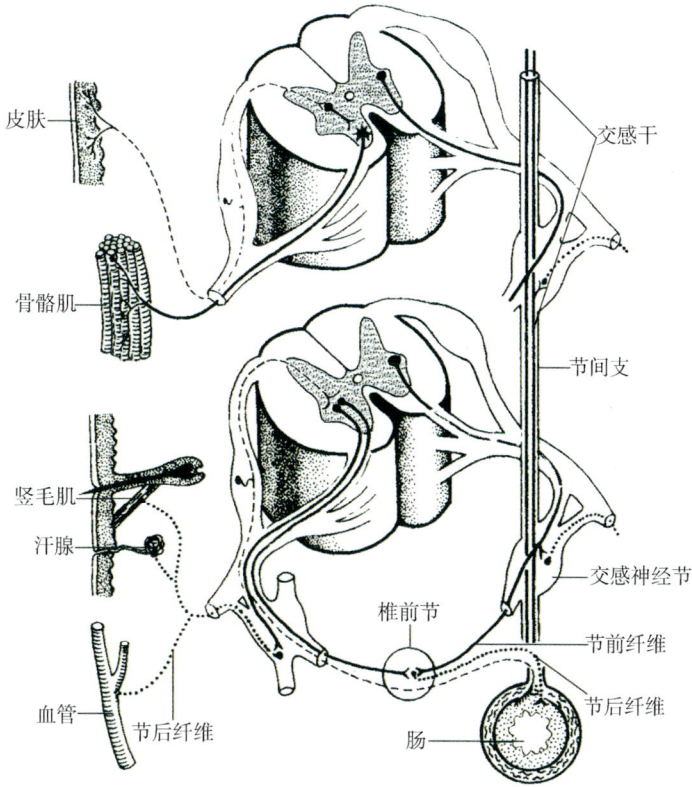

图10-64 交感神经纤维的去向

（2）交感神经的纤维分布 由于低级中枢神经元的胞体位于脑干和脊髓内，交感神经节神经元的胞体位于周围部的神经节内，所以，交感神经节前纤维较短，节后纤维较长，节后纤维支配头、颈、胸腔脏器、腹腔实质性器官、消化管、盆腔脏器和上下肢的血管、汗腺和竖毛肌，具体分布见表10-6。

表10-6 交感神经分布概况

节前纤维的来源	神经元胞体的位置	节后纤维
脊髓第1～第5胸椎节段的侧角	椎旁节	头、颈、胸腔脏器和上肢的血管、汗腺、竖毛肌
脊髓第1～第12胸椎节段的侧角	椎旁节或椎前节	肝、脾、肾、结肠左曲以上消化管
脊髓第1～第3腰椎节段的侧角	椎旁节或椎前节	结肠左曲以下消化管，盆腔脏器，下肢的血管、汗腺、竖毛肌

1）颈部 颈部交感干神经节发出的节后神经纤维分布如下：经灰交通支连接颈神经，随颈神经分支分布至头颈和上肢的血管、汗腺、竖毛肌等。直接至邻近的动脉，伴随动脉的分支至头颈部的腺体（泪腺、唾液腺、口腔和鼻腔黏膜内腺体、甲状腺等）竖毛肌、血

管、瞳孔开大肌。发出的咽支，直接进入咽壁，与迷走神经、舌咽神经的咽支共同组成咽丛。还发出颈上、中、下心神经，下行进入胸腔，加入心丛。

2）胸部　胸交感干神经节发出节后神经纤维分布如下：经灰交通支连接胸神经，并随其分布于胸腹壁的血管、汗腺、竖毛肌等。从上5对胸神经节发出分支，形成胸主动脉丛、食管丛、肺丛及心丛等。内脏大神经由穿过第5～第9胸交感干神经节的节前纤维组成，向下方行走并合成一干，穿过膈脚，终止于腹腔神经节和主动脉肾节。内脏小神经由穿过第10～第12胸交感干神经节的节前纤维组成，下行穿过膈脚，主要终止于主动脉肾神经节。由腹腔神经节、主动脉肾神经节等发出的节后纤维分布至肝、脾、肾等实质性脏器和结肠左曲以上的消化管。

3）腰部　腰交感干神经节发出节后神经纤维分布如下：灰交通支连接腰神经，并随腰神经分布。腰内脏神经由穿过腰神经节的节前纤维组成，终于腹主动脉丛和肠系膜下丛内的椎前神经节，节后纤维分布至结肠左曲以下的消化道及盆腔脏器，并有纤维伴随血管分布至下肢。

2. 副交感神经　低级中枢位于脑干和脊髓骶部第2至4节段灰质的骶副交感核，由这些核的细胞发出的纤维即节前纤维。周围部的副交感神经节，位于器官的周围或器官壁内，称器官旁节和器官内节。副交感神经的分布不如交感神经广泛，大部分血管、汗腺、竖毛肌、肾上腺髓质均无副交感神经支配（表10-7）。

表10-7　交感神经与副交感神经的比较

比较内容	交感神经	副交感神经
低级中枢部位	脊髓胸腰部灰质的中间外侧核	脑干和脊髓骶部的副交感神经核
周围部神经节	椎旁节和椎前节	器官旁节和器官内节
节前、节后纤维	节前纤维短，节后纤维长	节前纤维长，节后纤维短
节前与节后神经元的比例	一个节前神经元的轴突可与许多节后神经元组成突触	一个节前神经元的轴突与较少的节后神经元组成突触
分布范围	分布范围较广，分布于全身血管及胸、腹、盆腔脏器的平滑肌、心肌、腺体及竖毛肌和瞳孔开大肌	分布于胸、腹、盆腔脏器的平滑肌、心肌、腺体（肾上腺髓质除外）及瞳孔括约肌
对心脏的作用	心率加快，收缩力增强，冠状动脉舒张	心律减慢，收缩力减弱，冠状动脉轻度收缩
对支气管的作用	支气管平滑肌舒张	支气管平滑肌收缩
对消化系统的作用	胃肠平滑肌蠕动减弱，分泌减少，括约肌收缩	胃肠平滑肌蠕动增强，分泌增加，括约肌舒张
对泌尿系统的作用	膀胱壁的平滑肌舒张、括约肌收缩（贮尿）	膀胱壁的平滑肌收缩、括约肌舒张（排尿）
对瞳孔的作用	瞳孔散大	瞳孔缩小

（二）内脏感觉神经

心血管、内脏器官除有交感和副交感神经支配外，也有内脏感觉神经分布。心血管、内脏器官的感受器接受各种刺激，经内脏感觉神经传入感觉中枢，产生内脏感觉。

内脏感觉的特点：定位不准确，分辨能力差，这是内脏感觉的最主要特点；只有剧烈活动才能引起感觉，内脏痛发生缓慢，持续时间较长；对冷热、膨胀、缺血、炎症、扩张性刺激及牵拉性刺激十分敏感，而对切割、烧灼等刺激不敏感（如胃、肠、胆囊等中空内脏器官）；常伴有明显的情绪活动和一些自主神经反应，例如，恶心、呕吐和心血管及呼吸活动的改变；可发生牵涉痛（图10－65）。

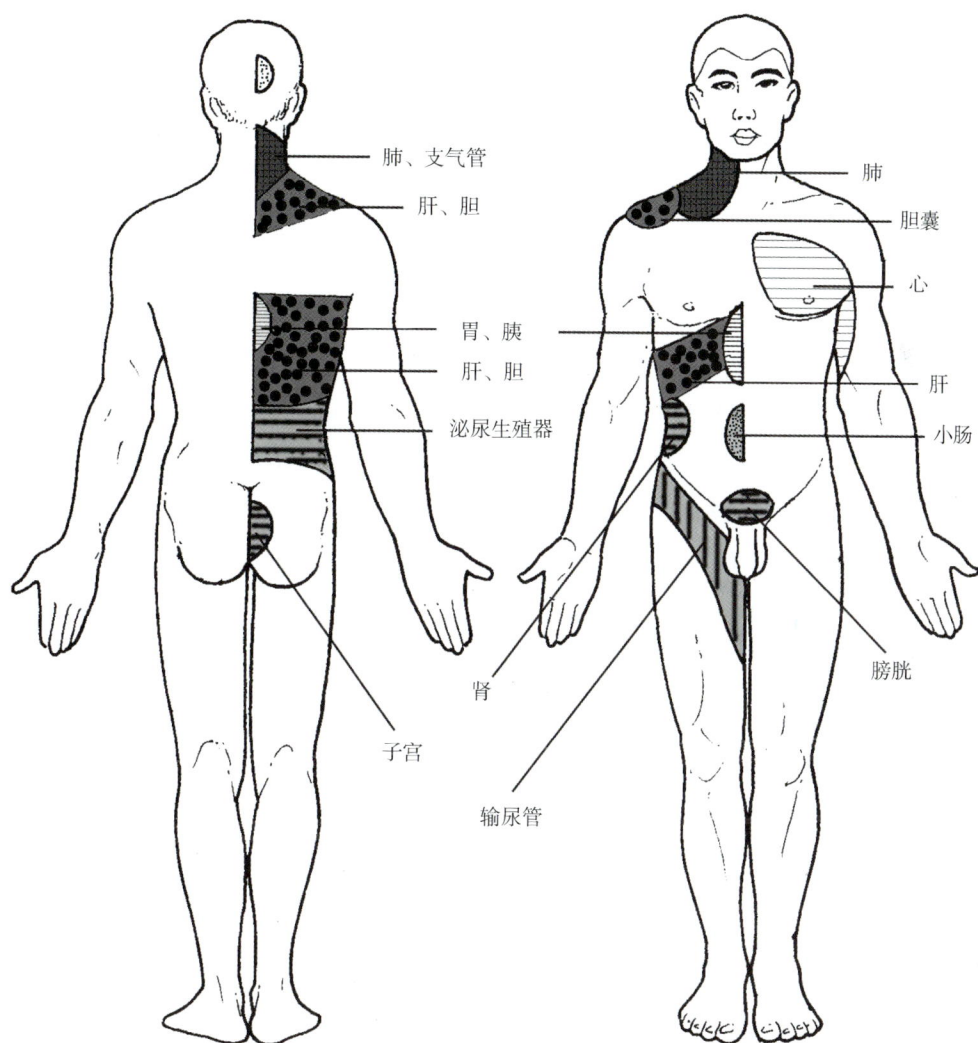

图 10 –65 常见患病脏器的牵涉性痛

当某些内脏器官发生病变时，常在体表一定区域产生感觉过敏或痛觉，这种现象称为**牵涉性痛**。例如，心脏病变（心绞痛、心肌梗死）时，常在左臂内侧产生疼痛，有时也可牵涉到右臂或颈部，或有时以腹痛的形式出现；胆囊疾病疼痛发作时，患者可感觉右肩胛部疼痛；阑尾炎早期，常感觉脐周或上腹部疼痛；患胃溃疡或胰腺炎时，会出现左上腹和肩胛间的疼痛；肾结石时可引起腹股沟区的疼痛等。

神经纤维瘤病

神经纤维瘤病为常染色体显性遗传病，是基因缺陷使神经嵴细胞发育异常导致多系统损害的疾病。主要特征为皮肤出现牛奶咖啡斑和周围神经多发性神经纤维瘤，约50％的患者出现神经系统症状，主要由中枢、周围神经肿瘤压迫所引起，其次为胶质细胞增生、血管增生和骨骼畸形所致，可表现为先天性骨发育异常等症状。

神经纤维瘤病目前尚无法彻底治愈。听神经瘤、视神经瘤等颅内及椎管内肿瘤可手术治疗，部分患者可行放疗，癫痫发作者可用抗癫痫药治疗。

项目四　神经系统的传导通路

在神经系统内存在着两大类传导通路：感觉（上行）传导通路和运动（下行）传导通路。躯体各种感受器接受机体内外环境的各种刺激，产生神经冲动，神经冲动沿着传入神经元传导，经中枢神经系统各个部位，最后至大脑皮质高级中枢，产生各种感觉。这种由感受器到大脑皮质的神经通路称**感觉（上行）传导通路**。同时，大脑皮质将各种感觉信息分析整合后，发出神经冲动，沿传出纤维，经脑干和脊髓的运动神经元到达躯体各种效应器，引起效应。这种由大脑皮质至效应器的神经通路称**运动（下行）传导通路**。传导通路是复杂反射弧组成中的传入和传出部分。

一、感觉传导通路

感觉（上行）传导通路一般由三级神经元组成，第一级神经元的胞体在脊神经节或脑神经节细胞；第二级神经元在脊髓或脑干；第三级神经元在间脑。最后分别投射到大脑皮质各感觉中枢。在传导路中，第二级神经元发出的纤维在脊髓或脑干内有一次交叉，第三级神经元发出投射纤维通过内囊，然后上行。感觉（上行）传导通路包括躯干、四肢的本体感觉及精细触觉传导路，躯干、四肢的痛、温度、粗触觉传导路，头面部痛、温度、触觉传导路，视觉传导路等。

（一）躯干和四肢的本体感觉和精细触觉传导通路

本体感觉又称深感觉，是指肌、腱、关节等运动器官本身在不同状态（运动或静止）时产生的感觉，包括位置觉、运动觉和震动觉。该传导通路还传导皮肤的精细触觉（如辨别两点距离和物体的纹理粗细等），又称深感觉传导通路。此通路由3级神经元组成，感受器位于肌、腱、关节、皮肤。

第1级神经元为脊神经节细胞，其周围突分布于肌、腱、关节和皮肤的感受器；中枢突经脊神经后根进入脊髓后索，来自第 5 胸节以下的中枢突形成薄束；来自第 4 胸节以上的中枢突形成楔束。两束上行，分别止于延髓的薄束核和楔束核。

第 2 级神经元的胞体在薄、楔束核内，两核发出的纤维束左右交叉，形成内侧丘系交叉，交叉后的纤维称内侧丘系。经脑桥、中脑上行，最后止于背侧丘脑的腹后外侧核。

第 3 级神经元的胞体在腹后外侧核，发出投射纤维经内囊后肢上行至中央后回的中、上 2/3 和中央旁小叶后部（图 10 - 66、图 10 - 67）。

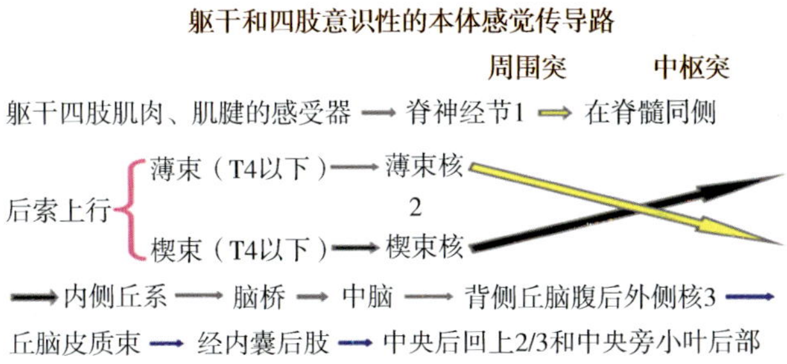

躯干和四肢意识性的本体感觉传导路

图 10 - 66　躯干和四肢的本体感觉传导路思维导图

（二）躯干四肢痛、温、粗触觉和压觉传导通路

躯干四肢痛、温、粗触觉和压觉传导通路，又称浅感觉传导通路，此通路由 3 级神经元组成。感受器是位于皮肤游离神经末梢、环层小体、触觉小体。

第 1 级神经元为脊神经节细胞，其周围突分布于躯干和四肢皮肤内的感受器；中枢突经后根终止于脊髓后角（第 2 级神经元）。

第 2 级神经元胞体位于脊髓后角内，它们发出纤维上升 1 ~ 2 个节段并交叉到对侧的外侧索和前索内上行，组成脊髓丘脑侧束和脊髓丘脑前束（侧束传导痛温觉，前束传导粗触觉压觉）。脊髓丘脑束经延髓、脑桥和中脑止于背侧丘脑的腹后外侧核（第 3 级神经元）。

第 3 级神经元的胞体在背侧丘脑的腹后外侧核，它们发出投射纤维经内囊后肢到中央后回的中、上 2/3 和中央旁小叶后部（图

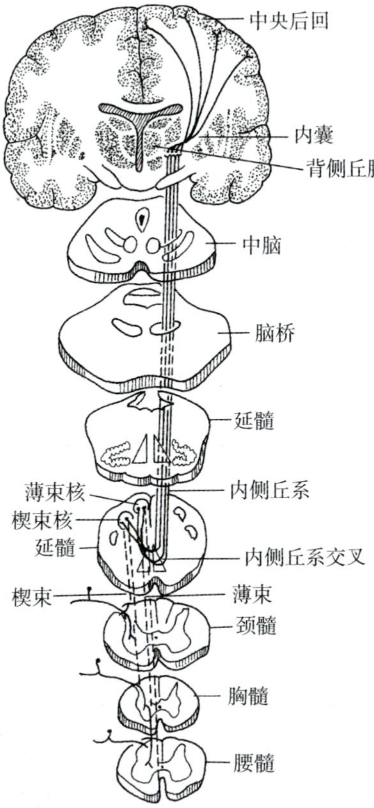

图 10 - 67　躯干和四肢的本体感觉传导路

10-68、图10-69）。

周围突　　　　中枢突

躯干四肢皮肤感受器 ➡ 脊神经节1 ➡ 脊髓白质

上升1~2节段后 ➡ 同侧脊髓后角神经元2 ➡ 交叉到对侧

前　索 ➡ 脊髓丘脑前束（传导粗触觉）

外侧索 ➡ 脊髓丘脑侧束（传导粗触觉）

（也称脊髓丘脑）

➡ 脑干 ➡ 背侧丘脑腹后外侧核3 ➡ 丘脑皮质束 ➡

➡ 内囊后肢 ➡ 中央后回上2/3和中央旁小叶后部

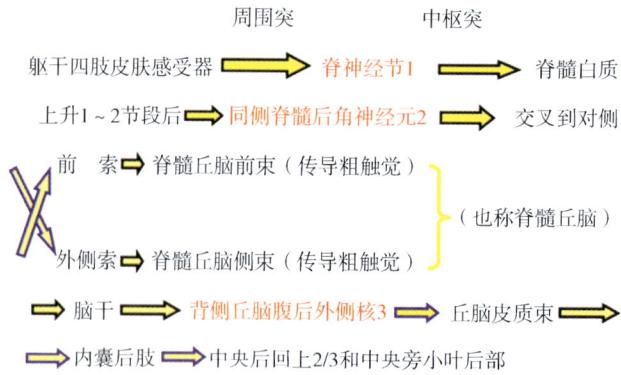

图 10-68　躯干和四肢的浅感觉传导路思维导图

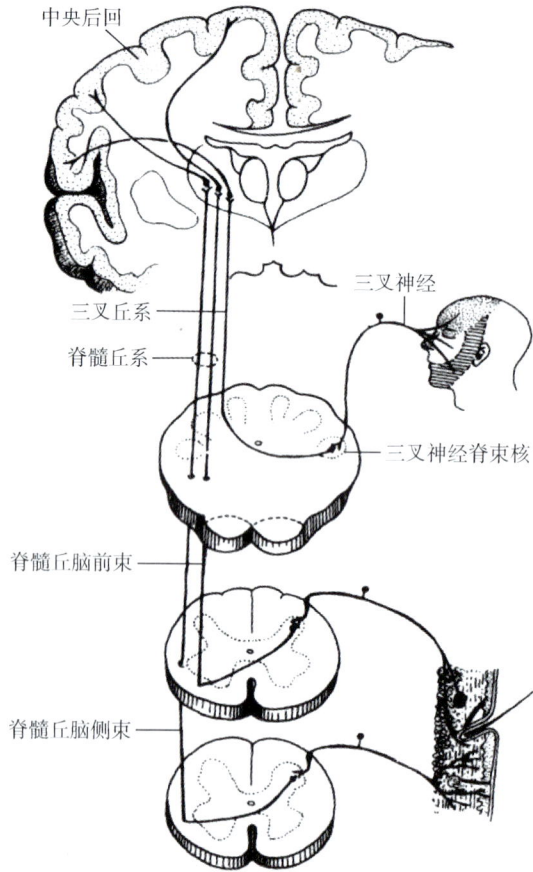

图 10-69　头颈部、躯干和四肢的浅感觉传导路

（三）头面部的痛、温、触、压觉传导通路

由 3 级神经元组成。头面部的痛、温、触、压觉主要由三叉神经传入。感受器是头面部浅感受器。

第 1 级神经元为三叉神经节，其周围分布于头面部皮肤及口鼻黏膜的感受器，中枢突经三叉神经根入脑干；止于三叉神经感觉核群。

第 2 级神经元的胞体在三叉神经感觉核群内，它们发出纤维交叉到对侧，组成三叉丘脑束，止于背侧丘脑的腹后内侧核。

第 3 级神经元的胞体在背侧丘脑的腹后内侧核发出投射纤维，经内囊后肢到中央后回下 1/3 部（图 10-69、图 10-70）。

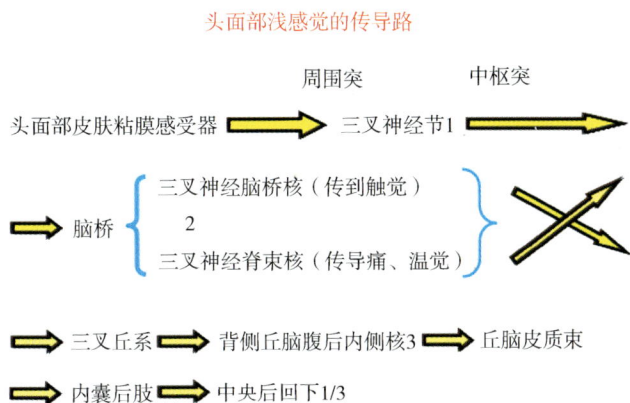

头面部浅感觉的传导路

周围突　　　中枢突

头面部皮肤粘膜感受器 ➡ 三叉神经节1 ➡

➡ 脑桥 { 三叉神经脑桥核（传到触觉）

2

三叉神经脊束核（传导痛、温觉）}

➡ 三叉丘系 ➡ 背侧丘脑腹后内侧核3 ➡ 丘脑皮质束

➡ 内囊后肢 ➡ 中央后回下1/3

图 10-70　头颈部浅感觉传导路思维导图

（四）视觉传导通路和瞳孔对光反射

1. 视觉传导通路　视觉传导通路包括三级神经元。眼球视网膜感光细胞（视锥细胞和视杆细胞）感受光线刺激，产生神经冲动，经双极细胞（第 1 级神经元），传至节细胞（第 2 级神经元），其轴突在视神经盘处集合成视神经。经视神经管入颅腔，形成视交叉后，延为视束。在视交叉中，来自两眼视网膜鼻侧半的纤维交叉，交叉后加入对侧视束；来自视网膜颞侧半的纤维不交叉，进入同侧视束。视束绕过大脑脚向后，终止于外侧膝状体（第 3 级神经元）。由外侧膝状体核发出纤维组成视辐射，经内囊后肢投射到端脑距状沟上下的视区中枢，产生视觉（图 10-71、图 10-72）。

视锥细胞（强光色觉）
视杆细胞（弱光）　　→　双极细胞1　→　节细胞2

→　视神经　→　经视神经管入颅　→　视交叉（不完全交叉）

→　左视束　→　左外侧膝状体3　→　左侧视辐射　→

→　右视束　→　右外侧膝状体3　→　右侧视辐射　→

→　左侧枕叶距状沟上、下皮质　→　接受双眼右侧半视野

→　右侧枕叶距状沟上、下皮质　→　接受双眼左侧半视野

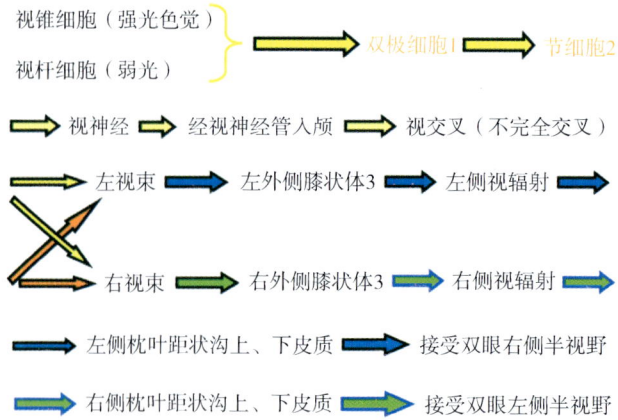

图 10-71　视觉传导通路思维导图

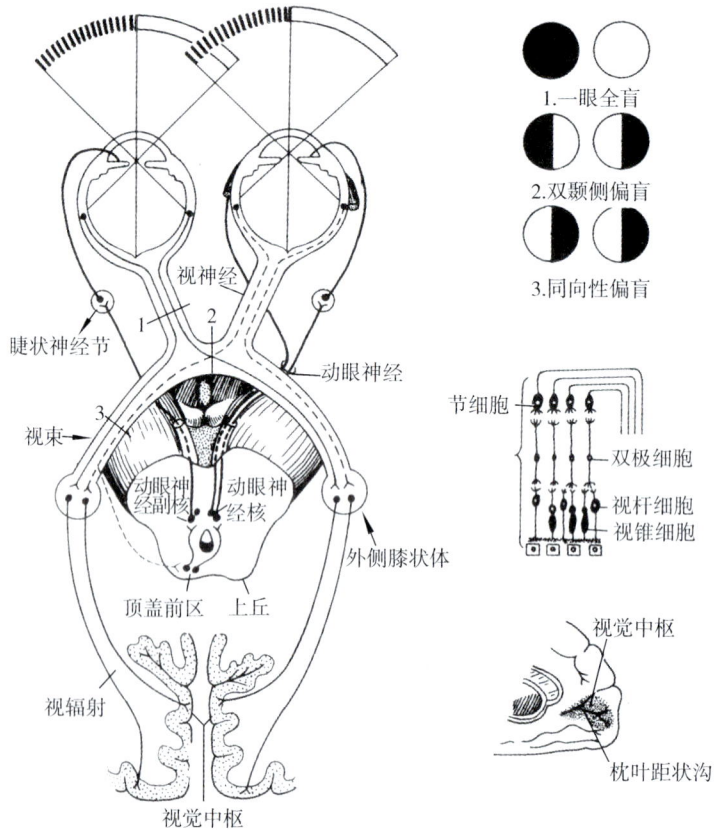

1.一眼全盲

2.双颞侧偏盲

3.同向性偏盲

图 10-72　视觉传导通路及损伤后的表现

知 识 链 接

当视觉传导通路的不同部位受损时，可引起不同的视野缺损。

1. 视网膜损伤引起的视野缺损与损伤的位置和范围有关：若损伤在视神经盘则视野中可出现较大暗点；若黄斑部受损则中央视野有暗点；其他部位损伤则对应部位有暗点。

2. 一侧视神经损伤可致该侧眼视野全盲。

3. 视交叉中交叉纤维损伤可致双眼视野颞侧半偏盲。

4. 一侧视交叉外侧部的不交叉纤维损伤，则患侧眼视野的鼻侧半偏盲。

5. 一侧视束及以上的视觉传导路（视辐射、视区皮质）受损，可致双眼病灶对侧半视野同向性偏盲（如右侧受损则右眼视野鼻侧半和左眼视野颞侧半偏盲）。

当视觉传导通路的不同部位受损时，可引起不同的视野缺损。①视网膜损伤引起的视野缺损与损伤的位置和范围有关，若损伤在视神经盘则视野中出现较大暗点，若黄斑部受损则中央视野有暗点，其他部位损伤则对应部位有暗点。②一侧视神经损伤可致该侧眼视野全盲。③视交叉中交叉纤维损伤可致双眼视野颞侧半偏盲。④一侧视交叉外侧部的不交叉纤维损伤，则患侧眼视野的鼻侧半偏盲。⑤一侧视束及以上的视觉传导路（视辐射、视区皮质）受损，可致双眼病灶对侧半视野同向性偏盲（如右侧受损则右眼视野鼻侧半和左眼视野颞侧半偏盲）（图10-72）。

2. **瞳孔对光反射** 光照一侧眼的瞳孔引起两眼瞳孔缩小的反应称为瞳孔对光反射。光照侧的反应称直接对光反射，光未照射侧的反应称间接对光反射。瞳孔对光反射的通路由视网膜起始，经视神经、视交叉及两侧视束，再经上丘臂到达顶盖前区（上丘与间脑交界处）交换神经元，并发出纤维止于两侧动眼神经副核，动眼神经副核的轴突（副交感神经纤维）加入动眼神经，止于睫状神经节，节后纤维支配瞳孔括约肌收缩，引起两侧瞳孔缩小（图10-72）。

主要感觉传导通路对比如表10-8：

表10-8 主要感觉传导通路对比

传导通路	一级神经元	二级神经元	三级神经元	纤维交叉部位	投射中枢
意识性本体觉和精细触觉	脊神经节细胞	薄束核、楔束核	丘脑腹后外侧核	延髓丘系交叉	中央后回上2/3，中央旁小叶后部
肢体浅感觉	脊神经节细胞	脊髓后角细胞	丘脑腹后外侧核	脊髓白质	中央后回上2/3，中央旁小叶后部
头面浅感觉	三叉神经节	三叉神经脑桥核、三叉神经脊束核	丘脑腹后内侧核	延髓和脑桥	中央后回下1/3
视觉	视网膜双极细胞	视网膜节细胞	外侧膝状体	视交叉	距状沟上下皮质

二、 运动传导通路

运动（下行）传导通路包括锥体系和锥体外系。

（一）锥体系

锥体系由上、下两级运动神经元组成。上神经元的胞体在大脑皮质运动中枢，其轴突组成皮质核束和皮质脊髓束，通过内囊下行，有一次交叉；下神经元的胞体在脑干的躯体运动核或脊髓前角运动细胞。锥体系管理骨骼肌的随意运动。

1. 皮质脊髓束 由中央前回上、中部和中央旁小叶前半部皮质的锥体细胞（上神经元）轴突集合成束，下行经内囊后肢的前部、大脑脚、脑桥基底部下行至延髓锥体。在锥体下端，大部分的纤维交叉至对侧，形成锥体交叉。交叉后的纤维沿对侧脊髓侧索内下行，称皮质脊髓侧束，此束沿途终止脊髓各节段的前角运动细胞（下神经元），主要支配四肢肌。在延髓未交叉纤维在同侧脊髓前索内下行，称皮质脊髓前束，该束仅达上胸节，并经白质前连合逐节交叉至对侧，终止于前角运动神经元（下神经元），支配躯干和四肢骨骼肌的运动。皮质脊髓前束中有一部分纤维始终不交叉而止于同侧脊髓前角运动神经元，主要支配躯干肌（图10-73、图10-74）。所以，躯干肌是受两侧大脑皮质支配，而上下肢肌只受对侧支配，故一侧皮质脊髓束在锥体交叉前受损，主要引起对侧肢体瘫痪，躯干肌（如呼吸肌）运动不受明显影响；在锥体交叉后受损，主要引起同侧肢体瘫痪。

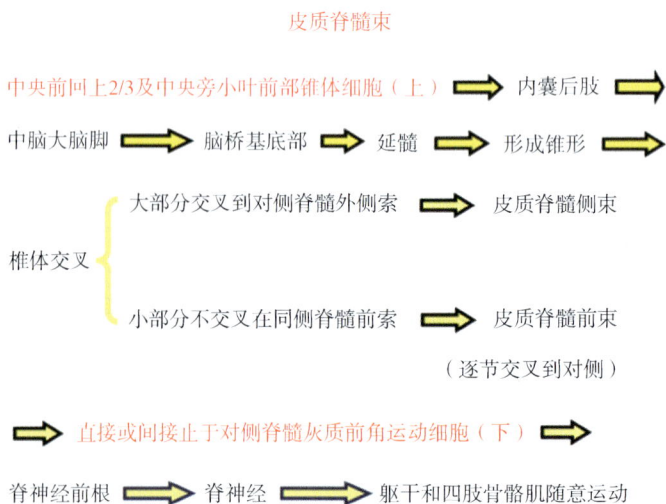

图10-73　皮质脊髓束思维导图

2. **皮质核束**　皮质核束起自中央前回下部的锥体细胞，其轴突组成皮质核束，经内囊膝下行至脑干，大部分纤维终止于双侧脑神经运动核（动眼神经核、滑车神经核、展神经核、三叉神经运动核、面神经核支配面上部肌的细胞群、疑核和副神经脊髓核），小部分纤维交叉到对侧面神经核（支配面部肌的神经元细胞群）和舌下神经核，二者发出的纤维分别支配同侧面下部的面肌和舌肌。脑神经运动核轴突组成的脑神经躯体运动纤维，支配眼外肌、咀嚼肌、腭肌、咽肌、喉肌等（图 10 – 74、图 10 – 75）。

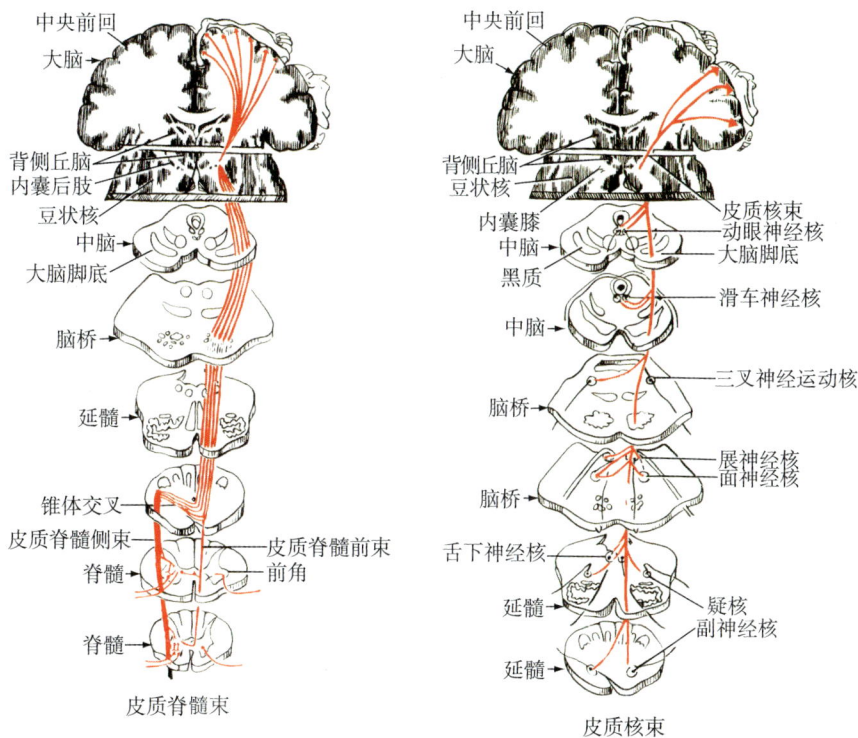

图 10 – 74　皮质脊髓束

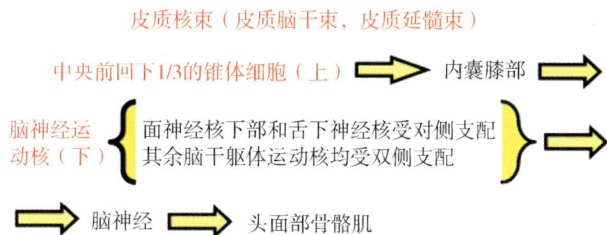

图 10 – 75　皮质核束简图

脑神经或皮质核束损伤引起的骨骼肌瘫痪临床上有两种情况，一种是核上瘫，是指上运动神经元受损，可产生对侧眼裂以下的面肌和对侧舌肌瘫痪，表现为病灶对侧鼻唇沟消失，口角低垂并向病灶侧偏斜，流涎，不能做鼓腮、露齿等动作，伸舌时舌尖偏向病灶对侧。另一种是核下瘫，下运动神经元损伤，一侧面神经核的神经元受损，可致病灶同侧所有的面肌瘫痪，表现为额横纹消失，眼不能闭，口角下垂，鼻唇沟消失等；一侧舌下神经核的神经元受损，可致病灶同侧全部舌肌瘫痪，表现为伸舌时舌尖偏向病灶侧，两者均为下运动神经元损伤，故统称为核下瘫（图10-76、图10-77）。

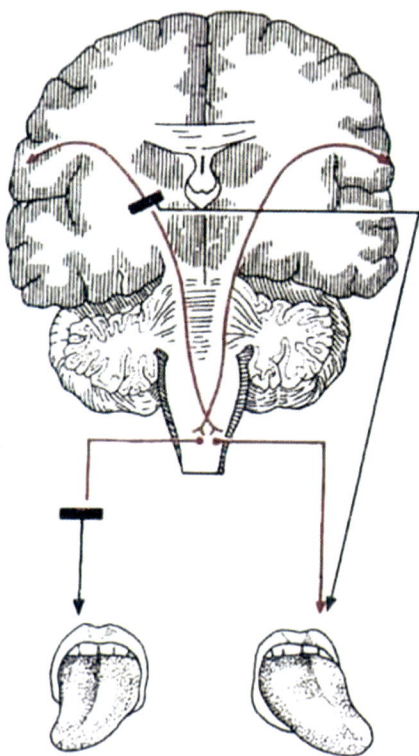

图10-76　舌肌瘫痪的核上瘫和核下瘫　　图10-77　面肌瘫痪的核上瘫和核下瘫

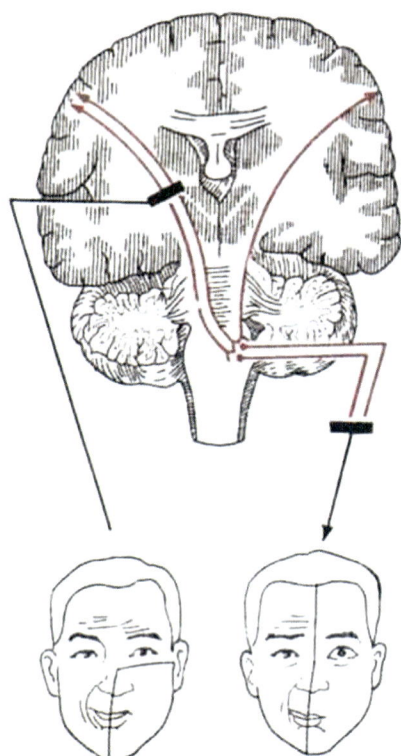

（二）锥体外系

锥体外系是锥体系以外参与调控骨骼运动的神经传导通路，其结构复杂，纤维联系广泛，包括大脑皮质、纹状体、红核、黑质、小脑、脑干网状结构等及其间的纤维联系，主要功能是调节肌张力、协调肌群运动和维持身体平衡。

复习思考

一、选择题

1. 组成脊髓灰质前角的神经元主要是（　　）

   A. 感觉神经元　　　　　　B. 交感神经　　　　　　C. 联络神经元

   D. 运动神经元　　　　　　E. 副交感神经元

2. 在中枢神经系统内，由灰质和白质混合而成的结构是（　　）

   A. 网状结构　　　　　　　B. 纤维束　　　　　　　C. 神经核

   D. 神经　　　　　　　　　E. 神经节

3. 不属于大脑半球的分叶是（　　）

   A. 岛叶　　　　　　　　　B. 顶叶　　　　　　　　C. 枕叶

   D. 中央旁小叶　　　　　　E. 额叶

4. 从中脑背侧发出的脑神经是（　　）

   A. 动眼神经　　　　　　　B. 滑车神经　　　　　　C. 三叉神经

   D. 展神经　　　　　　　　E. 面神经

5. 参与围成硬膜外隙的被膜是（　　）

   A. 硬脑膜　　　　　　　　B. 软脊膜　　　　　　　C. 蛛网膜

   D. 软脑膜　　　　　　　　E. 硬脊膜

6. 不参与大脑动脉环组成的是（　　）

   A. 大脑前动脉　　　　　　B. 颈内动脉　　　　　　C. 前、后交通动脉

   D. 大脑中动脉　　　　　　E. 大脑后动脉

7. 分布于手桡侧三个半指的掌面皮肤的神经是（　　）

   A. 桡神经　　　　　　　　B. 正中神经　　　　　　C. 尺神经

   D. 肌皮神经　　　　　　　E. 腋神经

8. 深感觉传导路的第 2 级神经元位于（　　）

   A. 脊神经节内　　　　　　B. 皮肤感受器内　　　　C. 薄束核和楔束核内

   D. 内侧丘系　　　　　　　E. 背侧丘脑腹后核

9. 内脏神经的分布范围不包括（　　）

   A. 腺体　　　　　　　　　B. 内脏　　　　　　　　C. 心

   D. 血管　　　　　　　　　E. 骨骼肌

10. 瞳孔对光反射中枢位于（　　）

    A. 中脑　　　　　　　　　B. 小脑　　　　　　　　C. 脑桥

    D. 延髓　　　　　　　　　E. 脊髓

11. 硬膜外麻醉是将麻醉药物注入（　　）

A. 硬膜外隙   B. 硬脑膜   C. 硬脊膜

D. 蛛网膜下腔   E. 上矢状窦

12. 视觉传导通路的第三级神经元位于（   ）

A. 节细胞   B. 双极细胞   C. 视交叉

D. 外侧膝状体   E. 内侧膝状体

13. 在躯体感觉传导中，有中继作用的核团是（   ）

A. 背侧丘脑前核群   B. 背侧丘脑腹后核   C. 背侧丘脑内侧核群

D. 内侧膝状体   E. 外侧膝状体

14. 位于中央沟与顶枕沟之间的脑叶是（   ）

A. 岛叶   B. 顶叶   C. 枕叶

D. 颞叶   E. 额叶

15. 不属于臂丛的分支是（   ）

A. 尺神经   B. 股神经   C. 正中神经

D. 腋神经   E. 桡神经

16. 不属于运动性脑神经的是（   ）

A. 动眼神经   B. 舌下神经   C. 三叉神经

D. 展神经   E. 滑车神经

17. 浅感觉传导路的第 3 级神经元位于（   ）

A. 脊神经节   B. 脊髓灰质前角   C. 脊髓灰质后角

D. 背侧丘脑腹后核   E. 中央后回的上 2/3 部

18. 脑脊液经过循环最后渗入到（   ）

A. 上矢状窦   B. 直窦   C. 横窦

D. 下矢状窦   E. 海绵窦

19. 位于脑干腹侧面的结构有（   ）

A. 锥体   B. 薄束结节   C. 楔束结节

D. 上丘   E. 下丘

20. 躯体运动区位于（   ）

A. 颞横回   B. 中央前回和中央旁小叶前部

C. 枕叶距状沟附近的皮质   D. 中央后回和中央旁小叶后部

E. 扣带回

21. 位于两侧背侧丘脑与下丘脑间的狭窄腔隙称（   ）

A. 第四脑室   B. 第三脑室   C. 侧脑室

D. 蛛网膜下隙   E. 硬膜外隙

22. 交感神经的低级中枢位于（　　　）

   A. 第 1 胸椎至第 3 腰椎脊髓节段的灰质侧角内

   B. 第 5 颈椎至第 8 颈椎脊髓节段的灰质侧角内

   C. 第 5 颈椎至第 1 胸椎脊髓节段的灰质侧角内

   D. 第 1 颈椎至第 4 颈椎脊髓节段的灰质侧角内

   E. 第 1 腰椎至第 3 腰椎脊髓节段的灰质侧角内

23. 位于周围神经系统的结构是（　　　）

   A. 神经节　　　　　　　B. 白质　　　　　　　　C. 网状结构

   D. 灰质　　　　　　　　E. 神经核

24. 与脑桥相连的脑神经有（　　　）

   A. 副神经　　　　　　　B. 舌咽神经　　　　　　C. 迷走神经

   D. 面神经　　　　　　　E. 舌下神经

25. 下列反射中枢位于中脑的是（　　　）

   A. 角膜反射中枢　　　　B. 呼吸调整中枢　　　　C. 心血管活动中枢

   D. 瞳孔对光反射中枢　　E. 呼吸中枢

26. 听区位于（　　　）

   A. 额中回　　　　　　　B. 额上回　　　　　　　C. 颞横回

   D. 额下回　　　　　　　E. 角回

27. 下列纤维束从内囊膝通过的是（　　　）

   A. 视辐射　　　　　　　B. 皮质脊髓束　　　　　C. 丘脑中央辐射

   D. 听辐射　　　　　　　E. 皮质核束

28. 支配眼球外直肌的神经是（　　　）

   A. 滑车神经　　　　　　B. 动眼神经　　　　　　C. 展神经

   D. 上睑提肌　　　　　　E. 三叉神经

29. 支配眼球上斜肌的神经是（　　　）

   A. 展神经　　　　　　　B. 动眼神经　　　　　　C. 上睑提肌展神经

   D. 滑车神经　　　　　　E. 三叉神经

30. 胸神经的数目是（　　　）

   A. 7 对　　　　　　　　B. 10 对　　　　　　　　C. 12 对

   D. 22 ~ 24 对　　　　　E. 31 对

31. 生命中枢位于（　　　）

   A. 边缘叶　　　　　　　B. 丘脑下部　　　　　　C. 中脑

   D. 延髓　　　　　　　　E. 脊髓

32. 额中回的后部受损伤导致（　　　）

  A. 感觉性失语   B. 运动性失语症   C. 失写症

  D. 失读症   E. 失忆症

二、填空题

1. 中枢神经系统包括_____和_____。

2. 周围神经系统包括_____、_____和_____。

3. 脊髓灰质的前角主要由_____组成，后角主要由_____组成。

4. 脑由_____、_____、_____和_____组成。

5. _____、_____和_____合称脑干。

6. 基底核主要包括_____、_____和_____。

7. 内囊在脑水平面上分为_____、_____和_____ 3 部分。

8. 产生脑脊液的部位是_____。

9. 营养脑的动脉主要来自_____和_____。

10. 脊神经包括_____对_____神经、_____对_____神经、_____对_____神经、_____对_____神经和_____对_____神经。

11. 坐骨神经在腘窝上方分为_____和_____。

12. 感觉性脑神经包括_____、_____和_____。

13. 三叉神经的三大分支是_____、_____和_____。

14. 迷走神经在颈部的主要分支有_____和_____。

15. 脑脊液由第四脑室经_____和_____进入蛛网膜下隙。

16. 头面部浅感觉传导最终投射到中央后回的_____。

17. 小脑中部较狭窄，称_____，两侧膨大部分称为_____。

18. 脑和脊髓的被膜由外向内依次是_____、_____和_____。

19. 躯体运动区在_____，躯体感觉区在_____，听区在_____，视区在_____。

20. 大脑半球可分为_____、_____、_____、_____和_____ 5 个叶。

三、简答题

1. 简述脊髓灰质的分部及各部神经元的名称。

2. 简述脊髓白质各索内主要传导束的名称。

3. 简述中脑、脑桥、延髓分别与哪些脑神经相连？

4. 简述大脑皮质各功能定位的位置和功能。

5. 简述脑脊液的产生部位及循环途径。

6. 简述臂丛及骶丛的组成、位置及主要分支的名称。

7. 当一侧内囊损伤时，病人会出现哪些功能障碍？为什么？

8. 桡神经损伤后可能会出现哪些症状？正中神经合并尺神经损伤后的症状是什么？

9. 比较躯体运动神经与内脏运动神经在形态结构、分布范围和功能上都有哪些差异？

10. 分布到舌的感觉神经有哪些，各有何功能？

11. 简述大脑皮质各语言中枢的位置？损伤后造成什么语言障碍？

12. 临床上进行腰椎穿刺的穿刺点在何处？为什么在此穿刺？穿刺针须穿过哪些结构方能到达终池。

模块十一

内分泌系统

【学习目标】

掌握：垂体的分部和各部的功能特点；肾上腺皮质的功能。

熟悉：内分泌系统的组成；垂体、甲状腺、肾上腺的形态、位置和主要功能。

了解：甲状旁腺的位置及功能；肾上腺髓质的功能。

内分泌系统由内分泌腺、内分泌组织和散在的内分泌细胞组成。内分泌腺没有排泄管，又称为无管腺，其分泌的物质称激素，直接进入血液被运送至全身，作用于特定的靶器官或细胞。内分泌组织以细胞团散在分布机体的其他器官或组织，显微镜下可见，如胰腺内的胰岛、睾丸的间质细胞、卵巢内的卵泡和黄体等。内分泌系统是体内一个重要的调节系统，与神经系统相辅相成，共同维持机体内环境的平衡与稳定，调节生长发育和各种代谢活动，并调控生殖和影响行为。人体内的内分泌腺或内分泌组织包括：垂体、甲状腺、甲状旁腺、肾上腺、胰岛、松果体、胸腺和性腺等（图11-1）。

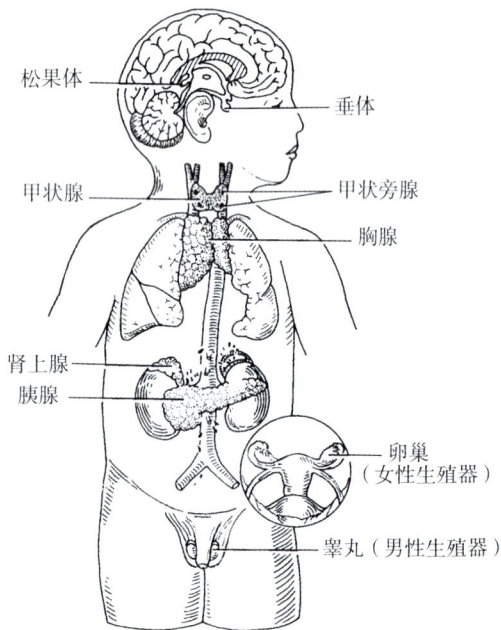

图11-1 内分泌腺分布概况

项目一　甲状腺

案例导入

王荣，男性，67 岁，半年前无明显诱因渐出现心悸、气短，活动后明显，伴乏力，主要为双下肢，剧烈运动后明显，自觉易疲乏，怕热多汗，多食善饥，情绪紧张，焦躁易怒，双手抖动，无畏寒发热，无头昏及头痛，无胸痛咯血，无呼吸困难，无腹痛腹胀，无夜尿增多，无腰痛，无肢体麻木。查体：甲状腺质软，有压痛，未闻及血管杂音。

临床诊断：甲状腺功能亢进。

请思考：①甲状腺有哪些结构？②甲状腺有何功能？

一、甲状腺的位置和形态

甲状腺位于颈前区，喉下部和气管上部的两侧，呈 H 形，分为左右两侧叶和中间的甲状腺峡。两侧叶贴附在喉下部和气管上部的两侧，上达甲状软骨中部，下抵第 6 气管软骨环。甲状腺峡位于第 2～第 4 气管软骨前方（图 11－2）。甲状腺左右两侧叶的后内侧邻近喉与气管、咽与食管及喉返神经，甲状腺肿大压迫上述组织时，可出现呼吸、吞咽困难及声音嘶哑。甲状腺可随吞咽动作而上下移动。

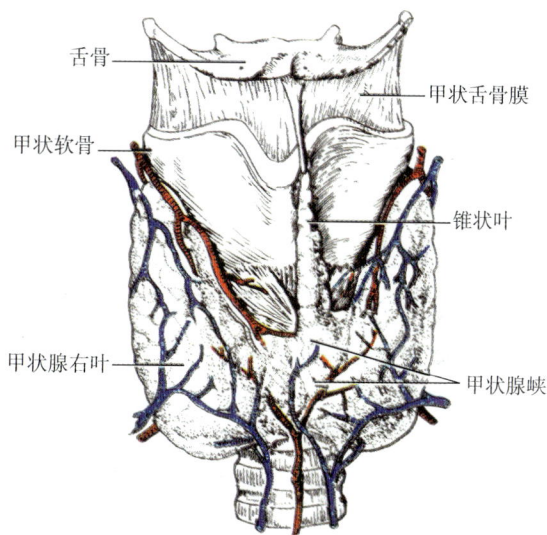

图 11－2　甲状腺（前面）

二、甲状腺的微细结构

甲状腺表面包有薄层结缔组织被膜，结缔组织伸入腺实质内将其分为许多大小不等的小叶。腺实质由大量甲状腺滤泡和滤泡旁细胞组成，滤泡间有少量结缔组织和丰富的毛细血管（图 11－3）。

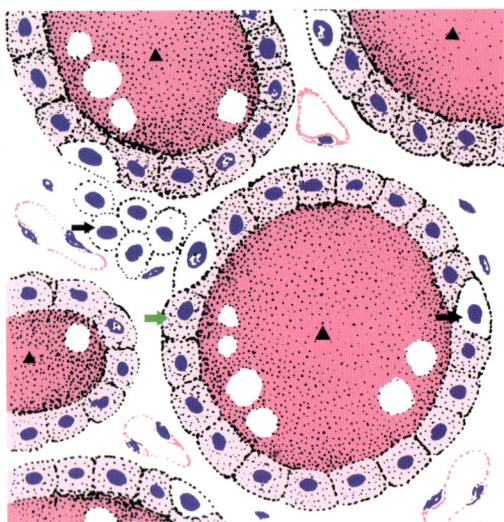

图 11-3 甲状腺结构模式图

注：➡滤泡上皮细胞；➡滤泡旁细胞；▲胶质。

（一）甲状腺滤泡

甲状腺滤泡大小不等，呈圆形或不规则形。滤泡由单层立方滤泡上皮细胞围成，滤泡腔内充满透明的胶质。胶质是滤泡上皮细胞的分泌物，在切片上呈均质状，嗜酸性。

滤泡上皮细胞合成和分泌甲状腺素。甲状腺素能促进机体的新陈代谢，提高神经兴奋性，促进生长发育，尤其对婴幼儿骨骼发育和中枢神经系统发育影响显著，小儿甲状腺机能低下可致呆小症。

（二）滤泡旁细胞

滤泡旁细胞常单个散在分布于滤泡上皮细胞之间或成群分布于滤泡间。细胞稍大，在HE 染色切片中胞质着色较淡。滤泡旁细胞可分泌降钙素，降钙素能促进成骨细胞的活动，使骨盐沉积于类骨质，并抑制胃肠道和肾小管吸收钙，使血钙浓度降低。

项目二 甲状旁腺

📖 案例导入

朱某，男性，48 岁，发作性手足抽搐 2 年。实验室静脉血检查：Ca 1.3mmol/L，P 1.1mmol/L，ALP 97μ/L，PTH 54pg/ML；头颅 CT：双侧基底结钙化。

临床诊断：甲状旁腺功能减退。

请思考：①甲状旁腺有哪些结构？②甲状旁腺有何功能？

一、 甲状旁腺的位置和形态

甲状旁腺位于甲状腺侧叶的后面，为两对扁圆形小体，直径 0.6～0.8cm，大如黄豆，呈棕黄色或淡红色，上下各一对。上甲状旁腺多位于甲状腺侧叶上、中份交界处的后方，下甲状旁腺多位于侧叶下 1/3 的后方。甲状旁腺有时可位于甲状腺实质内或被膜外气管周围的结缔组织中（图 11－4）。

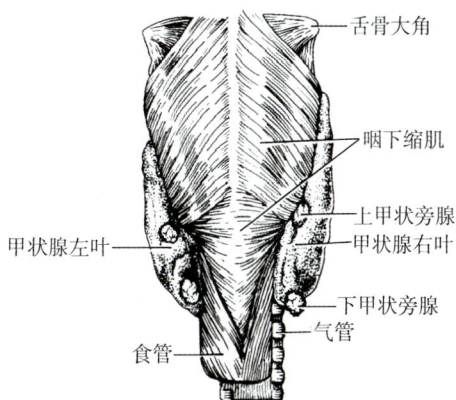

图 11－4　甲状旁腺

二、 甲状旁腺的微细结构

甲状旁腺外附有结缔组织被膜，其内腺细胞排成索团状，毛细血管丰富。腺细胞主要有主细胞和嗜酸性细胞两种（图 11－5）。

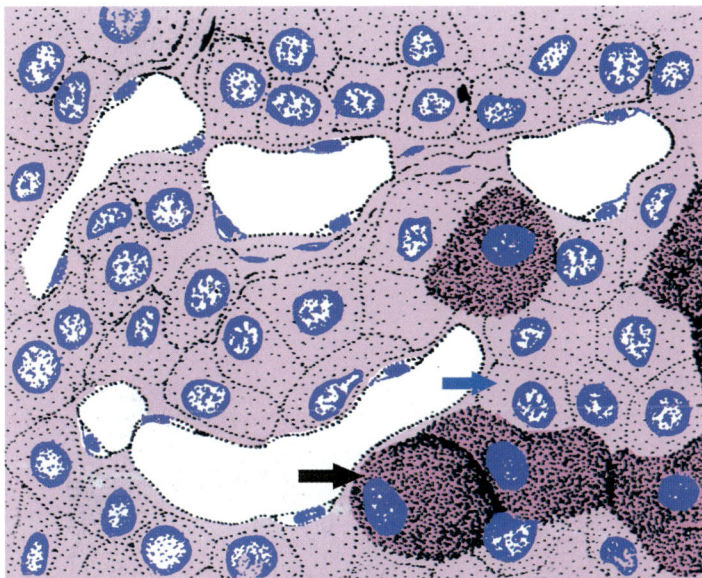

图 11－5　甲状旁腺结构模式图

注：➡主细胞；➡嗜酸性细胞。

（一）主细胞

主细胞数量最多，呈多边形，核圆，居中，HE 染色胞质着色浅。主细胞合成和分泌甲状旁腺素，主要作用于破骨细胞，使骨盐溶解，并能促进肠及肾小管吸收钙，使血钙浓度升高。甲状旁腺素与降钙素共同调节维持机体血钙的稳定。

（二）嗜酸性细胞

嗜酸性细胞比主细胞大，核较小，染色深，胞质呈强嗜酸性染色，单个或成群分布于主细胞之间。此细胞从青春期开始出现，并随年龄增多，目前其功能尚不明确。

项目三 肾上腺

案例导入

杨某，男性，54岁，主诉面部皮肤变黑伴乏力1年。患者缘于1年前无明显诱因出现面部皮肤变黑，伴乏力，食欲尚可，一般状态较好。查体：面部、手掌、乳晕、束腰部位有色素沉着，呈棕黑色，有光泽，不高出皮面。辅助检查：血游离皮质醇：40.82nmol/L（2月19日），78.78nmol/L（2月20日）；促肾上腺皮质激素606pg/mL；自身抗体检查结果呈阴性。肾上腺CT：双侧肾上腺增大，以右侧为著，形态饱满，失常态，呈多处结节状向外凸出，增强后病变强化程度下降，大部呈低密度影。肾上腺彩超：双侧肾上腺回声减低，右侧肾上腺增大。

临床诊断：原发性肾上腺皮质功能减退。

请思考：①肾上腺有哪些结构？②肾上腺各结构有何功能？

一、肾上腺的位置和形态

肾上腺为成对的器官，位于脊柱的两侧，平第11胸椎高度，紧贴肾的上端，与肾共同包在肾被膜内。左侧肾上腺为半月形，右侧者为三角形（图11-6）。

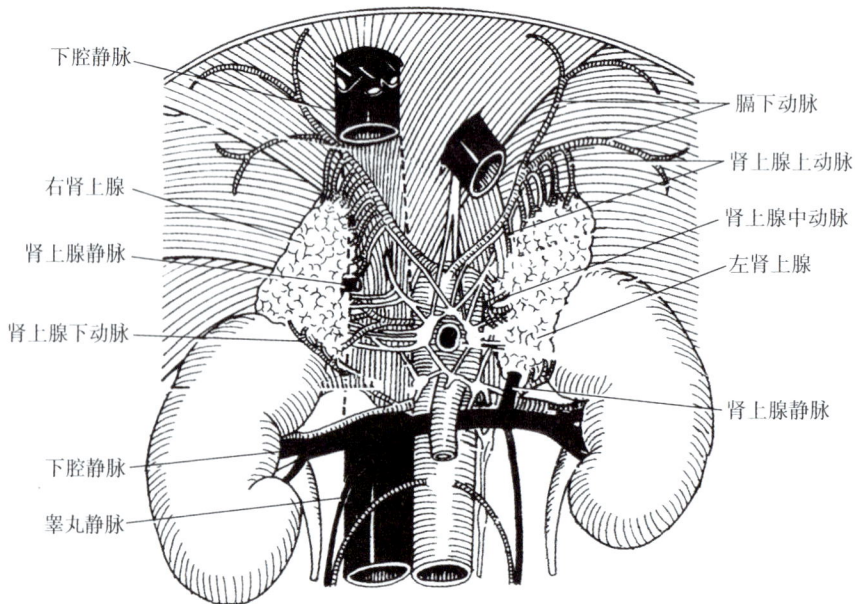

图11-6 肾上腺

二、 肾上腺的微细结构

肾上腺表面包以结缔组织被膜，实质由周边的皮质和中央的髓质2部分构成。

(一) 肾上腺皮质

皮质约占肾上腺体积的80%~90%，根据皮质细胞的形态和排列特征，可将皮质由表及里分为三个带，即球状带、束状带和网状带，三个带之间无清晰界限（图11-7）。

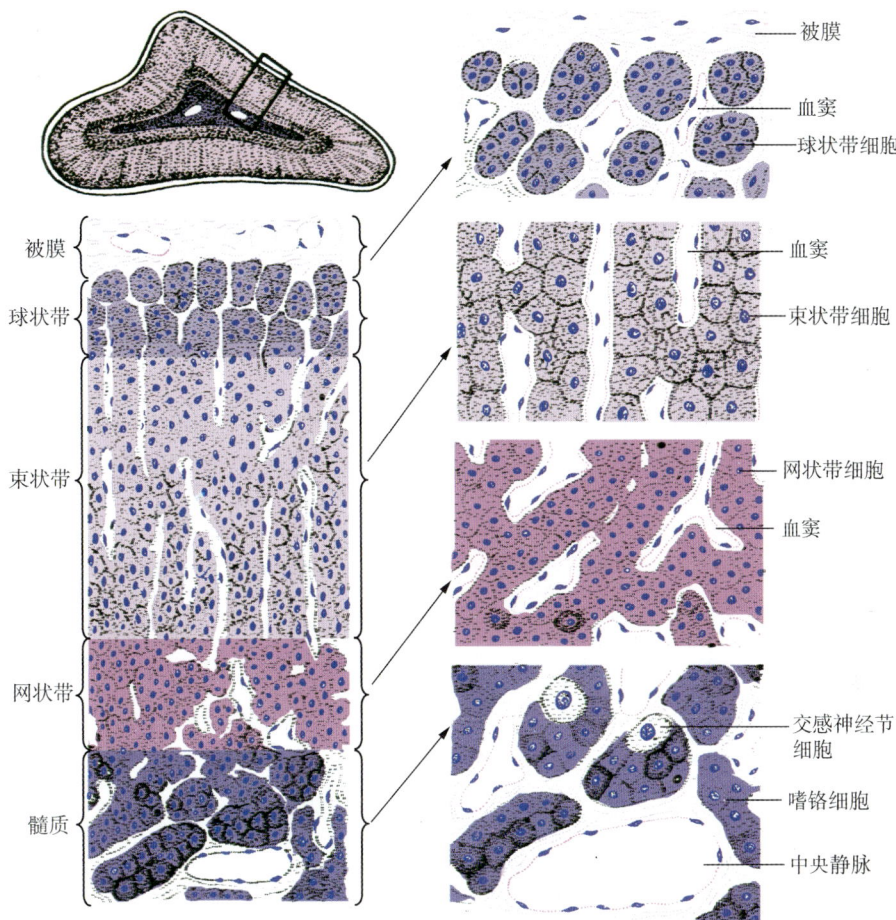

被膜
血窦
球状带细胞

血窦
束状带细胞

网状带细胞
血窦

交感神经节细胞
嗜铬细胞
中央静脉

被膜
球状带
束状带
网状带
髓质

图 11-7 肾上腺的组织结构模式图

1. **球状带** 位于被膜下方，较薄，约占皮质体积的15%，细胞聚集成球团状。细胞较小，呈锥形，核小染色深，胞质较少。球状带细胞分泌盐皮质激素，主要是醛固酮，可促进肾远端小管和集合管重吸收钠和排出钾，从而调节血中钠、钾的浓度即维持血容量。

2. **束状带** 约占皮质总体积的78%，由多边形的细胞排列成束。细胞体积大，胞核染色浅，位于中央。束状带细胞分泌糖皮质激素，主要代表为可的松和氢化可的松，调节糖、脂肪和蛋白质代谢，还有抑制免疫应答及抗感染等作用。

3. **网状带** 约占皮质总体积的 7%，紧靠髓质，细胞排列成不规则的条索状，交织成网。胞核小，染色深。网状带细胞主要分泌雄激素和少量的雌激素及糖皮质激素。

（二）肾上腺髓质

髓质位于肾上腺的中央部，主要由排列成索或团块状的髓质细胞组成。髓质细胞呈多边形，如用含铬盐的固定液固定标本，胞质内可见黄褐色的嗜铬颗粒，因而髓质细胞也成嗜铬细胞。

根据颗粒所含物质的差别，嗜铬细胞分为两种。一种为肾上腺素细胞，分泌肾上腺素，此种细胞数量较多，占髓质细胞的 80% 以上；另一种为去甲肾上腺素细胞，分泌去甲肾上腺素。肾上腺素使心率加快，心脏和骨骼肌的血管扩张；去甲肾上腺素使血压增高，心脏、脑和骨骼肌内的血流加速。

项目四 垂 体

📖 案例导入

赵某，女，35 岁，2 年前足月分娩一男婴，有分娩大出血病史，产后即出现无乳及闭经。1 年前，患者出现全身软弱无力、畏寒怕冷等症，体毛稀疏，日渐消瘦，且出现智力低下、反应迟钝、嗜睡、精神抑郁，有时出现打人、骂人等表现。3 天前，患者受凉后出现发热，体温达 39℃，恶心、呕吐、头痛，旋即神志不清、抽搐，来院就诊。查体：T 39.3℃，R 18 次/分，P 100 次/分，Bp 90/60mmHg，消瘦，黏液性水肿面容，呈昏迷状态。皮肤黏膜干燥，面色苍白，毛发脱落，阴毛、腋毛、眉毛消失。双肺呼吸音粗，右肺闻及干啰音及湿啰音。心率 100 次/分，律齐，心音低弱。实验室检查：血清总 T4、游离 T4 均降低；24 小时尿 17羟皮质类固醇及游离皮质醇减少，雌二醇水平降低。

临床诊断：腺垂体功能减退症（希恩综合征）。

请思考：①垂体有哪些结构？②垂体各结构有何功能？

一、垂体的位置和形态

垂体位于颅骨蝶鞍中央的垂体窝内，为一椭圆形小体，重约 0.5g，借漏斗和垂体柄向上与下丘脑相连。垂体窝的前上方有视交叉，垂体前叶的肿瘤可向上方压迫视交叉，出现视野缺损（图 11-8）。

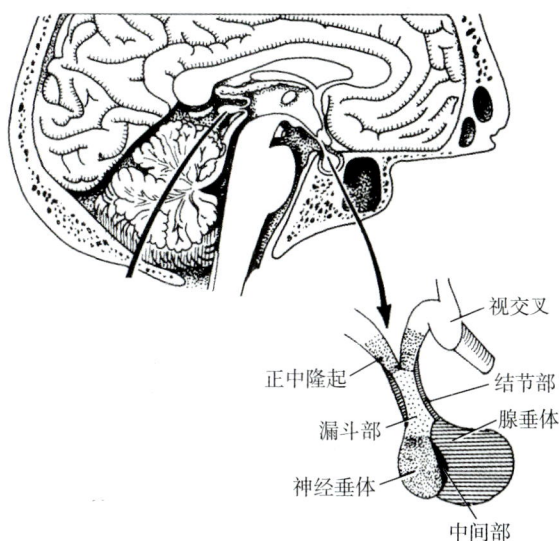

图 11-8　垂体的位置

　　垂体由腺垂体和神经垂体两部分组成，腺垂体居前，神经垂体居后。腺垂体分为远侧部、中间部和结节部 3 部分；神经垂体分为神经部和漏斗 2 部分，漏斗与下丘脑相连，包括漏斗柄和正中隆起。腺垂体的远侧部又称垂体前叶，神经垂体的神经部和腺垂体的中间部合成垂体后叶（图 11-9）。

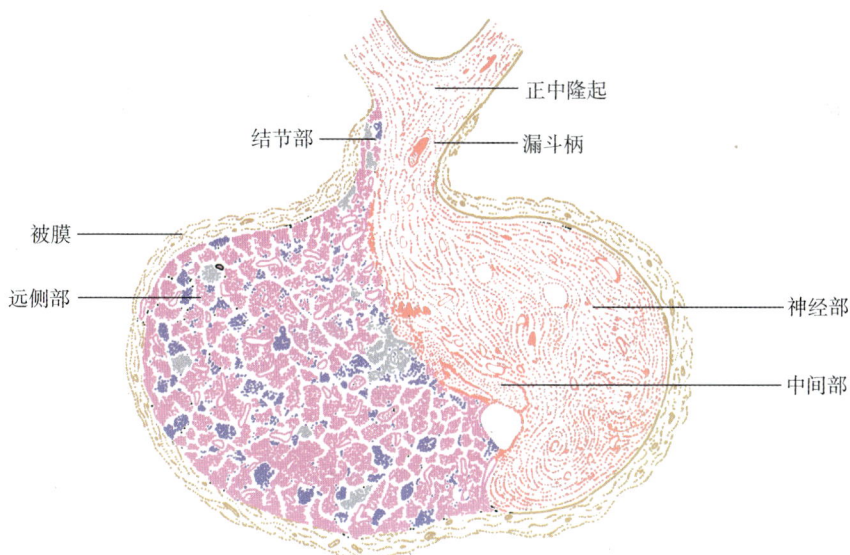

图 11-9　垂体结构模式图

二、 垂体的微细结构

垂体表面包以结缔组织被膜，内有丰富的毛细血管。

（一）腺垂体

1. 远侧部 腺细胞排列成团索状，少数围成小滤泡。在 HE 染色下，根据腺细胞着色的差异，可将其分为嗜色细胞和嫌色细胞 2 类，嗜色细胞又分为嗜酸性细胞和嗜碱性细胞 2 种（图 11 - 10）。

（1）**嗜酸性细胞** 数量较多，呈圆形或椭圆形，胞质呈嗜酸性。根据分泌激素的不同，嗜酸性细胞又分为 2 种：①**生长激素细胞**：数量较多，分泌的生长激素能促进体内多种代谢过程，尤其是刺激骨的增长。②**催乳激素细胞**：男女的垂体均有此细胞，女性较多，于分娩前期和哺乳期功能旺盛。催乳激素能促进乳腺发育和乳汁分泌。

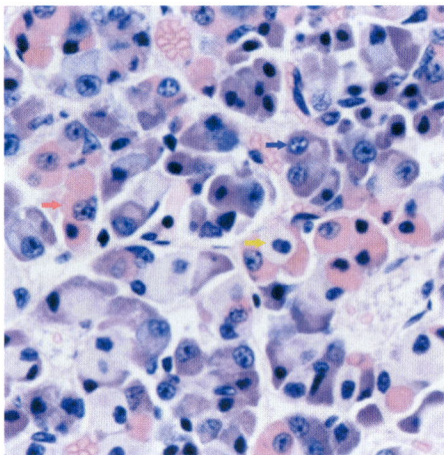

图 11 - 10 腺垂体的微细结构

注：■➤嗜碱性细胞；■➤嗜酸性细胞；■➤嫌色细胞。

（2）**嗜碱性细胞** 数量较嗜酸性细胞少，呈椭圆形或多边形，胞质呈嗜碱性。嗜碱性细胞可分为 3 种：①**促甲状腺激素细胞**：可分泌促甲状腺激素，促进甲状腺素的合成与释放。②**促肾上腺皮质激素细胞**：分泌促肾上腺皮质激素，主要促进肾上腺皮质束状带细胞分泌糖皮质激素。③**促性腺激素细胞**：分泌卵泡刺激素和黄体生成素。卵泡刺激素在女性促进卵泡发育，在男性则刺激生精小管的支持细胞合成雄激素结合蛋白，以促进精子的发生；黄体生成素在女性促进排卵和黄体形成，在男性则刺激睾丸间质细胞分泌雄激素，故又称间质细胞刺激素。

（3）**嫌色细胞** 数量多，体积小，胞质少，着色浅，细胞界限不清。这些细胞可能是脱颗粒的嗜色细胞或是处于形成嗜色细胞的初期阶段。

2. 中间部 为一纵行狭窄区域，由滤泡及其周围的嗜碱性细胞和嫌色细胞构成。滤泡由单层立方或柱状上皮细胞围成，大小不等，内含胶质，呈嗜酸性或嗜碱性，其功能尚不清楚。嗜碱性细胞分泌黑素细胞刺激素，作用于皮肤黑素细胞，促进黑色素的合成和扩散，使皮肤颜色变深。

3. 结节部 包围着神经垂体的漏斗，在漏斗的前方较厚，后方较薄或缺如。含有丰富的纵行毛细血管，腺细胞呈索状纵向排列于血管之间，细胞较小，主要是嫌色细胞。

（二）神经垂体

神经垂体主要由无髓神经纤维和神经胶质细胞组成，含有较丰富的窦状毛细血管。下丘脑的视上核和室旁核的神经内分泌细胞合成抗利尿激素和催产素，将其贮存于分泌颗粒中，分泌颗粒沿轴突被运输到神经垂体，在垂体神经部贮存并释放入窦状毛细血管。抗利尿激素可促进肾小管重吸收水，使尿液浓缩，也可使小动脉收缩，升高血压，故又称升压素。催产素可使子宫平滑肌收缩，有助于分娩过程，还可促进乳腺分泌（图 11 - 11）。

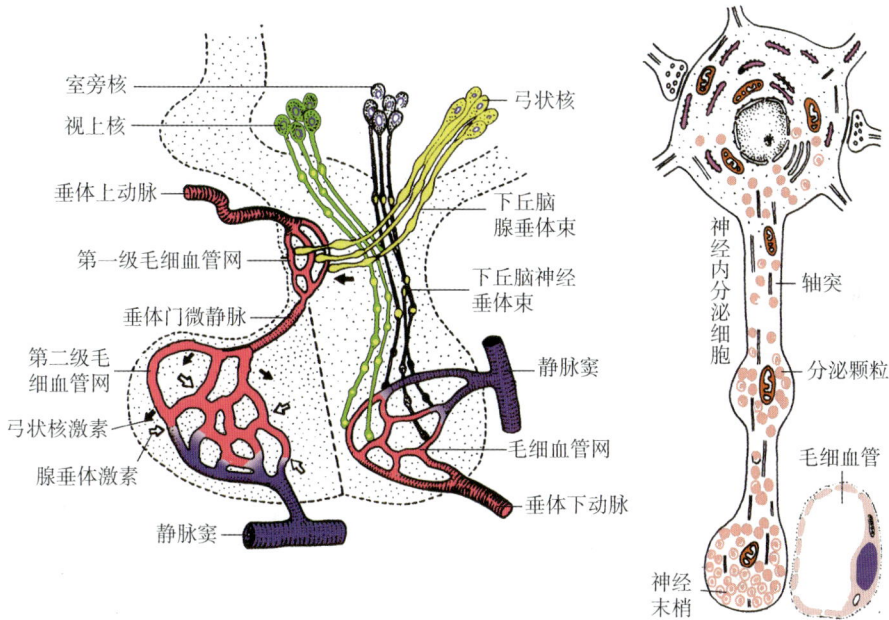

图 11 - 11　垂体的血管分布及其与下丘脑的关系

复习思考

一、选择题

1. 内分泌腺（　　　）

    A. 与神经系统无关

    B. 包括甲状腺、肾上腺、垂体、松果体等

    C. 有排泄管

    D. 其分泌物直接输送至靶器官

    E. 作用无特异性

2. 下列哪个不属于内分泌腺（　　　）

    A. 垂体   B. 松果体   C. 甲状腺

    D. 肾上腺   E. 胰岛

3. 下列哪一些组织不属于内分泌系统（　　　）

    A. 腺垂体和神经垂体　　　　B. 甲状腺和甲状旁腺　　　C. 松果体和胸腺

    D. 肾上腺和胰岛　　　　　　E. 肝和胰腺

4. 关于垂体的说法正确的是（　　　）

    A. 成对　　　　　　　　　　B. 位于颅前窝　　　　　　C. 由神经组织组成

    D. 借漏斗连于下丘脑　　　　E. 是身体内最简单的内分泌腺

5. 腺垂体分为（　　　）

    A. 前叶和后叶　　　　　　　　　B. 前叶、中间部和后叶

    C. 远侧部、结节部和漏斗部　　　D. 远侧部、结节部和中间部

    E. 远侧部和中间部

6. 属于神经垂体的结构是（　　　）

    A. 前叶　　　　　　　　　　B. 远侧部　　　　　　　　C. 结节部

    D. 漏斗部　　　　　　　　　E. 中间部

7. 甲状腺（　　　）

    A. 位于颈前部，第 2～第 4 气管软骨环前方

    B. 由两侧叶和锥状叶构成

    C. 被颈深筋膜包绕，称甲状腺真被囊

    D. 甲状腺真被囊伸入腺组织，分腺实质为若干小叶

    E. 甲状腺素分泌不足时，可引起血钙下降

8. 甲状腺峡位于（　　　）

    A. 喉咽的前方　　　　　　　B. 舌骨的前方　　　　　C. 第 2～第 4 颈椎前方

    D. 第 2～第 4 气管软骨环前方　　E. 甲状软骨前方

9. 关于甲状旁腺，下列说法正确的是（　　　）

    A. 通常为 1 对扁椭圆形小体　　B. 贴附于甲状腺侧叶后面

    C. 约黄豆大小、呈淡红色　　　D. 幼儿时期体积较小

    E. 功能亢进时常引起血钙下降

10. 关于松果体的描述，错误的是（　　　）

    A. 位于背侧丘脑后上方　　　B. 为椭圆形小体　　　　C. 儿童时期比较发达

    D. 成年后可形成钙化　　　　E. 具有刺激性成熟的作用

11. 肾上腺（　　　）

    A. 位于肾的外上方　　　　　B. 被肾上腺的纤维膜包裹

    C. 属腹膜内位器官　　　　　D. 为一对三角形腺体

    E. 腺的前面有不显著的门

12. 哪个内分泌腺分泌的激素不足时，引起血钙下降（　　　）

　　A. 甲状旁腺　　　　　　　　B. 甲状腺　　　　　　　C. 肾上腺

　　D. 松果体　　　　　　　　　E. 垂体

13. 缺碘可引起哪一内分泌腺肿大（　　　）

　　A. 甲状旁腺　　　　　　　　B. 甲状腺　　　　　　　C. 肾上腺

　　D. 松果体　　　　　　　　　E. 垂体

14. 抑制人体性激素释放的是（　　　）

　　A. 甲状腺　　　　　　　　　B. 甲状旁腺　　　　　　C. 松果体

　　D. 肾上腺　　　　　　　　　E. 胸腺

二、填空题

1. 甲状腺呈_____形，可分为_____、_____2 个侧叶和中间的_____，有的还包括一个向上伸出的_____。

2. 内分泌系统由_____、_____和散在于某些器官组织中的_____组成，是通过_____来发挥调节作用的。

3. 人体主要的内分泌腺有_____、_____、甲状旁腺、胸腺、_____、_____；内分泌组织有_____、卵巢的卵泡和黄体、_____。

4. 肾上腺皮质由外向内依次分为_____、_____和_____。

5. 垂体由_____和_____2 部分组成。_____位于前部；_____位于后部。

6. 甲状旁腺位于_____的后面，有_____对，甲状旁腺分泌_____，其作用是_____。

三、思考题

1. 试述甲状腺的位置、形态和功能。

2. 试述甲状旁腺的形态和位置。

3. 试述垂体的形态、位置和分部。

4. 试述肾上腺的形态、位置和功能。

模块十二

人体胚胎学概要

人体胚胎学是研究从受精卵发育为新个体的过程及其变化规律的科学。人体胚胎在母体子宫内发育是一个连续复杂的变化过程，从受精到胎儿成熟分娩约需38周，若从末次月经算起需经历40周。胚胎发育可分成两个时期：①胚期：指从受精至第8周末，包括受精、卵裂、胚层形成和器官原基的建立。胚期末胚体已初具人形。②胎儿期：指从第9周起至娩出，此期胎儿逐渐长大，各器官、系统结构逐渐完善，一些器官功能也逐步建立，最终成熟而被娩出。

项目一　生殖细胞的成熟

生殖细胞的成熟包括男性生殖细胞（精子）和女性生殖细胞（卵子）的成熟。

一、精子的发生、发育和成熟

自青春期起，睾丸精曲小管中的精原细胞，在垂体促性腺激素的作用下分裂为初级精母细胞。一个初级精母细胞经过 2 次成熟分裂（又称减数分裂），形成 4 个精子细胞（图 12-1）。精子细胞不再继续分裂，而是经过复杂的变化形成蝌蚪状的精子。精子都有 23 条染色体，其中 2 个精子的染色体是 23，X，另 2 个精子的染色体是 23，Y。

精子的成熟经过分裂、生长、成熟和变形四个阶段。从精原细胞到精子形成需 64 ~ 75 天，在附睾内经 2 周左右进一步成熟。精子进入女性生殖管道后经子宫和输卵管分泌物的作用，获得受精能力。精子在女性生殖管道内能存活 1 ~ 3 天，但受精能力仅维持 24 小时。

二、 卵子的发生和排卵

卵子是由卵原细胞生长增大成为初级卵母细胞后，经过 2 次成熟分裂所形成。初级卵母细胞完成第一次成熟分裂时，形成一个大的次级卵母细胞和一个小的第一极体，它们都有 23 条染色体，即 23，X。第二次成熟分裂后，次级卵母细胞分裂形成一个大而圆的成熟卵细胞和一个小的第二极体，各有 23 条染色体，即 23，X（图 12-1）。第二次成熟分裂需在受精时才能完成，如果卵子不受精，则第二次成熟分裂不能完成，并在排卵 12 ~ 24 小时后退化。

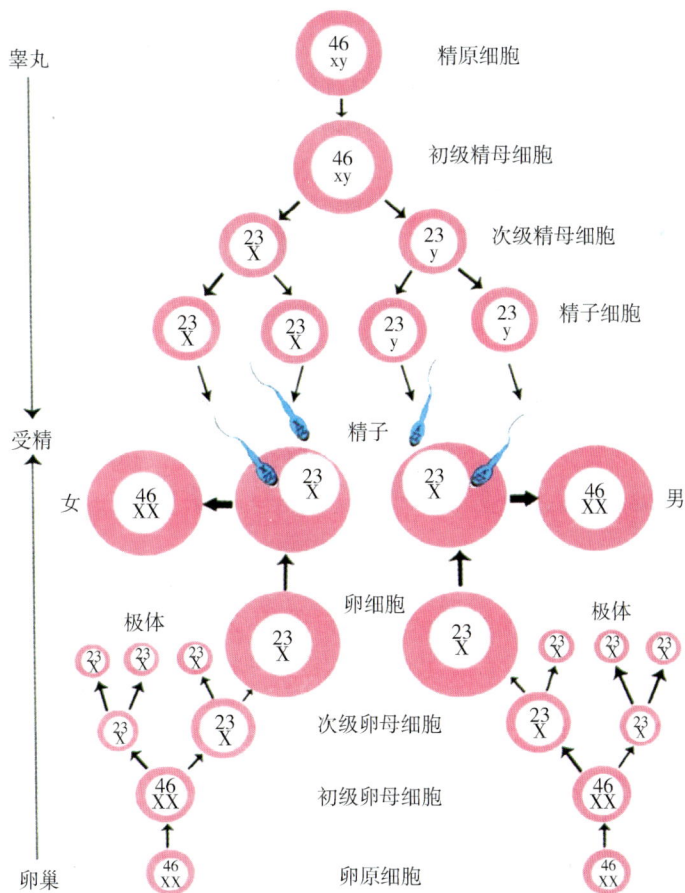

图 12-1 精子和卵子的发生过程示意图

项目二 人体早期胚胎的发育

一、受精和卵裂

（一）受精

1. **受精的部位、时间及过程** 受精的部位在输卵管壶腹部。受精的时间在排卵后 24 小时以内，因为卵细胞在排出 12~24 小时生命力逐渐下降甚至死亡。

受精的过程：正常成年男性每次可以射出 3 亿~5 亿个精子，但是由阴道穿过子宫颈、子宫腔和输卵管最终到达壶腹部的只有 300~500 个。当精子穿越卵细胞的放射冠和透明带时，其顶体释放顶体酶，这一过程称为顶体反应。而后精子的胞膜与卵细胞膜融合，随即精子的细胞质和细胞核进入卵内。卵细胞受到激发完成第二次成熟分裂。此时精子的核和卵细胞的核分别称为雄原核和雌原核，然后两个原核靠近，核膜消失，染色体相互融合，即形成受精卵（图 12-2）。

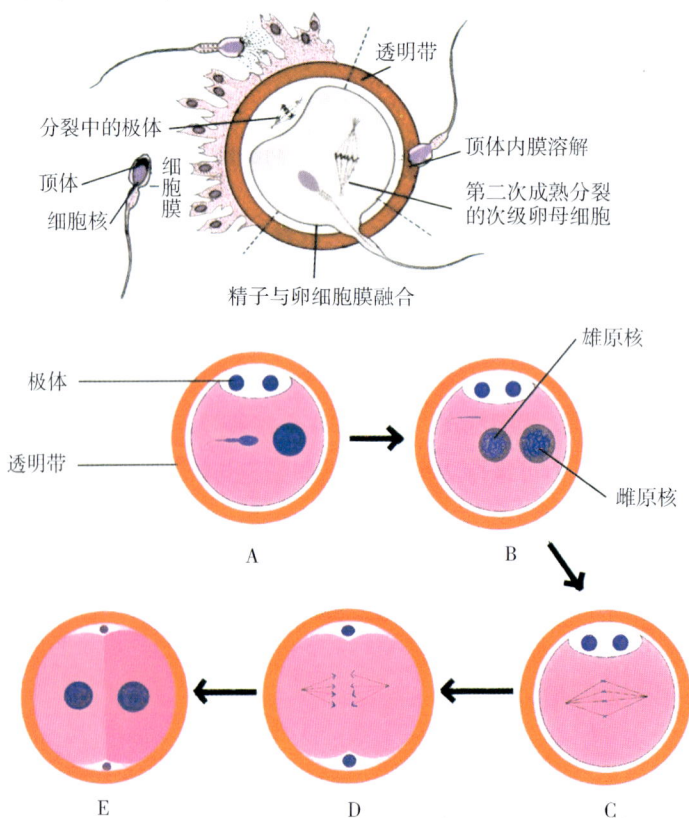

图 12-2 顶体反应及受精过程示意图

2. 受精的必备条件

（1）卵细胞在排卵前必须处于第二次成熟分裂的中期。

（2）正常成年男性每次射精的精液为 3 ~ 5mL，每毫升精液中含 1 亿 ~ 2 亿个精子，总共 3 亿 ~ 5 亿个。当存在以下情况：精液量小于 1mL、每毫升精液中的精子少于 500 万个、畸形精子数超过精子总数的 20%、精子活力低下、卵细胞发育不正常等时，受精成功的概率均很小，且容易出现胚胎畸形。

（3）男、女性生殖管道必须保持通畅。

（4）精子和次级卵细胞必须在限定的时间内相遇。精子的受精能力可维持 24 小时，卵细胞只能存活 12 ~ 24 小时，若精子和卵子未在限定时间相遇，则不能受精。

（5）女性雌激素与孕激素的水平。雌激素和孕激素对维持和调节生殖细胞发生、发育及其在生殖管道中的正常运转有重要作用，如果这两种激素的水平太低，会影响受精过程。

3. 受精的意义

（1）受精标志着一个新生命的开始。

（2）染色体数目恢复为 23 对，23 条来自父方，23 条来自母方，因而受精卵具有双亲的遗传物质。

（3）决定新个体的遗传性别。如果核型为 23，X 的精子与卵受精，受精卵的核型即为 46，XX，则新个体的遗传性别为女性；如果核型为 23，Y 的精子与卵受精，受精卵的核型即为 46，XY，则新个体的遗传性别为男性。

知 识 链 接

试管婴儿

试管婴儿是指体外受精和胚胎移植技术。体外受精是将卵子和精子取出，使用体外特殊技术使之在人工控制的环境中完成受精过程，然后再将早期胚胎移植到女性的子宫中，孕育成胎儿。

（二）卵裂

受精卵从输卵管向子宫运行过程中进行的细胞分裂，称为卵裂。卵裂产生的细胞，称为卵裂球。在受精后 72 小时，受精卵分裂成 12 ~ 16 个细胞，形似桑葚，称为桑葚胚（图 12 - 3）。在卵裂的同时，受精卵向子宫方向移动，由输卵管进入子宫腔。桑葚胚继续分裂，细胞间逐渐出现小腔隙，最终汇合为一个大腔，形成囊泡状的胚泡（图 12 - 4）。胚泡由胚泡腔、滋养层和内细胞群 3 部分组成。胚泡腔内含有液体，滋养层为单层细胞结构，可吸收营养，故称滋养层。其中，与内细胞群相邻的部分又称极端滋养层，将来发育成胎盘；内细胞群将来发育成胎儿。

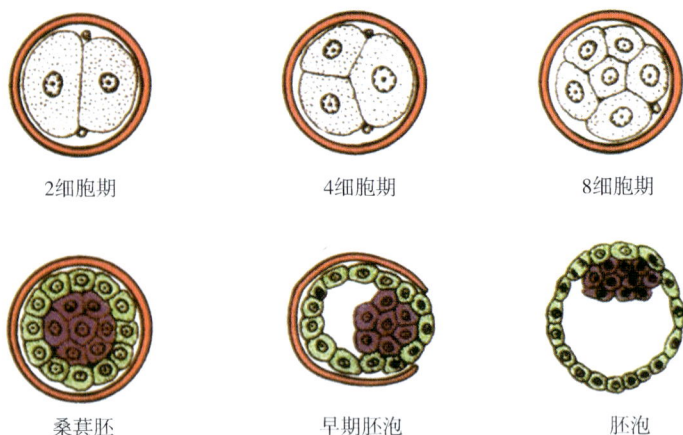

2细胞期   4细胞期   8细胞期

桑葚胚   早期胚泡   胚泡

图 12 – 3 卵裂过程示意图

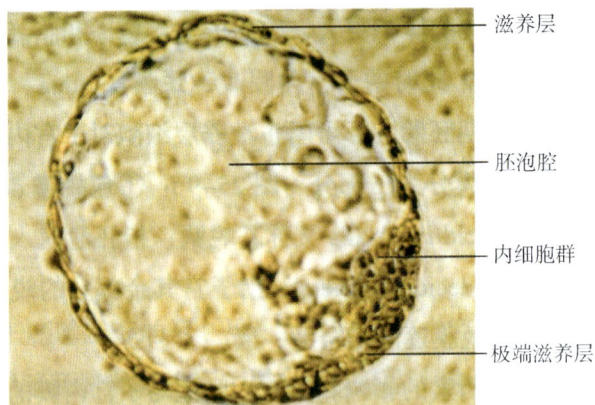

滋养层

胚泡腔

内细胞群

极端滋养层

图 12 – 4 胚泡的形态（相差显微镜观察）

二、植入与蜕变

（一）植入

1. **植入的概念** 胚泡逐渐埋入子宫内膜的过程称植入，又称着床。

2. **植入的时间** 植入于受精后的第 5～第 6 天开始，至第 11～第 12 天完成。

3. **植入的过程** 胚泡植入时，极端滋养层先与子宫内膜接触，并分泌蛋白水解酶将与之接触的子宫内膜溶解，形成缺口，胚泡沿着缺口逐渐埋入子宫内膜；随着胚泡的逐渐埋入，缺口周围的上皮细胞增生，将缺口修复，至此胚泡完全植入子宫内膜（图 12 – 5）。

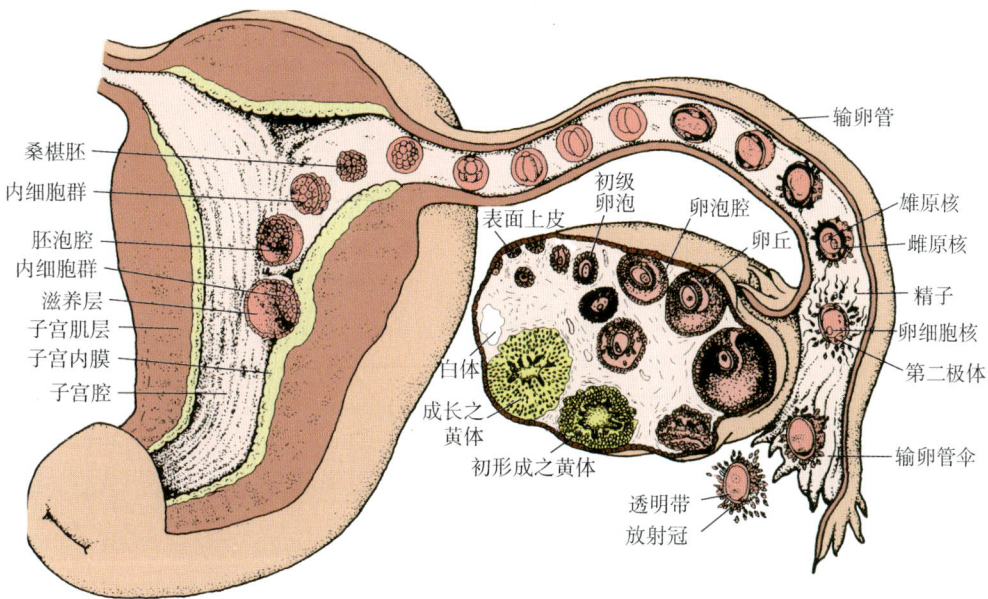

图 12-5　排卵、受精、卵裂和植入的位置

4. 植入的条件　植入受雌激素和孕激素的调节，若激素调节紊乱，植入则不能完成。胚泡与子宫内膜的同步发育、胚泡适时进入子宫腔及宫腔正常的内环境等都是植入的必要条件。

5. 植入的部位　胚泡的植入部位在子宫体部或子宫底部。

知 识 链 接

"上环"

"上环"是中国育龄期女性最常用的长效避孕措施。"环"实为宫内节育器，因最初为环形而得名。如今，节育器形状多样。通过手术将其放置于女性的宫腔内，除化学性的干扰外，主要通过机械性刺激造成子宫的无菌性炎症，使胚胎无法在子宫内着床，从而造成流产，以达到避孕的目的。"上环"可避免药物避孕的不良反应。

（二）蜕膜

胚泡植入后的子宫内膜改称为蜕膜，胎儿分娩时脱落。根据蜕膜与胚胎的位置关系，蜕膜可分3部分：位于胚泡深面的蜕膜，称为基蜕膜；包被于胚泡表面的蜕膜，称包蜕膜；其他的部分为壁蜕膜。壁蜕膜和包蜕膜之间的部分为子宫腔。随着胚胎的成长发育，包蜕膜与壁蜕膜之间的子宫腔逐渐变窄。最终，壁蜕膜与包蜕膜融合，子宫腔消失（图 12 - 6）。

三、三胚层的形成和分化

1. 三胚层的形成 约在受精后第 7 天，内细胞群分化为两层细胞。上方的柱状细胞层称外胚层，下方的立方细胞称内胚层，二者紧密相贴，形成一个圆盘状的结构，称胚盘（图 12 - 7、图 12 - 8）。胚盘是形成胎儿的原基。在内、外胚层形成时，在外胚层的背侧出现一个由羊膜上皮围成的腔，称羊膜腔。羊膜环绕羊膜腔形成的囊状结构叫羊膜囊。在内胚层的腹侧出现一个囊，称卵黄囊。胚胎发育第 3 周，胚盘的外层细胞迅速增殖，形成一条增厚的细胞索，称原条。原条的细胞继续增生，并向深部迁移进入内、外胚层之间形成新细胞层，即为中胚层。至此，胚盘由原来的两胚层演变为三胚层（图 12 - 8）。

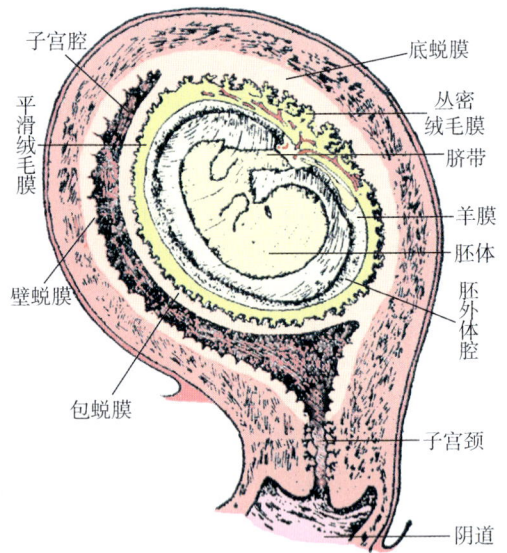

图 12 - 6 胚胎与子宫蜕膜的关系

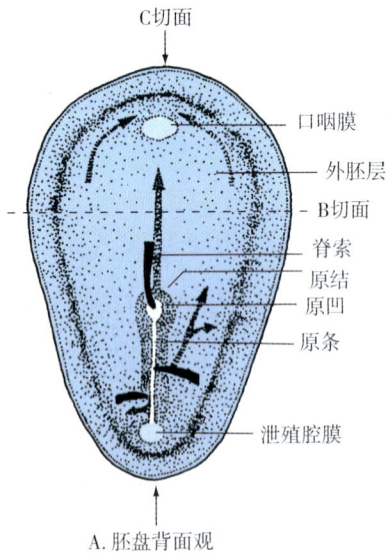

图 12 - 7 胚盘（背面）

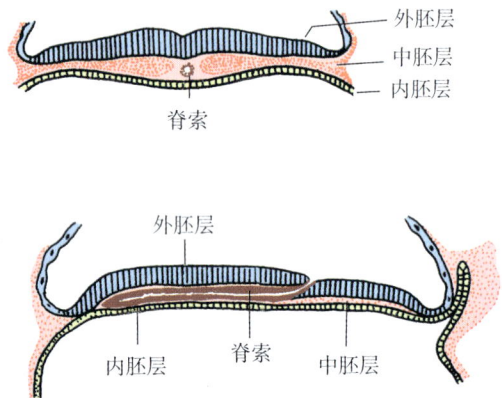

图 12 - 8 胚盘切面

2. 三胚层的分化 从第 4 ~ 8 周，三胚层的细胞不断增殖、分化，形成人体各种细胞、组织和器官原基。胚盘的两侧缘向腹侧面卷曲，使鞋底状的胚盘变成圆柱状的胚体。内胚层则被包入胚体内形成原肠。原肠将来主要形成消化管、气管、肺、膀胱及尿道等部位的上皮。中胚层形成后，外胚层细胞增厚呈板状，称为神经板。神经板中央沿其长轴下陷，形成神经沟。神经沟两侧边缘隆起，形成神经褶。两侧神经褶逐渐靠拢愈合形成头尾方向的管状结构，称神经管。神经管头端膨大发育成脑，尾端细长演变为脊髓。其余部分的外胚层将来分化为皮肤的表皮及其附属结构等（图 12-9）。

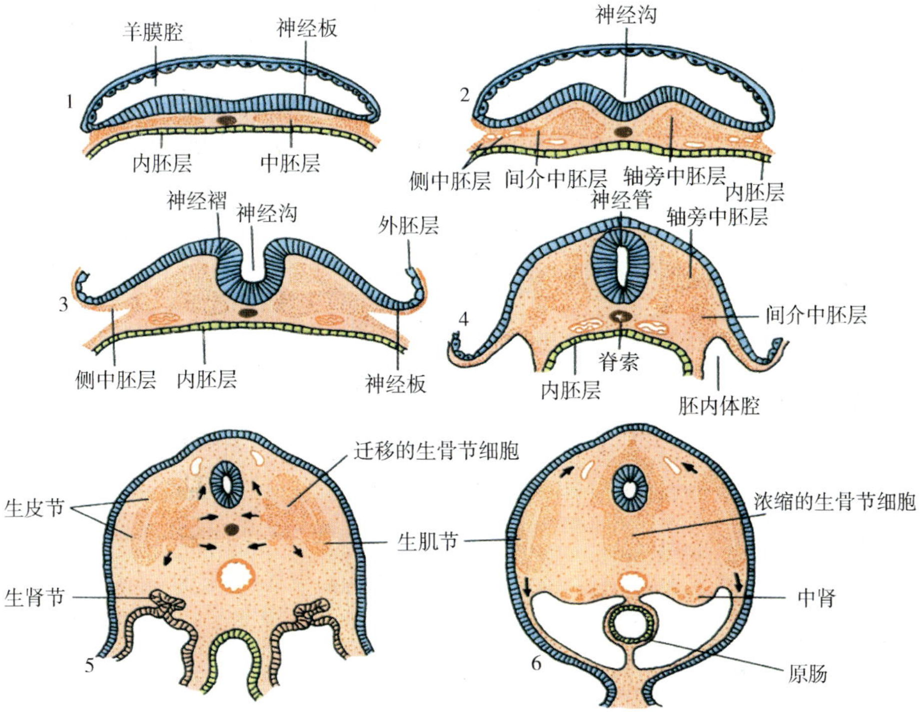

图 12-9 三胚层的分化

紧邻神经管两侧的中胚层不断增殖呈分节状，称体节。体节将来形成椎骨、骨骼肌和真皮。体节外侧的中胚层，称为间介中胚层，将来分化为泌尿、生殖系统的主要器官；间介中胚层外侧的中胚层，称侧中胚层。侧中胚层随着发育出现了腔隙，称胚内体腔。胚内体腔将来分化成心包腔、胸膜腔及腹膜腔。

项目三　胎膜与胎盘

一、胎膜

胎膜包括绒毛膜、羊膜、卵黄囊、尿囊和脐带，是胎儿发育过程中的附属结构，胎膜对胚胎起保护和营养的作用（图 12-10）。

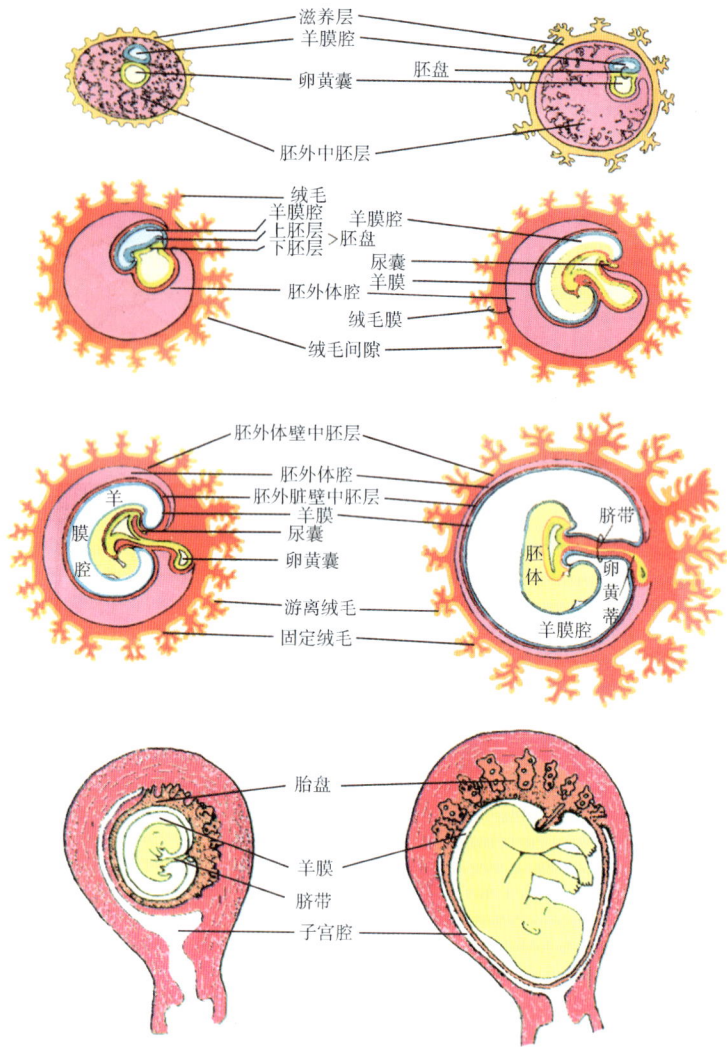

图 12-10 胎膜的形成及演变过程示意图

（一）绒毛膜

绒毛膜由滋养层和胚外中胚层发育而成。胚胎发育至第 2 周，滋养层和胚外中胚层的细胞向周围生长，形成许多小的突起，称绒毛。此时胚泡的滋养层称为绒毛膜。在绒毛膜内的胚外中胚层形成血管，血管内含有胎儿的血液。

早期绒毛膜的绒毛分布均匀。第 8 周后，包蜕膜侧的绒毛因供血不足而逐渐退化形成平滑绒毛膜；而基蜕膜侧的绒毛供血充足，发育旺盛，反复分支，呈树枝状，称丛密绒毛膜。绒毛膜主要功能是从母体子宫吸收氧气和营养物质，将其供给胎儿生长发育，并排出胎儿的代谢产物。

（二）羊膜

羊膜是一层半透明的薄膜。最初附于胚盘的边缘，羊膜腔位于胚盘的背侧；随着胚盘向腹侧卷曲，羊膜的附着缘也随之向腹侧移动，羊膜腔也向腹侧扩展；最后，羊膜的附着线移至胎儿脐带根部，此时胎儿完全游离于羊膜腔内。由于羊膜腔的迅速扩大，羊膜和平滑绒毛膜相贴，最终融合，胚外体腔消失。

羊膜腔内充满淡黄色液体，称羊水。羊水由羊膜上皮细胞的分泌物和胎儿的排泄物构成。羊水不断分泌，又不断地被羊膜吸收和被胎儿吞咽，故羊水是不断更新的。足月胎儿羊水含量有 1000～1500mL。若羊水少于 500mL 为羊水过少；羊水多于 2000mL 为羊水过多。羊水过少或过多预示胎儿有某种先天性畸形。羊水的功能：①保护胎儿，缓冲振动及挤压。②防止胎儿与羊膜发生粘连。③分娩时可扩张宫颈和冲洗、润滑产道。

（三）脐带

脐带是连于胎儿脐部与胎盘之间的圆索状结构。由羊膜包绕体蒂、尿囊及卵黄囊等结构所形成，长约55cm，是胎儿与胎盘之间物质运输的通道，内含两条脐动脉和一条脐静脉。脐带是胎儿与胎盘的血管通道，也是胎儿与母体之间物质交换的通道。

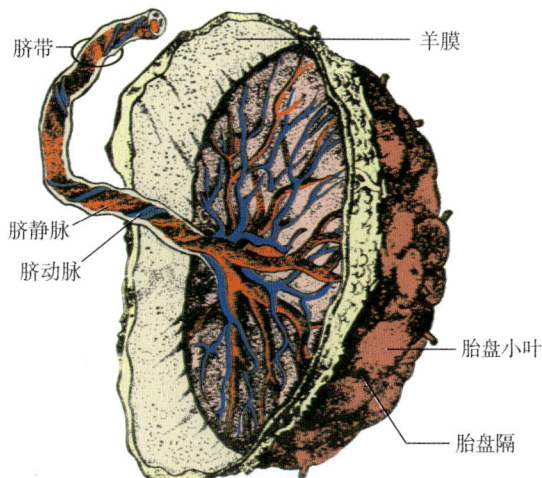

二、胎盘

（一）胎盘的形态结构

胎盘呈圆盘形，由丛密绒毛膜和母体的基蜕膜共同构成。胎盘的胎儿面覆盖羊膜而光滑，中央或近中央处有脐带相连。胎盘母体面粗糙，由不规则的浅沟将其分为 15～30 个突起的胎盘小叶（图 12－11）。小叶间有基蜕膜形成的胎盘隔。胎盘隔之间的腔隙，称为绒毛间隙，其内充满了母体的血液，绒毛浸于血液之中（图 12－12）。

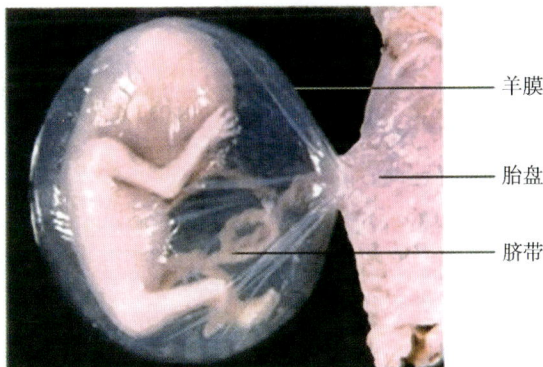

图 12－11　胎盘和脐带

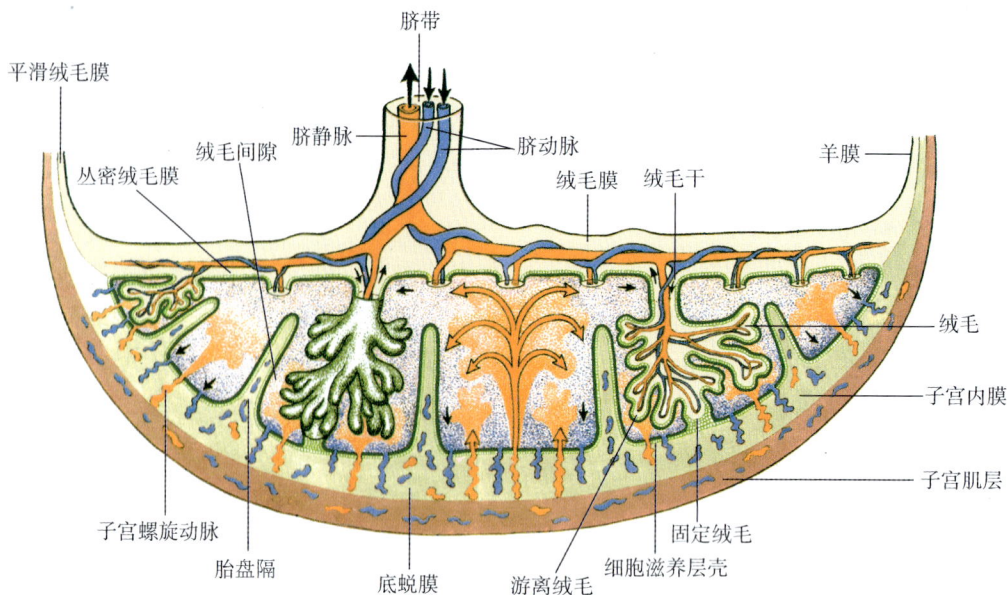

图 12 - 12　胎盘的结构示意图

（二）胎盘的功能

1. 物质交换　胎儿生长发育所需的氧、营养物质通过胎盘屏障从母体血液中获得，同时又将自身的代谢产物和二氧化碳排泄到母体血液内，然后再由母体排出体外。故胎盘既是胎儿的营养器官，又是胎儿进行呼吸和排泄的器官。

2. 防御屏障　胎盘膜是分隔子体血和母体血的薄层结构，具有选择通透性，在母体血与胎儿血之间进行物质交换时起屏障作用。

3. 内分泌功能　胎盘能分泌多种激素，对维持妊娠、保证胎儿正常发育起着极为重要的作用。主要激素包括：

（1）绒毛膜促性腺激素（HCG）　能促进月经黄体发育成妊娠黄体，从而维持妊娠。

（2）雌激素（P）和孕激素（E）　妊娠第 4 个月开始分泌，以后逐渐增多，以便在妊娠黄体退化后继续维持妊娠。

（3）绒毛膜促乳腺生长激素（HCS）　又称胎盘催乳素，该激素于受精后第 2 个月开始分泌，第 8 个月达高峰，直至分娩。作用是促进母体乳腺生长、发育。

项目四　胎儿血液循环的特点及其变化

一、胎儿血液循环的特点

1. 卵圆孔和动脉导管　卵圆孔位于房间隔的中下部，左、右心房经卵圆孔相通。由于胎儿右心房压力大于左心房，故血液只经卵圆孔自右心房流入左心房。动脉导管是连于肺动脉干与主动脉弓之间的一条短血管。因胎儿肺无法正常呼吸，肺动脉的血液大部分经动脉导管流入降主动脉。

2. **脐动脉与脐静脉** 脐动脉有 2 条，起自髂总动脉，经胎儿脐部和脐带入胎盘。脐静脉有 1 条，从胎盘经脐带进入胎儿体内，经肝下缘续为静脉导管，经肝静脉流入下腔静脉回到右心房，并发出分支和肝血管相通。

二、 胎儿血液循环途径

胎儿的血液从胎盘经脐带至胎儿肝，然后大部分血液经静脉导管直接注入下腔静脉。从下腔静脉导入右心房的血液，大部分通过卵圆孔进入左心房，与由肺静脉来的少量血液混合后进入左心室，后注入主动脉。主动脉血液大部分经主动脉弓及其分支分布到头、颈和上肢，以充分供应胎儿头部发育；小部分血液流入降主动脉。上腔静脉的血液进入右心房，与下腔静脉来的血液混合后经右心室进入肺动脉。因胎儿的肺没有呼吸功能，故肺动脉血仅小部分入肺，再回流到左心房，大部分血液经动脉导管入降主动脉。降主动脉血液除经分支供应到盆、腹腔器官和下肢外，还经脐动脉将血液运送到胎盘，与母体血液进行气体和物质交换后，再由脐静脉送往胎儿体内。

三、 胎儿出生后血液循环的变化

胎儿出生后，胎盘血循环中断，新生儿开始呼吸，动脉导管、静脉导管和脐血管均废用，血液循环发生一系列改变。主要变化如下：

1. 脐静脉（腹腔内的部分）闭锁，成为由脐部至肝的肝圆韧带。

2. 脐动脉大部分闭锁为脐外侧韧带，仅近侧段保留成为膀胱上动脉。

3. 肝内的静脉导管闭锁成为静脉韧带。

4. 由于脐静脉闭锁，自下腔静脉注入右心房的血液减少，右心房压力降低；同时，肺开始呼吸，大量血液由肺静脉回流入左心房，左心房压力升高，于是卵圆孔瓣膜紧贴于继发隔（第二房间隔），使卵圆孔闭锁。若出生 1 年后卵圆孔仍未闭锁或闭锁不全，称卵圆孔未闭，属于先天性心脏病。

5. 动脉导管闭锁为动脉韧带。若出生 3 个月仍未闭锁，称动脉导管未闭，属于先天性心脏病。

项目五 双胎、多胎和联体双胎

一、 双胎

一次分娩两个新生儿，称双胎或孪生，发生率占 1%。

1. **单卵双胎** 由一个受精卵发育为两个胎儿的现象称单卵双胎或真双胎。单卵双胎性别相同，容貌和生理特征很相似。单卵双胎主要有以下几种情况：①受精卵分裂产生两个卵裂球，两者各自发育成一个胎儿。②一个胚泡内出现两个内细胞群，各形成一个胎儿。③形成两个原条，各自形成一个完整的胎儿，但易发生联胎（图 12 - 13）。单卵双胎的遗传基因完全一致，血型及相容性抗原相同，故他们之间若做组织或器官移植，一般不会发生排斥反应。

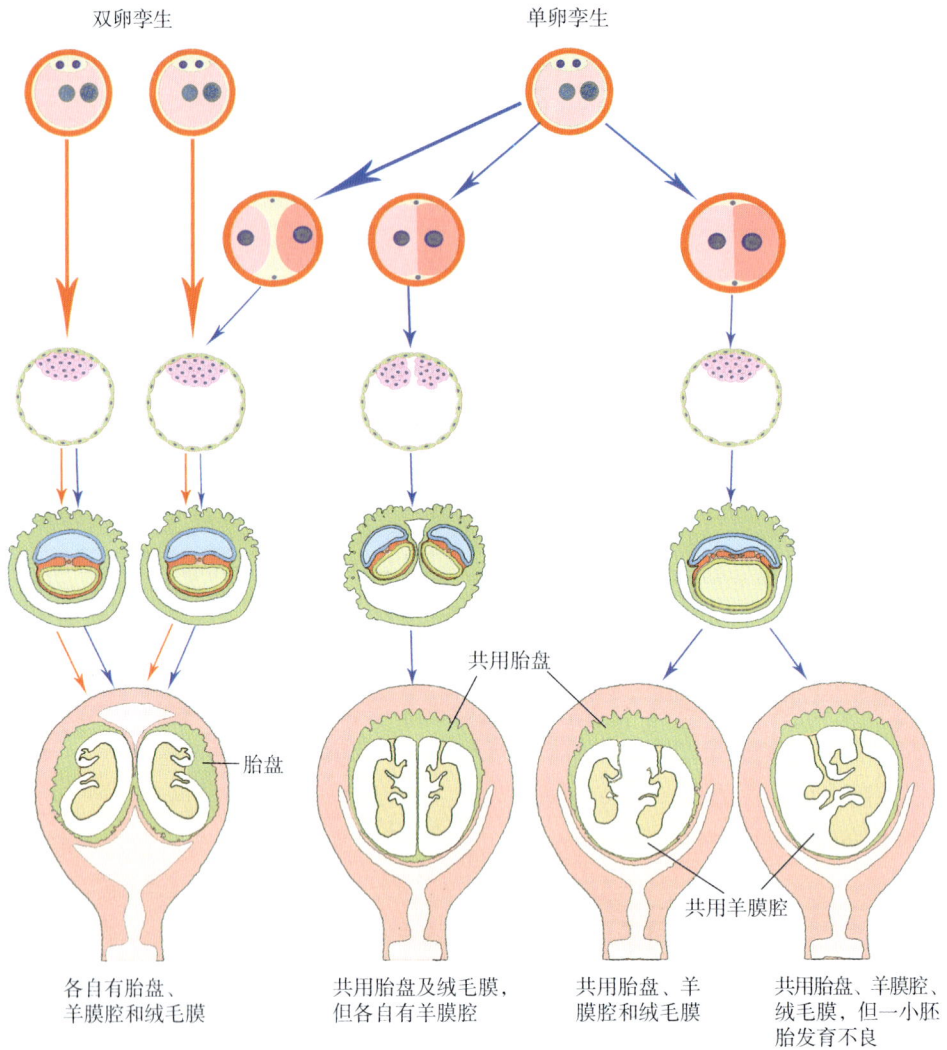

双卵孪生　　　　　　　　　　　　单卵孪生

共用胎盘

胎盘

共用羊膜腔

各自有胎盘、羊膜腔和绒毛膜　共用胎盘及绒毛膜，但各自有羊膜腔　共用胎盘、羊膜腔和绒毛膜　共用胎盘、羊膜腔、绒毛膜，但一小胚胎发育不良

图 12 - 13　双胎形成示意图

2. **双卵双胎** 卵巢一次排出两个卵子，分别受精后发育成两个胎儿的现象称双卵双胎或假双胎。两个胎儿的性别可不相同，容貌、性格如同一般的兄弟姐妹。

二、多胎

一次娩出两个以上新生儿者称为多胎。多胎的原因可以是单卵多胎、多卵多胎和混合性多胎。多胎发生率低，三胎发生率约为万分之一，四胎发生率约为百万分之一，多不易存活。

三、联胎

联胎发生于真孪生。一个胚盘出现两个原条并分别发育为两个胚胎，若两个原条或内细胞群靠的较近，胚胎形成时发生局部联接，称联体双胎。联胎有对称型和不对称型两类。对称型指两个胚胎大小一致，可有头联体双胎、臀联体双胎、胸腹联体双胎等。不对称型联胎是指双胎一大一小，小者常发育不全，形成寄生胎或胎中胎。

项目六 先天畸形与致畸因素

先天畸形是由于胚胎发育紊乱导致的出生时即可见的形态结构异常。如果是器官内部结构异常或生化代谢异常，则在出生后一段时间或相当长时间才显现。因此，将形态结构、功能、代谢和行为等方面的先天性异常，统称为出生缺陷。

一、先天畸形的主要类型

1. 整胎发育畸形 由严重的遗传缺陷引起，多数于胚胎早期死亡或流产。

2. 胚胎局部发育畸形 由胚胎局部发育紊乱引起，畸形多发生在两个器官以上，如并肢畸形等（图 12 - 14）。

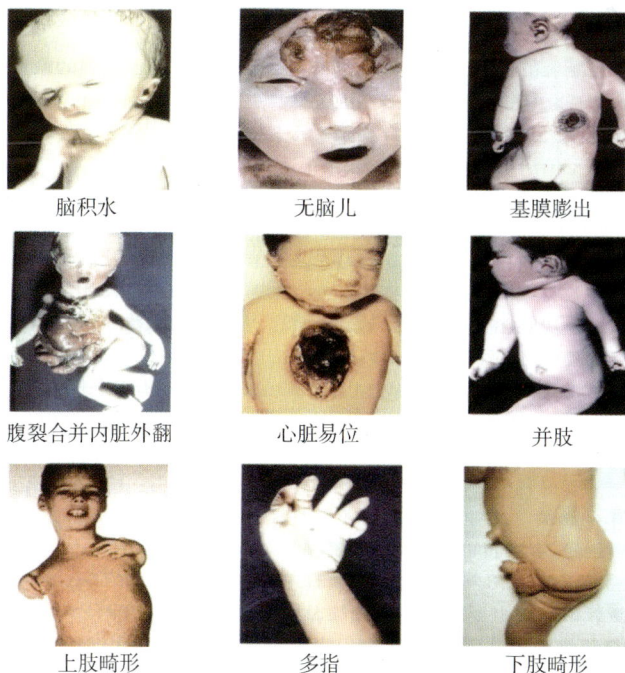

脑积水	无脑儿	基膜膨出
腹裂合并内脏外翻	心脏易位	并肢
上肢畸形	多指	下肢畸形

图 12 - 14 先天性局部发育畸形

3. **器官局部畸形** 由某一器官不发育或发育不全所致，如双侧或单侧肺发育不全、室间隔缺损等。

4. **发育过度畸形** 由某一器官或器官的一部分过度增生所致，如多指（趾）畸形。

5. **联体畸形** 即联胎，详见图示（图 12 - 15）。

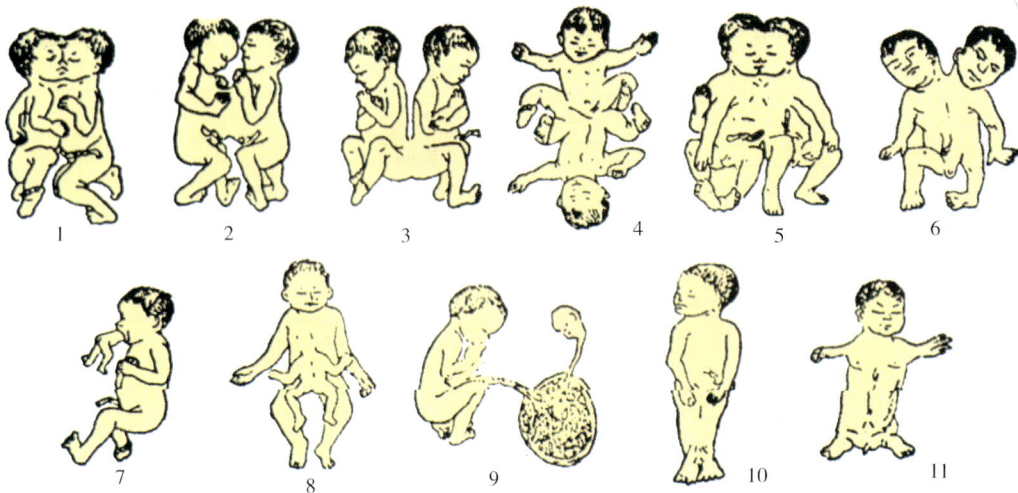

图 12 - 15 胎儿联体畸形

注：1~6 为对称型联体双胎，7~9 为不对称联体双胎，10 为并肢畸形，11 为无肢畸形。

二、 先天畸形发病原因

（一）遗传因素

1. **基因突变** 仅有染色体上基因的突变而引发的疾病，例如睾丸女性化综合征。

2. **染色体组型异常** 在生殖细胞成熟分裂的过程中，某一对染色体不分离可导致子细胞出现增多或减少一条染色体，例如 21 - 三体综合征。

（二）环境因素

能引起出生缺陷的环境因素，统称致畸因子。环境致畸因子主要有 5 类：①生物性致畸因子：如风疹病毒、单纯疱疹病毒及梅毒螺旋体等。②物理性致畸因子：如各种射线、机械性压迫和损伤等。③致畸药物：多数抗癌药物、某些抗生素、抗惊厥药物和激素均有不同程度的致畸作用。④致畸性化学物质：在工业"三废"、食品添加剂和防腐剂中，含有一些有致畸作用的化学物质。⑤其他致畸因子：大量吸烟、酗酒、缺氧和严重的营养不良等均有致畸作用。

三、 先天畸形的预防

1. **婚前检查** 是预防先天畸形的第一道防线。

2. 孕期保健 预防病毒感染，注意孕期用药和营养卫生。

3. 产前诊断 早发现，早诊治。

复习思考

一、选择题

1. 胚胎学的胚胎期是指（   ）

　　A. 从胚泡植入到胎儿娩出　　　　　B. 从受精到第 2 周末结束

　　C. 胚胎的第 1 ~ 8 周　　　　　　　D. 胚胎的第 9 ~ 38 周

　　E. 胚胎的第 1 ~ 38 周

2. 受精卵的染色体是（   ）

　　A. 44，XY（XX）　　　　B. 22，Y　　　　　　　C. 22，XY

　　D. 22，X　　　　　　　E. 44，（XY）

3. 次级卵母细胞内性染色体为（   ）

　　A. XX　　　　　　　　B. Y　　　　　　　　　C. XY

　　D. X　　　　　　　　E. YY

4. 受精的正常部位是（   ）

　　A. 输卵管峡部　　　　　B. 输卵管壶腹部　　　C. 子宫腔或腹膜腔

　　D. 输卵管伞、输卵管峡部　　E. 输卵管子宫部

5. 胚泡植入能溶解子宫内膜的结构是（   ）

　　A. 透明带　　　　　　　B. 极端滋养层　　　　C. 放射冠

　　D. 细胞滋养层　　　　　E. 合体滋养层

6. 关于植入的说法，正确的是（   ）

　　A. 在受精后第 5 ~ 6 天开始，第 11 ~ 12 天结束

　　B. 植入即受精卵进入子宫内腔的过程

　　C. 卵受精后即开始植入

　　D. 植入是受精卵埋入子宫内膜的过程

　　E. 指桑葚胚埋入子宫内膜的过程

7. 关于蜕膜的描述，哪项是错误的（   ）

　　A. 基蜕膜发育形成胎盘的母体部

　　B. 蜕膜是胚胎的附属结构，随胎儿分娩而脱落

　　C. 根据部位分为包蜕膜、基蜕膜和壁蜕膜

　　D. 蜕膜对胎儿的生长发育的影响不大

E. 胚泡植入后的子宫内膜称蜕膜

8. 胚泡正常植入的部位是（　　　）
    A. 输卵管壶腹部　　　　　B. 盆腔　　　　　C. 子宫体上部
    D. 子宫峡　　　　　E. 输卵管子宫部

9. 关于胚盘的说法，正确的是（　　　）
    A. 外胚层发生卵黄囊
    B. 由滋养层形成的两层盘状结构
    C. 指内外胚层之间的结构
    D. 外胚层和内胚层的细胞紧密相贴形成的圆盘状结构
    E. 内胚层发生羊膜囊

10. 由外胚层分化而来的器官是（　　　）
    A. 肺和肝　　　　　B. 心血管系统　　　　　C. 肌肉和骨骼
    D. 消化管和呼吸道上皮　　　　　E. 表皮和神经系统

11. 绒毛膜是由（　　　）
    A. 细胞滋养层和合体滋养层形成的
    B. 胚外中胚层形成的
    C. 胚外中胚层与滋养层形成的
    D. 滋养层形成的
    E. 极端滋养层和合体滋养层形成的

12. 关于羊膜的说法，错误的是（　　　）
    A. 可分泌产生羊水　　　　　B. 为半透明的薄膜
    C. 来源于外胚层细胞　　　　　D. 可随胚体卷曲卷入胚体内
    E. 可随胚体发育羊水增多、羊膜腔增大至使胚外体腔和子宫腔消失

13. 羊水是（　　　）
    A. 由绒毛血管渗出的　　　　　B. 由羊膜细胞分泌的
    C. 不能被羊膜吸收的　　　　　D. 自然形成的
    E. 由绒毛膜分泌形成的

14. 足月胎儿正常羊水量是（　　　）
    A. 1000～1500mL　　　　　B. 200～500mL　　　　　C. 400～800mL
    D. 50～100mL　　　　　E. 1800～2000mL

15. 关于脐带的说法，错误的是（　　　）
    A. 长40～60cm　　　　　B. 连于胎盘与胎儿脐部
    C. 内含1条脐动脉、2条脐静脉　　　　　D. 过长或过短均影响胎儿的生长发育

E. 外包羊膜，内有卵黄囊、体蒂等结构

16. 关于胎盘的说法，错误的是（　　　）

    A. 盘小叶间有基蜕膜形成的胎盘隔

    B. 胎儿面光滑，中央有脐带相连

    C. 母体面粗糙不平，为剥离后的基蜕膜

    D. 胎呈圆盘状，重约 500g，直径 15～20cm 盘小叶间有基蜕膜形成的胎盘隔

    E. 绒毛间隙内是母体血和胎儿血混合的部位

17. 关于胎盘屏障的说法，错误的是（　　　）

    A. 是胎儿血与母体血在胎盘内进行物质交换所通过的结构

    B. 有合体滋养层、细胞滋养层及基膜、绒毛膜内结缔组织、毛细血管基膜及内皮构成

    C. 正常情况下对细菌、病毒经过胎盘进入胎儿体内没有阻挡作用

    D. 某些细菌、病毒偶尔可以通过胎盘屏障进入胎盘感染胎儿

    E. 有些药物可以通过胎盘进入胎儿体内

18. 胎儿出生后不应该出现的是（　　　）

    A. 肺开始呼吸

    B. 2 年后，左右心房借卵圆孔仍然相通

    C. 脐动脉、脐静脉闭锁，继而形成韧带

    D. 肺循环建立

    E. 动脉导管闭锁形成动脉韧带

19. 下列哪一时期属于致畸敏感期（　　　）

    A. 受精时　　　　　　　B. 妊娠第 3～8 周　　　　C. 妊娠 9 周以后

    D. 妊娠的全过程　　　　E. 妊娠第 1～2 周

20. 下列答案中哪项与先天性畸形无关（　　　）

    A. 物理因素　　　　　　B. 遗传因素物理因素　　　C. 化学因素

    D. 母体感染病毒性疾病　E. 母体体内的激素因素

二、填空题

1. 胚胎的第_____周为早期发育阶段，也称_____期；第_____周为胎儿期。

2. 初期精母细胞经_____次成熟分裂形成 4 个精子，其中 2 个精子的染色体是_____，另 2 个精子染色体是_____。

3. 精子在女性生殖管道内的分泌物作用下才获得_____能力，并可在女性生殖管道内存活_____天，其_____能力可维持 24 小时。

4. 受精时，精子向卵子趋向性运动，并释放_____，逐次溶解_____、

_____及_____即进入卵子内，卵子在精子激发下完成_____分裂。雄、雌原核融合后形成_____。

5. 受精决定性别，带有_____染色体的精子与卵结合发育为女性，带有_____染色体的精子与卵结合发育为男性。

6. 植入从受精后的第_____天开始，至第_____天完成。

7. 外胚层的背侧由羊膜围成称_____，内胚层的腹侧出现一囊称_____。

8. 中胚层包括_____、_____和_____。

9. 在胚体周围形成的临时器官称胎膜，包括_____、_____、_____、_____及_____等。

10. 羊膜腔向胚体腹侧扩大时，将_____和_____包于圆索状的体蒂（脐带）内。

11. 胎盘的血液循环由_____和_____2部分组成，二者借胎盘屏障进行_____，互不混合，属两个_____体系。

12. 胎儿房间隔右面尾侧部分有一孔称_____，右心房的血经此孔流入_____。

13. 一般受精后_____周以内致畸导致胚胎死亡流产，妊娠_____周属于致畸敏感期，_____周以后致畸因子的影响逐渐减小。

三、简答题

1. 简述受精的条件、时间、地点。

2. 简述胎盘的形态结构及功能。

3. 试述胎儿血液循环途径及特点。

4. 简述羊水的产生、正常量及功能。

实验部分

实验一　显微镜的使用及细胞结构观察

【实验目的】

1. 在显微镜上辨认机械部分和光学部分的结构及功能。
2. 熟练使用光学显微镜。
3. 在显微镜下辨认细胞的结构。

【实验器材】

1. 显微镜、二甲苯、擦镜纸。
2. 口腔黏膜上皮细胞涂片。
3. 脊神经节组织切片。
4. 《显微镜的结构和使用》教学光盘。

【实验内容与步骤】

1. 光学显微镜的结构　普通光学显微镜由机械和光学两部分构成。

（1）机械部分

1）镜座：显微镜的底座，一般呈马蹄形、方形或圆形。

2）镜臂：显微镜的支柱，是手持握的部位，常呈弧形。

3）载物台：是放置切片标本的平台，中央有一个通过光线的圆孔，其上装有用来固定玻片标本的压片夹。在载物台的侧面或上面有推进器螺旋，用于向前后、左右方向移动玻片。

4）镜筒：是镜臂前上方的空心圆筒，其上端装有目镜，下连接物镜转换器。

5）物镜转换器：又称旋转盘，安装在镜筒的下方，可以转动。盘上有 3~4 个圆孔，用来安装不同放大倍数的物镜。

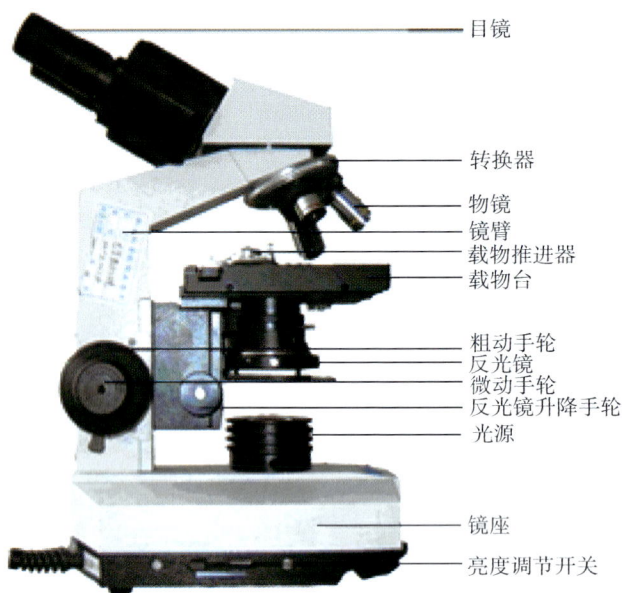

图附1　光学显微镜

6）调焦螺旋：用于调节镜筒与载物台之间的距离，从而调节焦距。常有粗调螺旋（大螺旋）和细调螺旋（小螺旋）两组。

（2）光学部分

1）目镜：装在镜筒的上端，其上标有"5×""10×"等放大倍数。境内可装指针，以指示观察物。

2）物镜：装在螺旋盘的下面，一般显微镜有几个放大倍数不同的物镜，例如"4×""10×"为低倍物镜，"40×"为高倍物镜，而"100×"的称为油镜。显微镜放大倍数 = 目镜放大倍数×物镜放大倍数。

3）聚光器：装在载物台的下方，可聚集光线。在聚光器左侧的后方，有调节聚光器升降的螺旋。聚光器的底部装有光圈，可开大或缩小，用以调节进入的光线量。

4）反光镜：位于聚光器下方，平、凹两面，可朝任意方向转动，其作用是将光源的光线反射进入物镜。凹面镜有聚光作用，适于光线较弱时使用；光线较强时则选用平面镜。

2. 显微镜的使用方法

（1）取镜和放置　取显微镜时，应右手紧握镜臂，左手托住镜座，镜臂朝向自己，轻放在实验台偏左侧，以镜座后端离试验台边7～10cm为宜。

（2）对光　①打开实验台上的工作灯。②转动粗调螺旋器，使载物台略升高，用拇指和食指转动旋转盘，将低倍镜对准通光孔。③上升聚光器，打开光圈。④左眼在目镜上观察，同时调整反光镜方向，使视野内的光线均匀、明亮。⑤右眼注意绘图。

（3）低倍镜的使用　①将切片标本放在载物台上，盖玻片朝上，用压片夹固定，把观察物移至通光孔中心。②用粗调螺旋将载物台上升到最高高度。③左眼观察目镜，同时转动粗调螺旋，使载物台缓慢下降，直至看到物象。若第一次未看到物象，重复上述操作。

（4）高倍镜的使用　①在低倍镜下找到要观察的结构，将其移至视野中央。②转动旋转盘，将高倍镜对准通光孔。③左眼观察目镜，同时轻轻转动细调螺旋，直到物象清晰为止。

（5）显微镜的保养　使用结束后，升起镜筒，取下玻片，转动旋转盘使物镜呈"八"字形，并将镜筒、聚光器下降到最低位置，关上光圈，将反光镜调至垂直位置，用绸布擦拭镜筒、镜臂等处，最后套上显微镜套，放回原处。

（6）注意的事项　①取送显微镜时，应轻拿轻放，切勿斜提和前后摆动。②不可随便取出目镜，以免落入灰尘，影响观察效果。③光学部件如有不洁，应用擦镜纸擦拭，切不可用纱布、手帕或其他纸张擦拭，以免磨损镜面。

3. 观察细胞结构

（1）观察口腔黏膜上皮细胞涂片　①低倍镜：可见单个或几个细胞聚集在一起。②高倍镜：细胞呈圆形或不规则形；胞质粉红色；细胞核圆形，被染成紫蓝色，位于细胞中央。

（2）观察脊神经节切片　①低倍镜：可见许多大小不等的圆形脊神经节的神经细胞；胞质粉红色；细胞核圆形，被染成紫蓝色，位于细胞中央。②高倍镜：脊神经节细胞呈圆形，大小不等；胞质粉红色分布均匀；细胞核圆形，染色浅，核膜清楚，核仁明显。每个节细胞周围有一层小细胞，为神经胶质细胞。

【实验报告】

绘制出高倍镜下细胞的结构，并标注出细胞膜、细胞质和细胞核。

实验二　基本组织

【实验目的】

1. 观察　单层上皮和复层上皮。各种血细胞。

2. 辨认　单层柱状上皮的极性（游离面、基底面），细胞核和细胞质；复层扁平上皮的结构特点；辨认神经元的结构；疏松结缔组织的结构；骨骼肌的结构特点。

【实验器材】

1. 组织切片。小肠切片（HE 染色），食管切片（HE 染色），脊髓横切片。
2. 组织学图谱。单层柱状上皮、复层扁平上皮、脊髓横切面结构（神经元）。
3. 上皮组织、神经组织的组织学光盘。
4. 组织切片。疏松结缔组织铺片、血涂片（瑞士染色）、舌骨骼肌切片（HE 染色）。
5. 组织学图谱。疏松结缔组织、血涂片、骨骼肌。
6. 结缔组织和肌组织的组织学光盘。
7. 显微镜、二甲苯、擦镜纸。

【实验内容与步骤】

1. 单层柱状上皮（小肠切片，HE 染色）

（1）肉眼观察　切片为长条形，可见肠腔黏膜面高低不平，有许多突起。

（2）低倍镜观察　黏膜内表面有大量指状突起。选择一段完整的纵切面，观察排列整齐且密集的单层柱状上皮，然后移至视野中央，换高倍镜观察

（3）高倍镜观察　细胞呈长方形，排列紧密，胞质粉红色，核呈椭圆形，靠近基底部，呈紫蓝色。可见杯状细胞。

2. 复层扁平上皮（食管横切片，HE 染色）

（1）肉眼观察　切片呈环形，靠近管腔面有深染的部分就是食管的上皮。

（2）低倍镜观察　上皮细胞层数多，排列紧密，胞质粉红色，胞核深蓝色。选结构清晰的部位移到视野中央，换高倍镜观察。

（3）高倍镜观察　浅层细胞扁平形，核扁圆形；中间层细胞多边形，体大，胞核圆形，界限清楚；基底层细胞呈立方形或低柱状，核椭圆形、染色深，排列整齐。

3. 示教多极神经元（脊髓横切片）

（1）肉眼观察　标本呈椭圆形，中央深染的部分为灰质，周围淡染的部分为白质。

（2）低倍镜观察　灰质较宽处为前角，内可见深黄色、多突起的细胞，即多极神经元，小而圆的是神经胶质细胞的胞核。

（3）高倍镜观察　多级神经元的胞体不规则，可呈星形、锥体形，可见自胞体发出的突起的根部；细胞核位于中央，大而圆，染色淡。移动视野至淡染色区域（白质），可见神经纤维束的横切面。

4. 骨骼肌（舌肌切片，特殊染色）

（1）肉眼观察　标本呈蓝色椭圆形。

（2）低倍镜观察　骨骼肌纤维呈细长圆柱状，有明暗相间的横纹，且与纤维的长轴垂

直。胞核呈扁椭圆形，深蓝色，位于肌膜深面，数量较多。肌纤维间有少量结缔组织。

（3）高倍镜观察　肌纤维内有许多纵行的线条状结构，即肌原纤维。下降聚光镜，在暗视野下观察肌原纤维及其明带和暗带。

5. 疏松结缔组织（肠系膜铺片）

（1）肉眼观察　标本呈淡紫红色，纤维交织成网，选择切片较薄（染色淡）的部位进行观察。

（2）低倍镜观察　胶原纤维和弹性纤维交织成网，细胞分散其间。

（3）高倍镜观察　胶原纤维粗大，粉红色；弹性纤维为细丝状，有分支；成纤维细胞数量最多，胞质淡红色，胞核椭圆形、淡蓝色；巨噬细胞的外形不规则，胞质内含有吞噬的颗粒（呈蓝色），核小而圆、染色深；肥大细胞呈椭圆形、核圆形或卵圆形，胞质内充满粗大的异染颗粒。

6. 示教血细胞（血涂片）

（1）肉眼观察　涂片呈薄层粉红色。

（2）高倍镜观察　红细胞呈红色，圆形，偶见有核的白细胞。①红细胞染呈淡红色，中央部色浅，周围部色深，无细胞核。②移动视野寻找有核的白细胞。中性粒细胞体积比红细胞大，胞质淡粉色，可见紫红色的细小颗粒，胞核紫蓝色，分成 2～5 叶不等，核叶间有细丝相连；嗜酸性粒细胞体积比中性粒细胞大，胞质内可见橘红色的粗大而发亮的颗粒，胞核分为 2 叶；嗜碱性粒细胞少见，胞质内含有大小不等、分布不均的紫蓝色颗粒，胞核呈"S"形或不规则，着色浅；淋巴细胞较小，胞质少，胞核圆形，往往一侧凹陷，染成深蓝色；单核细胞体积最大，胞核呈肾形或马蹄铁形，常偏于细胞一侧，胞质染成浅灰蓝色；血小板呈不规则的紫蓝色小体，成群分布。

【实验报告】

1. 绘制单层柱状上皮切片（HE 染色）。选一段结构完整的单层柱状上皮，在高倍镜下绘图，并标注游离面、基底面、细胞质、细胞核。

2. 绘制血涂片（瑞士染色）。

3. 绘制红细胞、中性粒细胞、嗜酸性粒细胞、淋巴细胞、单核细胞、血小板。

实验三　躯干骨及其连结

【实验目的】

1. 掌握椎骨的一般形态和各部椎骨的特征，辨认特殊椎骨、颈椎、胸椎、腰椎。

2. 掌握肋骨的一般形态和结构。

3. 掌握胸骨的基本形态和结构，胸骨角的位置和意义。

4. 掌握脊柱的组成和弯曲。

5. 掌握躯干骨的常用骨性标志并能触及。

【实验器材】

全身骨架标本、全套躯干骨标本及模型。

【实验内容与步骤】

1. 观察长骨、短骨、扁骨、不规则骨的形态特点和分布。

2. 观察骨密质和骨松质的分布和特点。

3. 观察椎骨的一般形态，辨认其结构，骶骨的形态和主要结构。

4. 观察寰椎、枢椎、隆椎的形态特点。

5. 比较颈椎、胸椎、腰椎各自的形态特点。

6. 观察胸骨、肋骨的形态，辨认其主要结构。

7. 观察脊柱、胸廓的结构特点。

8. 观察椎间盘的性状、形态、构造，查看前、后纵韧带的位置，棘上韧带、棘间韧带、黄韧带的附着部位及其韧带间的连结关系。

【实验报告】

1. 比较颈椎、胸椎、腰椎，指出各自主要特征。

2. 观察指出，腰椎穿刺时，穿刺针经过哪些韧带。

实验四 颅骨及其连结

【实验目的】

1. 掌握颅的组成，理解其功能。

2. 掌握脑颅骨和面颅骨的名称和位置。

3. 掌握颅底内面观的形态、结构，以及主要孔、裂。

4. 观察冠状缝、矢状缝、人字缝、翼点、下颌角的位置。

5. 掌握鼻旁窦的名称、位置和开口。

6. 熟悉蝶骨、筛骨、颞骨、上颌骨和下颌骨的分部及主要结构，以及颞下颌关节的组成。

7. 了解眶、骨性鼻腔的构成，熟悉鼻腔侧壁的结构。

8. 了解新生儿颅的特征。

9. 能够触摸颅的骨性标志。

【实验器材】

1. 整体颅的标本及模型；水平锯开的颅标本及模型；正中矢状锯开的颅标本。

2. 分离的额骨、筛骨、蝶骨、颞骨和上颌骨标本。

3. 下颌骨标本及模型；舌骨标本。

4. 新生儿颅模型。

【实验内容与步骤】

1. 观察脑颅骨和面颅骨的形态、位置及组成。

2. 观察蝶骨、筛骨、颞骨、上颌骨、下颌骨的主要结构。

3. 观察颅顶面、颅底外面、颅侧面的主要结构。

4. 查看额窦、蝶窦、筛窦、上颌窦的位置和形态。

5. 观察新生儿颅的特征，查看前、后囟的形态和位置，比较它与成人颅的差别。

6. 触摸枕外隆凸、乳突、下颌角、颧弓、眉弓等骨性标志。

【实验报告】

记录颅骨各骨名称、数目，各骨的主要结构，颞下颌关节的组成，颅骨的体表标志。

实验五　四肢骨及其连结

【实验目的】

1. 掌握上肢骨各骨的名称、位置及主要结构。

2. 会触摸上肢骨的骨性标志。

3. 掌握下肢骨各骨的名称、位置及主要结构。

4. 会触摸下肢骨的骨性标志。

5. 熟悉肩关节、肘关节、髋关节、膝关节的组成、特点、运动方式。

6. 熟悉骨盆的组成、比较男女性骨盆的特点。

【实验器材】

1. 全身骨架标本。

2. 分离的上肢骨。

3. 分离的下肢骨。

4. 骨盆标本；骨盆模型。

5. 肩关节、肘关节、髋关节、膝关节标本及模型。

【实验内容及步骤】

1. 观察上肢各骨的位置及其邻接关系，寻认上肢骨与躯干骨的连结部位。

2. 观察肩胛骨、锁骨、肱骨、尺骨和桡骨的形态、主要结构。

3. 触摸锁骨、肩胛冈、肩峰、肱骨大结节、肱骨内、外上髁、鹰嘴、尺骨茎突、桡骨茎突、豌豆骨等。

4. 观察肩关节的组成、特点，查看关节囊的薄弱部位。

5. 观察肘关节的组成及特点，查看尺侧副韧带、桡侧副韧带、桡骨环状韧带的位置。

6. 观察下肢骨的位置及其邻接关系，寻认下肢骨与躯干骨的连结部位。

7. 观察髋骨、股骨、髌骨、胫骨、腓骨的位置、形态及主要结构。

8. 触摸髂嵴、髂前上棘、髂后上棘、髂结节、耻骨结节、坐骨结节、股骨大转子、腓骨头、胫骨粗隆、胫骨前缘、内踝、外踝等骨性标志。

9. 观察膝关节的组成、特点，查看髌韧带，腓侧副韧带，胫侧副韧带，前、后交叉韧带，半月板等的位置和形态。

10. 比较男、女性骨盆的差别。

11. 观察髋关节、膝关节的组成及特点。

【实验报告】

记录四肢骨各骨名称、数目，各骨的主要结构，肩关节、肘关节、髋关节和膝关节组成，骨盆的组成，上肢骨和下肢骨的体表标志。

实验六　骨骼肌

【实验目的】

1. 了解肌的分类、构造和辅助结构。

2. 掌握胸锁乳突肌、斜方肌、背阔肌、胸大肌、肋间内、外肌、三角肌、肱二头肌、肱三头肌、缝匠肌、臀大肌的位置、起止点和作用。

3. 掌握膈的位置、形态，膈的裂孔及作用。

4. 掌握可供肌内注射的肌肉名称。

5. 熟悉腹前外侧壁各肌的位置、形态及各肌的肌纤维走向。

6. 熟悉股四头肌、小腿三头肌的位置及组成。

【实验器材】

全身主要肌肉的尸体标本及模型。

【实验内容及步骤】

1. 观察长肌、短肌、扁肌、轮匝肌的形态和结构。

2. 观察浅筋膜、深筋膜的位置。

3. 观察胸锁乳突肌、斜方肌、背阔肌、胸大肌、前锯肌、三角肌、肱二头肌、肱三头肌、缝匠肌、臀大肌的起止点，结合活体摸辨该肌的轮廓，演示该肌的作用。

4. 观察膈的位置、形态和附着部位；辨认食管裂孔、主动脉裂孔、腔静脉孔的位置及通过的结构。

5. 观察腹前外侧壁肌肉的分层及肌纤维的走向，腹直肌的位置、形态。

6. 观察股四头肌的位置、髌韧带的位置，分别指认股直肌、骨中间肌、股内侧肌和股外侧肌的位置；观察小腿三头肌的位置，分别指认腓肠肌、比目鱼肌位置。

【实验报告】

分组讨论肌内注射时如何寻找肌注部位。

实验七　消化管系统组成、 形态及腹膜形成的结构

【实验目的】

1. **确认**　消化系统各器官；消化管各段的位置；肝、胰的位置。
2. **辨认**　消化管各段的主要结构特点；肝脏的主要结构。
3. **观察**　消化管各段的形态；肝、胰的形态及腹膜与脏器的关系。

【实验器材】

1. **大体标本**　食管、胃、小肠切开标本，盲肠、阑尾、大肠、直肠和肛管切开标本，

肝、胆和胰离体标本，头颈部正中矢状面切面标本，人体腹腔剖开完整标本。

2. **解剖模型** 消化系统概观模型，牙、胃、小肠、大肠、肝、十二指肠和胰模型，腹膜后间隙器官模型，头颈部正中矢状面模型。

3. **多媒体** 消化系统大体结构的光盘。

【实验内容与步骤】

1. 消化管的观察

（1）在头颈部正中矢状切面标本上观察口腔各壁、腭垂，结合标本和模型观察牙的形态和分部，舌的形态、结构，咽的形态和分部，并能在活体上说出上述结构的位置和名称。

（2）在标本上观察食管形态及其三处狭窄的位置。

（3）结合标本和模型观察胃的形态，确认胃的分部，观察黏膜皱襞和胃小凹。

（4）结合标本和模型观察小肠的位置、外形和分部，十二指肠的分部，十二指肠大乳头的位置，空肠和回肠纵切面黏膜的特点。

（5）在标本和模型上观察大肠的位置和分部，盲肠和结肠的特征性结构，阑尾的形态，观察直肠的位置和弯曲，肛柱、肛瓣和齿状线。在自身上确定麦氏点的位置。

2. 消化腺的观察

（1）在头颈部正中矢状切面标本上观察口腔腺的位置并确认其开口位置。

（2）结合腹腔标本和模型观察肝的位置、外形，在脏面上辨认肝门，观察胆囊的位置、外形和分部，在活体上指出胆囊底的体表投影。

（3）结合腹腔标本和模型观察胰的位置、外形和分部。

3. 腹膜的观察

（1）结合标本和模型观察腹膜和腹膜腔、大网膜、小网膜、网膜囊、网膜孔、肠系膜。

（2）结合标本和模型观察腹膜和腹腔各器官的关系。

（3）结合标本和模型观察男性直肠膀胱陷凹、女性膀胱子宫陷凹和直肠子宫陷凹的位置。

【实验报告】

记录观察的消化管和消化腺各器官的位置、形态和主要结构，腹膜形成的结构。

实验八 呼吸系统结构组成与显微结构观察

【实验目的】

1. 掌握和辨别呼吸系统的组成，各呼吸器官的位置、形态。

2. 熟悉和辨别胸膜和胸膜腔的位置以及临床意义。

3. 熟悉气管、肺的组织结构。

【实验器材】

1. 呼吸系统各器官的解剖标本、模型、陈列标本。

2. 胸膜、纵隔的标本、模型。

3. 显微结构。显微镜、气管切片（HE 染色）、肺切片（HE 染色）。

【实验内容与步骤】

一、 在标本上确认呼吸系统的组成

1. 呼吸道，鼻、咽、喉、气管和主支气管及各级支气管。

2. 肺。

3. 胸膜和纵隔。

二、 观察确认呼吸系统各器官的位置、 形态结构

（一）鼻

联系骨性鼻腔知识，尤其是鼻外侧壁和鼻旁窦两部分内容，加深理解，并用颅骨的有关标本对照观察。

1. 外鼻（相互观察），鼻根、鼻背、鼻尖、鼻翼。

2. 鼻腔，鼻前庭和固有鼻腔，上、中、下鼻甲，上、中、下鼻道。

3. 鼻旁窦，额窦、筛窦、蝶窦和上颌窦的位置和开口部位。

（二）咽

咽为呼吸道和消化道的共同通道，本次虽不观察，但应联系气管与食管在咽部的交叉情况加深理解。

（三）喉

掌握喉腔的分部、界线及联通关系。

1. 了解喉的位置；喉软骨、连接、喉肌：不要求具体名称，但要结合示教了解。

2. 喉腔包括前庭襞、声襞（声韧带）、喉室、喉口、喉前庭、喉中间腔、声门下腔。

（四）气管和主支气管

1. 活体触摸气管颈部的气管软骨，说明其与气管切开术的解剖学关系。

2. 比较左、右主支气管的结构特点，以及其与气管异物的关系。

（五）肺

1. 位置与形态。肺尖、肺底、肋面、纵隔面（肺门、肺根）、前缘（左肺心切迹）、后缘和下缘。尤其应注意肺尖的位置高出锁骨达颈根部，注意比较左、右肺在形态上的异同点。

2. 分叶。水平裂、斜裂；右肺上、中、下叶；左肺上、下叶。

（六）胸膜

1. 胸膜的分部、胸膜腔和肋膈隐窝的形成及特点。教师讲解胸膜及肋膈隐窝的临床意义。

2. 肺下缘和胸膜下界的关系。

（七）纵隔

位置及上、下纵隔（前、中、后纵隔）；各纵隔内容物。

三、气管和肺的显微结构

（一）气管切片的观察

1. 在低倍镜下观察　黏膜层由上皮和固有层组成；黏膜下层由结缔组织组成；外膜包括透明软骨和其周围的结缔组织。

2. 在高倍镜下观察　黏膜层上皮为假复层纤毛柱状上皮，上皮内有大量的杯形细胞，固有层含有丰富的血管和气管腺；黏膜下层内含有混合腺；外膜由"C"形透明软骨和结缔组织构成。

（二）肺切片观察

1. 肉眼观察　肺的组织结构比较疏松，呈网状。

2. 低倍镜下观察　可见许多结构各不相同的各级支气管、血管。

3. 高倍镜下观察　观察到腔较大，腔面有假复层纤毛柱状上皮，在固有层与黏膜下层交界处有不完整环形平滑肌，外膜可见明显软骨块的小支气管；腺体与软骨组织较小、支气管少，黏膜形成许多皱襞，上皮为单层纤毛柱状上皮，数个肺泡共同开口形成肺泡囊。

【实验报告】

1. 绘图

（1）绘制肺的形态结构图。

（2）绘制气管和肺的微细结构图。

2. 思考题

（1）根据呼吸道的形态特征，说明若有异物坠入呼吸道易嵌留或坠入何处？为什么？

（2）某眼病患者用氯霉素眼药水滴眼后，常感鼻腔内有药味甚至口腔内也感觉有苦味，试解释为何有此现象。

（3）试述气管及其各级分支微细结构变化的特点。

实验九　泌尿系统主要器官的位置及肾的微细结构

【实验目的】

1. 观察泌尿系统的组成。

2. 辨认肾的位置、形态，肾的被膜与结构。

3. 辨认输尿管的行程和狭窄部位。

4. 辨认膀胱的形态、位置和毗邻，膀胱三角。

5. 观察女性尿道的毗邻、特点和开口部位。

6. 观察肾的微细结构。

【实验器材】

1. 男、女性泌尿生殖系统概观标本及模型。

2. 离体肾、肾的剖面结构标本及模型。

3. 腹膜后间隙的器官标本及模型。

4. 通过肾中部的腹后壁横切标本及模型。

5. 男、女骨盆腔正中矢状切面标本及模型。

6. 离体膀胱标本及模型。

7. 肾切片（HE 染色）。

【实验内容与步骤】

取男、女泌尿生殖系统概观标本或模型，观察泌尿系统的组成及各器官的连续关系。

1. **肾的观察**　在离体肾和在腹膜后间隙的器官标本或模型上观察肾的位置和形态，在观察中，注意比较左、右肾的位置差异及各自与第 12 肋的关系。观察肾门的位置，辨认出入肾门的肾动脉、肾静脉及肾盂与输尿管的移行关系。

用肾的剖面标本或模型，分辨肾皮质和肾髓质的构造和特点。观察肾窦及内容物，注意肾盂与肾大盏和肾小盏的连属关系。

2. **输尿管的观察**　取泌尿生殖系统概观标本结合腹膜后间隙的器官标本，寻认输尿管，并追踪观察其行程，注意辨认三个狭窄部位。

3. **膀胱取的观察** 膀胱离体标本或模型，结合男、女性盆腔正中矢状切面标本，观察膀胱的形态、位置和毗邻。取切开膀胱壁的标本，寻认输尿管的开口和尿道内口，观察各口的形态和膀胱三角的黏膜特点。

4. **女性尿道的观察** 道取女性盆腔正中矢状切面标本或模型，观察女性尿道的行程、毗邻、形态特点和尿道外口的位置。

5. **组织观察肾切片**

（1）肉眼观察 表层染色较深的部分是皮质，深层染色较浅的部分是髓质。

（2）低倍镜观察 皮质内红色圆形结构是肾小体断面，其周围密集的管腔是近端小管曲部和远端小管曲部。深面无肾小体的部分是髓质，其内的各种管腔是近端小管直部、细段、远端小管直部和集合管的断面。

（3）高倍镜观察

1）肾小体：毛细血管球染成红色，管壁难辨认；肾小囊脏层与毛细血管壁紧贴不易分清，壁层为单层扁平上皮，两层间的透明腔隙为肾小囊腔。

2）近端小管曲部：染成红色，上皮细胞为锥体形，相邻细胞间的界限不清晰，游离面有红色刷状缘，管腔较小不规则。

3）远端小管曲部：染成浅红色，上皮细胞为立方形，细胞界限清晰，管腔较大而规则。

4）细段：染成淡红色，管壁为单层扁平上皮，管腔小。

5）集合管：管腔较大，上皮细胞因部位不同可呈立方形或低柱状，界限清楚。

6. **示教** 致密斑、球旁细胞。

【实验报告】

1. 绘制肾、输尿管、膀胱和女性尿道的图片。
2. 绘制肾单位的图片。

实验十 生殖系统主要器官的位置、形态微细结构

【实验目的】

1. 男、女性生殖系统的组成。
2. 男、女性生殖系统各器官的位置和形态。
3. 男、女性生殖器官的微细结构。

【实验器材】

1. 男性生殖系统概观标本或模型。

2. 女性盆腔标本或模型。

3. 男、女性盆腔正中矢状切面标本或模型。

4. 阴茎的解剖标本及横切面标本。

5. 女性内生殖器解剖标本或模型。

6. 睾丸切片、卵巢切片、子宫切片（内膜为增生期和内膜为分泌期的）、精液涂片。

【实验内容与步骤】

1. 在男性生殖系统概观标本或模型上，观察男性生殖系统的组成及各器官的连接关系。

2. 观察睾丸的位置、形态，以及输精管的起始、走形和分部。

3. 观察精索的位置和结构，男性尿道的分部、狭窄和弯曲，观察前列腺与膀胱、尿道和直肠的关系。

4. 在女性生殖系统概观标本或模型上，观察女性生殖系统的组成及各器官的连接关系。

5. 观察子宫的位置、形态、分部，输卵管的形态、分部和卵巢的位置、形态。注意观察子宫各韧带的位置、附着和构成。

6. 示教睾丸切片、卵巢切片、子宫切片（内膜为增生期和内膜为分泌期的）和精液涂片。

【实验报告】

绘制睾丸切片、卵巢切片和子宫切片高倍镜下图。

实验十一　心　脏

【实验目的】

1. 观察心的位置、形态。

2. 辨认心各腔的位置、腔内结构及沟通关系。

3. 观察冠状血管的起始、行径和分布，冠状窦的位置。

4. 确认心的传导系统组成。

5. 辨认心包和心包腔。

6. 观察心壁的微细结构。

【实验器材】

1. 胸腔的解剖标本。

2. 离体心标本和心模型。

3. 心腔切开标本和模型。

4. 牛或羊心传导系统标本或模型。

5. 心壁切片（羊心切片，HE 染色）。

【实验内容与步骤】

1. 通过胸腔的解剖标本，观察心的位置、毗邻，心包、心包腔及心的体表投影。

2. 取离体的心标本和模型，观察辨认心的形态及心的血管起始、走行及分布。

3. 取心腔的标本或模型，或通过解剖牛、羊心，观察、确认心各腔位置、结构及血流方向。

4. 通过牛或羊心传导系统标本，辨认传导系的结构和走行。

5. 心壁的微细结构。

（1）肉眼观察　组织成条状，着浅红色的一面是心内膜；中层是心肌膜，很厚；其外是心外膜，很薄。

（2）低倍镜观察　①心内膜：构成心腔面，较薄，表层为内皮。内皮深面染色较深的是一层结缔组织，其深部为心内膜下层，为较厚的疏松结缔组织。②心肌膜：心内膜的外周是心肌层，最厚，心肌纤维呈不同方向的切面，肌纤维之间有结缔组织及丰富的毛细血管。③心外膜：很薄，为浆膜，其表层为间皮，深层为少量结缔组织。

（3）高倍镜观察　①心内膜：分为三层。内皮：细胞核呈扁圆形，与血管内皮相似。内皮下层：其薄层结缔组织中含少量平滑肌纤维。心内膜下层：紧靠心肌膜，为疏松结缔组织，其中含普肯野纤维，其直径较普通心肌纤维粗大，染色较浅，肌浆丰富，肌原纤维少，横纹不明显，是心脏传导系统的分支。②心肌膜：最厚，心肌纤维呈螺旋状排列，大致可分为内纵、中环、外斜，故在切片中可能见到各种心肌纤维的断面，其间有丰富的毛细血管和少量结缔组织。③心外膜：为薄层结缔组织，其中可见小动脉、小静脉、毛细血管、神经及脂肪组织，其外表面被覆一层间皮。

【实验报告】

1. 在解剖的动物心上辨认出各心腔的主要结构。

2. 绘图。绘制心壁切片（HE 染色）。选一段结构完整的心壁，在高倍镜下绘图，并标注心内膜、心肌膜、心外膜。

实验十二 血管和淋巴系统

【实验目的】

1. 观察主动脉、肺动脉、上腔静脉和下腔静脉出入心的部位及关系。

2. 辨认主动脉及其主要分支的行径、分布范围。体表确认各表浅动脉的搏动位置及止血部位。

3. 观察颈外静脉、手背静脉网、头静脉、贵要静脉、肘正中静脉和大隐静脉等浅静脉的位置、走行。

4. 辨认肝门静脉与上、下腔静脉之间的吻合途径。

5. 观察淋巴结、脾的形态、位置。

6. 确认全身主要淋巴结群的名称、位置及收集范围。

7. 观察胸导管和右淋巴导管的行程及注入部位。

8. 观察大动脉管壁的微细结构特点。

9. 观察中动脉和中静脉管壁的微细结构。

10. 观察淋巴结的微细结构。

11. 观察脾的微细结构。

【实验器材】

1. 胸腔解剖标本。

2. 头、颈、上肢的动、静脉标本。

3. 躯干后壁的动、静脉标本。

4. 盆部和下肢的动、静脉标本，腹腔脏器的动、静脉标本。

5. 肝门静脉模型或标本。

6. 胸导管及右淋巴导管标本。

7. 全身浅淋巴结标本及胸、腹、盆腔淋巴结标本。

8. 脾的离体标本。

9. 中动脉和中静脉切片。

10. 淋巴结切片。

11. 脾切片。

【实验内容与步骤】

1. 通过腹腔解剖标本，观察大动脉、大静脉出入心的部位及走行、分支和属支。

2. 通过头、颈、上肢的动、静脉标本，确认头、颈、上肢各级动脉的分支、走行、分布范围。在体表确认各表浅动脉的搏动位置及止血部位。浅静脉的位置、行程及注入部位。

3. 在躯干后壁标本上观察主动脉的行程、分支；上、下腔静脉的行程、属支及注入部位。

4. 通过盆部及下肢的动、静脉标本，观察确认其动脉的分支、走行、分布范围。在体表确认各表浅动脉的搏动位置及止血部位。浅静脉的位置、行程及注入部位。

5. 通过肝门静脉模型或尸体，观察肝门静脉属支、收集静脉血的范围、3个静脉丛的组成，以及与上、下腔静脉之间的3条吻合途径。

6. 在胸导管和右淋巴导管标本上辨认二者的起始、走行及注入部位，并找出汇入乳糜池的3条淋巴干及汇入左、右静脉角的各3条淋巴干。

7. 在全身浅淋巴结标本和胸、腹、盆腔淋巴结标本上观察并确定各主要淋巴结群的位置及收纳范围。

8. 通过脾的标本观察，确认脾的位置及形态。

9. 观察中动脉、中静脉的微细结构。

（1）肉眼观察　标本中壁厚、腔圆而小的是中动脉，壁薄、腔大而不规则的是中静脉。

（2）低倍镜观察　先观察中动脉，由管腔面向外，依次观察内膜、中膜和外膜。①内膜：很薄，内皮细胞的轮廓不清晰，但细胞核很明显。内弹性膜因管壁收缩而呈波浪状，染成亮红色。内皮与弹性膜之间有少量结缔组织。②中膜：最厚，主要由环行的平滑肌纤维构成，内含少量弹性纤维。③外膜：较中膜稍薄，主要由结缔组织构成，含有小血管和神经。外膜在接近中膜处，有较发达的弹性纤维。

（3）高倍镜观察　①内膜：可分三层。内皮：细胞界限不明显，可见其细胞核呈扁圆形突向管腔。内皮下层：位于内皮外方，很薄，含有少量胶原纤维和弹性纤维。内弹性膜：为内膜最外一层，呈曲折波浪状，较均匀，着红色，折光性强。②中膜：平滑肌纤维的细胞核呈杆状，有时因平滑肌纤维收缩，细胞核螺旋扭曲。平滑肌纤维之间有弹性纤维和胶原纤维。③外膜：与中膜相连处为外弹性膜，为多层弹性纤维组成，断续且呈波浪状。在外膜的结缔组织中含有弹性纤维，大多纵行或螺旋状排列，因此被切成多边形、不规则形或条纹状的断面，着红色且折光性强。结缔组织中可见营养血管及神经的纵、横断面。

（4）在低倍镜下观察中静脉　中静脉的管壁也分内膜、中膜和外膜三层，但其界限不如中动脉的明显，环行平滑肌层数较少，分布稀疏，弹性纤维不发达。外膜较中膜厚。

（5）高倍镜观察　①内膜：分为三层。内皮：细胞核呈扁圆形突向管腔。内皮下层：

为少量结缔组织。内弹性膜：不明显。②中膜：主要为环形平滑肌，常呈束状，被结缔组织分隔开。③外膜：外弹性膜不明显。近中膜处有时可见纵行平滑肌的横断面。此外，可见胶原纤维、弹性纤维、血管，以及神经的横、纵断面。

10. 观察淋巴结的微细结构。

（1）肉眼观察　外周部着色较深，是皮质。中央部着色较浅，是髓质。

（2）低倍镜观察　淋巴结表层的淡红色带，是结缔组织构成的被膜，淋巴结实质内，长短不等的淡红色棒状结构是小梁，被膜的深面是皮质，中央是髓质。

皮质：位于被膜的深面，分三部分。①淋巴小结：淋巴细胞聚积成团状。周围部染色较深，淋巴细胞密集；中央部染色较浅，淋巴细胞分布较稀疏，称生发中心。②副皮质区：位于皮质深层以及淋巴小结之间，淋巴细胞分布较稀弥散。③皮质淋巴窦：是淋巴小结与被膜之间以及淋巴小结与小梁之间的区域，着色较浅。

髓质：位于淋巴结的中央部，分两部分。①髓索：是淋巴细胞聚集的条索状结构，互连成网状。②髓质淋巴窦：位于髓索之间或髓索与小梁之间，染色较浅淡。

（3）高倍镜观察　在低倍镜观察的基础上换高倍镜重点观察以下结构：①皮质：重点观察淋巴小结。在淋巴小结的外侧密集分布着许多小淋巴细胞。生发中心主要是体积较大的淋巴细胞，其胞核大，呈圆形或卵圆形，核仁明显；胞质较多，并且可见到有丝分裂象，还有散在的巨噬细胞。生发中心内侧份为暗区，多为大淋巴细胞；外侧份为明区，多为中淋巴细胞、树突样细胞和巨噬细胞。②髓质：髓索：以小淋巴细胞为主，还可见浆细胞及巨噬细胞等。髓窦：窦壁为扁平的内皮细胞，附于髓索及小梁表面。窦腔内分布着星形多突的内皮细胞，以胞突彼此相连，窦腔内可见少量游离的淋巴细胞及巨噬细胞等。

11. 观察脾的微细结构。

（1）肉眼观察　着色较深的是白髓；着色较浅的是红髓。

（2）低倍镜观察　脾表层的淡红色带，是结缔组织构成的被膜，脾实质内，长短不等的淡红色棒状结构是小梁。脾实质由白髓和红髓组成。

白髓：由密集的淋巴组织构成，分两部分。①动脉周围淋巴鞘：在中央动脉周围，弥散分布着淋巴细胞。②淋巴小结：位于动脉周围淋巴鞘的一侧，淋巴细胞聚集成团状。其周围部染色较深，淋巴细胞密集；中央部染色较浅，淋巴细胞分布较稀疏，称生发中心。

红髓：占脾实质的大部分，也分两部分。①脾索：主要是淋巴细胞聚集成索条状结构，互连成网状。②脾窦：位于脾索之间的间隙。

（3）高倍镜观察　在低倍镜观察的基础上，换高倍镜重点观察以下结构：①动脉周围淋巴鞘：以小淋巴细胞为主，密集分布，淋巴鞘的中央有中央动脉。②脾小结：由淋巴细胞密集而成，与淋巴结内淋巴小结相似，但在一侧有中央动脉穿过。③脾索：位于脾窦之间，呈不规则条索状，由网状组织构成，网眼中含有很多血细胞、巨噬细胞、淋巴细胞、浆细胞等。④脾窦：窦壁为长杆状内皮细胞，沿脾窦长轴平行排列，细胞核所在处突向窦腔，内皮细胞之间有间隙，窦腔内可见血细胞。横断面上内皮细胞呈圆点状。

【实验报告】

1. 用线条图绘出上、下肢动脉主干的走行。

2. 绘图。绘制中动脉切片（HE 染色）。选一段结构完整的中动脉，在高倍镜下绘图，并标注中动脉内膜、中膜、外膜。

实验十三　　感觉器

【实验目的】

1. 在标本模型上辨认视器和前庭蜗器的形态和位置。

2. 在模型上指认视器和前庭蜗器的结构。

3. 在模型上指认眼的折光系统。

【实验器材】

1. 眼球标本，新鲜猪或牛眼球冠状切面和矢状切面标本，泪器的解剖标本，眼球外肌的解剖标本。耳的解剖标本，颞骨的锯开标本，听小骨标本。

2. 内耳模型，皮肤模型。

3. 手指皮肤切片，头皮切片。

【实验内容与步骤】

1. 眼球

（1）取眼球标本，观察它的外形和寻认视神经的附着部位。

（2）取眼球冠状切面的前半部标本，由后向前依次观察以下结构：充满于眼球内的透明凝胶状物为玻璃体。移除玻璃体，可见其前方正中透明的晶状体。晶状体周围的黑色环形增厚部为睫状体。在睫状体前份的后面，呈放射状排列的隆嵴即睫状突。用镊子轻轻提起晶状体，可见其与睫状突之间有纤细的纤维相连，这些纤维为睫状小带。移除晶状体，即可见到位于其前方的虹膜，虹膜中央的孔为瞳孔。眼球壁外层前部的透明薄膜是角膜。角膜与晶状体之间的间隙被虹膜分为前、后两部分，即眼球的前房和后房。

（3）取眼球冠状切面的后半部标本，由内向外观察。玻璃体充满于眼球内，透过玻璃体可见到乳白色的（生活时为透明的橘红色）视网膜，它是眼球壁的最内层，易从眼球壁剥离。在视网膜上所见到的红色细线状分支是视网膜中央动脉的分支，各分支的主干都向后集中于一白色圆盘状隆起，此隆起即视神经盘，它与眼球外表视神经的附着部位相对。移除玻璃体和视网膜，可见到一层呈黑褐色的薄膜，即脉络膜。脉络膜外周的一层乳白色结构即巩膜。

（4）在猪眼球或牛眼球的矢状切面标本上，先观察眼球的前房、后房、晶状体和玻璃体。然后再由内向外辨认眼球壁的三层膜，将最内层的乳白色不透明视网膜用尖镊轻轻剥起，其外侧呈黑褐色薄膜即含色素的眼球血管膜，最外面是坚韧的眼球纤维膜，呈乳白色。

（5）在活体上辨认角膜、巩膜、虹膜、瞳孔和眼球前房等结构。

2. 眼副器

（1）眼睑和结膜　在活体上观察以下结构：①上、下睑缘和睫毛，注意睫毛的方向。②内、外眦。③略翻起上、下睑，在上、下睑缘近内眦处辨认泪点。④翻起上、下睑，观察结膜的性状，睑结膜和球结膜的分布，结膜上、下穹的形成。

（2）泪器取泪器　解剖标本观察：①在眼球的外上方检查泪腺的形态。②在泪囊窝内观察泪囊的形态及其与上、下泪小管和鼻泪管的关系。

（3）眼球外肌　在眼球外肌的解剖标本上观察上睑提肌，上、下、内、外直肌和上、下斜肌的位置和肌束的方向。

3. 外耳
取耳的解剖标本结合活体观察耳郭的形态，外耳道的分部和弯曲，鼓膜的位置、外形和分部。

4. 中耳
在颞骨的锯开标本和耳的解剖标本中，先观察中耳各部的位置和邻接关系，然后观察以下内容：

（1）鼓室的位置和形态。鼓室上壁的构成及其与颅中窝的关系；下壁与颈内静脉的关系；前壁与咽鼓管的关系；后壁与乳突窦的关系；外侧壁的构成；内侧壁的构成，前庭窗、蜗窗和面神经管的位置。

（2）听小骨位置、组成和连接关系。

（3）乳突窦与乳突小房的位置、形态和通连关系。

（4）咽鼓管的位置与通连关系。

5. 内耳
取耳的解剖标本和内耳模型观察，明确内耳在颞骨中的位置，以及骨迷路和膜迷路的位置关系。

（1）骨迷路　由后外向前内，辨认骨半规管、前庭和耳蜗。①根据方位辨认前、后、外三个骨半规管，观察每个半规管上膨大的骨壶腹。②复查前庭外侧壁上的前庭窗和蜗窗。③观察蜗轴的位置，以及环绕蜗轴的蜗螺旋管和骨螺旋板。

（2）膜迷路　①在膜半规管内寻认壶腹嵴。②在前庭内辨认椭圆囊和球囊以及分别位于两囊壁上的椭圆囊斑和球囊斑；注意两囊与膜半规管、蜗管的通连关系。③在耳蜗内寻认蜗管，观察它的构成及其与骨螺旋板的位置关系，寻认位于基底膜上的螺旋器；观察前庭阶和鼓阶的位置，寻认二阶在蜗顶相通的部位，以及它们与前庭窗、蜗窗的关系。

6. 皮肤　取皮肤模型观察：①区分表皮、真皮和皮下组织。②表皮五层细胞的排列。③比较真皮乳头层和网织层在位置和结构上的差别。④神经末梢的种类和分布。⑤体毛的分布，毛囊和毛乳头的形态和位置。⑥竖毛肌的位置和形态。⑦皮脂腺的位置和开口部位。⑧汗腺分泌部的位置和导管的开口部位。

观察活体的指甲，确认位于体表的甲体、甲体两侧和近侧的甲襞、甲体与甲襞之间的甲沟。

低倍镜示教：①指尖皮肤（HE 染色）：重点观察表皮和真皮的乳头层。②头皮（HE 染色）：重点观察毛根、毛乳头、竖毛肌和皮脂腺。

【实验报告】

1. 记录观察到眼内容物及眼球壁的结构，并绘制出眼球内容物模式图。
2. 记录并指出外耳、中耳和内耳的结构。

实验十四　中枢神经系统

【实验目的】

1. 熟悉脊髓的位置、外形，脊神经根的连接，脊髓灰、白质的位置及分部，脊髓白质中主要传导束的名称、位置和功能，脊髓网状结构的位置。

2. 熟悉脑的分部，脑干的组成、外形，第Ⅲ～Ⅻ对脑神经的连脑部位。

3. 了解脑干白质的组成和各主要纤维束的部位，内侧丘系交叉和内侧丘系的组成，锥体束的行径和锥体交叉的组成，脑干网状结构的位置。

4. 掌握小脑的位置、外形、内部结构及功能，第四脑室的位置和通向。

5. 熟悉间脑的位置和分部，背侧丘脑的位置及主要核团的名称，内、外侧膝状体的位置和功能，下丘脑的位置和组成，第三脑室的位置和通向。

6. 熟悉大脑半球的外形和内部结构，侧脑室的位置和通向。

7. 掌握脑、脊髓被膜的概况，硬膜外隙的位置及内容，大脑镰、小脑幕的位置，各硬脑膜窦的位置、名称及通向。

8. 熟悉蛛网膜的位置及蛛网膜下隙的位置、内容和通向。

9. 熟悉软膜的位置、分部及形态特点。

10. 熟悉颈内动脉、椎动脉的行程、分支和供应范围，大脑动脉环的位置和组成。

【实验器材】

1. 离体脊髓标本和模型。
2. 脊髓横切面标本和模型。
3. 整脑标本和模型。
4. 脑正中矢状切面标本。
5. 脑干、间脑标本和模型。
6. 脑神经核模型。
7. 大、小脑水平切面标本。
8. 基底核模型。
9. 脑室标本、模型。
10. 包有蛛网膜的整脑标本。
11. 脑、脊髓的血管灌注标本。
12. 脑、脊髓被膜标本。

【实验内容与步骤】

1. 脊髓

（1）通过脊髓整体标本观察其外形，辨认颈膨大、腰骶膨大、脊髓圆锥、终丝、前正中裂、后正中沟、前后外侧沟及相连的脊神经根、脊神经节等。

（2）在脊髓横切标本或模型上识别脊髓灰质和白质以及中央管的位置。

2. 脑

（1）通过脑的矢状切面标本或整脑的标本，观察脑的组成，即延髓、脑桥、中脑、端脑和小脑。

（2）通过脑干的标本和模型，观察其腹侧面和背侧面的相应结构。

1）腹侧面

延髓：主要辨认延髓的锥体、锥体交叉及舌下神经、舌咽神经、迷走神经、副神经的连脑部位。

脑桥：主要辨认基底沟、延髓脑桥沟及三叉神经、展神经、面神经、前庭蜗神经的连脑部位及基底动脉。

中脑：观察大脑脚、脚间窝及动眼神经的连脑部位。

2）背侧面

延髓：辨认薄束结节和楔束结节，在脑桥寻找菱形窝。

中脑：辨认上丘、下丘及滑车神经的连脑部位。

利用脑神经核模型观察脑干内脑神经核。

利用脑和脊髓传导通路模型，观察上行和下行纤维束在脑干内的走向。

（3）通过小脑标本，观察小脑蚓和小脑半球及小脑扁桃体。

（4）通过脑的正中矢状切面，观察第四脑室的位置、形态，以及其与中脑水管、中央管的通连关系。

（5）通过间脑、脑干的标本和模型，观察间脑的位置、形态和分部，第三脑室、内侧膝状体和外侧膝状体的位置。

（6）通过整脑标本，观察大脑纵裂、胼胝体、大脑横裂、大脑半球的各侧面主要的沟回等结构。

（7）通过大脑水平切面，观察大脑皮质，基底核及其与背侧丘脑的关系。

（8）通过脑室标本和模型，观察胼胝体、内囊、联络纤维和侧脑室，并在侧脑室中观察脉络丛。

3. 脑和脊髓的被膜、血管

（1）通过切除椎管后壁的脊髓标本，观察硬脊膜、蛛网膜、蛛网膜下隙和硬膜外隙、终池。

（2）通过脑被膜标本，观察硬膜外隙、硬脑膜窦、蛛网膜下隙及软脑膜等。

（3）通过脊髓的血管标本，辨认脊髓前、后动脉。

（4）通过脑动脉标本，观察大脑中动脉、大脑前动脉、椎动脉及大脑动脉环的行程和分布。

【实验报告】

1. 绘制脊髓的外形及内部结构。
2. 绘制脑干的外形及脑神经与脑相连接的部位。
3. 绘制大脑表面的重要沟回。

实验十五　周围神经

【实验目的】

1. 熟悉脊神经的分布概况。
2. 掌握颈丛、臂丛、腰丛和骶丛的组成、位置及主要分支的分布。
3. 了解胸神经前支的行程和分布。

4. 了解各对脑神经进、出颅腔部位，行程及其重要分支的行经和分布。

5. 了解交感干的组成、位置。

6. 了解交感神经节的名称和位置。

7. 了解内脏神经的组成和分布。

8. 了解躯干和四肢的本体觉和精细触觉传导通路。

9. 了解躯干和四肢的痛、温、触（粗）觉传导通路。

10. 了解头面部的痛、温、触（粗）觉传导通路。

11. 了解视觉传导通路。

12. 了解运动传导通路。

【实验器材】

1. 脊神经标本。

2. 头、颈及上肢肌、血管和神经标本。

3. 胸神经标本。

4. 腹下壁、腰及下肢肌、血管和神经标本。

5. 头部正中矢状切面标本。

6. 三叉神经标本和模型。

7. 面部浅层结构标本。

8. 切除脑的颅底标本。

9. 迷走神经和膈神经标本。

10. 内脏神经标本。

11. 各种传导通路模型。

12. 各种传导通路挂图。

【实验内容与步骤】

1. 脊神经

（1）通过脊神经标本，观察和计数颈、胸、腰、骶和尾神经，寻找它们出椎管的部位及出椎管后分支分布的概况。

（2）通过头颈部、上肢、躯干、下肢等部位的神经血管标本，观察颈丛、臂丛、胸神经前支、腰丛、骶丛的组成、位置及主要分支的情况。

1）颈丛主要寻找其皮支的行程和分布概况，辨认膈神经及其与锁骨下血管、肺根和心包的位置关系。

2）臂丛观察其组成和位置，辨认肌皮神经、腋神经、尺神经、正中神经及桡神经的

355

行程和分布。

3）通过胸神经标本，观察第 1 和第 12 对胸神经前支分别与臂丛和腰丛的关系，肋间神经和肋下神经的行程，以及其与肋间血管的关系和分支的分布。

4）通过腹下壁、腰及下肢的血管神经标本，观察腰丛的组成和位置，辨认髂腹下神经、髂腹股沟神经、闭孔神经及股神经的分支、行程和分布。

5）通过腹下壁、腰及下肢的血管神经标本，观察骶丛的组成和位置，找寻臀上神经、臀下神经、阴部神经及坐骨神经的分支、行程和分布。

2. **脑神经**　通过脑神经标本及模型，观察辨认各脑神经的连脑、出颅部位，主要分支及其分布。

3. **内脏神经**　通过内脏神经标本，观察在脊柱两侧呈串珠状的交感干和各内脏神经丛的位置和大致分布。

4. **传导通路**　通过神经系统传导通路的模型和挂图，观察躯干及四肢的深、浅感觉传导通路，头面部浅感觉传导通路，视觉传导通路和运动传导通路。

【实验报告】

1. 描述颈丛、臂丛、腰丛和骶丛的组成、位置及主要分支的分布。

2. 描述脑神经进、出颅腔部位，行程及其重要分支的行经和分布。

3. 描述胸神经前支的行程和分布。

4. 描述躯干及四肢的深、浅感觉传导通路，头面部浅感觉传导通路，视觉传导通路和运动传导通路。

实验十六　内分泌系统

【实验目的】

1. 观察甲状旁腺的位置、形态和结构。

2. 辨认垂体的位置、形态和分部。

3. 观察左、右肾上腺外形差别与位置。

4. 辨认甲状腺形态和甲状腺峡的位置。

【实验器材】

1. 内分泌系统概观模型。

2. 头颅正中矢状切面标本。

3. 喉模型带甲状腺和甲状旁腺。

4. 颈前区甲状腺局部解剖标本。

5. 甲状腺及甲状旁腺模型（连带喉与气管）。

6. 脑标本保留垂体。

7. 脑模型显示垂体。

8. 半人腹膜后隙器官模型（连带肾和肾上腺）。

9. 垂体、甲状腺、甲状旁腺、肾上腺的组织切片（HE 染色，特殊染色显示垂体 3 种细胞和肾上腺髓质嗜铬细胞）。

【实验内容与步骤】

1. **了解内分泌系统的形态和位置**　在内分泌系统概观模型上观察内分泌系统的组成和甲状腺、甲状旁腺、肾上腺的形态、位置。

2. **垂体**　利用头颅正中矢状切面标本和模型，仔细观察垂体的上、下、前、后和两侧相邻器官或组织，特别注重垂体与下丘脑之间的联系观察，观察垂体位于垂体窝内的大小和外观形状。利用垂体 – 下丘脑彩色模型，仔细观察垂体分成两部分的比例大小，垂体的血供，垂体与下丘脑的联系。

3. **甲状腺和甲状旁腺**　利用颈前区甲状腺局部解剖标本和模型，仔细观察甲状腺上、下、后及两侧相邻器官，理解甲状腺与喉、气管的位置关系，特别观察甲状腺峡部与气管软骨环的关系，观察甲状腺的外形、大小与血供，观察甲状腺的固定与移动。利用甲状腺及甲状旁腺模型（连带喉与气管），再次加深对甲状腺、喉、气管三者位置的观察，观察甲状旁腺在甲状腺上的具体位置与外形、大小和分布。

4. **肾上腺**　利用半人腹膜后隙器官模型（连带肾和肾上腺），观察肾上腺与肾、腹膜和脊柱之间的位置关系，观察左、右肾上腺外形的差别。

5. **组织观察**　在低倍镜和高倍镜下观察甲状腺、肾上腺的组织学切片；示教垂体、肾上腺髓质和甲状旁腺组织学切片。

【实验报告】

绘制垂体、甲状腺、肾上腺等器官的图片。

主要参考书目

[1] 孙广学．解剖学基础．北京：中医药出版社，2015.

[2] 邵水金．正常人体解剖学．第 3 版．北京：中国中医药出版社，2012.

[3] 孙威，姜哲．解剖学基础．第 2 版．北京：人民卫生出版社，2012.

[4] 马光斌，廖海清．人体解剖生理学．北京：军事医学科学出版社，2013.

[5] 于晓谟．解剖学与组织胚胎学．郑州：河南科学技术出版社，2012.

[6] 董华群．正常人体结构．第 2 版．北京：高等教育出版社，2011.

[7] 陈玲珑．临床应用解剖学．北京：人民卫生出版社，2011.

[8] 王怀生，李召．解剖学基础．第 2 版．北京：人民卫生出版社，2014.

[9] 张真．解剖学基础．北京：中国中医药出版社，2013.

[10] 吴波，王发宝．正常人体学．北京：中国中医药出版社，2013.

[11] 刘黎青．组织学与胚胎学．第 3 版．北京：中国中医药出版社，2012.

[12] 夏广军，邵忠富．正常人体结构及护理应用．北京：人民卫生出版社，2013.

[13] 石玉秀．组织学与胚胎学．北京：高等教育出版社，2004.

[14] 柏树令．系统解剖学．第 7 版．北京：人民卫生出版社，2008.

[15] 张真．解剖学基础．北京：中国中医药出版社，2013.

[16] 马尚林，刘金华．组织胚胎学．西安：西安交通大学出版社，2012.

[17] 丁自海，范真．人体解剖学．第 2 版．北京：人民卫生出版社，2012.

[18] 刘贤钊．组织学与胚胎学．第 3 版．北京：人民卫生出版社，2002.

[19] 邹锦慧，刘树元．人体解剖学．第 3 版．北京：人民卫生出版社，2009.

[20] 武煜明．人体形态学．北京：中国中医药出版社，2016.

[21] 谯时文，王建刚，张伟．正常人体形态结构．武汉：华中科技大学出版社，2015.

[22] 齐亚灵，赵文杰．组织学与胚胎学．北京：科学出版社，2017.